U0576142

全国高等卫生职业院校课程改革规划教材

供五年制高职护理、助产专业使用

案例版™

护理学基础

主　编　王慧玲
副主编　吴世芬　李　蕾
编　者　（按姓氏汉语拼音排序）

高淑红　沧州中西医结合医院
管勇丽　潍坊护理职业学院
胡宇琳　永州职业技术学院
李　蕾　南昌市卫生学校
李旭华　岳阳职业技术学院
罗钟亮　淮阴卫生高等职业技术学校
苗泓丽　四川护理职业学院
申世玉　济南护理职业学院
田芬霞　沧州医学高等专科学校
王慧玲　沧州医学高等专科学校
吴　玲　江苏健康职业学院
吴世芬　广西医科大学护理学院
熊瑞锦　唐山职业技术学院
徐　珊　广西医科大学护理学院
杨京儒　四川护理职业学院

科学出版社

北京

内 容 简 介

　　《护理学基础》是护理专业核心课程之一,是阐述护理工作基本知识、基本理论和基本技能的一门学科,同时也是国家护士资格考试的必考内容。本教材分为二十章,内容包括基础护理学的基本理论、基本知识、基本技能。教材采用案例引导的编写模式,将工作情景与专业理论相结合,突出了职业教育特色,有利于提高学生学习兴趣和解决实际问题的能力;还创新性地在正文旁标注护士执业资格考试考点,方便学生掌握学习重点。每一章正文内容之外设链接、案例、考点、目标检测,在书后附大纲、目标检测选择题的参考答案,并配课程全部教学内容的PPT课件。

　　本教材供五年制高职护理、助产专业的教师及学生使用,也可作为国家护士执业资格考试的复习参考用书。

图书在版编目(CIP)数据

护理学基础/王慧玲主编.—北京:科学出版社,2015.1
全国高等卫生职业院校课程改革规划教材
ISBN 978-7-03-042595-9

Ⅰ.护…　Ⅱ.王…　Ⅲ.护理学-高等职业教育-教材　Ⅳ.R47

中国版本图书馆 CIP 数据核字(2014)第 275634 号

责任编辑:丁海燕　邱　波/责任校对:胡小洁
责任印制:李　利/封面设计:范璧合

科 学 出 版 社　出版
北京东黄城根北街 16 号
邮政编码:100717
http://www.sciencep.com

北京世汉凌云印刷有限公司　印刷
科学出版社发行　各地新华书店经销

*

2015 年 1 月第　一　版　开本:787×1092　1/16
2015 年 1 月第一次印刷　印张:21 1/2
字数:498 000
定价:79.00 元
(如有印装质量问题,我社负责调换)

前　言

《护理学基础》是护理专业核心课程之一,是阐述护理工作基本知识、基本理论和基本技能的一门学科,同时也是护士资格考试的必考内容。

根据2013年10月在苏州召开的《全国高等卫生职业院校课程改革规划教材》编写会议精神的要求,为适应医学新模式的需要,重视职业技能训练,立足"教、学、做"一体化的教学特色,设计教材内容。在现代护理观的指导下,结合我国临床护理工作的现状与发展趋势,突出基础护理特征和专业需要,注重与临床护理工作及国家执业护士考试大纲相接轨,对相关内容进行整合,力求坚持实用性、科学性、先进性原则;突出职业性和技能型,体现了思想性和实用性,让学生好学,让教师好教。

为培养学生独立思考、分析问题、解决问题的能力,激发学生学习兴趣,本教材在编写过程中插入了临床典型案例,创设贴近护理岗位的学习情境。为提高学生自主学习的能力,拓宽知识面,本教材将拓展内容以链接的形式展现。

全书分为二十章,内容包括基础护理学的基本理论、基本知识、基本技能。教材采用案例引导的编写模式,将工作情景与专业理论相结合,突出了职业教育特色,有利于提高学生学习兴趣和解决实际问题的能力;还创新性地在正文旁标注国家护士执业资格考试考点,方便学生掌握学习重点。每一章正文内容之外设链接、案例、考点、目标检测,在书后附大纲、目标检测选择题的参考答案,并配课程全部教学内容的PPT课件。

本书编写过程中得到编者所在院校领导及教师的大力支持与无私帮助,书中理论知识与插图参考了国内各种版本的《护理学基础》、《基础护理学》及《基础护理技术》等教材,在此一并表示衷心感谢!

由于编者水平有限,教材编写中疏漏和错误在所难免,恳请各院校师生和同行不吝指正,以促进本教材在今后的修订过程中日臻完善。

王慧玲
2014年9月

目　　录

第一章 绪 论

案例 1-1

患者,男性,48 岁,教师。因头晕、呕血、排出暗红色血便 1 天入院。既往有肝硬化病史 5 年,无药物过敏史。入院诊断:胃底静脉曲张破裂出血。入院后立即安置于消化内科病房行心电监护,护士小周24 小时为其进行护理,对患者的病情密切观察并记录,遵医嘱为其吸氧、止血、禁食、补液等治疗。经治疗后患者病情明显好转,情绪稳定,无血便排出,小周嘱其要建立定时、定量、少量多餐的饮食习惯,注意劳逸结合,戒烟限酒,保持乐观的心情,并对其进行健康指导。

问题:1. 此案例中体现了何种护理工作方式?
2. 此案例体现出护理学的主要任务是什么?

第一节 护理学的形成与发展

护理学的形成与发展和人类文明、科学的进步息息相关,人类健康水平的提高和社会需求的不断变化深刻影响着护理实践,并推动着护理学的发展。护理学的发展主要分为以下几个阶段。

一、护理学的形成与发展

(一) 早期护理学的发展

1. 公元前的护理 自从有了人类就有了护理活动,但早期医学及护理并无科学依据。当时人们认为疾病是由一种超自然的力量所致,常采用巫术或其他迷信的方法来治疗疾病,这种情况持续了数千年。因此,对于人类早期的护理主要是对一些文明古国的医疗及护理发展的记录。古埃及人用防腐的香料来保存王室成员的尸体,制成木乃伊。在此影响下,人们逐步开始了对人体的研究。古埃及人通过饮食及卫生计划来预防疾病的传播,同时也有了一些护理技术,如对伤口的包扎、止血、催吐以净化身体。古希腊的医学之父希波克拉底创造了"体液学说",并教会人们应用冷热泥敷法等护理技术。

2. 公元初期的护理 公元初年基督教会的兴起,开始了基督教对医护工作长达一千多年的影响,这个时期的护理带有很强的宗教色彩,并没有真正的科学意义。担任护理工作的主要是修女,她们出于宗教的博爱济世的宗旨去照顾患者,但缺乏专业的训练,此阶段可以看成是以宗教意识为主要思想的护理最初阶段。

3. 中世纪的护理 中世纪护理的发展主要受到宗教和战争两个方面的影响。13 ~ 14 世纪,罗马天主教皇在各地修建教堂和修道院,作为特定的慈善机构为孤儿、寡妇、老人提供照护。其中护理工作主要由修女承担,她们以丰富的经验和良好的道德品质提高了护理工作的社会地位,推动了护理事业的发展。但是由于多数医院条件差,管理混乱,患者和医务人员的交叉感染和死亡率很高,并且这些修女没有受过正规的护理训练和教育,缺少护理设备,护理工作仅限于简单的生活照顾。

中世纪后期,西欧基督教徒为了争夺圣城耶路撒冷,发动了数次十字军东征,战争持续近

200 年,在此期间成立了十字军救护骑兵团,除了护理伤兵,还对居民进行家庭护理及救护工作的宣传。这被视为军队护理的开始。

4. 文艺复兴时期的护理　从 14 世纪开始,由于文艺复兴、宗教改革及工业革命的影响,使文学、艺术、科学包括医学等领域有了很大的发展及进步,出现了一批医学科学家。如比利时医生安德烈·维萨里写出了第一部《人体解剖学》;随后,英国医生哈维发表了著名的《心血运动论》。从此,近代医学开始朝着科学的方向发展,并逐渐形成了一门独立的专业。

而护理工作仍然停留在中世纪的状态,并且由于重男轻女、工业革命和宗教改革的影响,社会结构和妇女地位发生了改变,护理工作不再由仁慈博爱的修女担任,而是由聘请的社会人员担任,这些人既无经验又没受过专业训练,缺乏工作热情,多数为了谋生而从事护理工作,致使护理质量大大下降。护理发展进入了长达 200 年的黑暗时期。

(二) 现代护理学的发展

到了 19 世纪,随着科学的发展及医学的进步,社会对护士的需求增加,护理工作地位有所提高,护士职责被社会认同,欧洲相继开设了许多护士训练班。1836 年德国牧师西奥多·弗里德尔在德国凯塞威尔斯城建立了女执事训练所,招收年满 18 岁,身体健康、品德优良的妇女,给予专门的护理训练。佛罗伦斯·南丁格尔曾在此接受了短期的护士训练。

19 世纪中叶,佛罗伦斯·南丁格尔首创了科学的护理专业,使护理学逐步走上了科学的发展轨道,这是护理学发展的一个重要转折点,也是护理专业化的开始。

1. 佛罗伦斯·南丁格尔生平　南丁格尔(1820—1910 年)是英国人,1820 年 5 月 12 日诞生于意大利佛罗伦萨。她的家庭极其富有,父母博学多才,因此从小受到良好的教育,具有较高的文化修养。她从小乐于关心和照顾伤患者,接济贫困人家,长大后立志要成为一位为患者带来幸福的人。

1854 ~ 1856 年,英、法等国与俄国爆发了克里米亚战争。当时英国的战地医院管理不善,战地救护条件十分恶劣,加之没有护士护理伤病员,负伤英军的死亡率竟高达 42% ,这个消息引起了英国朝野的极大震惊和英国民众的强烈不满。南丁格尔获悉后立即申请参加战地救护工作。1854 年 10 月她被任命为"驻土耳其英国总医院妇女护士团团长",率 38 名优秀护士抵达战地医院,救护伤病员。她以顽强的毅力,克服重重困难,带领护士们改善医院病房环境,改善伤病员膳食,消毒物品;还设法建立了阅览室和娱乐室,并亲自帮伤病员书写家信,使全体伤病员获得精神慰藉。每夜她独自提灯巡视病房,安慰那些重伤员和垂危士兵,得到士兵们的爱戴和尊敬,亲切地称她为"提灯女神"和"克里米亚天使"。由于南丁格尔和护士们艰苦卓绝的工作,在短短的半年时间内使伤病员的死亡率由 42% 降至 2.2% 。她们的成效和功绩,不仅震惊了全英国,也改变了人们对护理的看法,受到人们普遍的赞扬,护理工作从此受到社会的重视。南丁格尔把毕生的精力都奉献给了护理事业,终生未婚,1910 年 8 月 13 日逝世,享年 90 岁。

考点: 南丁格尔对护理学的主要贡献

2. 南丁格尔对护理学的主要贡献

(1) 首创了科学的护理专业:南丁格尔认为"护理是一门艺术,有其组织性、务实性及科学性",她提出的这个护理理念为现代护理的发展奠定了基础。她确定了护理学的概念和护士的任务,提出了公共卫生的护理思想,重视人的生理及心理护理,并发展了自己独特的护理环境学说。她对护理专业及其理论的概括和精辟论述,形成了护理学知识体系的雏形,奠定了近代护理理论基础,确立了护理专业的社会地位和科学地位,推动护理学成为一门独立的科学。

(2) 创建世界上第一所护士学校:克里米亚战争的护理实践使南丁格尔越发深信护理是科学事业,再度确认了护士必须接受严格的科学训练,具有专门的知识和良好的品行。1860

年,南丁格尔在英国的圣托马斯医院创办了世界上第一所正规的护士学校,为现代护理教育奠定了基础。

(3)著书立说,阐述其基本护理思想:南丁格尔一生撰写了大量的笔记、报告和论著,其中《影响英军健康、效率与医院管理问题摘要》的报告被认为是当时医院管理最有价值的文献。1858~1859年分别撰写了《医院札记》及《护理札记》。在《医院札记》中她阐述了自己对改革医院管理及建筑方面的构思、意见及建议。而《护理札记》被认为是护士工作的经典著作,她在书中精辟地指出了环境、个人卫生、饮食对服务对象的影响;直至今日她的理念和思想对护理实践仍有其指导意义,南丁格尔的论著奠定了近代护理专业的理论基础。

(4)创立了护理制度:南丁格尔首先提出了护理要采用系统化的管理方式,使护士担负起护理患者的责任;并授予护士适当的权利,以充分发挥护士的潜能;同时要求每个医院必须设立护理部,由护理部主任负责全院的护理管理工作;此外她还制订了关于医院设备及环境方面的管理要求,促进了护理工作质量和效率的提高。

(5)其他方面:强调了护理伦理及人道主义护理观念,要求不分信仰、种族、贫富,平等对待每位患者,给予其平等的护理。并注重护理人员的训练及资历要求等。

南丁格尔一生致力于开创护理事业,功绩卓著,被誉为现代护理学的创始人。她毕生奉献于护理事业,对护理事业的献身精神已成为世界各国护士的楷模。为了纪念她,在英国伦敦和意大利佛罗伦萨城都铸有她的铜像;1907年英国国王授予她最高国民荣誉勋章,这是英国女性中第一位受此殊荣者;1912年国际护士学会建立了南丁格尔国际护士基金会,设立奖学金奖励各国优秀护士进修学习之用,并将她的生日5月12日定为国际护士节;同年国际红十字会在华盛顿召开的第九届大会上正式确定设立南丁格尔奖章,作为各国优秀护士的最高荣誉奖,每2年颁发1次。至2013年,已颁发了44次奖章,全世界有1000多名优秀护士获此殊荣,我国从1983年开始参加第29届南丁格尔奖的评选活动,至2013年已有68位护士获此殊荣。

链　接

南丁格尔奖章简介

南丁格尔奖章(图1-1)是国际护理学界的最高荣誉奖,1912年,即南丁格尔逝世后第二年,在华盛顿举行的第九届国际红十字大会上,正式确定颁发南丁格尔奖章。这项以护理界楷模佛罗伦斯·南丁格尔命名的国际红十字优秀护士奖章每两年颁发一次,每次最多颁发50枚奖章,奖给在护理学和护理工作中做出杰出贡献的人士,包括以身殉职的护士,表彰他们在战时或和平年代为伤、病、残疾人员忘我服务的献身精神。

南丁格尔奖章表面镀银。正面有佛罗伦斯·南丁格尔肖像及"纪念佛罗伦斯·南丁格尔,1820~1910年"的字样。背面周围刻有"永志人道慈悲之真谛",中间刻有奖章持有者的姓名和颁奖日期,由红白相间的绶带将奖章与中央饰有红十字的荣誉牌连接在一起。同奖章一道颁发的还有一张羊皮纸印制的证书。

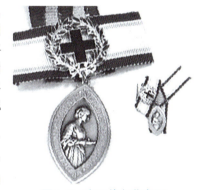

图1-1　南丁格尔奖章图

3. 现代护理的发展历程　从19世纪以后,现代护理学的发展历程,与世界各国的经济、文化、教育、宗教、妇女地位及人民生活水平的发展密切相关。现代护理学从职业向专业方向发展的历程,主要表现为以下几个方面。

(1)建立完善的护理教育体制:自1860年后,欧美许多国家建立了南丁格尔式的护士学校,并逐渐完善了护理高等教育体系。在美国,1901年约翰霍普金斯大学开设了专门的护理课程。1924年耶鲁大学首先成立护理学院。学生毕业后取得护理学士学位,并于1929年开设硕士学位。1964年加州大学旧金山分校开设了第一个护理博士学位课程。1965年美国护士协会提出,凡是专业护理人员,都应该有学士学位。这段时期,世界其他国家及地区也创建了许多护士学校及护理学院,使护理教育形成了多层次、体制完善的教育体制。

(2)护理向专业化方向发展:主要表现在对护理理论的研究及探讨、对护理科研的重视及投入、各种护理专业团体的形成。护理作为一门为人类健康事业服务的专业,得到了进一步的发展及提高。

(3)护理管理体制的建立:从南丁格尔以后,世界各国都相继应用南丁格尔的护理管理模式,并将管理学的原理及技巧应用到护理管理中,强调了护理管理中的人性化管理,并指出护理管理的核心是质量管理。同时护理管理的要求更加具体严格,如美国护理协会对护理管理者有具体的资格及角色要求。

(4)临床护理分科:从1841年开始,特别是第二次世界大战结束以后,随着科技的发展及现代治疗手段的进一步提高,护理专科化的趋势越来越明显,其要求也越来越高,如在美国,除了传统的内、外、妇、儿、急症等分科外,还有重症监护、职业病、社区及家庭等不同分科的护理知识学习。

二、中国护理学的发展

(一) 中国古代护理

我国传统医学的特点是医、药、护不分;护理寓于医药之中,强调"三分治,七分养",其中的"养"即为护理。中国古代医学书籍中记载着丰富的护理技术和理论的内容,展现出了鲜明的护理思想和内涵。如《黄帝内经》中提到疾病与饮食的调节,心理因素,环境和气候改变的关系,并谈到了要"扶正祛邪"即加强自身的抵抗力以预防疾病,同时也提出了"圣人不治已病治未病"的预防观点。孙思邈所著的《备急千金要方》中提出:"凡衣服、巾、栉、枕、镜不宜与人同之",强调了隔离预防的知识;宋代名医陈自明的《妇人十全良方》中,对孕妇产前、产后护理提供了许多宝贵资料。此外,有关口腔护理的重要性和方法也有记载,如"早漱口,不若将卧而漱,去齿间所积,牙亦坚固"等。孕育在古代医学中的中国护理虽然没有形成独立的学科,但却为我国护理学的产生与发展奠定了丰富的理论与技术基础。

(二) 中国近代护理

中国近代护理学的形成和发展,在很大程度上受西方护理的影响。鸦片战争前后,随着各国军队、宗教和西方医学的传入而逐渐兴起。故当时的医院环境、护士的服装、护理操作规程及护理教科书都带有浓厚的西方色彩。

1835年,英国传教士巴克尔在广州开设了第一所西医院,2年后,医院即以短训班的方式培养护士。

1884年,美国护士麦克奇尼在上海妇孺医院推行"南丁格尔护理制度",并于1887年开办第一个护士培训班。

1888年,美国人约翰逊在福州成立了我国第一所护士学校。

1900年,开始在全国各大城市建立教会医院,并相继开设护士训练班或护士学校,形成了最早的护理专业队伍。

1909年,中国看护组织联合在江西牯岭正式成立,1964年改为中华护理学会。

1914 年,担任中华护士会副会长的钟茂芳认为从事护理工作的人员应具有必要的科学知识,故将"nurse"一词译为"护士",一直沿用至今。

1920 年,《护士季报》创刊,这是我国第一份护理专业报刊。

1920 年,北京协和医学院开办高等护理教育,招收高中毕业生,学制 4～5 年,培养了一批水平较高的护理师资和护理管理人员。

1922 年,国际护士会正式接纳中国护士会为第 11 个会员国。

1934 年,中央护士教育委员会成立,成为中国护士教育的最高行政领导机构。

1941 年,延安成立了"中华护士学会延安分会"。1941 年和 1942 年毛泽东同志先后为护士题词:"护理工作有很大的政治重要性","尊重护士,爱护护士"。

(三) 中国现代护理

1. 护理教育

(1) 中等护理教育:1950 年在北京召开了第一届全国卫生工作会议,此次会议对护理专业教育进行统一规划,将护理专业教育列为中级专业教育之一,并规定护士学校的招生条件,制订了全国统一的护理专业教学计划,编写出版了 21 本有关护理专业教材,为国家培养了大批中等专业护士。

(2) 高等护理教育:1983 年天津医学院率先在国内开设了 5 年制本科护理专业,学生毕业后获得学士学位。中断了 30 年的中国高等护理教育从此恢复,极大地促进了我国护理学科的发展。此后其他院校也纷纷开设了四年制或五年制的本科护理专业,据不完全统计,2011 年中国本科护理院系 200 多所,高职高专教育院校 400 多所。

(3) 硕士和博士教育:1992 年北京医科大学开始招收护理硕士研究生。1994 年在美国中华医学基金会的资助下,国内多所大学与泰国清迈大学联合举办了护理研究生班,为中国各院校培养硕士毕业的护理人才 123 名。据不完全统计,全国目前已有 20 多个护理学硕士学位授予点。2004 年中国协和医科大学(现北京协和医学院)及第二军医大学分别被批准为护理学博士学位授权点。

(4) 岗位教育及继续护理教育:自 1979 年,各医疗单位陆续对护士进行了岗位教育,教育手段主要是邀请国外护理专家讲课,选派护理骨干到国内先进的医院进修学习以及组织编写有关材料供广大护理人员学习。

目前,我国已形成了多层次、多渠道的护理学历教育体系。

2. 护理管理

(1) 建立健全护理管理系统:1982 年中华人民共和国卫生部(简称卫生部,现称国家卫生和计划生育委员会)医政司设立了护理处,负责全国的护理管理,制定了有关政策、法规。各省、自治区、直辖市卫生厅(局)在医政处下设专职护理干部,负责管辖范围的护理管理。300 张以上床位的医院均设立护理部,实行护理三级管理制,300 张床位以下的医院由总护士长负责,实行护理二级管理制。

(2) 建立晋升考核制度:1979 年国务院批准卫生部颁发了《卫生技术人员职称及晋升条例(试行)》,该条例明确规定护士的主要专业技术职称分为:护士、护师、主管护师、副主任护师、主任护师五级,使护理人员具有了完善的护理晋升考试制度。

(3) 建立护士执业考试与注册制度:1993 年卫生部颁发了《中华人民共和国护士管理办法》,该办法使中国有了完善的护士注册和考试制度。1995 年 6 月全国举行了首次护士执业考试,凡在我国从事护士工作的人员,都必须通过国家护士执业考试,合格者方可取得护士执业证书,申请注册。

3. 临床护理　自 1950 年以来,我国临床护理工作实行的是以疾病为中心的护理服务,护理技术操作常规多围绕完成医疗任务而制定,护士主要在医院从事护理工作,医护分工明确,护士为医生的助手,处于从属地位。1980年以后,随着改革开放政策的实施,国内外频繁的护理学术交流和医学模式的转变,使临床护理开始探讨以患者为中心的整体护理模式并付诸实践,为患者提供积极、主动的护理服务。同时,护理工作的内容和范围不断扩大,器官移植、显微外科、重症监护、介入治疗、基因治疗等专科护理正在迅速发展。护理工作的范围延伸到社区和家庭,健康教育的普及、家庭护理、社区护理广泛开展,推动了护理实践的创新发展。

4. 护理科研不断增强,学术交流日益繁荣 护理科学研究在选题的先进性、方法的科学性、结果的准确性、讨论的逻辑性等方面均有较大发展。护理科学研究水平的提高,使护士撰写论文的数量和质量也显著提升,推动了护理期刊工作快速发展。1993年中华护理学会第21届理事会设立了护理科技进步奖,每2年评选1次。1980年以后,随着我国改革开放政策的实施,中华护理学会逐步开展了与国际护理学术之间交流,并与许多国家建立了良好护理学术联系,采取互访交流、互派讲学、培训师资、联合培训等方式与国际护理界进行频繁的沟通。1985年全国护理中心在北京成立,进一步取得了世界卫生组织(WHO)对中国护理学科发展的支持,架起了中国护理与国际先进护理沟通交流的桥梁。通过国际学术交流,开阔了视野,活跃了学术氛围,给中国护理事业带来新的发展契机。

(四) 中国未来护理的发展

1. 护理教育高层次化 在市场竞争日益激烈及护理专业向着国际化迈进的情况下,护理人员必须不断提高自己的能力和水平,护理教育也需依据市场对人才规格的需求,逐步调整护理教育的层次结构。今后护理人员的基本学历为大专和本科,拥有学士、硕士、博士学位的人数将逐年增加。同时,护理教育将把提高护理人员素质作为主要目标,在培养护士良好护理理论知识和技能的基础上,注重心理素质和人文素质的双重培养,使其在社会竞争中具有较强的适应能力。

2. 护理工作社会化 我国随着老龄化社会的到来,社会对老年护理和慢性病护理的需求日益增加,社区护理便成为解决这些社会矛盾的重要途径。近几年来,美国已有超过35%的护士从事社区、老人院、学校、家庭等场所的护理工作。而目前我国仍有超过95%的护士局限在医院从事护理工作,社区护理发展现状与人们需求存在较大的差距。我国已将发展社区医疗护理列入国家医疗卫生体制改革与发展的重点内容。在此形式下,将会有越来越多护士逐步迈出医院和门诊部,深入到社区、家庭对人们进行预防保健工作,对老年人和慢性病患者进行家庭护理,充分发挥护理人员在预防疾病、促进和恢复健康中的作用,提高全社会人口的健康水平。

3. 护理工作法制化 国务院和原卫生部相继颁布了《护士管理办法》和《医疗事故处理条例》等一系列相关的法律法规,这些法律的颁布,保护了患者及医疗机构的合法权益,同时也保障了医护人员的合法权益,保障医疗安全,维护医疗秩序,促进医学科学发展。

国家制定颁布《护士管理条例》,以立法的形式,明确各级卫生行政部门,医疗机构在护理工作管理方面的责任,保障护士的合法权益,保证护士队伍素质,完善护士执业准入制度,规范护士执业行为,以保障人民群众健康和生命安全。

4. 护理工作的国际化 主要是指专业标准国际化、专业目标国际化、教育国际化、管理国际化、职能范围国际化、人才流动国际化。目前护理领域的国际化交流与合作日益扩大,跨国护理援助和护理合作增多,知识和人才的交流日趋频繁。世界性的护理人力资源匮乏,使中国的护士有机会迈出国门,进入国际市场就业。

第二节 护理学概述

一、护理学的性质与任务

(一) 护理学的性质

护理学是生命科学领域中的一门应用性学科,综合了自然科学和人文社会科学的应用型独立学科。它以基础医学、临床医学等学科及与护理相关的人文社会科学理论为基础,形成其独特的理论体系、应用技术和护理艺术,为生命过程提供全面的、系统的、整体的服务。 **考点**: 护理学的性质与任务

1. 综合性 护理学包含了自然科学,如生物学、物理学、化学、解剖学、生理学、微生物学等;还包括了社会及人文科学,如语文、哲学、伦理学、社会学、美学、心理学等。护士通过学习这些学科,能够更全面地了解个体心身需求,提供较完善的护理。

2. 应用性 护理学是一门应用性、实践性较强的学科,具有独特的护理理论体系和规范的护理操作技术。

3. 独立性 护理学是生命科学中一门独立的学科,它与医学、药学等共同组成整个医学领域,在卫生保健事业中,与临床医学、预防医学起着同等重要的作用。

(二) 护理学的任务

1985 年,WHO 部长马勒博士明确指出,在尊重和满足人类需要和权利的基础上,护理学的任务可确定为:促进健康,预防疾病,恢复健康,减轻痛苦。护理学的最终目标是通过护理工作保护全人类的健康,提高整个人类社会的健康水平。

1. 促进健康 是帮助个体、家庭和社区获取在维持或增进健康时个体所需要的知识及资源,以帮助人们维持最佳健康水平或健康状态。护士可通过卫生宣教的方式,使人们了解有益于促进健康的活动,如护士帮助人们建立健康的生活方式,提供有关营养和膳食变化的咨询,教育人们对自己的健康负责,解释加强锻炼的意义,告知吸烟对人体的危害,指导安全有效用药,预防意外伤害等。

2. 预防疾病 是人们采取行动,积极地控制不良行为和健康危险因素来预防和对抗疾病的过程,以帮助护理对象减少或消除不利于健康的因素,避免或延迟疾病的发生,阻止疾病的恶化,限制残疾,促进康复。如护士开展妇幼保健的健康教育,预防各种传染病发生,提供疾病自我监测的技术等。

3. 恢复健康 是帮助护理对象在患病或出现影响健康的问题后,解决健康问题,改善其健康状况,提高健康水平。如护士测量生命体征,执行药物治疗,提供生活护理,指导患者进行康复训练活动等。

4. 减轻痛苦 是护士掌握并运用护理知识和技能在临床护理实践中,帮助处于疾病状态的个体解除身心痛苦、战胜疾病,这也是护士所从事护理工作的基本职责和任务。如:护士帮助患者尽可能舒适地带病生活,提供必要的支持以帮助人们应对功能减退或丧失、对临终患者提供安慰和关怀照护等。

二、护理学的基本概念

(一) 人

考点: 护理学的基本概念及相互关系

1. 人是一个统一的整体 把人视为一个统一的整体是现代护理的核心思想;人是由生理、心理、精神、社会、文化等方面组成的内外协调、不断发展变化的独特的统一的有机整体,

任何一方面的功能失调都会在一定程度上引起其他方面的功能变化,进而影响整体的功能,而人体各方面功能的正常运转,能促进人体整体功能的最大限度发挥,使人获得最佳的健康状态。

2. 人是一个开放系统　系统分为开放系统和闭合系统。开放系统是指不断地与其周围环境相互作用,进行物质、能量和信息交换的系统。人生活在复杂的自然社会中,作为自然系统的一个子系统,总是不断地与其周围环境进行物质、能量和信息的交换。如人总在不断地从外界摄入食物和向外排泄废物,总在不断地从外界获取信息,形成自己的思想并向外界表达自己的观点、立场和态度。因此,人是个开放系统。

3. 人具有双重属性　人具有生物和社会双重属性。人首先是一个生物有机体,与其他动物一样,受自然生物学规律的制约,故人具有生物属性;同时,人又不同于其他动物,其本质区别在于人在社会发展中担当一定的角色,是一个有思想、有情感、从事创造性劳动、过着社会生活的人,是生理、心理、精神、社会、文化等各方面相统一的整体,因而人又具有社会属性。

4. 人是护理的服务对象　随着护理学科的发展,护理的服务对象、服务内容在不断扩展和深化;护理的服务对象扩展到全人类,不仅包括患者,还包括健康的人;既指个体的人,又指群体的人,因此,护理中的人包括个体、家庭、社区、社会四个层面。护理的最终目标不仅是维持和促进个人高水平的健康,而且更重要的应是面向家庭、社区,最终提高整个人类社会的健康水平。

(二) 健康

不同的历史条件、不同文化背景、不同的社会价值观,人们对健康概念的理解不尽相同。随着社会经济、科学技术的发展以及人们生活水平的提高,人们对健康的概念进行了逐步地完善。

1. 健康就是没有疾病　这个观点是对健康最一般的认识,将健康与疾病视为"非此即彼"的关系,忽视了通常没有疾病,也非健康的普遍现象,未能反映健康的实质。

2. 健康是人体正常的生理、心理功能活动　这一概念反映了人体健康的重要特征,人们对健康有了进一步的认识。人正是通过自身各种功能的正常发挥,维持他的生存和繁衍。然而这种观点仍不全面,忽略了人的社会适应性。

3. WHO 在 1948 年将健康定义为:健康不但是没有疾病和身体缺陷,还要有完整的生理、心理状况与良好的社会适应能力。

4. 1989 年,WHO 又提出有关健康的新概念,即健康不仅是没有疾病,而且包括躯体健康、心理健康、社会适应良好和道德健康。WHO 对健康新定义,强调从社会公共道德角度出发来维护人类健康,要求每个社会成员不仅要为自己的健康负责,而且要对社会群体的健康承担社会责任。此定义把健康的内涵扩展到了一个新的认识境界,对健康认识的深化起到了积极的指导作用。

(三) 环境

护理理论家罗伊把环境定义为围绕和影响个人或集体行为与发展的所有因素的总和。所有有生命的机体的环境又分为内环境和外环境。

1. 内环境　是影响生命和成长的机体内部因素,由生理环境和心理环境组成。

(1) 生理环境:包括呼吸系统、消化系统、循环系统、泌尿系统、神经系统、内分泌系统等,各系统之间通过神经、体液的调节维持生理稳定状态。

(2) 心理环境:是人的心理状态,对健康影响很大。人们在生活中,无时无刻不在接受着来自客观世界的各种刺激,引起人的肯定或者否定的心理反应。尤其是当生活中出现突发事件或意外挫折时,更会引起强烈的心理反应,如果不能经过心理调节产生新的适应,心理长期处于紧张状态,可使机体免疫功能发生改变,导致某些心身疾病的发生。

2. 外环境包括生态环境、人文社会环境和治疗性环境。

(1) 生态环境:即自然环境,是存在于人类周围的各种自然因素的总和,是人类赖以生存和发展的物质基础。其包括空气、阳光、水、土壤等物理环境,动物、植物、微生物等生态环境。在我国,随着经济快速增长,人们的物质生活水平的提高,环境污染也日渐凸现。

(2) 人文社会环境:它影响个体和群体的心理行为,与人类的精神需要密切相关,包括经济条件、政治法律、人际关系、文化教育、宗教信仰、风俗习惯等。人口超负荷、文化教育落后、人际关系不协调、医疗保健服务体系不完善等均可影响人类的健康。

(3) 治疗性环境:是专业人员在以治疗为目的的前提下创造的一个适合患者恢复身心健康的环境。治疗性环境不但影响患者在就医期间的心理感受,还影响患者疾病恢复的程度与进程。治疗性环境应主要考虑两方面因素:安全和舒适,如设防火装置、紧急供电装置,配有安全辅助用具(拐杖、轮椅、床栏等),病房适宜的温度、湿度、光线及医务人员优质的服务。

(四) 护理

护理英文名 nursing,源于拉丁文"nutricius",原意为抚育、扶助、保护、照顾幼小等。

1. 护理概念的发展

(1) 以疾病为中心的阶段:20 世纪前半叶,各种科学学说纷纷建立,医学科学逐渐摆脱了宗教和神学的影响,形成了生物医学模式,揭示了健康与疾病的关系,认为疾病是由于外伤与细菌引起的机体结构改变和功能异常,形成了"以疾病为中心"的医学指导思想,因此,一切医疗活动都围绕着疾病开展,且局限在医院进行,以消除病灶为基本目标。

此阶段护理的特点:①护理已成为一门专门职业,护士从业前须经过专业培训;②护理从属于医疗,护士被看做是医生的助手;③护理工作的主要内容是执行医嘱和完成各项护理技术操作;④护理尚未形成独立的理论体系,护理教育类同于医学教育,课程内容涵盖较少的护理内容。

(2) 以患者为中心的阶段:20 世纪中叶,社会科学以及系统科学的发展,促使人们重新认识人类健康与生理、心理、环境的关系。1948 年,WHO 提出了新的健康定义,进一步扩展了健康研究和实践的领域。1955 年,美国护理学者莉迪亚·海尔首次提出"护理程序",使护理有了科学的工作方法。1977 年,美国医学家恩格尔提出了"生物—心理—社会医学模式",在这一新观念的指导下,护理发生了根本性的变革,护理由"以疾病为中心"转向了"以患者为中心"的发展阶段。

此阶段护理的特点:①强调护理是一门专业,逐步建立了护理的专业理论基础;②护士与医生为合作伙伴关系;③护理工作内容不再是被动地、单纯地执行医嘱和完成护理技术操作,而是对患者实施身、心、社会等全方位的整体护理,满足患者的健康需求;④护理学逐渐形成了独立的学科理论知识体系,脱离了雷同医学教育的课程设置,建立了以患者为中心的教育和临床实践模式。

(3) 以人的健康为中心的阶段:社会经济的迅速发展及医学技术的日新月异,使过去威胁人类健康的传染性疾病得到有效控制,而与人的行为生活方式相关的疾病,如心脑血管疾病、恶性肿瘤、糖尿病、意外伤害等逐渐成为当今威胁人类健康的主要问题。疾病谱的改变,促使人们的健康观念发生了转变,人们主动寻求健康。1977 年 WHO 提出"2000 年人人享有卫生保健"的目标,推动护理工作向着"以人的健康为中心"的方向迈进。

此阶段护理的特点:①护理学成为现代科学体系中一门独立的、综合自然科学与社会科学的应用科学;②护士角色多元化,护士不仅是医生的合作伙伴,还是护理计划制订者、照顾者、管理者、教育者、咨询者、患者的代言人等;③护理工作场所从医院扩展到家庭和社区;

④护理对象由个体扩展到群体,护理工作范畴由对患者的护理扩展到对人的生命全过程的护理;⑤护理教育方面有雄厚的护理理论基础,有完善的教育体制,有良好的科研体系,并有专业自主性。

2. 护理的概念　概念是不断在变化的,社会发展、历史背景、环境、文化及教育等因素的不同,使人们对护理的概念有不同的解释和说明。

南丁格尔认为"护理既是艺术,又是科学"。1859 年她在 *Notes on Nursing* 中写道:"护理应从最小限度地消耗患者的生命力出发,使周围的环境保持舒适、安静、美观、整洁、空气新鲜、阳光充足、温度适宜,此外还要合理地调配饮食。"

1966 年,韩德森在 *The Nature of Nursing* 中指出护士的独特功能是协助患病的人或健康的人,实施有利于健康、健康恢复或安详死亡的活动。这些活动在个人拥有体力、意愿和知识时是可以独立完成的,护士也就是协助个人尽早不必依靠他人来执行这些活动。

1980 年美国护士协会(ANA)又将护理定义为:护理是诊断和处理人类对存在的或潜在的健康问题所产生的反应。这一定义目前被大多数国家护理界认同和采用。

3. 护理的内涵

(1)照顾:纵观护理发展史,无论任何时期、无论是以什么方式提供护理,照顾患者或护理对象永远是护理的核心。

(2)人道:在护理工作中,护士是人道主义的忠实执行者。护理人员应视每一位护理对象为具有个性特征的个体,对待护理对象一视同仁,积极救死扶伤,为人们的健康服务。

(3)帮助性关系:首先护士和护理对象是一种帮助与被帮助、服务者与顾客之间的关系,这就要求护理人员以自己特有的专业知识、技能与技巧提供帮助与服务,满足其特定的需求,与护理对象建立起良好的帮助性关系,同时护士在帮助护理对象时也深化了自身专业知识、积累了工作经验。

4. 整体护理　是以现代护理观为指导,以护理程序为框架,根据患者的身心、社会、文化需要,提供患者需要的最佳的护理。

(1)整体护理的内涵:①护士在照顾患者时,应满足其生理、心理及社会等方面的整体需要;②护理应服务于人类生命的全过程,针对个体所处生命不同阶段,给予相应的照顾和健康指导;③护理应逐步从个人延伸到家庭或社区,达到促进全民健康的目的。

(2)整体护理的意义:①充实和改变了护理研究的内容和方向:整体护理在注重疾病护理的同时,更注重人的研究。②拓宽了护理的服务范围,改变了护士的传统形象:服务范围由单纯的疾病护理拓宽到了以人为中心的对身心、社会等方面全方位的护理。在这个过程中护士不仅是健康服务的照顾者,而且还承担教育者、管理者和研究者的角色。③有助于建立新型的医护关系和护患关系:护士不仅是医生的助手,与医生还是相互补充的合作伙伴关系。患者是护理服务的核心,其思想、行为、感受、情绪等都会受到护理人员的重视,因此护患关系得以加强。④提出了新型护理管理观:整体护理的实施,要求护理管理者同样具有以患者为中心的思想,一切管理手段与管理行为均应以增进和恢复患者健康为目的。因此,一些传统的护理管理观念,如进行病房床单元物资管理时,过多强调整齐划一;在进行护理技术操作时,仅重视操作本身,漠视患者感受等,这些必须加以改进。⑤改变了护理教育的课程设置:整体护理的实施,要求护士不仅针对疾病有护理的能力,而且应具备丰富的人文、社会科学知识及沟通技巧等。为了培养合格的护理人才,护理教育的课程设置改变了单纯重视医疗与疾病护理模式,增加了有关人的心理、行为、人际交往及环境、社会学方面的内容。

人、环境、健康和护理四个基本概念之间是相互关联、相互作用的:①四个概念的核心是人,人是护理服务的对象,人的健康是护理实践的核心;②人类的健康与环境息息相关,相互依存、相互影响;③健康是机体处于内外环境平衡、多层次需要得到满足的状态;④护理作用于人和环境,其任务是创造良好的环境并帮助护理对象适应环境,从而达到最佳健康状态。

三、护理学的范畴与护理工作方式

(一) 护理学的范畴

护理学属于生命科学范畴,包含理论和实践两大体系。

1. 理论范畴

(1) 护理学研究的对象:护理学研究的对象从研究单纯的生物人转变为研究整体的人、社会的人,随学科的发展而不断变化。

考点:护理学的范畴与工作方式

(2) 护理专业知识体系与理论架构:护理学作为一门独立的学科,目前已经形成了相对稳定的知识体系。20 世纪 60 年代以来,出现了许多护理理论与模式。目前应用较广的有 Orem 的自理理论、Roy 的适应模式、Newman 的保健系统模式等,这些理论用科学的方法描述和解释护理现象,从科学角度诠释了护理工作的性质,阐述护理知识的范围和体系,确立护理理念和价值观,指导护理专业的发展方向。

(3) 护理学与社会发展的关系:研究护理学在社会中的地位、作用和价值,研究社会对护理学发展的促进和制约因素、社会发展对护理学的要求等,如人口老龄化、慢性病增加使社区护理、家庭护理迅速发展,健康教育和人际沟通技巧等也成为护士的基本技能要求。

(4) 护理学交叉学科和分支学科:护理学与自然科学、人文及社会科学相互渗透形成了许多新的交叉学科和分支学科,如护理心理学、护理美学、护理教育学、护理管理学、老年护理学、社区护理学、急救护理学等,从而促进了护理学体系的构建和完善。

2. 实践范畴

(1) 临床护理:临床护理的服务对象是患者,其内容包括:①基础护理:是应用护理的基础理论、基本知识和基本技能以满足患者生理、心理、治疗和康复等基本需要,如清洁护理、饮食护理、排泄护理、病情观察、用药护理等;是内、外、妇、儿等各专科护理的基础。②专科护理:以护理学和相关学科理论为基础,结合专科护理理论和技术为患者提供身心整体护理及专科护理技能操作,如各专科患者的护理、急救护理、康复护理、老年护理等。

(2) 社区护理:是以社区人群为服务对象,对个人、家庭和社区提供预防保健、家庭护理、健康教育、预防接种、防疫灭菌等服务,为社区人群实施连续及动态的健康服务,提高社区人群的健康水平。随着现代社会人口老龄化、慢性疾病患者的增多,社区护理有待于进一步的发展。

(3) 护理教育:是护理学结合教育学理论,对护理人才培养的规律、方法及模式进行研究,以不断提高护理教育质量,适应护理学发展的需要。护理教育分为基础护理教育、毕业后护理教育和继续护理教育。基础护理教育包括中专、大专、本科教育;毕业后护理教育包括研究生教育(硕士、博士)和岗位规范化培训;继续护理教育则是对从事护理工作的在职人员提供以学习新理论、新知识、新技术、新方法为目的的终身在职教育。

(4) 护理管理:是运用管理学的基本理论和方法,对护理工作的诸多要素,如人、财、物、时间、信息等,进行科学的计划、组织、指挥、协调和控制,以提高护理工作的效率和质量。

(5) 护理科研:是运用科学方法,系统地研究和认识与人有关的健康问题,探索解决健康问题的措施和方法,用研究成果指导护理实践,用护理实践验证护理理论,从而促进护理学的发展。反映我国现在护理研究发展状况的除临床实践外,有文字记载的是《中华护理杂志》。

(6) 护理伦理:是一门研究护理道德的应用学科,护理人员必须重视护理道德的学习和修养,不断提高道德标准。

（二）护理工作方式

1. 个案护理　指一位患者的护理由一名护士完全承担，即由专人负责实施个体化护理。适用于抢救患者或重症监护患者，也适用于临床教学。优点：能够全面掌握患者情况，护士责任明确。缺点：耗费人力，患者费用高。

2. 功能制护理　是以疾病为中心的护理模式，以完成医嘱和常规的基础护理为主要内容，其工作分配是以日常工作任务为中心的一种流水作业的工作方法，患者的护理工作由全部护理人员完成。护士被分为"办公室护士/主班护士、治疗护士、护理护士"等不同类型，分别完成护理工作的不同阶段任务。优点：分工明确，易于组织管理，节省人力。缺点：护士的工作以完成工作任务为中心，过于复杂和机械，较少考虑患者的心理社会需求，较难全面掌握患者的情况，对患者缺乏责任感，患者接受的是片断的护理，满意度较低。

3. 小组护理　是以分组护理的方式对患者进行整体护理，将病区护士分组，每组护士分管一组患者。即由一名有能力及经验的小组长领导一个小组，组长负责制订护理计划和领导小组工作，小组成员共同为本组患者提供全部护理及治疗。优点：弥补了功能制护理的不足，为患者提供连续性护理，能够发挥各级护士的作用。缺点：护理质量受组长管理能力和经验的影响，患者仍没有一位固定的护士负责，护士的个人责任感下降。

4. 责任制护理　是以患者为中心，从患者入院到出院，均由责任护士和辅助护士按护理程序对患者进行全面、系统和连续的整体护理。责任护士对患者实行 8 小时在班，24 小时负责。一般护士长可根据责任护士的能力分配 3～6 位患者。优点：适应了医学模式的转变。患者有固定的护士负责，护士也能全面了解患者情况。缺点：责任护士的文字工作过多，24 小时负责过于理想化，故所需护士人数也多。

5. 综合护理　是通过有效地利用人力资源、恰当地选择并综合应用上述几种工作方式，为服务对象提供高效率、高质量、低消耗的护理服务方式。它是在责任制护理基础上改进的一种新的护理方式，此方式既考虑了成本效益，又为护士的个人发展提供了空间和机会。各医疗机构可根据其机构的特性和资源配备情况，选择符合自身特点的护理工作方法和流程，最终目标是促进患者康复，维持其最佳健康状态。

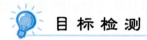

目 标 检 测

A1 型题

1. 世界上第一所正式护士学校创建于
   A. 1860 年,英国　　　　B. 1888 年,伦敦
   C. 1809 年,英国　　　　D. 1860 年,德国
   E. 1890 年,圣托马斯

2. 中世纪的护理工作主要局限于
   A. 生活照顾　　　　　　B. 疾病治疗
   C. 心理护理　　　　　　D. 健康咨询
   E. 保健指导

3. 现代护理发展经历了
   A. 以疾病为中心、以患者为中心、以人的健康为中心的阶段
   B. 以患者为中心、以疾病为中心、以人的健康为中心的阶段
   C. 以患者为中心、以人的健康为中心、以疾病为中心的阶段
   D. 以人的健康为中心、以疾病为中心、以患者为中心的阶段
   E. 以人的健康为中心、以患者为中心、以疾病为中心的阶段

4. 护理学的理论范畴不包括
   A. 社会学　　　　　　　B. 心理学
   C. 伦理学　　　　　　　D. 美学
   E. 生物信息学

5. 护士的基本职责是
   A. 促进健康、预防疾病、恢复健康、减轻痛苦
   B. 预防疾病、恢复健康、减轻痛苦、提供治疗
   C. 恢复健康、减轻痛苦、提供治疗、促进健康
   D. 减轻痛苦、提供治疗、促进健康、预防疾病
   E. 提供治疗、促进健康、预防疾病、恢复健康

6. 在克里米亚战争中,南丁格尔等使英军伤病员病死率由42%下降到
   A. 5.2%　　　　　　　B. 2.2%
   C. 3.2%　　　　　　　D. 4.2%
   E. 6.2%

7. 南丁格尔发表的论著中最有名的是
   A.《医院札记》　　　B.《护理札记》
   C.《护理福利札记》　D.《卫生统计札记》
   E.《护理社会学札记》

8. 将护士分为"治疗护士""医嘱护士"等用以完成护理工作的工作方式是
   A. 责任制护理　　　　B. 个案护理
   C. 功能制护理　　　　D. 小组制护理
   E. 综合护理

9. 5月12日国际护士节命名根据是
   A. 南丁格尔的生日
   B. 南丁格尔受国际护士会奖励的日期
   C. 南丁格尔逝世的日期
   D. 南丁格尔受英国政府奖励的日期
   E. 南丁格尔所建立的第一所护士学校的日期

10. 护理学的四个基本概念
    A. 患者、预防、治疗、护理
    B. 人、环境、健康、护理
    C. 人、环境、健康、预防
    D. 患者、健康、社会、护理
    E. 预防、治疗、护理、环境

A₂型题

11. 患者,男性,62岁,肝癌晚期,因大量呕血入院。患者临终前疼痛难忍,护士小林遵医嘱为其注射一支哌替啶,此项护理措施的目的是
    A. 促进健康　　　　B. 预防疾病
    C. 减轻痛苦　　　　D. 恢复健康
    E. 治疗疾病

12. 患者,女性,53岁,骨髓移植术后第一天。护士长安排护士小李对该患者进行24小时监护,此种护理工作方式是
    A. 功能制护理　　　B. 小组制护理
    C. 责任制护理　　　D. 个案护理
    E. 综合护理

第二章　护理相关理论及护理学理论模式

 案例 2-1

患者,男性,38 岁,已婚,下岗工人。因"急性阑尾炎"入院接受手术治疗,从入院到手术该患者均无家人和朋友前来看望。手术后 2 小时患者主诉切口处疼痛,脾气较暴躁。

问题: 1. 该患者目前有哪些需要? 应该首先考虑该患者哪一层次的需要?
　　　 2. 该患者存在哪些压力源?

第一节　护理相关理论

在护理学逐步成为一门独立学科的过程中,引用了许多其他学科的理论。最常见的是系统理论、人类基本需要层次理论和压力与适应理论。

一、系 统 理 论

系统是一种形式,广泛存在于各个领域中。系统也是一种思想,指导我们更好的认识、归纳和处理事物间的关系。系统还是一种理论,1925—1926 年,系统论的创始人贝塔朗菲,提出把有机体当做一个整体或系统来考虑的观点。在 20 世纪 60 年代以后,系统论的理论和方法渗透到了各个学科,产生了日益重大而深远的影响。

📚 链　接

贝 塔 朗 菲

贝塔朗菲(1901—1972 年),美籍奥地利生物学家,一般系统论和理论生物学创始人。1937 年,提出了一般系统论的初步框架。1955 年他的专著《一般系统论》成为该领域的奠基性著作,20 世纪 60—70 年代受到人们重视。1972 年他发表《一般系统论的历史和现状》,把一般系统论扩展到系统科学范畴,也提及生物技术。1973 年修订版《一般系统论:基础、发展与应用》再次阐述了机体生物学的系统与整合概念。

(一) 系统的概念

系统一词源于古希腊文,意为部分组成的整体。贝塔朗菲给予的定义是:"系统是相互联系相互作用的诸元素的综合体。"此定义中包含着双重意义:一是系统必然由两个及两个以上要素组成,且要素之间相辅相成、互为作用。二是每一个要素都有自己独特结构和功能,当这些要素集合起来构成一个整体后,又具有各孤立要素所不具备的整体功能。如人的泌尿系统,是由肾脏、输尿管、膀胱和尿道组成的,每一个器官都有其特有的功能,各个器官间相互作用相互影响,共同完成排泄的功能。

(二) 系统的分类

1. **按组成系统的要素属性分类**　系统可分为自然系统和人造系统。自然系统是自然形成、客观存在的系统,如生态系统;人造系统是为某特定目标而建立的系统,如计算机软件系统。两者相结合的称为复合系统,如教育系统、医疗系统等。

2. 按系统与环境的关系分类　系统可分为封闭系统与开放系统。封闭系统是指不与外界进行物质、能量交换的系统,绝对的封闭系统是不存在的,只有相对、暂时的封闭系统;开放系统是指与外界进行物质、能量交换的系统。开放系统通过输入、转换、输出及反馈与环境保持和谐稳定(图2-1)。

(1) 输入:能量和信息由环境进入系统的过程。

(2) 转换:系统对输入的能量和信息进行处理与改变的过程。

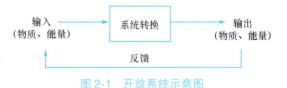

(3) 输出:系统转换的结果进入环境的过程。

图2-1　开放系统示意图

(4) 反馈:环境对输出的反应。

3. 按组成系统的内容分类　系统可分为物质系统和概念系统。物质系统是以物质实体构成的系统,如动物、仪器等;概念系统是由非物质实体或抽象理念构成的系统,如科学理论系统等。多数情况下,物质系统与概念系统是密不可分的。

4. 按系统的运动状态分类　系统可分为动态系统和静态系统。动态系统是指状态随时间变化的系统,如生态系统;静态系统是指状态不随时间变化、相对稳定的系统,如建筑系统。但是没有绝对的静态系统。

（三）系统的特征

系统是多种多样的,但都具有共同的特征。

1. 整体性　系统由要素组成,每一个要素具有自己独特的结构与功能,系统功能虽然建立在系统要素功能的基础之上,却不是各要素功能的简单相加,而是具有了孤立要素所不具备的新功能。这时,系统的整体功能大于系统中全部要素功能的总和。

2. 相关性　系统各要素之间相互联系、相互制约,任何一个要素发生改变,都会影响其他要素,甚至整体功能。如消化系统中的胃发生病变,有可能影响肠道的吸收,进而影响到整个消化功能。

3. 层次性　对于一个系统而言,它既是由各要素组成,又是构成更大系统的要素之一。较简单、低层次的系统称为次系统,较复杂、高层次的系统称为超系统。次系统作为基础结构从属于超系统,超系统作为主导力量支配次系统。

4. 动态性　系统会随着时间的变化而变化。系统会不断与环境进行物质、能量、信息的沟通,以适应环境,维持自身的生存和发展。

（四）系统理论对护理实践的指导

1. 用系统理论的观点看人　护理的对象是人,人是由多种要素组成的系统,具有以下特点:

考点:系统理论对护理实践的指导

(1) 人是一个自然系统:人的生命活动与健康的基本条件是人体内外环境的平衡。这种平衡既依赖于体内各要素功能结构的正常及相互关系的协调,又依赖于自身对外部环境变化的适应性调整。

(2) 人是一个开放、动态的系统:人与外部环境每时每刻都在进行着物质、能量和信息的交流,人体内也在每时每刻进行物质、能量和信息的转换,以维持生命和健康。人的健康随时受到潜在致病因素的影响,健康与疾病之间的分界线并不明确,随时呈动态变化。在护理时,我们既要考虑人对环境的适应性,又要通过改变环境以适应人的发展需要。

(3) 人是具有主观能动性的系统:人对自身的功能状态有监控能力,对自己的活动也有选择和调节能力,这就决定了人具有保持健康的意识和在疾病状态下主动求医、自我保护的潜能。

(4) 人是一个整体:人是由生理、心理和社会三方面组成的统一整体,三者相互作用、相互影响,任何一方面的障碍或失调,都会影响到其他部分以至整体。

2. 用系统理论的观点看护理

(1) 护理系统是一个整体性的复合系统:护理系统包括临床护理、社区护理、护理教育等子系统,各子系统内部又由若干自然和人造的次系统构成;各子系统之间相互作用、相互影响。要发挥护理系统的最大功效,必须调整各子系统的关系,优化系统结构,使之协调发展。

(2) 护理系统是一个开放的系统:护理系统是国家医疗卫生系统的重要组成部分。国家从外界不断向护理系统输送着人员、物质、设备与技术资源,而在经过护理系统转换后,向外界输出的是其护理能力。

(3) 护理系统是一个动态的系统:随着时代的发展,科学技术和医疗水平的进步,为了适应需要,护理系统也在不断发展。护理的工作方法、组织形式、思维形式都发生着日新月异的改变。

(4) 护理系统是一个具有决策和反馈功能的系统:在护理系统中,护士与患者构成系统的最基本要素,而护士又在基本要素中起支配、调控作用。患者的康复依赖于护士在全面收集资料、正确观察病情、熟练实施操作、及时评价反馈等方面付出的努力。因此,护理系统要大力发展护理教育,不断提高护理人员科学决策和独立解决问题的能力。

3. 用系统的观点看护理程序　护理程序是建立在开放系统中的科学工作方法。输入的是护理对象原来的健康状况,通过评估、诊断、计划、实施来达到转换。输出是经过护理后护理对象的健康状况,通过评价护理效果,决定护理活动是否应该终止还是继续进行。

二、需 要 理 论

需要是人脑对生理与社会反应的要求。人作为生物实体,为了自身的生存和发展,必然会产生一定的需要。人的需要是否得到满足,直接影响到身心健康。

考点:马斯洛人类基本需要层次论的内容

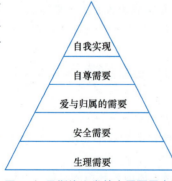

图2-2　马斯洛人类基本需要层次论

(一)需要层次理论

1. 马斯洛的人类基本需要层次理论　马斯洛将人的基本需要按照重要性和发生的先后次序排列成五个层次,并用"金字塔"形状加以描述(图2-2)。

链　接

马　斯　洛

马斯洛(1908—1970 年),美国著名哲学家、社会心理学家、人格理论家和比较心理学家,人本主义心理学的主要发起者和理论家,心理学第三势力的领导人。1943 年他提出了人的基本需要层次理论,并在多领域得到广泛应用。

(1) 生理需要:人类最基本的需要,也是最低层次的需要,包括食物、空气、排泄、睡眠等。生理需要作为维持生命必须满足的需要,应优先满足。

(2) 安全需要:指安全感、避免危险、生活稳定、有保障,包括生理上的安全和心理上的安全感两层意思。生理需要一旦得到满足,安全需要就愈加强烈。

(3) 爱与归属的需要:指个体对家庭、朋友的需要,渴望被爱、被他人接纳,如果得不到满足,会产生孤独、被遗弃的痛苦。

（4）自尊需要：是个体对自己的尊严和价值观的追求，包括自尊和被尊重两方面。当需要得到满足，会使人感到自信、有成就感，反之则会使人感到自卑。

（5）自我实现的需要：指个人能力和潜能得到充分发挥，即实现自己的理想与抱负，是人类最高层次的需要，其满足的方式、需求的程度也是个体间差异最大的。

2. 卡利什的人类基本需要层次理论　查德·卡利什是美国心理学家。在马斯洛的人类基本需要层次理论提出数年后，卡利什对其稍加修改，在生理和安全需要之间增加了一个层次，即刺激的需要，包括性、活动、探险等。性和活动的需要虽然属于刺激需要，但卡利什认为，这些需要必须在食物、水、空气、排泄、休息等生理需要满足之后，才会寻求的次需要，因此将其列在生理需要之后。此外，人们为了满足好奇心，常在探索或操纵各项事物时忽略了自身的安全。因此，刺激的需要优先于安全的需要。

（二）需要理论对护理实践的指导

1. 帮助护士识别患者未满足和未表达的需要　个体在患病时，满足自身需要的能力明显下降，同时疾病也会增加个体的某些需要。通过需要理论，护士从患者的需要满足入手，更容易分清患者病情的轻、重、缓、急，成为决定护理措施优先顺序的依据。

（1）生理需要：疾病会导致人的许多基本生理需要得不到满足，表现为缺氧、营养失调、排泄失禁、失眠等。了解患者的基本需要，迅速采取有效措施予以满足，是护理工作的重点。

（2）安全需要：个体在患病期间，由于舒适度的改变、环境的改变，会感到自身的生命受到威胁，安全感明显降低。患者在寻求医护人员的帮助同时，又担心会出现医疗失误。护理人员应加强对患者的入院指导和健康宣教，避免各种安全隐患，提高护理水平，增加患者信心。

（3）爱与归属的需要：患者在住院期间，由于与亲人的分离和生活方式的改变，爱与归属的需要变得更加强烈。护理人员要通过细致的护理，与患者建立良好的护患关系，使患者感受到护理人员的关怀与爱心。同时，加强患者与家属、亲友的沟通，以满足患者爱与归属的需要。

（4）尊重的需要：疾病或疾病的治疗手段会造成患者容貌与形体的改变，也会导致个体对自身价值和认识的错误判断。护理人员应始终保持对患者的尊重，操作时注意减少患者肢体的暴露，维护患者的自尊与个人形象。应鼓励患者参与自理活动，增加患者的自尊感。

（5）自我实现的需要：个体在患病期间最受影响且最难满足的需要就是自我实现的需要。疾病会导致个体丧失某些能力，不得不离开自己的学习、工作岗位，使患者陷入失落、悲观、绝望的负面情绪。护理人员应该鼓励患者表达自己的个性、追求，帮助患者认识和发展自己的能力，树立起战胜疾病的信念，为达到自我实现而努力。

2. 护理人员满足患者需要的方式　护理人员作为一种外在力量，在了解个体在患病时存在的特殊需要后，应设法帮助患者满足需要。

（1）直接满足患者的需要：对一些暂时或永久失去自我满足需要能力的患者，护理人员应直接采取有效措施，满足患者的基本需要。

（2）协助患者满足需要：对一些尚有或恢复了一定自我满足需要能力的患者，护理人员可有针对性地给予帮助及支持，指导患者尽可能依靠自己的力量来满足需要，提高自理能力。

（3）间接满足患者需要：对拥有自我满足需要能力的患者，会非常迫切想了解自己的病情及疾病的性质与转归，护理人员可通过健康教育、科普讲座对其提供卫生保健知识，或者通过改变环境，去除满足需要的障碍。

三、压力与适应理论

压力是人类的一种不愉快体验，这种体验自古存在。直到20世纪，科学家们才开始将原本模糊的概念具体化，形成现在的压力与适应理论。其中，加拿大心理学家汉斯·塞利(被誉为"压力学之父")提出将压力与疾病联系起来的观点,进一步完善了现代整体护理观念。

(一) 压力

1. 压力 压力一词来源于拉丁文"stingers",意为紧紧捆扎或用力提取。又译为应激或紧张,本书采取压力一词。压力的概念最早用于物理学,后来才被借用于医学及社会心理学中。人们对其概念有不同阐述。①汉斯·塞利认为:压力是环境中的刺激所引起的人体的一种非特异性反应。②另一位压力学理论家拉赫认为:压力是来自环境或内部的压力源的需求超过个人、社会等适应资源时所产生的结果。

2. 压力源 压力源又称应激源,是指凡是能够对个体产生压力反应的内外环境的因素。人的一生中会经历各种各样的压力,如学习压力、就业压力、人际关系紧张、遭遇恶劣环境等。常见的压力源可按一定方式进行分类。

(1) 按压力源存在部位分:①内源性压力源:产生于个体内部,如发热、心悸等;②外源性压力源:产生于个体外部,如噪声、温度改变等。

(2) 按压力源的性质分:①生理性压力源:正常生理,如月经期、更年期;病理性变化,即各种疾病引起的改变,如脱水、缺氧等。②心理性压力源:来自大脑中的紧张信息而产生的压力。个体在遭受挫折后会产生各种心理反应。③社会性压力源:生活中各种事件对个体的影响,如亲人过世、工作变换、角色改变、战争爆发等。

3. 压力反应 即机体对压力源的反应,是一个动态过程。可分为以下两个方面。

(1) 生理反应:当个体受到压力,全身各系统表现为出汗、心率加快、呼吸急促、血压升高、各种激素分泌增加等。过度的压力会使人出现口干、呕吐、头痛、口吃等。

(2) 心理反应:适度的反应表现为警觉、注意力集中、思维敏捷、情绪的适度唤起,有助于个体应付环境。过度的心理反应如过分烦躁、抑郁、焦虑、激动不安、愤怒、沮丧、失望、消沉、健忘等,会使人自我评价降低、自信心减弱、表现出消极被动,无所适从。

(二) 适应

1. 适应 为应对压力源,个体会通过一系列内在、外在的行为改变,最终达到正面接受的过程,是应对行为的最终目标。若适应成功,身心就可以维持平衡健康;若适应有误,就会导致患病。塞利认为,适应最大的能力,就是使任何复杂的生活都变为可能。

2. 适应的层次 人类的适应较其他生物复杂,其包含的不仅是单纯的生物过程,而是在躯体、智力和情绪等方面均对环境做出反应。人类的适应可分为四个层次。

(1) 生理适应层次:指通过体内生理功能的调整,适应外界环境对机体需要的改变。

(2) 心理适应层次:指当个体经受心理压力时,通过调整自己的态度去认识压力源,从而摆脱和消除压力,恢复心理平衡。

(3) 社会文化层次:指通过调整个人的行为和举止,以符合社会规范、习惯、信仰,应对各种团体与家庭的压力。如刚进入医院实习的学生,必须尽快熟悉医院环境,遵守医院规章制度;护理不同国籍患者时,应尊重其本国或本民族的文化和习俗。

(4) 技术适应层次:指通过技术的掌握,改造环境来控制压力源。如到一个陌生的地方,在掌握当地的方言后,能更好地适应当地的生活。

(三) 压力与适应理论对护理实践的指导

考点: 压力与适应理论对护理实践的指导

压力与适应理论提示了压力与疾病的关系,即压力可成为疾病的原因或诱因,而疾病又对其个体构成新的压力源。护理人员要找出患者的各种压力源,采取有效措施,以使患者达到对压力源的适应。同时,也要正确认识在护理工作中所受的压力,学会舒缓放松,确保身心健康。

1. 帮助护理人员识别患者常见压力源　①环境陌生：如患者对医院环境及医护人员的陌生感，使其精神紧张；②疾病威胁：如严重疾病、手术、致残可能给患者带来的威胁，让其恐慌、焦虑；③缺少信息：如患者诊断、治疗、护理措施不明确，不知道如何追求健康；④丧失自尊：如患者因患病失去自理能力，由他人照顾；⑤不被重视：如医护人员未能及时满足患者的需要，忽视必要的沟通等。

2. 协助患者适应压力

（1）为患者创造轻松的康复环境：优美、洁净的环境让人身心愉快，有利于疾病的康复。病房环境包括物理环境和人文环境。护士应积极为患者创造优美的物理环境，轻松的人文环境，通过介绍让患者尽快适应医院环境，并鼓励患者与同室病友融洽相处，以减少患者因陌生环境而产生的压力。

（2）解决患者的实际问题，满足患者的各种需要：疾病使得人的基本需要得不到满足，进而出现紧张、抑郁等消极情绪。护士应了解患者各方面的需要，通过护理活动满足需要。

（3）提供有关疾病的信息：护士及时向患者提供有关疾病方面的知识，包括诊断、治疗、护理、预后等方面的知识，会减少患者由于疾病知识的缺乏而产生的想象性恐惧或焦虑，增加患者的自我控制感及心理安全，使患者发挥主观能动性，更好地配合治疗。

（4）锻炼患者的自理能力：自理是心理健康的重要标志，也是减少心理压力的一个重要内容。护士应告知患者自理的重要性，尽可能使患者参与自己的治疗与护理，以恢复患者的自尊心、自信心。

（5）使患者感到被尊重：护士应尊重患者，协助患者保持清洁的外表，改善自我形象，在操作中认真听取患者的诉求，注意保护患者的隐私，减少肢体的暴露。适当尊重患者的习惯，尽量减少对患者的生活方式的影响，从而减轻压力。

第二节　护理学理论模式

 案例2-2

患者，女性，40岁，技术员。诊断：直肠癌，人工肛门术后7天，身体恢复良好，但对人工肛门始终难以接受，每日依赖护士处置人工肛门。

问题：1. 该患者目前存在什么自理程度缺陷？

2. 为该患者护理应选择哪种护理系统？

随着护理学研究的不断深入，护理学也拥有了自己独特的理论体系作为护理实践的基础和指导，发展完善了护理学知识体系，使现代护理学更具有专业的独立性，为护理实践、护理教育、护理研究和护理管理提供了科学依据。20世纪90年代初，我国引进一些美国护理理论家的理论，受到国内护理工作者的重视。

一、奥瑞姆的自理理论

多罗西娅·E·奥瑞姆是美国著名护理理论家。1959年他提出自理理论，即自我照顾模式。该理论强调自理的概念，最终目标是恢复和增强患者自身的护理能力。WHO指出"21世纪，个体、家庭和社会在决定和满足其健康需要方面将扮演重要的角色，自我护理正成为一个发展的趋势"。因此，自理理论对护理实践具有重要指导意义。

（一）奥瑞姆对护理学四个基本概念的阐述

1. 人　奥瑞姆认为人是一个具有生理、心理、社会以及自我照顾能力的整体。人能反映自身及其周围环境,能够表达自己的体验,总结经验,使用符号进行思维和交流,所以人能够学习。人的自我照顾能力就是通过后天学习得到的,而不是先天就存在的。

2. 健康　奥瑞姆认为健康应包括身体、心理、人际关系和社会等方面的健康,健康有不同的状态,是一个连续的过程。奥瑞姆指出了疾病和自理的关系,即当人不能维持自理,或者说人的自理能力不能满足其治疗性自理需要的时候,就会出现疾病。

3. 环境　奥瑞姆认为环境是存在人周围并能够影响自理能力的因素,包括物理、心理、社会环境等。

4. 护理　奥瑞姆认为护理是克服或预防自理缺陷发展,或为不能满足自理需求的个体提供帮助。随着个体健康的恢复,或个体已经学会自我照顾时,个体对护理的需要也就逐渐减少。

(二) 奥瑞姆自理模式的主要内容

自理理论主要由三个相互联系的理论结构组成。

考点: 自理理论的内容

1. 自理理论　奥瑞姆认为自理活动是个体为了满足自身的需要而采取的有目的行动,在正常情况下,人有能力满足自己的各种需要,即人有自理能力。自理是指个体为维持生命和健康而需要自己进行的活动,自理活动是有目的、有意义的行为并直接影响个体的健康,而个体所处的外界环境,如社会和家庭因素会对其自理活动产生影响,同时个体的年龄、健康状况、学习能力会影响其自理能力。

人的自理需求包括:①一般的自理需要:主要包括对空气、水、食物,排泄,维持活动与休息平衡,维持独处与社交平衡,预防有害因素,努力被群体认同等六方面需求。②发展的自理需要:包括不同时期特殊的需要,如婴儿期、青少年期、更年期、老年期;在成长过程中遇到不利时,如失学、失业、失去亲人等,预防和处理不利情况,如地震、车祸等方面的需要。③健康不佳时的自理需要:可由疾病或医源性因素引起。

2. 自理缺陷理论　该结构是自理模式的核心部分。奥瑞姆将所有满足个体一般的、成长的和健康不佳时的自理需要的混合行为需要称为治疗性自理需要,把个体完成自理活动的能力称为自理能力。奥瑞姆认为在某一特定时间内,个体有特定的自理能力及治疗性自理需要,当这种需要大于自理能力时就需要护理照顾。该理论阐述了个体什么时候需要护理,即当个体不能或不完全能进行连续有效的自我护理时,也就是出现自理缺陷时,就需要护理(图2-3)。

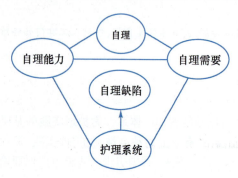

图2-3　奥瑞姆自理缺陷模式图

3. 护理系统理论　自理缺陷理论确定了个体需要护理的时机,而护理系统理论则说明了满足其治疗性自理需要的方法。奥瑞姆依据个体自理缺陷的程度设计了三种护理系统。

(1) 完全补偿系统:患者完全没有自理能力,需要护理给予全面帮助,满足其所有的基本需要。此系统应用于以下患者:①患者在神志、体力上均没有能力进行自理,如昏迷患者。②患者神志清楚,但体力无法满足自理需要,如高位截瘫、中风患者。③患者有精神障碍,无法对自己的自理需要作出正确判断和决定,如精神分裂症、老年痴呆症患者。

(2) 部分补偿系统:患者自理能力部分缺陷,需护士给予适当帮助,护士和患者均需参与自理活动,护士一方面帮助补偿患者的自理缺陷,另一方面需发挥患者的主动性,帮助其提高自理能力,如手术后患者。

(3) 支持教育系统:当患者通过学习后才能具备完成某些自理活动的能力时,护士需为患者提供教育、支持、帮助,以促进患者自理能力的提高,如糖尿病患者的饮食自理活动。

(三)奥瑞姆自理理论对护理实践的指导

以奥瑞姆自理理论为框架的护理工作方法分以下三步。

1. 评估患者的自理能力和自理需要　护士通过收集资料确定患者存在哪些方面的自理缺陷,以及引起自理缺陷的原因,来评估患者的自理能力和自理需要,从而决定患者是否需要护理帮助。

2. 设计适当的护理系统　根据患者的自理需要和自理能力,选择一个合适的护理系统,并结合患者治疗性自理需求的内容制订出详细的护理计划,以达到恢复和促进患者健康、增进自理能力的目的。

3. 实施护理措施　根据护理计划实施恰当的护理措施,护理、帮助和指导患者恢复和提高自理能力。

二、罗伊的适应模式

卡利斯塔·罗伊是美国著名护理理论家。她在 20 世纪 70 年代提出"适应模式"。适应模式围绕个体的适应性行为组织护理活动,通过护理活动来促进个体的适应能力的提高,达到帮助个体恢复和维持健康的目的。

(一)罗伊对护理学四个基本概念的阐述

1. 人　罗伊认为人是一个有生命的适应系统,持续与环境相互作用,并通过适应性反应维持系统的完整、平衡与稳定。人作为护理对象,通过自身的生理和心理调节来维持其生理功能、自我概念、角色功能和相互依赖四个方面的平衡。

2. 健康　罗伊认为健康是人处于一种完整的、能对改变持续进行适应性反应的状态和过程。适应性反应是促进人身心健康的过程;当人应对无效时会导致疾病发生,即无效性反应。

3. 环境　罗伊认为环境是所有围绕并作用于人的内在和外在因素的总和。环境中对人产生影响的刺激可分为主要刺激、相关刺激和固有刺激。主要刺激指人直接面对的、可观察到的、需立即进行适应的刺激;相关刺激指能对当时主要刺激所致行为产生影响的所有内、外刺激;固有刺激指原有的、构成本人特性的、可能对行为发生影响的不确定因素。

4. 护理　罗伊认为护理就是采取措施控制作用于人的各种刺激,以促进人的适应性反应,提高人的适应能力。

(二)罗伊适应模式的主要内容

人作为一个系统始终处于内部和外部的各种刺激中,要不断地从生理和认知两个层面进行调节,以适应内外环境的变化,维持自身在生理功能、自我概念、角色功能和相互依赖方面的完整,从而保持健康(图 2-4)。

考点:适应模式的内容

1. 刺激　能够引起护理对象某种反应的内部或外部的任何事物。包括主要刺激、相关刺激和固有刺激。

(1)主要刺激:指直接面对、引起个体最大程度变化的、需要立即适应的刺激,如生理、关系上的改变。但主要刺激也处于不断的动态变化过程中。

(2)相关刺激:指所有对因主要刺激而引起的行为有影响的其他刺激,如年龄、烟

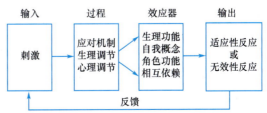

图2-4　罗伊的适应模式图

酒、文化等。

（3）固有刺激：指原有的构成特性刺激，这些刺激可能对当前行为有影响，但不确定或未得到证实，如经验、态度、个性和嗜好等。

2. 应对机制　是指个体对环境的变化，进行先天或后天学习得来的反应方式。罗伊用应对机制来说明人这个适应系统的控制过程，个体可同时通过两种调节机制来完成自身系统的调节。

（1）生理调节：当刺激作用于人体时，机体通过神经—化学—内分泌途径进行调节而产生反应，称生理调节。

（2）心理调节：当刺激作用于人体时，机体通过大脑皮质接受信息，经过学习、判断和情感变化等复杂过程进行的调节，称为心理调节。

3. 效应器　指经过生理和心理调节后的个体适应活动。适应水平因人而异，在通过调节后，机体可维持四个方面的适应。

（1）生理功能适应：指通过生理功能方面的调节变化来适应环境刺激。如压力反应可引起呼吸频率和心率的增加，反应过度会引起消化道出血等。

（2）自我概念适应：指与自我相关的信仰与感觉，主要通过改变认知，调整期望值等来适应环境的变化。

（3）角色功能适应：指人行使其社会角色的表现，通过角色的转变来适应环境改变。

（4）相互依赖适应：指人与重要关系人或支持系统的关系。个体面对难以应对的刺激时，常需要从相互依赖的关系中获得帮助和情感支持。

4. 输出　适应系统的输出就是人的行为，包括外部和内部行为，并分为适应性反应和无效性反应。

（1）适应性反应：即人能适应刺激，并维持自我的完整统一。

（2）无效性反应：即人不能适应刺激，自我的完整统一受到损害。

（三）罗伊适应模式对护理实践的指导

罗伊适应模式的重点在于人的适应性。她认为护理程序是通过六个步骤进行。

1. 一级评估　又称行为评估，即护士收集患者生理功能、自我概念、角色功能及相互依赖等四方面行为的资料，判断其行为是否为适应性反应。

2. 二级评估　又称影响因素评估。收集作用于患者的各种刺激的资料，识别主要刺激、相关刺激和固有刺激。

3. 提出护理诊断。

4. 制订护理目标。

5. 选择和实施护理措施。

6. 评价实施护理措施的效果。

三、纽曼的保健系统模式

贝蒂·纽曼，美国著名护理理论家。她于20世纪60年代逐步发展并完善了保健系统模式，简称系统模式。保健系统模式是一个综合的、动态的模式，认为个体与环境是相互作用的。重点强调人是与环境相互作用的开放系统，个体对于环境中压力源的反应。

（一）纽曼保健对护理学四个基本概念的阐述

1. 人　纽曼认为人是一个由生理、心理、社会文化等多方面组成的整体，是不断与环境相互作用以寻求平衡的开放系统。

2. 健康 纽曼认为健康是一个动态的过程,即系统的各个组成部分相互和谐的状态。

3. 环境 纽曼认为环境是机体内外环境的总和,即所有内部和外部压力源及抵抗因素的总和。她还提出了自生环境的概念,即护理对象为了自身系统的完整和稳定,自发产生的变化的总称,包括机体内环境、人际环境和其他的机体外环境。

4. 护理 纽曼认为护理是对护理对象采取有目的的措施,减少压力源造成的不良后果,使其维持或获得最佳的健康状态。

(二) 纽曼保健系统模式的主要内容

纽曼保健系统模式主要包括压力源、机体防御和护理干预三部分。当压力源作用于机体时,机体发生防御反应,护理的目的是通过护理干预来维持和恢复机体系统的平衡(图2-5)。

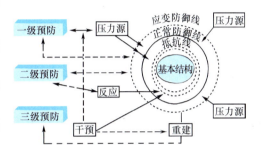

考点: 系统模式的内容

1. 压力源 是可导致个体不稳定的所有刺激。可分为:

(1) 体内:指来自于个体内与内环境有关的压力。

(2) 人际:指来自于两个或多个个体之间的压力。

(3) 社会:指发生于体外、距离比人际间压力更远的压力。

2. 机体防御 是机体为抵抗压力源所具备的正常防卫能力及结构。纽曼认为人作为一个开放系统,其核心部分为基本结构,在基本结构外机体具有三层防御线抵抗压力源的侵扰,以维持自身系统的稳定和完整。

图 2-5 纽曼保健系统模式图

(1) 应变防线:位于基本结构最外层虚线圈,是机体的第一层防线,具有保护性的缓冲力量,又称弹性防线。

(2) 正常防线:在应变防线内层的实线圈,是机体的第二层防线,是机体防御的主体。

(3) 抵抗线:为紧贴基本结构外层的虚线圈,是机体的第三层防线,是保护基本结构稳定、完整及功能正常的防卫屏障。

3. 护理干预 纽曼认为护理干预是通过三级预防来完成的。

(1) 一级预防:当怀疑有压力源,或虽已确定有压力源但尚未发生反应时进行的干预,从而预防压力源侵犯或减少其侵犯的可能,加强机体正常防御,如进行健康宣教、保护易感人群、疾病的早期检查等。

(2) 二级预防:当压力源穿过机体正常防御线引起症状后,采取早期诊断、治疗和护理的措施。

(3) 三级预防:经过二级预防后,采取预防措施,使系统恢复平衡,返回一级预防状态,如预防并发症、康复锻炼等。

(三) 纽曼保健系统模式对护理实践的指导

纽曼发展了以护理诊断、护理目标和护理结果为步骤的独特的护理工作方法,称为纽曼保健系统模式,它反映了系统论思想。纽曼认为系统进程和护理措施都是有目的、有方向的。

1. 护理诊断 护士首先需要对个体的基本结构、各防线的特征以及各方面的压力源进行评估,再收集并分析个体在生理心理、社会文化与生长发育各方面对压力源的反应及其相互作用的资料,找出问题并提出相应护理诊断。

2. 护理目标 是护士与患者及家属一起,共同制订护理干预措施并预计护理结果。纽曼强调应用三级预防原则来组织护理活动。

3. 护理结果　是护士对护理干预效果进行评价并验证干预有效性的过程。

 目 标 检 测

A₁ 型题

1. 人是由神经、骨骼、肌肉等要素构成的一个系统，又是构成社会大系统的一个要素,说明系统具有
   A. 整体性　　　　　B. 相关性
   C. 层次性　　　　　D. 动态性
   E. 目的性

2. 关于系统的描述下列不正确的是
   A. 是指若干关联又相互作用的部分组成的一个整体
   B. 各部分有着相同的目的和功能
   C. 各部分共同发挥着整体功能
   D. 几个系统可以联合为更大的系统
   E. 系统按层次组合

3. 马斯洛需要层次的主要内容中,最基本的需要是
   A. 安全需要　　　　B. 生理需要
   C. 爱与归属的需要　D. 自尊的需要
   E. 自我实现的需要

4. 按照马斯洛人类基本需要层次论,生理需要满足后,则应满足
   A. 爱与归属的需要　B. 自尊的需要
   C. 社交的需要　　　D. 安全需要
   E. 自我实现的需要

5. 需要层次论的基本观点,以下不正确的是
   A. 人的需要从低到高有一定的层次性
   B. 需要的满足过程是逐级上升的
   C. 人的行为是由生理需要决定的
   D. 高级需要的满足比低级需要满足的愿望更强烈
   E. 人的需要满足程度与健康成正比

6. 基本需要层次论对护理的意义下列不妥的是
   A. 帮助护士识别患者未满足的需要
   B. 使护士更好的理解患者的言行
   C. 使护士能预测患者尚未表达的需要
   D. 使护士能识别问题的轻、重、缓、急,以便护理工作省时省力
   E. 使护士能采取满足患者需要的措施

7. 当个体经受某种压力时,调整自己的态度去认识和处理情况属于

A. 生理适应　　　　B. 心理适应
C. 文化适应　　　　D. 社会适应
E. 技术适应

8. 与护理工作有关的压力源以下不对的是
   A. 护士不了解患者的需要
   B. 护理缺乏观察力和熟练的技术
   C. 护理工作中对环境的安排不够妥当
   D. 患者感受到严重疾病的威胁
   E. 护理过程中忽略与家属合作及言行不一

9. 心绞痛患者所面临的主要刺激是
   A. 情绪变化　　　　B. 酗酒
   C. 心肌缺血　　　　D. 劳累
   E. 亲人不关心

10. 应用奥瑞姆的自理模式护理患者时,护理系统的选择取决于
    A. 医生医嘱
    B. 患者病情
    C. 病房护士的人员构成
    D. 患者的自理能力
    E. 患者的自理需求

11. 罗伊适应模式与护理实践的关系描述错误的是
    A. 罗伊根据适应模式的发展将护理程序分为6个步骤
    B. 一级评估又称行为评估
    C. 二级评估可帮助护士识别无效反应的原因
    D. 通过一级评估进而推断护理诊断
    E. 目标是对干预后应达到的行为结果的陈述

12. 对于昏迷的患者使用奥瑞姆的哪个护理系统
    A. 主动-被动系统　B. 完全补偿系统
    C. 部分补偿系统　　D. 共同参与系统
    E. 支持-教育系统

13. 奥瑞姆在自理缺陷结构中主要阐明了
    A. 什么是自理
    B. 人有哪些自理需求
    C. 个体何时需要护理
    D. 如何评价个体自理能力
    E. 如何护理存在自理缺陷的个体

14. 纽曼系统模式认为抵抗防线的特性
    A. 缓冲和过滤作用

B. 保护正常防线的完整

C. 位于最外层,首先抵御压力源

D. 维持机体基本结构正常

E. 是机体防御系统的主体

15. 患者在手术前要了解手术的有关注意事项,属于

　　A. 安全的需要　　　B. 生理的需要

　　C. 自尊的需要　　　D. 刺激的需要

　　E. 自我实现的需要

16. 对中老年妇女进行宫颈癌的普查属于

　　A. 一级预防　　　　B. 二级预防

　　C. 三级预防　　　　D. 四级预防

　　E. 临床期预防

17. 在奥瑞姆的自我护理理论中,下列哪项不属于一般性的自理需要

　　A. 食物的需要

　　B. 排泄的需要

　　C. 独处与社交的平衡

　　D. 患病时的自理需要

　　E. 睡眠的需要

18. 根据奥瑞姆的自护理论,下列哪类患者可以采用支持教育系统

　　A. 昏迷

　　B. 腹部手术后 3 天

　　C. 门诊慢性高血压患者

　　D. 高位截瘫

　　E. 精神分裂症

A₂ 型题

19. 患者,女性,27 岁,因面部烧伤留有瘢痕,不愿见人,此时应考虑其

　　A. 尊重的需要　　　B. 安全需要

　　C. 刺激的需要　　　D. 自我实现的需要

E. 爱与归属的需要

20. 某患者因车祸胸部严重外伤入院,按照人的基本需要论,护士应首先为患者解决的需要是

　　A. 安全的需要　　　B. 生理的需要

　　C. 爱与归属的需要　D. 自尊的需要

　　E. 自我实现的需要

21. 医疗护理操作前,护士未向患者解释而致患者紧张,此压力源属

　　A. 不被重视　　　　B. 丧失自尊

　　C. 缺少信息　　　　D. 环境陌生

　　E. 疾病威胁

22. 某患者因"发热待查"入院,诊断迟迟不明,此时患者最易产生的心理反应是

　　A. 悲哀　　　　　　B. 恐惧

　　C. 焦虑　　　　　　D. 震惊

　　E. 否认

23. 患者,女性,60 岁,丧偶独居,平时个性好强,因股骨颈骨折住院治疗,目前骨折部位愈合良好即将出院,但患者却常常无端发火,生气,此时护理的关键是

　　A. 鼓励患者发泄

　　B. 耐心说服劝导,稳定患者情绪

　　C. 详细向患者介绍病情恢复情况

　　D. 与患者共同制订并实施恢复肢体功能的方案

　　E. 轮椅推患者外出散心

24. 某患者下肢骨折入院,护士小张在对其进行护理评估后,按照部分补偿系统原则进行护理,护士应用的护理模式是

　　A. 人际间关系模式　B. 保健系统模式

　　C. 自理模式　　　　D. 适应模式

　　E. 生命过程模式

第三章 护理程序

第一节 护理程序概述

护理程序是护理人员在护理活动中科学地确认问题和系统解决问题的工作方法。护理程序的运用,体现了护理工作的专业性、科学性、连续性和独特性,展示了护理服务的内涵和专业形象,是现代护理理论逐步完善的标志。

一、护理程序的概念与发展历史

考点: 护理程序的概念

护理程序是以满足护理对象需要、促进和恢复健康为目标,科学地确认问题和系统解决问题的工作方法。护理程序以系统论、人的基本需要论、成长发展理论、沟通理论、应激与适应理论等为理论基础。这些理论相互联系、相互支持,共同为护理程序提供理论上的支持与解释,在护理程序实践过程的不同阶段、不同方面发挥独特的指导作用。

护理程序一词首先由美国护理学者 Lydia Hall 于 1955 年提出,她认为护理工作是"按程序进行的工作"。1960 年前后,Johnson、Orlando 等专家提出"护理程序是由一系列步骤组成的",并提出护理程序包括评估、计划、评价三个步骤。1967 年,护理程序进一步发展成为四个步骤,即在"计划"之后增加了"实施"。1975 年,许多护理专家提出"护理诊断"这一概念,并认为护理诊断应作为护理程序中一个独立的步骤。自此,护理程序成为五步,即估计、诊断、计划、实施、评价。护理程序演变发展到目前,包括五个步骤:评估、诊断、计划、实施和评价。

二、护理程序的特点

1. 系统性　护理程序的五个步骤构成了一个开放系统,护理服务有重点、有层次,每个步骤的信息反馈可以指导护理人员进行必要的调整和修改,五个步骤发挥自己的功能并协调一致,使护理程序变成更有效的工作流程。

2. 个体性　护理人员在确认护理对象需要的基础上进行护理,护理服务具有针对性和目标指向性,针对不同需要而采用不同措施。

3. 动态性　护理服务过程中护理对象原来的需要满足了,新的需要又可能产生。护理对象的健康状况和需求始终处于一个动态变化的过程中,因此,护理工作要不断评估护理对象的需要并采取相应措施。

4. 普遍性　护理程序是一个系统的科学的工作方法,它不仅适用于临床护理,同时它还适用于其他护理实践,如社区护理、家庭护理等。

三、护理程序对护理实践的指导意义

1. 对护理专业的意义　护理程序是护理专业化的标志。护理程序明确了护理工作范畴和护理人员的角色,推动护理人员为服务对象提供全面的、系统的、高质量的护理。护理程序对护理教育、护理管理提出了更高的要求,促进了护理科研的进步。

2. 对护理对象的意义　护理程序的目的是为护理对象服务,护理人员活动紧紧围绕护理对象,有助于护理对象享受高水平的护理服务。

3. 对护理人员的意义　护理程序是护理人员运用知识、技能等科学地分析和解决问题的过程,培养了护士创造性工作能力、评判性思维、决策能力和交流沟通能力;护理程序的应用,要求护士不断扩展自己的知识范畴,促进护士终身学习。

第二节　护理程序的步骤

 案例 3-1

　　患者,男性,28 岁,因反复发作性呼吸困难 10 年,加重 2 天入院。患者 10 年前开始出现呼吸困难,感冒后加重,久治不愈,反复发作。2 天前因感冒再次出现呼吸困难,不能平卧,自行用药治疗无效。门诊以重度哮喘收治入院。

　　查体:T 36.7℃,P 120 次/分,R 30 次/分,BP 130/80mmHg;神志清楚,痛苦貌;端坐位,呼吸急促,呼气时费力;桶状胸,双肺布满哮鸣音及少许湿啰音,心音遥远,心律规整。实验室及辅助检查:PaO_2 57mmHg,$PaCO_2$ 47mmHg,pH 7.46。诊断:支气管哮喘。

问题:1. 患者的首优问题是什么?

　　2. 请为患者列出护理诊断和医护合作性问题。

一、护理评估

　　护理评估是护理程序的第一步,是护理人员有目的、有计划、系统地收集资料,发现和确认护理对象健康问题的过程,贯穿护理活动始终。它包括收集资料、整理分析资料和记录资料。

考点: 区分主观资料和客观资料

(一) 资料的收集

1. 收集资料的目的

(1) 为正确做出护理诊断提供依据。

(2) 为制订合理的护理计划提供依据。

(3) 为评价护理效果提供依据。

(4) 为护理教学和科研积累资料。

2. 资料的来源

(1) 护理对象本人:是资料的直接来源和主要来源。通过护理对象的主诉、对护理对象的观察及体检等所获得的资料。

(2) 与护理对象有关的人员:如亲属、同事、朋友等。他们能提供护理对象现在的健康状况、病情变化等资料。

(3) 其他健康保健人员:如医生、营养师、护理人员等其他人员。

(4) 目前或既往的健康记录或病历:如儿童预防接种记录等。

(5) 医疗、护理的相关文献记录:如各种检查报告及相关文献。

3. 资料的种类　根据资料的来源和收集方法不同,将资料分为主观资料和客观资料。

(1) 主观资料:指护理对象的主诉,包括护理对象的经历、主观感受及体会。主观资料是通过与护理对象及有关人员交谈获得的资料。如"我觉得很疲劳"、头晕、疼痛、麻木、瘙痒等。

(2) 客观资料:指护理人员通过观察、护理体检以及借助医疗仪器检查所获得的健康资料。如面色发绀、肺部有湿啰音、腹部肿块、心律失常、血压 70/50mmHg 等。

4. 资料的内容

(1) 一般资料:包括护理对象的姓名、性别、出生日期、民族、职业、文化程度、住址、宗教信仰、婚姻及个人爱好等。

(2) 现在健康状况:包括现病史、主要病情、日常生活状况及自理程度、护理体检情况、实验室及其他检查结果、目前治疗和用药情况等。

(3) 既往健康状况:包括既往病史、婚育史、过敏史、传染病史、用药史、家族史等。

(4) 心理方面:包括护理对象的情绪、性格特征,对疾病的认识和态度,对护理的要求,希望达到的健康状态等。

(5) 社会方面:包括主要社会关系及密切程度、社会组织关系与支持程度、工作学习情况、经济状况与医疗保险等。

5. 收集资料的方法　　收集资料的方法包括观察、交谈、护理体检和查阅资料。

(1) 观察:是护理人员运用自己的感官或借助简单诊疗器具收集护理对象健康资料的方法。护理对象一入院就意味着观察的开始,护理人员须随时观察,并敏锐地做出适当的反应。

常用的观察方法有:①视觉观察:护理人员通过眼睛观察病情,了解护理对象一般情况,如观察护理对象的精神状态、营养发育状况、面容与表情、呼吸节律和频率等。②触觉观察:护理人员通过手的感觉来判断护理对象某些器官或组织的物理特征,如脉搏、皮肤的温度和湿度、脏器的位置、形状和大小等。③听觉观察:护理人员通过耳朵辨别护理对象的各种声音,如护理对象呼吸的声音、喉部有痰的声音、借助听诊器听到心音、呼吸音及肠鸣音等。④嗅觉观察:护理人员通过嗅觉辨别发自护理对象体表、呼吸道、胃肠道或呕吐物、排泄物等的异常气味判断疾病的性质和变化。

(2) 交谈:护理人员通过有目的的与护理对象及其家属交谈可以收集有关护理对象健康状况的信息。因此,护理人员必须掌握交谈的方法与技巧,取得护理对象的信任。对护理对象进行心理社会评估主要用交谈和观察的方法。

(3) 护理体检:是收集客观资料的方法之一。护理人员运用视诊、触诊、叩诊、听诊、嗅诊等方法,对护理对象进行全面的体格检查。其目的是了解护理对象的阳性体征,确立护理对象的护理诊断,从而制订护理计划。

(4) 查阅资料:包括查阅护理对象的病历、各种医疗与护理记录及有关文献资料等。

(二) 资料的整理与分析

整理分析资料是将所收集到的资料进行分类、核实、筛选、分析的过程。

1. 资料分类　　分类的方法较多,目前常用的有以下几种。

(1) 按马斯洛的需要层次论分为五类。

1) 生理需要:如空气、水、食物、适宜的温度、排泄、休息与睡眠、活动、性、舒适与避免疼痛等。

2) 安全需要:如人们喜欢在熟悉的环境中生活,希望人际关系和谐等。

3) 爱与归属的需要:如害怕孤独、希望不被人遗忘等。

4) 尊重的需要:如疾病导致的自卑等。

5) 自我实现的需要:如担心疾病耽误工作等。

(2) 按戈登的健康型态分为11类:健康感知—健康管理型态、营养代谢型态、排泄型态、活动—运动型态、睡眠—休息型态、认知—感知型态、自我感知—自我概念型态、角色—关系型态、应对—应激耐受型态、性—生殖型态、价值—信念型态。

(3) 按北美护理诊断协会(NANDA)的人类反应形态分为13类:促进健康、营养、排泄、活动/休息、感知/认知、自我感知、角色关系、性/生殖、应对/应激耐受性、生活准则、安全/防御、舒适、成长/发展。

2. 复查核实资料　对不清楚或有疑点的资料需重新调查、确认、补充,确保收集到的资料真实、准确。

3. 筛选资料　将所收集的资料加以选择,剔除对护理对象健康无意义或无关的部分。

4. 分析资料　将筛选的资料与护理对象健康时的状态作比较,并预测潜在性问题,从而发现问题并找出相关因素,作为确立护理诊断、制订护理措施的依据。

(三) 资料的记录

记录资料应注意以下四个方面。

1. 资料记录必须及时、准确。

2. 主观资料的记录应尽量运用护理对象自己的语言,并加引号。

3. 客观资料的记录要用医学术语,正确反映护理对象的问题,避免护理人员的主观判断和结论。

4. 避免使用"好、坏、佳、尚可、正常、增加、严重"等无法衡量的词语。

二、护 理 诊 断

(一) 护理诊断的概念

护理诊断是关于个人、家庭、社区对现存的或潜在的健康问题及生命过程的反应的一种临床判断。

考点:护理诊断概念、分类、组成和陈述方式

(二) 护理诊断的分类

目前使用的分类方法是在 2000 年 NANDA 第 14 次会议上提出并讨论通过的新的分类系统——分类法Ⅱ,包括 13 个范畴,见书末附录。

护理诊断分为以下类型:

1. 现存的护理诊断　指护理对象个人、家庭、社区等已存在的健康问题,如"体温过高:与呼吸道感染有关"。

2. 危险的护理诊断　是对现在尚未发生,若不采取护理措施,就会在将来发生的反应的描述,如"有受伤的危险:与视力障碍有关"。

3. 健康的护理诊断　指个人、家庭或社区从特定的健康水平向更高的健康水平发展的护理诊断,如"执行治疗方案有效"。

(三) 护理诊断的组成

护理诊断由名称、定义、诊断依据和相关因素或危险因素 4 部分组成。

1. 名称　是对护理对象健康问题的概括性描述,如:体液不足、口腔黏膜受损、营养失调等。

2. 定义　是对护理诊断名称的一种清晰、准确的描述和解释,并以此与其他诊断相鉴别。护理诊断的成立必须符合其定义特征,如"口腔黏膜改变"定义为口腔组织层的破坏状态。

3. 诊断依据　是做出护理诊断的临床判断标准,其主要依据是护理对象主诉和被检查出的阳性症状、体征以及实验室检查的阳性结果。

4. 相关因素　是指影响个体健康状况,导致健康问题的直接因素、促发因素和危险因素。常见的有五种因素:①病理生理方面;②治疗方面;③情境方面;④心理方面;⑤年龄方面。

(四) 护理诊断的陈述

护理诊断的陈述包括 3 个结构要素:健康问题(problem,P)、症状和体征(symptom and sign,S)、相关因素(etiology,E),又称 PSE 公式。临床陈述常用以下几种方式。

1. 三部分陈述　PSE陈述法,多用于现存的护理诊断,如体温过高(P):T 39.8℃,皮肤潮红、触摸发热(S),与肺部感染有关(E)。

2. 两部分陈述　SE陈述法或PE陈述法,用于现存的或危险的护理诊断,如有受伤的危险(P):与视力障碍有关(E)。

3. 一部分陈述　P陈述法,多用于健康的护理诊断,如执行治疗方案有效(P)。

（五）护理诊断与医疗诊断的区别

护理诊断与医疗诊断的区别见表3-1。

表3-1　护理诊断与医疗诊断的区别

项目	护理诊断	医疗诊断
研究对象	个体、家庭、社区	个体
问题状态	现存的或潜在的	大多是现存的
数量	可同时有多个	一种疾病一般一个诊断
稳定性	随护理对象反应的变化而变化	在疾病过程中基本保持不变
解决方法	护理干预	药物、手术等治疗手段
决策者	护理人员	医疗人员
陈述方式	PSE、PE等方式	特定的疾病名称或专有名称
举例	胸痛:与心肌缺氧、缺血有关	冠心病

（六）书写护理诊断时的注意事项

1. 护理诊断名称应使用NANDA认可的、规范的名称,不可随意编造,所列护理诊断应简明、准确、规范。

2. 一项护理诊断只针对一个护理问题,且确定的护理问题必须是护理措施能够解决的问题。

3. 避免与护理目标、护理措施、医疗诊断相混淆。

4. 以收集的资料作为诊断依据,有利于制订护理计划。

5. 应贯彻整体护理原则,包括护理对象的生理、心理、社会各方面现存的和潜在的健康问题。

6. 知识缺乏的正确描述为特定格式,如"知识缺乏:缺乏……知识"。

7. 护理诊断不应有引起法律纠纷的描述。

 链　接

医护合作性问题

医护合作性问题是指护理人员与其他医务人员共同合作才能解决的问题,多指由于各种原因造成的或可能造成的生理上的潜在并发症。

医护合作性问题有固定的陈述方式,即"潜在并发症:×××",如"潜在并发症:充血性心力衰竭"。

对于合作性问题,不属于护理诊断的范畴,护理工作的重点在于监测问题的发生和发展,并与其他医务人员合作共同处理。

三、护 理 计 划

护理计划是针对护理诊断制订的具体护理措施,是护理人员进行护理行动的指南。计划按以下4个步骤进行。

（一）排列优先次序

护理对象可能有多个护理诊断,护理人员应按问题的轻、重、缓、急设定先后顺序,使护理工作能够高效、有序地进行。

考点:首优问题、护理目标的陈述方式及护理措施的分类

1. 排序原则

（1）优先解决直接危及生命的问题。

（2）按马斯洛的需要层次论,先解决低层次问题,再解决高层次问题。

（3）在不违反治疗、护理原则的基础上,可优先解决护理对象主观上迫切需要解决的问题。

（4）优先解决现存问题,但不能忽视潜在问题。

2. 排列顺序

（1）首优问题:指直接威胁护理对象的生命、必须立即解决的问题。如果不及时采取措施,将直接威胁护理对象的生命,如有窒息的危险、体液不足、心输出量减少等问题。

（2）中优问题:指虽然不直接威胁护理对象的生命,但是可带来身体上或心理上的痛苦,严重影响健康的问题,如腹泻、压力性尿失禁、有感染的危险、语言沟通障碍等。

（3）次优问题:指人们在应对发展和生活中变化时产生的问题,与此次发病关系不大,不属于此次发病所反映的问题。这些问题在安排护理工作时可稍后考虑。如急性心肌梗死的患者伴有肥胖,存在"营养失调:高于机体需要量",但该诊断与此次发病没有直接联系,护理人员待护理对象进入恢复期再处理。

（二）设定预期目标

预期护理目标指护理人员期望护理对象在接受护理措施后能够达到的健康状态或行为、情感的变化。

1. 目标的种类 根据实现目标所需的时间长短分为短期目标和长期目标。

（1）短期目标:指在相对较短的时间内可达到的目标,一般为一周。

（2）长期目标:指需要相对较长时间才能实现的目标,通常需要几周甚至几个月。

2. 目标的陈述 包括以下几种成分:主语、谓语、行为标准、时间和条件状语。

（1）主语:指护理对象或护理对象的一部分。

（2）谓语:指护理对象能够完成的行为,该行为必须是可观察到的。

（3）行为标准:即行动后所要达到的程度,包括时间、速度、距离、次数等。

（4）条件状语:指主语完成某行动时所处的条件状况。如在护理人员的指导下、借助支撑物等。

（5）时间状语:是限定护理对象应在何时达到目标中陈述的结果。

例如:2 日内　　患者　　学会　　皮下注射胰岛素。
　　　时间状语　主语　谓语　行为标准

　　　2 周后　　患者　　拄拐杖　行走　　30m。
　　　时间状语　主语　条件状语　谓语　行为标准

3. 目标陈述的注意事项

（1）目标陈述的主语是护理对象,而不是护理人员。目标是护理活动的结果,而非护理人员的行为或护理活动本身。

（2）目标陈述应切实可行,属于护理工作范畴。

（3）目标陈述要有针对性,每个目标针对一个护理诊断,而一个护理诊断可有多个护理目标。

（4）目标陈述的行为标准应可观察和测量。

（5）鼓励护理对象参与护理目标的制订。

（6）护理目标应与其他专业人员的治疗保持一致。

（7）目标陈述应包括具体的日期和时间，为评价提供依据。

（三）制订护理措施

护理措施又称护理干预，是护理人员帮助护理对象实现护理目标的具体工作方案，也可简称护嘱。

1. 护理措施的类型　护理措施按其性质可分为 3 类。

（1）依赖性护理措施：指护理人员执行医嘱的护理活动，如给药等。

（2）独立性护理措施：指护理职责范围内，护理人员根据所收集的资料，经独立思考、判断所决定的护理措施，如病情观察、健康教育等。

（3）合作性护理措施：指护理人员与其他医务人员合作完成的护理活动，如与营养师制订饮食干预等。

2. 护理措施的内容　主要包括基础护理、病情观察、饮食护理、检查及手术前后护理、心理护理、功能锻炼、健康教育、执行医嘱等。

3. 制订护理措施的要求

（1）护理措施与医疗工作协调一致。

（2）护理措施应针对护理目标，一个护理目标可通过几项护理措施来实现。

（3）护理措施须切实可行，根据护理对象的具体情况、医院的条件、护理人员数量和技术水平等制订措施。

（4）护理措施的内容包括日期、具体的内容、执行的方法、执行的时间和签名。

（5）护理措施应保证护理对象的安全，使护理对象乐于接受。

（6）护理措施应有科学的理论依据。

（7）鼓励护理对象及其家属参与护理措施的制订过程，有助于他们理解护理措施的意义和功能，更好地接受、配合护理活动，从而获得护理措施的最佳效果。

（四）护理计划成文

将护理诊断、预期目标、护理措施等各种资料按一定格式组合形成的护理文件即护理计划。护理计划主要包括时间、护理诊断、护理目标、护理措施、效果评价等内容，各医院的格式不完全相同（表 3-2）。

表 3-2　护理计划单

姓名　×××　科室　内科　床号　3　住院号　2014××××

开始时间	护理诊断	护理目标	护理措施	效果评价	停止时间	签名
2014-1-5 8：30	营养失调：高于机体需要量；肥胖，与摄入量过多有关	①1 周内体重下降 0.5～1kg	①控制每天摄入量在 6.5MJ 以内 ②鼓励护理对象户外运动，每天 2 次，每次 30 分钟	体重下降 0.8kg	2014-1-12 8：30	王×
		②8 天内会制订低脂食谱	①指导患者区分高脂和低脂食物 ②指导患者制订食谱，每天 1 次	能独立制订低脂食谱	1 月 13 日 8：30	王×

护理计划应体现个体差异性、动态性,可随着护理对象病情的变化及护理效果而调整。

四、护理实施

护理实施是为达到护理目标将计划中的各种措施付诸行动的过程。

(一) 实施方法

1. 护理人员直接为护理对象提供护理,如物理降温、口腔护理等。

2. 与其他医护人员合作,为护理对象提供 24 小时连续不断的整体护理。在连续执行护理工作时,必须有书面或口头交接班。

3. 教育并指导护理对象及其家属共同参与护理。

(二) 实施步骤

1. 准备　准备内容包括进一步评估和修改计划,分析实施计划所需要的护理知识与技术,预测可能发生的并发症及预防措施,合理安排、科学运用人力、物力和时间。

2. 执行　执行护理计划的过程是护理人员运用观察、沟通技巧等娴熟地应用各项护理操作技术的过程。执行时注意与他人的团队合作和灵活应变,并充分发挥护理对象及其家属的积极性,迅速、正确地处理健康问题。

3. 记录　实施各项护理措施后,护理人员要把各项护理活动的内容、时间、结果及护理对象的反应及时进行完整、准确的文字记录,称为护理记录或护理病程记录。

最常用的护理记录方法是 PIO 记录法。PIO 格式是护理问题(problem,P),护理措施(intervention,I)和护理结果(outcome,O)(表 3-3)。　**考点**:护理记录 PIO 格式

表 3-3　PIO 护理记录单

姓名　×××　　科别　内　　床号　3　　住院号　2014××××

日期	时间	护理记录(PIO)	签名
2014-1-3	9:30	P:体温过高(39.5℃):与肺部感染有关 I:①全身(温水或乙醇)拭浴 st ②多饮水,加速毒素的排出 ③定时测体温,观察效果	王丽
	10:00	O:体温降至 37.0℃	

五、护理评价

评价是将实施护理措施后护理对象的健康状况与护理计划中设定的护理目标进行比较,对效果作出评定的过程。通过评价了解护理对象是否达到预期的护理目标。评价是护理程序的最后一步,评价贯穿护理活动的全过程。

(一) 收集资料

收集护理对象的主、客观资料,列出执行护理措施后护理对象的反应和健康状况。

(二) 评价预期目标

将护理对象的反应和健康状况与护理目标进行比较,判断目标实现程度。护理效果的评价是评价中最重要的部分,其核心内容是评价护理对象的行为和身心健康的改善情况是否达到预期目标。目标实现程度可分为 3 种水平:①目标完全实现;②目标部分实现;③目标未实现。

（三）重审护理计划

对已实现的护理目标和已解决的问题,停止原有的护理计划。目标未实现或部分未实现,护理对象的健康问题仍然存在,应重新收集资料,分析原因,找出症结,修正不适当的诊断、目标或措施。护理目标正确,护理问题有一定程度改善,但未彻底解决,则继续执行计划。对护理对象新出现的问题,重新收集资料、做出诊断、制订预期目标及护理措施,进行新的护理活动,直至最终达到护理对象的最佳健康状态。

第三节　评判性思维

一、评判性思维的概念

评判性思维是指个体在复杂情境中,能灵活地运用已有的知识和经验,对问题的解决方法进行选择,在反思的基础上进行分析、推理,做出合理的判断和决策的高级思维方式。评判性思维是一种逻辑思维方法。

二、护理评判性思维的层次

评判性思维包括3个层次:基础层次、复杂层次和尽职层次。

1. 基础层次　评判性思维的基础层次是一种具体思维。在此层次中思维者相信每个问题都有正确答案,且坚信所有问题只有一个答案。

2. 复杂层次　处于复杂层次的思维者开始独立地分析和选择方案,对问题会依据具体的情况而定,认识到问题可以有不同的解决方法,而且相信每种方法都各有利弊。

3. 尽职层次　达到尽职层次的思维者在维护患者利益的前提下,可以在复杂的备选方案中进行选择并实施。开始进行专业决策,并为此承担相应的责任。

三、护理评判性思维的组成

护理评判性思维的组成主要包括智力因素、认知技能因素和情感态度因素。

1. 智力因素　智力因素是指在评判性思维过程中所涉及的专业知识,护理学的专业知识包括医学基础知识、人文社科知识及护理学知识。

2. 认知技能因素　认知技能因素能够帮助个体在评判性思维过程中综合运用知识和经验,做出合理的判断。评判性思维由六方面的核心认知技能组成,包括解释、分析、评估、推论、说明和自我调控。

3. 情感态度因素　情感态度是在评判性思维过程中个体应具备的人格特征。在进行评判性思维时,发展以下态度倾向较为重要:自信、负责、诚实、公正、好奇、执著、谦虚、谨慎、独立思考、有创造性。

四、评判性思维在护理中的应用

1. 评判性思维在护理教学中的应用　培养学生评判性思维已成为21世纪世界各国重要的教育研究课题。护理教学中也应更新教育观念,采用PBL教学、案例讨论、模拟示教、角色扮演等教学方法和教学评价体系,鼓励学生质疑权威,自己寻求答案,提高逻辑思维能力与语言表达能力,有助于护理专业学生评判性思维能力的培养。

2. 评判性思维在护理实践中的应用　在临床护理实践过程中,由护士做出关于服务对象的专业决策的复杂过程即临床护理决策。临床护理决策的步骤包括明确问题、陈述目标、选择方案、实施方案、评价和反馈。评判性思维能使临床护理人员在护理程序的各个步骤中做出更加合理有效的临床护理决策。

　　3. 评判性思维在护理管理中的应用　评判性思维使护理管理者在决策过程中能够有效地对各种复杂现象、事物与人群进行有效分析、判断，做出恰当决策。

　　4. 评判性思维在护理科研中的应用　护理科研需要有效运用护理评判性思维对各种观点、方法、现象、常规等进行质疑、假设、推理、求证、思考，并在此基础上进行调查或实验，用充分的证据得出新观点、新方法、新模式。

 目 标 检 测

A₁ 型题

1. 患者资料最主要的来源是
　　A. 患者本人　　　　　B. 患者病历
　　C. 患者家属　　　　　D. 患者的营养师
　　E. 患者的主管医生

2. 护理对象入院后护理人员收集资料的过程，不妥的做法是
　　A. 通过护理对象的主诉获得主观资料
　　B. 通过医生记录的病历获得体检资料
　　C. 通过观察护理对象非语言行为获得客观资料
　　D. 通过与护理对象交谈获得病史资料
　　E. 通过阅读实验室报告获得检验结果

3. 属于主观资料的选项是
　　A. 肝大　　　　　　　B. 水肿
　　C. 三凹征　　　　　　D. 体重58kg
　　E. 头痛剧烈

4. 在护理诊断陈述的 PES 公式中，"P"表示的含义是
　　A. 健康问题
　　B. 病因或相关因素
　　C. 症状和体征
　　D. 护理对象的心理状况
　　E. 实验室检查

5. 关于预期目标的描述，错误的是
　　A. 目标可分短期目标和长期目标
　　B. 目标是护理对象的行为表现
　　C. 目标是护理人员的护理活动
　　D. 目标是期望护理对象达到的健康状态
　　E. 设定目标是计划阶段的第二步

6. 确定护理诊断应当由以下人员完成
　　A. 护理对象与家属　　B. 护理对象
　　C. 护理人员　　　　　D. 医生
　　E. 以上都不是

7. 下列不属于护理诊断的是

　　A. 潜在并发症：出血
　　B. 体温过高：与肺部感染有关
　　C. 有受伤的危险：与视力受损有关
　　D. 便秘：与长期卧床有关
　　E. 知识缺乏：缺乏糖尿病自我护理的知识

8. 制订护理计划的主要依据是
　　A. 护理诊断　　　　　B. 医疗诊断
　　C. 检查报告　　　　　D. 护理查体
　　E. 既往病史

9. 在制订护理措施时，以下哪项不符合要求
　　A. 护理措施应有针对性
　　B. 护理措施应切实可行
　　C. 护理措施与其他医务人员的措施相一致
　　D. 护理措施基于科学的基础上
　　E. 护理措施可宽泛、笼统

10. 执行给药医嘱属于
　　A. 非护理措施　　　　B. 独立性护理措施
　　C. 合作性护理措施　　D. 依赖性护理措施
　　E. 辅助性护理措施

A₂ 型题

11. 患者，男性，31 岁，因腹痛、腹泻 2 天，诊断为"急性肠炎"入院。护理体检：精神委靡，体温 39.5℃，粪便呈水样。护理人员为其收集的资料中，属于主观资料的是
　　A. 体温 39.5℃
　　B. 呕吐物有酸臭味，量约300ml
　　C. 腹部脐周阵发性隐痛 3 小时
　　D. 粪便稀黄，含有少量脓血
　　E. 痛苦面容，精神委靡

12. 患者，女性，55 岁，护理人员通过收集资料确认目前存在以下护理问题，你认为应该首先解决的是
　　A. 皮肤完整性受损　　B. 清理呼吸道无效
　　C. 腹泻　　　　　　　D. 语言沟通障碍
　　E. 营养失调：低于机体需要量

13. 患者,女性,33 岁,卵巢囊肿切除术后 6 小时,护理对象主诉下腹胀痛。体检:下腹部隆起,耻骨联合上叩诊实音。护理对象存在的最主要的健康问题是
   A. 组织灌注量改变
   B. 术后疼痛
   C. 尿潴留
   D. 有呼吸道感染的危险
   E. 体液过多

14. 患者,男性,78 岁,咳嗽、咳痰 20 年,发热、咳黏液脓痰,喘息加重 1 周入院。患者神志清楚,咳嗽无力,桶状胸,两肺叩诊呈过清音。目前最重要的护理问题是
   A. 清理呼吸道无效
   B. 发热
   C. 有窒息的危险
   D. 有皮肤完整性受损的危险
   E. 营养失调

15. 患者,男性,27 岁,大叶性肺炎。T 39.8℃,P 110 次/分,R 30 次/分,咳嗽,痰不易咳出,颜面潮红。"体温过高"这一护理诊断的主要依据是
   A. 皮肤发红,触之有热感

   B. 体温高于正常范围
   C. 呼吸、心跳均加快
   D. 痰液不能排出
   E. 出汗少

A₃/A₄ 型题

(16、17 题共用题干)

   患者,女性,60 岁,因胰岛素依赖型糖尿病住院,经治疗后症状缓解,即将出院。患者来自农村,不识字,出院前护士需教会患者自行注射胰岛素的方法。

16. 此时合适的护理诊断是
   A. 血糖潜在升高的可能
   B. 有感染的可能
   C. 知识缺乏
   D. 不合作
   E. 无能为力

17. 该患者护理目标正确的陈述是
   A. 每餐前 30 分钟注射胰岛素 1 次
   B. 患者 5 日后能自己注射胰岛素
   C. 教会患者自行注射胰岛素的方法
   D. 保持血糖在正常水平
   E. 每月到医院复查 1 次

第四章 健康教育

 案例4-1

患者,男性,22岁,未婚,公务员。因"饮酒过度"于2014年5月13日20：00急诊入院,医疗诊断:酒精中毒。患者经抢救清醒后,连称要马上戒酒。

问题: 1. 针对该患者的情况,除了相应的治疗护理,护士还应该做什么?

2. 根据该患者醒后行为,根据健康信念模式,这是患者感知到了什么?

3. 根据该患者醒后行为,属于行为改变阶段的哪一阶段?

健康是人类进行生命活动的基础。随着时代发展、人们生活水平的提高,健康促进和疾病预防日益受到人们的重视。WHO将实现"人人享有健康保健"作为长期的重要战略目标。开展健康教育,保障和不断提高人类的健康水平,已经成为护理工作中的重要内容。

第一节　健康教育概述

一、健康教育的概念

健康教育是通过有计划、有组织、有系统的社会和教育活动,促使人们自愿地改变不良的健康行为和影响健康行为的相关因素,消除或减轻影响健康的危险因素,预防疾病、促进健康和提高生活质量。健康教育是卫生知识与健康行为的桥梁与纽带,其核心问题是促使个体或群体形成正确的健康认识,改变不良的生活习惯,养成良好的行为和生活方式。其重点是研究知识传播和行为改变的理论、规律和方法。

考点: 健康教育的概念

 链　接

中国古代的心理健康教育

春秋之初,《管子·内业篇》将人的心理状态分为善心、定心、全心、大心等不同层次,并提出了相应的养心之术。早在2000年前,我国古代医学对心身关系就有较为精辟的论述,如"形神合一"的身心统一学说,认为人的生理现象与心理现象是不可分割的统一体,人的心理活动和生理活动是相互作用的,提出了"形盛则神旺,形衰则神衰"。在情绪与疾病的关系方面,提出了情绪能治病也能致病的观点,即"以情胜情""怒伤肝,悲胜怒,喜伤心,恐胜喜,思伤脾,怒胜思"等。古人这些论述说明,人们当时就意识到了健全的精神宿于健康之身体。初步形成了心、身、物相统一的健康观。

二、健康教育的意义及原则

(一) 健康教育的意义

1. 健康教育促使人们自愿采纳健康生活方式,促进健康。

2. 健康教育促使人们放弃不良的行为和生活方式(如抽烟、酗酒),减少危险因素,大大降低有关疾病的发病率和死亡率。

3. 健康教育促使广大民众提高自我保健意识　自我保健是指人们为了维护和增进健康,预防、发现和治疗疾病,所采取的卫生行为及做出与健康有关的决定。通过健康教育能使

考点: 健康教育的意义及原则

广大民众学习自我保健的方法,培养自我照顾能力,认识对维持自身健康的责任,从而促进健康。

(二) 健康教育的原则

在实施健康教育时,应注意科学性、可行性、针对性、启发性、规律性、通俗性、直观性、合作性,并遵循以下原则。

1. 因材施教原则　应全面了解学习者,针对每个人的不同情况制订个案化的教学计划。包括两个方面的含义:①教学应适合教育对象的知识水平和理解能力;②教学应考虑每个学习者的个体和需求差异,包括教育对象的年龄、经历、社会经济状况、职业等。

2. 巩固复习原则　巩固知识的主要手段就是复习,通过反复的加强复习,确保学习者能对所学知识长久的记忆,并在需要时能及时准确地使用。

3. 鼓励参与原则　健康教育的每一步都必须鼓励教育对象积极参与,这样教育对象才能有效地改变其不健康的生活方式。可在教学过程中与教育对象共同制订学习目标,并通过健康教育帮助其达到预定目标。

4. 理实一体原则　安排教学时,注意理论结合实践,使教育对象直观的掌握健康知识,又能自觉地运用这些知识去维护及提高自己的健康水平。

5. 从浅入深、深入浅出的原则　健康教育要注意个人的认知、思维和记忆规律,由简到繁、由浅入深地进行。要在充分了解教育对象需要的基础上,用通俗易懂的方式将教学内容循序渐进地教学,让教育对象更好地掌握健康知识。同时注意选择教育对象乐于接受的教学方法,通过现代化的教具,增强教学的生动感。

三、护士在健康教育中的作用

**考点:护士
在健康教育
中的作用**

随着护理模式的转变,护理范围由患者扩展到健康人,护理任务的重点在于预防疾病和促进健康。护士在健康教育中主要承担着教育者、咨询者、组织者和协调者等角色。

1. 桥梁作用　护士不仅是要传授相关的知识,还要帮助教育对象建立健康行为,要在不健康行为和健康行为之间架起一座传授知识和纠正不健康行为的桥梁。

2. 组织作用　在健康教育中,由护士策划和决定教育计划、教育内容和教育方法,通过护士的组织来实现有目的、有计划的教育活动,教育对象的教育效果直接取决于护士的组织教学能力。

3. 协调作用　在健康教育中,需要各级各类人员的密切配合,护士应具备良好的人际关系和沟通技巧,承担着各类人员关系的协调工作,以满足教育对象的健康需求。

第二节　健康教育模式

健康教育模式是健康教育活动的指南,是评估健康需求、实施教育计划、评价教育效果的理论框架。其核心是帮助教育对象避免和改变不良行为,建立良好行为方式,从而维持和促进健康。

一、知信行模式

**考点:知信行
模式的内容**

行为学的研究表明,知识与行为之间有着重要的联系,但不完全是因果关系。一个人的行为与知识有关,也与其价值观和信念有关,更与长期的生活环境有关。知信行模式是改变人类健康相关行为的模式之一。它将人类行为的改变分为获取知识、产生信念及形成行为三个连续过程,即知识—信念—行为。

1. 知识是基础　知识转变成行为尚需要外界条件,而健康教育就是这种促进知识转变成行为的重要外界条件。

2. 信念是动力　信念会影响人们是否放弃不良生活方式,选择健康行为。如果坚持错误的信念就不会改变其错误的行为。态度通常以好与坏、积极与消极加以评价。

3. 行为是目标　包括产生促进健康行为、消除危害健康行为等行为改变的过程。具备了知识,只有采取积极的态度,对知识进行有根据的独立思考,对自己的职责有强烈的责任感,才可以逐步形成信念,知识上升为信念,就可以支配人的行动。以酗酒为例,健康教育工作者通过多种方法和途径把酗酒有害健康、酗酒引发的疾病以及与酗酒有关的死亡数字等知识传授给群众;群众接受知识,通过思考,加强了保护自己和他人健康的责任,形成信念;在信念支配下,逐步建立起不酗酒的健康行为模式。

二、健康信念模式

20 世纪 50 年代,一些社会心理学家认识到信念对行为的影响,其中最有影响的理论是由霍克巴姆(Hochbaum)提出的健康信念模式,该模式以心理学理论为基础,其核心是阐述个人信念如何影响健康行为改变。解释了为什么有的人能采取特定行为方式避免疾病,而有些人却做不到。模式可帮助护士研究服务对象预防疾病和维持健康的行为,确认他们对健康状态的认识,以及什么因素将影响他们去改变行为。健康信念模式主要由三部分组成:个人感知、修正因素、行为的可能性(图 4-1)。

考点:健康信念模式的内容

1. 个人感知　包括对特定疾病易感性、严重性和威胁性的认识。当个体了解到某疾病在人群中的发病率、流行状况后,会对自己患此疾病的概率做出判断,从而导致健康行为的产生。

（1）对疾病易感性的认知:即人们对自己患某种疾病可能性的认识。

（2）对疾病严重性的认知:即人们对自己所患疾病严重程度的认识。

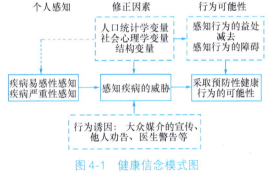

图 4-1　健康信念模式图

（3）对预防性健康行为利益的认知:是否相信通过采取某些健康行为,可以减少疾病的发生或减轻疾病的严重程度。

（4）对预防性健康行为利益障碍的认知:是否认为采取某些健康行为时,会造成很多问题。

2. 修正因素　修正因素指影响和修正个体对疾病感知的因素,包括:①人口统计学变量,如年龄、性别、民族等;②社会心理变量,如工作岗位、社会地位等;③结构变量,如个体所具有的疾病和健康知识等。

3. 行为可能性　个体是否采纳健康行为,取决于感知到行为益处是否大于行为的障碍。

三、行为改变阶段模式

人的行为变化是一个连续的、动态的、逐步推进的过程,根据不同的需要和动机,人都会有改变行为的想法。行为改变阶段模式是美国心理学教授普罗察斯卡于 1983 年提出的。其理论基础是社会心理学,注重行为变化过程及对象需求。行为转变可分为五个不同的阶段:没有准备阶段、犹豫不决阶段、准备阶段、行动阶段和维持阶段。

考点:行为改变阶段模式

1. 没有准备阶段　个人意识到了某种行为的健康危害,但因为各种原因,没有要改变它的想法;或者是个人根本没有意识到某个行为的健康危害,所以根本也不可能有要改变这个行为的打算。

2. 犹豫不决阶段　个人已意识到了自己某种行为问题的严重性,也已经清楚改变行为所带来的好处,但也很清醒要改变现状自己所要付出的代价,已考虑要改变这种行为。

3. 准备阶段　已完全意识到某个行为问题的严重性,已决定要改变它。

4. 行动阶段　已采取全面的行为改变的行动,但改变后的行为还没有持续超过六个月。在此阶段,要采取以下措施使干预对象巩固其行为改变。

(1) 采取强化管理:可以对其行为改变的行动进行奖励和表彰,既可以是物质的也可以是精神的。

(2) 帮助其建立关系:如可以为干预对象建立社会支持(如社区、家庭成员、同事的支持等)、帮助其建立自助互助小组等。

(3) 防止其出现反复:如试图恢复爱吃油炸食品的习惯等。

(4) 控制环境刺激物:避免为干预对象提供行为反复的机会。

5. 维持阶段　已经达到行为改变的目标,并且已经持续六个月以上。

第三节　健康教育的方法与实施步骤

一、健康教育的方法

考点：健康教育的方法

在健康教育中,教学者可根据教育目标,针对不同的教育对象,选择适当的方法。当教育目标是了宣传健康知识时,可采用讲座、发宣传单、讨论等方法;当教育目标是为了使教育对象获得技能时,可采用示教、角色扮演等方法;当教育目标是为改变教育对象学习态度时,可采用案例分析等方法。在选择教学方法时应注意目的明确、经济实用、多种教学方法融合,具体方法如下。

1. 专题讲座法

(1) 定义:就某个健康问题以课堂讲授形式向教育对象传授知识的方法,是一种专业性、知识性较强的教育方式。

(2) 特点及适用范围:该方法容易组织,能在有限的时间内,将系统完整的知识传授给教育对象,适用于各种团体。教学效果取决于教育对象的理解能力和教学者的专业知识及讲授能力。

2. 讨论法

(1) 定义:是以教育对象为主体,让其主动探究教学内容,以交流方式进行教学。主要针对教育对象的共同需要,或存在相同健康问题,以小组或团体方式进行的健康信息沟通及经验交流,是一种良好的互动式教育方式。

(2) 特点及适用范围:使学习由被动变为主动,有利于提高教育对象的学习兴趣,加深对问题的理解。并且教育对象不仅能从教学者处获取信息,还可从同组成员中获取有用经验,取长补短。该方法适用小组为 7~8 人最佳,最多不要超过 15 人,同一小组应选择年龄、健康状况、教育程度等背景相似的人组成。过程中要注意加以引导,以免出现偏题、个别人不参与等情况。

3. 角色扮演法

(1) 定义:是一种通过行为模仿或行为替代来影响个体心理过程的方法。通过模拟一定场景和生活片段,由教育对象来扮演其中的角色,使之在观察、体验、分析中受到教育。在角色扮演前,教育者应说明教学活动的目的与意义,进行组织安排。角色扮演后应进行讨论,先由扮演者谈自我感受,再由其他人员积极发言。

（2）特点及适用范围:该方法能极大提高教育对象的学习兴趣,需要教育对象有较强的参与意识。适用于儿童和年轻人。

4. 示教法

（1）定义:是指教学者通过具体动作演示,使教育对象直观了解所学知识的动作结构。在演示时不宜过快,应配合口头说明,保持教育对象能看清楚。

（2）特点与适用范围:示教法是一种视觉重于听觉的教学方法。包含有动作、流程、技巧与知识的融入,各种设备与教具的使用。适用于小组或一对一教学,但容易受到场地和用具的限制。

5. 个别会谈法

（1）定义:指健康教育工作者根据教育对象已有的知识经验,通过口头问答方式,引导教育对象获取知识。

（2）特点与适用范围:会谈时注意与教育对象要建立良好的关系,及时了解其存在的困难及问题,以便进行正确的健康教育,适用于家庭访视等。

6. 展示和视听教学法

（1）定义:以图表、模型、标本或录像等视听材料,对教育对象进行健康知识和技巧的讲解。

（2）特点与适用范围:该教学法生动、形象,能激发教育对象的学习兴趣。可适用于个体和团体教学。

二、健康教育的实施步骤

实施健康教育是一个连续的过程,包括评估教育对象的学习需要、设立教育目标、拟订教育计划、实施教育计划及评价教育效果五个步骤。

考点:健康教育的实施步骤

（一）评估

评估是为了了解健康教育对象的学习需要、学习能力及学习资源,是制订健康教育目标的先决条件,也是准备阶段。常用的评估方式包括直接评估法和间接评估法。直接评估法包括观察、面谈、问卷等方式;间接评估法多为查阅有关档案资料,询问知情人员等方式。

1. 评估教育对象的学习需要及能力　在健康教育前,要根据不同的学习需要及特点来安排健康教育活动。需要了解教育对象的以下相关方面的资料。

（1）基本资料:如性别、年龄等。

（2）生活方式:如饮食、睡眠、锻炼等。

（3）心理状况:如学习工作的态度、心理压力等。

（4）学习能力:如文化程度、学习经历、语言表达能力等。

（5）生活及社会环境:如职业、经济情况等。

（6）医疗卫生服务:如医疗卫生机构的地理位置及享受基本医疗卫生服务的状况等。

2. 评估学习资源　评估达到健康教育目标所需的时间、参与人数、教学资源、教育资料及设备。

3. 评估准备情况　教育者在为教育对象提供健康教育前,应对自己从事健康教育的知识、水平及能力做出评估。还应对自己的准备情况进行评估,如计划是否周全、对象是否了解、教具是否备齐等,以做好充分准备。

（二）设立教育目标

设立健康教育目标是健康教育中的一项重要内容,有助于健康教育计划的实施,也是评价教育效果的依据。

1. 目标应具有针对性和可行性　需要清楚教育对象的学习兴趣与态度、缺少哪些知识与技能、学习能力如何等,制订切实可行的目标。

2. 目标应具体、明确　目标应表明具体需要改变的行为,以及要达到目标的程度及预期时间等,目标越具体,越具有指导性。

3. 目标应以教育对象为中心　要充分尊重教育对象的意愿,通过沟通达成共识,调动教育对象的主观能动性,参与教学。

（三）制订教育计划

计划是为了实现健康教育目标对措施做出的部署,可以使健康教育工作变得有序,减少不确定性和变化的冲击,还可以减少重叠性和浪费性活动。

1. 明确实施计划的前提条件　应根据教育对象需要的迫切性、身体状况、可用于学习的时间,列出实现计划所需的各种资源、可能出现的问题和阻碍,找出相应的解决办法。

2. 计划书面具体化　整个健康教育计划应有具体、详细的安排。

3. 完善和修订计划　通过进一步调查研究,并邀请有关组织和教育对象一起参与修订,经过分析,确定最满意的方案。

（四）实施计划

在实施计划前,应对实施健康教育的人员做相应培训,使之详细了解目标、计划和具体的任务。在实施计划过程中,及时了解教育效果,定期进行阶段性的小结和评价,并根据需要对计划进行必要的调整,以保持计划的顺利进行。在实施计划时还应该注意以下事项。

1. 与教育对象的每一次互动都是一次教育的机会。

2. 教学中应不断观察教育对象的变化。

（五）评价

评价是整个健康教育活动中不可缺少的一环,贯穿于活动的全过程。评价的目的是根据评价结果及时修改和调整健康教育计划、改进教学方法、完善教学手段,以取得最佳的教学效果。健康教育的评价内容如下。

1. 发现阻碍成功学习的障碍。

2. 检测教育对象实现教育目标的程度。

3. 确定哪些教育目标需要进一步实现。

4. 明确无效的教育措施,并加以改进。

5. 认识需要进一步指导的内容、需要纠正的误解或需要强化的内容。

可运用观察、口头或书面提问等方式评价教育对象的学习变化,包括知识、态度和行为上的改变。

 目 标 检 测

A₁ 型题

1. 健康教育要提供人们行为改变所必需的
　　A. 医疗技术　　　　B. 诊断技术
　　C. 救护技术　　　　D. 生化检测技术
　　E. 知识、技术与服务

2. 健康教育的核心问题是改变个体和群体的
　　A. 知识　　　　　　B. 态度
　　C. 行为　　　　　　D. 价值观
　　E. 信念

3. 有关健康教育,下列陈述正确的是

A. 护士应寻找专门的时间开展健康教育

B. 健康教育评估与一般护理评估相同

C. 护士应为其服务对象制订健康教育计划

D. 根据学习需求选择合适的健康教育方法

E. 以上都不对

4. 属于危害健康行为的是

A. 自我保健行为 　B. 不良生活习惯

C. 求医行为 　　　D. 患者角色行为

E. 遵医行为

5. 下列哪一健康模式解释了为什么有些人能采取特定行为避免疾病,而有些人却做不到

A. 知信行模式

B. 健康促进模式

C. 健康信念模式

D. 行为改变阶段模式

E. 健康—疾病模式

6. 下列哪一模式认为"根据不同的需要和动机,人都会有改变行为的想法"

A. 知信行模式

B. 健康促进模式

C. 健康信念模式

D. 行为改变阶段模式

E. 健康—疾病模式

7. 下列哪一模式旨在解释观念对健康行为的影响

A. 知信行模式

B. 健康促进模式

C. 健康信念模式

D. 行为改变阶段模式

E. 健康—疾病模式

8. "知信行"模式中知-信-行的关系是

A. 知是基础、信是动力、行是目标

B. 知是动力、信是基础、行是目标

C. 知是目标、信是动力、行是基础

D. 知是基础、信是目标、行是动力

E. 知是目标、信是基础、行是动力

9. 依据知信行健康相关行为改变模式,患者教育的重点应放在

A. 知识改变上 　B. 态度改变上

C. 观念改变上 　D. 技能提高上

E. 行为转变上

10. 在所有的健康教育的方法中,最有针对性的是

A. 集体指导 　　B. 个别会谈

C. 传播媒介 　　D. 模拟演示

E. 专题讲座

11. 要提高教育对象的操作技能,适宜的健康方法是

A. 集体指导 　　B. 个别会谈

C. 传播媒介 　　D. 模拟演示

E. 专题讲座

A₂型题

12. 某妇幼保健院通过开办健康教育学校,给孕妇讲解母乳喂养的好处,根据健康信念模式,这是为了使她们知觉到

A. 疾病的严重性 　B. 疾病的易感性

C. 行为的效益 　　D. 行为的障碍

E. 自我效能

13. 某学校在开展有关传染病传播的讲座,根据健康信念模式,这是为了使学生知觉到

A. 疾病的严重性 　B. 疾病的易感性

C. 行为的效益 　　D. 行为的障碍

E. 自我效能

14. 某人得知自己好友患上高血压后,担心自己也有可能患上高血压,根据健康信念模式,这人是知觉到了

A. 疾病的严重性 　B. 疾病的易感性

C. 行为的效益 　　D. 行为的障碍

E. 自我效能

15. 某吸烟者考虑是否需要戒烟,这是行为改变阶段中的

A. 没有打算阶段 　B. 打算改变阶段

C. 准备阶段 　　　D. 行动阶段

E. 维持阶段

第五章 护理与法律

 案例 5-1

患儿，男性，1岁，面色苍白、发热、呕吐3天，以"营养不良性贫血"收入院。入院医嘱：10% 氯化钾 5ml 加入 10% 葡萄糖液 250ml 静脉点滴。实习护士小林没有认真核对医嘱，自行将该液体给其他患儿输入。带教老师及时发现，并采取了补救措施，未造成不良后果。

问题：1. 实习护士在治疗护理活动中违法了吗？

　　　2. 带教老师有无责任？

第一节　护理立法概述

一、法律概述

法律指由国家制定或认可，并由国家强制力（即军队、警察、法庭、监狱等）保证实施的，以规定当事人权利和义务为内容的，具有普遍约束力的社会规范体系。

法律根据法的调节手段分为：民法、刑法、行政法等，根据法所调节的社会关系分为：经济法、劳动法、教育法、医疗卫生法等。其中，医疗卫生法与护理人员执业密切相关。

二、医疗卫生法规

（一）医疗卫生法的概念

医疗卫生法是由国家制定或认可，并由国家强制力保证实施，旨在保护人体健康，调整人们在与卫生有关的活动中形成的各种社会关系的法律规范。我国的卫生法是根据宪法的原则制定，主要包括《中华人民共和国传染病防治法》《医疗事故处理条例》《中华人民共和国执业医师法》《护士条例》《医疗机构管理条例》等。

（二）医疗卫生法行为及法律责任

医疗卫生法行为指医疗机构及其医务人员的医疗服务行为。法律责任是指由于违法行为而应当承担的法律后果。主要包括民事责任、行政责任和刑事责任。

1. 民事责任　民事主体因违法侵害他人的人身或财产利益，由司法机关依照《民法通则》的规定，判决违法者对受害者予以经济赔偿为主的法律责任。在医疗卫生领域中，民事责任主要为人身损害，也包括精神损害。承担民事责任的方式有停止侵害、排除障碍、消除危险等，但主要是经济赔偿。

2. 行政责任　指个人或组织因违反有关法律法规，由卫生行政管理部门或其他行政部门给予的行政处分或行政处罚。行政处分指医疗卫生行政机关对违反法律、法规的下属工作人员给予的制裁，包括：警告、记过、记大过、降级、降职、撤职、留用察看和开除等。行政处罚指对违法的组织或个人所给予的制裁，包括声誉处罚、财产处罚、行为处罚等。

3. 刑事责任　指行为人实施了违反刑法的行为时所应承担的法律责任或法律后果。医疗卫生法的犯罪主体既包括由不法行为造成严重后果的个人，也包括由不法行为造成严重后果的单位或单位的直接责任人。

三、医疗事故及处理

医疗事故是指医疗机构及其医务人员在医疗活动中，违反医疗卫生管理法律、行政法规、部门规章和诊疗护理规范、常规，过失造成患者人身损害的事故。

考点：医疗事故的分级

为了正确处理医疗事故，保护患者和医疗机构及医务人员的合法权益，保障医疗安全，1987 年 6 月 29 日我国国务院颁布了《医疗事故处理办法》，这是我国第一个全国性的关于医疗事故处理的法律法规。2002 年 4 月 4 日，国务院颁布了《医疗事故处理条例》，自 2002 年 9 月 1 日起施行。2002 年 7 月 31 日卫生部颁布了《医疗事故技术鉴定暂行办法》《医疗事故分级标准（试行）》。

（一）医疗事故的特征

1. 医疗事故的主体是医务人员，如医生、护士、护理员等，也包括个体行医者，非医务人员不能构成医疗事故的主体。
2. 医疗事故的对象只能是患者。
3. 医疗事故发生在诊断、治疗和护理工作中。
4. 医疗事故主观上是医务人员的过失行为所致。
5. 医疗事故客观上直接造成患者死亡、残废、组织器官损伤导致功能障碍的事实。

（二）医疗事故的分级

根据对患者人身造成的损害程度，医疗事故分为四级：
1. 一级医疗事故　　造成患者死亡、重度残疾的。
2. 二级医疗事故　　造成患者中度残疾、器官组织损伤导致严重功能障碍的。
3. 三级医疗事故　　造成患者轻度残疾、器官组织损伤导致一般功能障碍的。
4. 四级医疗事故　　造成患者明显人身损害的其他后果的。

（三）医疗事故的处理

医疗机构应制定防范、处理医疗事故的预案，预防医疗事故的发生。当发生医疗事故时，应正确处理。

1. 医疗事故的报告　　当医务人员在医疗活动中发生医疗事故，或可能引起医疗事故的医疗过失行为及发生争议时，应按照规定逐级报告。发生重大医疗事故，如导致患者死亡或者二级以上的医疗事故，导致 3 人以上人身损害后果等情况时，医疗机构应在 12 小时内向所在地卫生行政部门报告。
2. 医疗事故的技术鉴定　　对医疗事故的确认及处理存在争议时，应由医疗机构所在地负责医疗事故技术鉴定工作的医学会进行医疗事故技术鉴定。
3. 医疗事故的行政处理与监督　　发生医疗事故后，卫生行政部门可依据相关法律、法规对医疗机构及医务人员作出行政处理。
4. 医疗事故的赔偿与处罚　　发生医疗事故后，医院和负有责任的医务人员承担民事责任，赔偿医疗费、误工费、丧葬费、精神损害抚慰金等。医院将受到警告，情节严重的将停业整顿和吊销执业许可证。医务人员将被罚款或暂停 6 个月以上 1 年以下执业活动或吊销执业证书，严重的将被追究刑事责任。

四、护理立法

（一）护理立法的意义

1. 维护护理对象的权利　　护理法律法规规定了护理人员的具体职责及相应的操作规范

和标准,从而最大限度地保护了患者及所有服务对象的合法权利。

2. 维护护士的权利　护理人员从事正常护理工作的权利最大限度地受到法律的保护,任何人都不可随意侵犯和剥夺。

3. 促进护理教育的发展　护理立法为护理专业人才的培养和护理活动的开展制定了法制化的规范及标准,促使护理教育与护理服务标准化、科学化,护理教育质量得到可靠的保证。

4. 促使护理管理法制化,保障护理安全　护理法规的实施使护理管理法制化,保证了护理工作的稳定性及连续性,保证了护理工作的安全。

5. 促进护理人员不断学习和接受培训　护理法规规定的护理资格认可条例、护理行为规范从法律、制度上保证了护理人员必须不断接受护理继续教育的权力与义务。

(二) 护理法律的基本内容

护理法律的基本内容主要包括总纲、护理教育、护士注册、护理服务、护理罚则五大部分。

1. 总纲　主要阐明护理法的法律地位、护理立法的基本目标、立法程序的规定、护理的定义、护理工作的宗旨与人类健康的关系及其社会价值等。

2. 护理教育　包括教育宗旨、教育种类、专业设置、编制标准、审批程序、注册和取消注册的标准和程序等,也包括护生的入学资格、护校学制、课程设置,乃至课时安排计划、考试程序以及护校一整套科学评估的规定等。

3. 护士注册　包括有关注册种类、注册机构、本国或非本国护理人员申请注册的标准和程序、授予从事护理服务的资格或准予注册的标准等详细规定。

4. 护理服务　包括护理人员的分类命名,各类护理人员的职责范围、权利义务、管理系统以及各项专业工作规范、各类护理人员应达标准的专业能力、护理服务的伦理学问题等,还包括对违反这些规定的护理人员进行处理的程序和标准等。

5. 护理罚则　主要表述违反护理法追究法律责任或进行法律制裁的准则,包括补偿性的处罚(如赔偿损失等)和惩罚性的处罚(如刑罚、行政处罚等)。

第二节　护理工作中的法律问题

一、举证责任与举证倒置

考点:护理人员的法律责任

举证责任是指诉讼当事人对其主张的事实,提供证据予以证明及证明不了时需要承担的一种法律责任。我国《民事诉讼法》规定:谁主张,谁举证。

举证倒置是诉讼当事人提出的主张,由对方当事人否定其主张而承担责任的一种举证分配形式。举证倒置是举证责任分配原则的例外,是在举证较难和保护弱者情况下的一种规定。根据最高人民法院《关于民事诉讼证据的若干规定》,因医疗行为引起的侵权诉讼,由医疗机构就医疗行为与损害结果之间不存在因果关系及不存在医疗过错承担举证责任。

二、护理人员的法律责任

1. 处理及执行医嘱　一般情况下,护理人员应一丝不苟、不折不扣地查对和执行医嘱,随意篡改或无故不执行医嘱都属于违法行为。如发现医嘱有明显的错误,可能给患者造成损害,仍照旧执行,酿成严重后果,护理人员将与医生共同承担所引起的法律责任;若医嘱错误,护理人员有权拒绝执行,并向医生提出质疑和申辩;如果在护理人员提出申辩后,医生仍强制要求执行,护理人员对此产生的一切不良后果不负任何法律责任。"口头医嘱"或"必要时"

等医嘱,应谨慎对待。

2. 实施护理措施　护理人员独立实施护理措施时,超出自己职能范围或没有遵照规范要求,而对患者产生伤害,将负有不可推卸的法律责任。若委派他人实施护理措施时,必须明确被委托人有无担负此项工作的资格、能力及知识,否则由此产生的后果,委派者负有不可推卸的法律责任。

3. 护理记录　《医疗事故处理条例》第二章第九条要求:严禁涂改、伪造、隐匿、销毁或者抢夺病历资料。第十条规定,患者有权复印客观性病历资料,如体温单、医嘱单、护理记录单等护理文件。客观、及时、准确无误、完整的护理记录是举证的法律依据。

临床护理记录本身是法庭上的证据,一旦发生了医疗纠纷或患者涉嫌刑事案件时,护理记录则成为判断医疗纠纷性质的重要依据,或成为侦破某刑事案件的重要线索。

4. 麻醉药品与物品的管理　"麻醉"药品主要指的是哌替啶、吗啡等药物。临床上只用于晚期癌症或术后镇痛等。护理人员若利用自己的职权将这些药品提供给一些不法分子倒卖或吸毒者自用,则在事实上构成了参与贩毒、吸毒罪。另外,护理人员还负责保管、使用各种贵重药品、医疗用品、办公用品等,如占为己有或挪用,情节严重者,可被起诉犯盗窃公共财产罪。

5. 入院与出院　护理人员接收患者入院的唯一标准是患者的病情需要,护理人员没有理由将一个经济困难而生命垂危的患者拒之门外。若因护理人员拒绝、不积极参与或工作拖沓而致患者残疾或死亡,可被起诉渎职罪。

在患者出院时,护理人员要根据自己的职权范围,严格按照医院的规章制度办事,多数患者病情好转或痊愈后会根据医生的建议出院,但也有少数患者拒绝继续治疗而自动要求出院,对后者护士应耐心地做好说服工作。如患者或其法定监护人执意要求出院,护理人员不能非法扣留,应让患者或其监护人在自动出院一栏上签字,同时做好护理记录。当患者未付清住院费而想离院时,护理人员可配合院方,合法扣留患者,必要时请司法部门协助处理。

6. 患者死亡及有关问题　患者死亡后,必须要有医生的死亡证明才能进行尸体护理,护士应填写有关卡片,做好详细准确的记录,特别是患者的死亡时间。如患者同意尸检、捐献自己的遗体或组织器官时,应有患者或家属签字的书面文件;如患者在紧急情况下住院,死亡时身旁无亲友时,其遗物至少有 2 人在场见证的情况下清点、记录,并交病房负责人妥善保管。

三、护生的法律责任

正在学习护理专业的学生即护生,其身份仍是在校学生。《护士条例》第四章第二十一条规定:"在教学、综合医院进行护理临床实习的人员应当在护士指导下开展有关工作。"护生只能在执业护士的严密监督和指导下,按照严格的操作规程去工作,否则他的工作将被认为是侵权行为。如果在执业护士的指导下,护生因操作不当给患者造成损害,护生可以不负法律责任。但如果未经带教护士批准,擅自独立操作造成了患者的损害,那么带教护士和护生同样要承担法律责任,患者有权利要求做出经济赔偿。

四、护理工作中的违法与犯罪

(一) 侵权与犯罪

1. 侵权行为　侵害他人的财产或人身权利并造成损害的行为,属于民事责任。护理人员在执业过程中的侵权行为主要涉及患者的自由权、知情同意权、隐私权、生命健康权、身体权、名誉权等。

(1) 侵犯患者自由权:如对大面积烧伤的患者实行保护性隔离,需要说明限制自由的目

考点:护理工作中的违法与犯罪

的,取得谅解和配合,否则即是侵权行为。

(2) 侵犯患者的知情同意权:患者接受任何护理操作前均被告知的权利,患者有权知道护理的目的、过程以及有可能发生的不良反应等,否则被视为侵权行为。

(3) 侵犯患者的隐私权。《护士条例》第十八条规定:护士应当尊重、关心、爱护患者,保护患者的隐私。护士若擅自公开患者的隐私,并造成扩散,则视为侵犯患者的隐私权,如属实将承担一定的法律责任。

(4) 侵犯患者的生命健康权:未遵守医疗规章制度及技术规范而造成患者人身损害甚至死亡则侵犯了患者的生命健康权。

2. 犯罪　一切触犯国家刑法的行为,属于刑事责任。犯罪分故意和过失。如护士收受患者大额财礼,则构成受贿罪。护士若未严格管理吗啡等药物,造成药物外流,构成贩毒罪等。侵权与犯罪可同时发生于同一护理活动中,有时侵权并不构成犯罪,而犯罪一定包含侵权。分清犯罪与侵权行为的关键是对护理行为的目的和结果的正确鉴定。

(二) 疏忽大意的过失与渎职罪

无意侵权行为有两种表现:疏忽大意与渎职。疏忽大意是行为人应当预见自己的行为可能发生危害性的结果,但不专心致志地履行职责而造成客观上的过失行为。渎职是行为人在履行专业职责的过程中的失职行为导致当事人受到伤害称之为渎职。如值班护士没有认真观察病情,延误抢救时机,引起患者死亡,构成渎职罪。

(三) 收礼与受贿

患者康复或得到了护理人员的精心护理后,出于感激的心理而自愿向护理人员馈赠少量纪念性礼品,原则上不属于贿赂范畴,但若护理人员主动向患者索要巨额红包、物品,则是犯了受贿罪。

五、护理工作中法律问题的防范

1. 强化法制观念　护理人员在执业过程中应认真学习《医疗事故处理条例》、《护士条例》、《中华人民共和国传染病防治法》等其中与护理有关的内容,做到知法、懂法、守法。

2. 加强护理管理　严格执行护理缺陷登记上报制度,同时积极采取各种补救措施,将不良后果控制到最低程度。护理部接到报告后,立即组织调查讨论,分析原因,进行定性、处理、整改。如不按规定报告或隐瞒者,发现后严肃处理。

3. 规范护理行为　严格执行查对制度、交接班制度、分级护理制度、危重患者抢救和上报制度、护理查房制度和医嘱执行制度等,依法执业;及时巡视患者,密切观察病情,切实明确分级护理内容;各种药品、物品、器械类妥善保管;限定口头医嘱的使用范围,对医嘱有疑问及时提出,切勿不懂装懂;遇到疑难问题及时请教汇报,不可越职和感情行事,不擅自处理。

4. 尊重服务对象的合法权益　遵守医疗保密制度,重视患者的知情同意权、选择权、平等享受医疗护理的权利及监督权。

5. 促进信息的沟通　护理人员应强化及时观念,解决患者的问题高效妥当。解释病情科学,预后交代清楚,术前谈话认真,与医生保持一致。签字手续严格,答复问题迅速。

6. 做好护理记录　重视护理记录的书写,特别有重大事故和急重危抢救时,来不及写医嘱和护理记录时,执行口头医嘱,须向医生复述一遍,双方确认无误后方可执行,抢救完毕需及时补写医嘱及护理记录。

7. 参加职业保险　职业保险是对护理人员自身利益的一种保护,它虽然无法摆脱护理人员在护理纠纷或事故中的法律责任,但由于保险公司给予一定的经济赔偿,在某种程度上抵消其为该责任所付出的代价。

 目 标 检 测

A₁ 型题

1. 以下属于医疗事故的是
   A. 在紧急情况下为抢救垂危患者生命而采取紧急医学措施造成不良后果
   B. 无过错输血感染造成不良后果
   C. 体质特殊造成药物不良反应后果
   D. 因医患原因延误导致不良后果
   E. 因患者原因延误导致不良后果

2. 在申请护士执业注册应当具备的条件中错误的是
   A. 具有完全民事行为能力
   B. 在中等职业学校、高等院校完成教育部和卫计委规定的普通全日制学习，并取得相应学历证书
   C. 通过国务院卫生主管部门组织的护士执业资格考试
   D. 获得经省级以上卫生行政部门确认免考资格的普通中等卫生（护士）学校护理专业毕业文凭者，可以免于护士执业考试
   E. 符合国务院卫生主管部门规定的健康标准

3. 以下护士在执业活动中的表现，错误的是
   A. 发现患者病情危急，立即通知医师
   B. 抢救垂危患者时，不能实施紧急救护，必须遵医嘱
   C. 医师不能马上赶到时，护士应当先行实施必要的紧急救护
   D. 发现医嘱违反诊疗技术规范规定，应向该医师所在科室负责人报告
   E. 发现医嘱违反法律、法规、规章或者诊疗技术规范规定，向开具医嘱的医师提出

4. 护士发现医师医嘱可能存在错误，但仍然执行错误医嘱，对患者造成严重后果，该后果的法律责任承担者是
   A. 开写医嘱的医师
   B. 执行医嘱的护士
   C. 医师和护士共同承担
   D. 医师和护士无需承担责任
   E. 医疗机构承担责任

5. 遵照《医疗事故处理条例》的规定，造成患者中度残疾、器官组织损伤导致严重功能障碍的医疗事故，属于
   A. 一级医疗事故　　　B. 二级医疗事故
   C. 三级医疗事故　　　D. 四级医疗事故
   E. 严重医疗事故

6. 取得以下哪种法律文书，就代表持有者具备护士执业资格，可以从事护理专业技术活动
   A. 护士执业证书
   B. 高等医学院校护理专业毕业证书
   C. 专科护士培训合格证书
   D. 护士资格证书
   E. 护理员资格证书

A₂ 型题

7. 某医院预防保健科护士在执行流感疫苗接种前，发现部分疫苗出现混浊现象。护士应采取的措施是
   A. 就地销毁，记录经过
   B. 停止接种，通知疾控中心
   C. 先接种疫苗，再报医院处理
   D. 先接种疫苗，报卫生局处理
   E. 停止接种，报告医院相关部门处理

A₃/A₄ 型题

（8、9 题共用题干）

　　患者，女性，78 岁。由于脑梗死导致左侧肢体偏瘫入院，病情稳定，医嘱二级护理。次日凌晨 1 时，患者坠床，造成颅内出血，虽经全力抢救，终因伤势过重死亡。

8. 造成该事件的最主要原因是
   A. 病房环境过于昏暗
   B. 护士没有进行健康教育
   C. 未及时使用床挡
   D. 没有安排家属陪护
   E. 没有安排专人 24 小时照护

9. 根据对患者造成的伤害程度，该事故属于
   A. 医嘱差错　　　　B. 一级医疗事故
   C. 二级医疗事故　　D. 三级医疗事故
   E. 护理差错

第六章 医院环境

患者,男性,65岁,因咳嗽、咳痰,伴有喘息,加重7天到医院就诊。

问题:1. 护士应如何指导患者就诊?

2. 若患者住院,护士应如何创设一个良好的住院环境?

良好的医院环境与合理的设置布局会对人们的健康有着积极的促进作用。因此,医院应以服务对象为中心,努力创造并维护一个舒适与安全的医院环境,满足服务对象的健康需求,以促进身心健康。

第一节　医　院

一、医院的概念、性质与任务

(一) 医院的概念

医院是对特定人群进行防病、治病的场所,是备有一定数量的病床设施、医疗设备和医务人员等,通过医务人员集体协作,运用医学科学理论和技术,对住院或门诊患者实施诊治与护理的医疗卫生事业机构。

(二) 医院的性质

原卫生部颁发的《全国医院工作条例》中明确规定了医院的基本性质:"医院是防病治病、保障人民健康的社会主义卫生事业单位,必须贯彻党和国家的卫生工作方针政策,遵守政府法令,为社会主义现代化建设服务"。

(三) 医院的任务

考点:医院的任务

《全国医院工作条例》中指出医院作为治病防病的卫生机构,医院的基本任务为"以医疗工作为中心,在提高医疗质量的基础上,保证教学和科研任务的完成,并不断提高教学质量和科研水平。同时做好扩大预防、指导基层和计划生育的技术工作"。

1. **医疗工作**　医疗工作是医院的中心任务。医疗工作以诊治疾病和护理服务为主体,与医院医技部门密切配合,形成整体为患者服务。

2. **教学工作**　医学专业学生在经过学校教育后,必须进入临床实践学习。在职人员也需要不断进行继续教育,更新专业知识,提高技术水平,才能熟练掌握各种专业技能,提高服务质量,以适应医学科学发展的需要和人民群众的健康需求。医院工作是开展医学专业临床学习的重要途径和场所。

3. 科学研究　医院是医学科学工作者提供临床实践和科学研究的重要场所。医学科研来自于临床工作,同时又促进临床工作的开展。临床医学、医学教育和医学科研三者之间互相促进,相辅相成。医院是促进医学科学发展的重要科研基地。

4. 预防保健和社区卫生服务　随着医院职能的不断扩大,医院不仅要以医疗工作为中心,还需要进行预防保健服务,成为人民群众健康保健的服务中心。各级医院要发挥预防保健功能,开展社区医疗和家庭卫生保健服务,指导基层做好计划生育、疾病普查和健康咨询。进行健康教育和普及卫生知识,倡导健康生活方式,增强人们健康意识,提高生活质量。

二、医院的分类与分级

(一) 医院的分类

根据不同的分类方法,可将医院分为不同的类型。

考点: 医院种类的划分

1. 按收治患者范围划分　可分为综合医院、专科医院、职业病医院、儿童医院等。

2. 按特定任务(服务对象)划分　可分为军队医院、企业医院等,有其特定任务及服务对象。

3. 按所有制划分　可分为全民所有制医院、集体所有制医院和个体所有制医院、中外合资医院。

4. 按经营目的划分　根据医疗机构的经营目的、服务任务,以及执行不同的财政、税收、价格政策和财务会计制度,分为非营利性医院和营利性医院。

(二) 医院的分级

目前,我国医院根据原卫生部提出的《医院分级管理标准》实行标准化分级管理。医院按功能与任务及技术质量水平、管理水平、规模、设施条件划分为三级(一、二、三)、十等(每级分为甲、乙、丙三等,三级医院增设特等)。

1. 一级医院　是直接向具有一定人口的社区提供医疗、预防、保健和康复服务的基层医疗卫生服务机构,是初级卫生保健机构。主要指农村乡镇卫生院、城市街道卫生院、某些企事业的职工医院。

2. 二级医院　是向多个社区提供综合医疗卫生服务和承担一定教学、科研任务的地区性医院。主要指一般市、县医院,省辖市的区级医院和相当规模的厂矿、企事业单位职工医院。

3. 三级医院　是指国家高层次的医疗卫生服务机构,是省(自治区、直辖市)或全国的医疗、预防、教学和科研相结合的技术中心。如全国、省、市直属的市级大医院及医学院的附属医院。

三、医院的组织结构

我国医院组织部门基本上是按照工作性质和任务来划分的。不同类型和级别的医院所承担的社会职能和服务功能有所不同,但医院的组织结构模式基本相同,大致可分为三大系统,即诊疗部门、辅助诊疗部门和行政后勤部门(图6-1)。各部门之间既分工明确,各尽其责,又相互协调,相互合作。

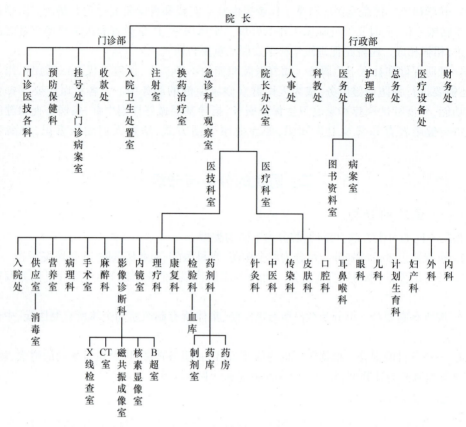

图 6-1　医院组织结构图

第二节　门　诊　部

门诊部是直接对人群进行诊断、治疗、护理和预防保健的场所，是医院面向社会的窗口。门诊部的工作直接反映医院的医疗、护理质量，体现医院的综合管理水平，影响公众对医院的认识和评价。门诊部包括门诊和急诊两大部门。

一、门　　诊

门诊具有人员多、流动性大、病种复杂、就诊时间短、季节性强等特点。因此，对门诊的设施、布局、组织、管理、医疗和护理工作均提出了较高的要求。

（一）门诊的设施与布局

医院应根据门诊的特点，创造良好的门诊环境。门诊的候诊、就诊环境应以方便患者为目的，突出公共卫生为原则，做到布局合理、设施安全、标牌醒目、就诊程序简洁。同时保持环境的安静、整洁、美观，使患者感到舒适、亲切，从而建立对医院的信任感，易于主动合作。

门诊大厅设置总服务台或预检分诊处、导医台，条件允许的医院配备电子显示屏和多媒体查询触摸屏，便于患者了解各种医疗服务信息。并设有挂号处、收费处、药房、化验室、影像检查室、综合治疗室、各科诊室与候诊区。候诊区应设在诊室附近，光线充足，空气流通，座位足够，并为患者提供电视、宣传册、书报、杂志等途径的健康教育，以及饮水等生活服务设施。

（二）门诊的护理工作

1. 预检分诊　预检分诊护士需由实践经验丰富的护士担任。应主动、热情地接待来院就诊的患者，在扼要询问病史、观察病情的基础上做出初步判断，给予合理的分诊指导和传染病管理。先预检分诊，后挂号诊疗。

考点：门诊的护理工作

2. 安排候诊与就诊　患者挂号后，分别到各科候诊区依次就诊。护士应做好候诊、就诊患者的护理工作。

（1）开诊前检查候诊环境和就诊环境，准备好各种检查器械和用物等。

（2）按先后次序叫号就诊。主动配合医生进行诊查工作。

（3）分理初诊和复诊病历，收集整理化验单、检查报告等。

（4）根据病情测量体温、脉搏、呼吸、血压等，并记录于门诊病案上。

（5）随时观察候诊患者的病情，遇有高热、剧痛、呼吸困难、出血、休克等患者，应立即安排提前就诊或送急诊科处理；对病情较重或年老体弱者，可适当调整就诊顺序。

3. 健康教育　开展灵活多样的健康教育，其形式有宣传栏、图片、录像、宣传册或口头讲解等。同时，护士应耐心热情地解答患者提出的有关问题。

4. 治疗工作　依据医嘱执行治疗，如注射、换药、导尿、灌肠、穿刺等。必须严格执行操作规程，认真执行查对制度，确保治疗安全、有效。

5. 消毒隔离　门诊患者流量大而且集中，易发生交叉感染。因此，要认真做好消毒隔离工作。门诊空间、地面、墙壁、桌椅、诊察床、平车、担架等，定期进行清洁、消毒处理。各种治疗后的物品应立即按要求处理。对传染病或疑似传染病的患者，应到隔离门诊就诊，并及时做好疫情报告。

6. 保健工作　经过培训的护士可直接参与各类保健门诊的咨询或诊疗工作，如健康体检、疾病普查、预防接种、健康教育等保健工作，以满足人们日益增长的健康和卫生保健需求。

二、急　　诊

急诊是医院诊治急、危、重症患者的场所，是抢救患者生命的第一线。对危及生命的患者和意外灾害事件，需立即组织人力、物力，按照急救程序进行抢救。急诊护士要求责任心强，有良好的职业素质，具备一定的急救知识及经验，技术熟练、动作敏捷。因此，急诊的管理应做到标准化、程序化、制度化。

（一）急诊的设置与布局

急诊应设有预检室、诊疗室、抢救室、监护室、观察室、手术室等。此外，还配有药房、化验室、X 线室、心电图室、挂号室及收费处等，形成一个相对独立的单元。

急诊的布局应以方便急诊患者就诊为目的，最大限度地缩短候诊时间，提高抢救效率；布局要求宽敞明亮、空气流通、安静整洁；设有绿色通道，有明显的标志，路标醒目，夜间有明显灯光指示，便于寻找。

（二）急诊的护理工作

1. 预检分诊　急诊护士要掌握急诊就诊的标准，做到一问、二看、三检查、四分诊的顺序，初步判断疾病的轻重缓急，迅速将患者分诊到相应的诊室、抢救室进行诊治或抢救。遇有危重患者立即通知值班医生及抢救室护士；意外灾害事件应立即通知相关部门组织抢救；法律纠纷、刑事案件、交通事故等情况，应迅速报案，请家属或陪送者留下以配合工作。

考点：急诊的护理工作

2. 抢救工作

（1）物品准备：备好各种急救药品和抢救设备是挽救患者生命的关键。急诊常用的抢救物品包括一般用物、无菌用物和急救包、急救设备、急救药品和通讯设备(表6-1)。一切抢救物品应做到"五定"管理制度,即定品种数量、定点安置、定人保管、定期消毒灭菌和定期检查维修。护士需熟悉抢救物品的性能和用法,并能排除一般性故障,使所有急救物品处于良好备用状态,急救物品完好率要求达100%。

表6-1　急诊常用的抢救物品

物品种类	物品名称
一般物品	血压计、听诊器、张口器、压舌板、舌钳、手电筒、止血带、输液架(或输液轨道)、氧气管、吸痰管、胃管等
无菌物品及急救包	各种型号注射器和针头、输液器、输血器、输液泵、静脉切开包、气管插管包、气管切开包、开胸包、导尿包、各种穿刺包、无菌手套及无菌敷料等
急救设备	中心供氧系统或氧气筒、中心吸引装置或电动吸引器、心电监护仪、除颤器、心脏起搏器、呼吸机、超声波诊断仪、洗胃机等,条件许可备移动式(手提)X线机、手术床、多功能抢救床
急救药品	中枢兴奋药、升压、降压药、强心药、止喘药、抗休克和心律失常药、血管扩张和止血药、镇痛药、镇静药、解毒药、抗过敏药、抗惊厥药、脱水利尿药、激素、纠正水、电解质紊乱及酸碱平衡失调药、各种静脉液体、局部麻醉药及抗生素等
通讯设备	设有自动传呼系统、专用电话、对讲机等

(2)配合抢救:抢救过程中医护人员应协调一致、积极有效地配合,赢得宝贵的抢救时间,提高危重患者急救的成功率,降低伤残率和死亡率。

1)严格按抢救程序和操作规程实施抢救措施,做到分秒必争。医生到达前,护士应根据病情作出初步判断,给予紧急处理,如测量血压、吸氧、吸痰、止血、配血、建立静脉通路、进行人工呼吸、胸外心脏按压等;医生到达后,立即汇报处理情况,积极配合抢救,正确执行医嘱,密切观察病情动态变化,为医生提供及时有效的信息。

2)做好抢救记录。记录的内容包括:患者和医生到达的时间;抢救措施落实和停止的时间;执行医嘱的内容及病情的动态变化。要求字迹清晰、及时、准确。

3)严格执行查对制度。抢救过程中,凡口头医嘱必须向医生复述一遍,双方确认无误再执行。抢救完毕后,请医生在6小时内补写医嘱和处方。各种急救药品的空安瓿需经两人核对后,方可弃去;输液袋、输血袋等用后均应统一放置,以便统计查对,核实与医嘱是否相符。

3. 病情观察　急诊观察室设有一定数量的观察床,收治已明确诊断,但因各种原因暂时不能住院的患者,或暂时不能确诊的患者,或只需短时间观察,病情稳定后即可回家的患者。留观时间一般为3~7天。留观室护理工作包括以下内容。

(1)入室登记,建立病案,详细填写各项记录,认真书写病情报告。

(2)主动巡视和观察患者病情,及时执行医嘱,做好晨晚间护理及各项基础护理工作,加强心理护理。

(3)做好患者及家属的管理工作,保持观察室整洁安静。

第三节　病　区

病区(图6-2)是医院的重要组成部分,是患者接受诊疗护理及休养的场所,是医护人员开展医疗、护理、教学、科研的重要场所。护士应为患者创造一个良好的病区环境,实行科学管理,保证医院的各项任务顺利完成,促进患者早日康复。

一、病区的设置与布局

每个病区设有病室、抢救室、治疗室、换药室、处置室、护士站、医生办公室、库房、配餐室、舆洗室、洗涤间、医护人员休息室、示教室、浴室和公共厕所等。有条件的病区还可设置患者康复室、娱乐室、会客室等。

每个病区设 30～40 张病床为宜,每间病室设 2～4 张病床,两床之间的距离不得

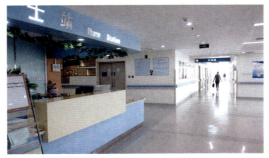

图 6-2 病区

少于 1m。病床单位应配有拉帘或屏风,维护患者的隐私权,满足患者自尊的需要。

二、病区的环境管理

（一）病区的物理环境

病区的物理环境是影响患者身心舒适的重要因素,直接关系到治疗效果及疾病的转归。病区的物理环境包括病室的温度、湿度、安静、通风等。适当地调节环境,保持整洁、美观、安静、舒适和安全的物理环境,是护士的重要职责。

考点:病区的环境管理

1. 整洁 病区物理环境应保持干净整洁。病区设施齐全,布局合理,摆放整齐,利于操作和护理。保持患者及病床单位整洁,及时更换和整理。工作人员仪表端庄,着装规范、大方得体。

2. 安静 安静的医院环境可使患者减轻焦虑,得到充分的休息和睡眠,促进早日康复。根据 WHO 规定的噪声标准,白天较理想的声音强度在 35～40dB。噪声不能完全避免,但医护人员应努力为患者创造安静而舒适的环境。

（1）在病区环境中,护士要做到"四轻"。即:说话轻、走路轻、操作轻、关门轻。说话轻,说话声音应轻柔、清晰,但不可耳语,避免使患者产生怀疑、误解与恐惧。走路轻,工作时应穿软底鞋,在病区行走时应尽量柔步无声。操作轻,操作时动作轻稳,尽量避免制造不必要的噪声。推车的轮轴应定期滴注润滑油,病室的椅脚应钉橡胶垫。电话、手机、呼叫系统等有声响的设备应使用消声设置或将音量调至最低。关门轻,开关门窗时,随时注意轻开轻关。

（2）加强对患者及家属的宣传工作,共同保持病房安静。

3. 舒适 主要指病室的温度、湿度、通风、采光、色彩和绿化等方面对患者的影响。

（1）温度:温度指冷热的程度。适宜的温度有利于患者休息、治疗和护理工作的进行。在适宜的室温中,患者可感到舒适、安宁、减少消耗等。室温过高会使神经系统受到抑制,干扰消化及呼吸功能,不利于热量的散发,使人感到烦躁。室温过低则使人畏缩,在治疗和护理时,容易受凉。一般情况下适宜的室温为 18～22℃,新生儿室、老年病房、手术室、产科、ICU 等则应保持在 22～24℃为宜。

病室内应备有室温计,以便随时评估室内的温度并加以调节。根据季节的变化采用不同的调节措施,如空调、暖气和风扇等的使用。此外,还应注意根据气温的变化及时增减患者的盖被及衣服,以满足患者身体舒适的需要

（2）湿度:湿度是指空气中所含水分的程度。病室湿度一般指相对湿度,即在单位体积的空气中,在一定的温度条件下,所含水蒸气的量与其达到饱和时含量的百分比。湿度过高和过低都会给患者带来不适感。当湿度过高时,有利于细菌繁殖,且机体散热慢,可抑制排汗,患者感到潮湿、闷热,尿液排出量增加,加重肾脏负担;湿度过低时,空气干燥,人体蒸发大量水分,引起口干舌燥、咽痛、烦渴等表现,对呼吸道疾患或气管切开的患者尤为不利。病室

湿度一般以 50% ~ 60% 为宜。

病室应备有湿度计,以便观察和调节。当室内湿度过高时,可利用空气调节器、风扇等调整湿度,或者可打开门窗使空气流通,降低湿度。室内湿度过低时,可在地面上洒水或使用空气加湿器,冬季可在暖气或火炉上安放水槽等蒸发水汽,以提高湿度。

(3)光线:病室内的光线亮度可影响患者的舒适感。适当的采光和照明可提供安全环境,有利于观察病情及治疗、护理操作的顺利进行。病室采光分为自然光源和人工光源。

(4)通风:通风换气可改变室内温度和湿度,从而刺激皮肤的血液循环,促进汗液蒸发和热量散失,增加患者的舒适感。污浊的空气,氧气不足,可使患者出现烦躁、倦怠、头晕、食欲不振等表现。保持空气清新,是降低室内空气污染,减少呼吸道疾病传播的有效途径。因此,病室内应经常开窗通风换气,通风效果因通风面积、室内外温差、通风时间等而异。一般病室通风 30 分钟即可达到气体交换的目的。通风时应避免对流风直吹患者,以免着凉。

(5)装饰:色彩对人的情绪、行为及健康有一定影响。合理的色彩环境,可使患者身心舒适,有助于恢复健康。以往医院多采用白色,易使患者产生单调、冷漠的感觉,同时白色反光强,易使眼睛感到疲劳。现在医院的装饰,根据不同护理对象的需求来选择适当的颜色。例如,儿科病房护士服采用粉色等暖色调,以减少儿童的恐惧感,增加温馨甜蜜的感觉;手术室可选用绿色或蓝色,给人一种舒适、放松的感觉。病床、桌、椅、窗帘、被套、床单等也趋向家居化,以满足患者的需要。

绿色植物可点缀美化环境,增添生机,调节患者的精神生活。可在病室和病区内走廊摆设绿色植物、花卉、壁画等,在病区周围建设草坪花坛、种植树木等,供患者散步、休息和观赏。

4. 安全　安全是人的基本需要。当人患病住院时,由于环境的陌生、对疾病知识的缺乏、病痛的折磨等,常导致患者的安全感下降,日常生活能力降低而易发生意外。护理人员应把患者安全放在首位,积极评估患者环境的安全性,主动地采取各种措施,预防和消除一切不安全因素。

(1)物理性损伤及预防:物理性损伤包括机械性、温度性、压力性、放射性损伤等。其中病区常见的为机械性损伤和温度性损伤。

1)机械性损伤:病区最常见的机械性损伤是跌倒和坠床。虚弱或失去平衡的患者、幼儿、老人、感觉功能障碍、运动功能受损(如偏瘫、下肢麻痹、关节功能障碍)及直立性低血压等患者易发生跌伤。躁动不安、神志不清、年老虚弱、偏瘫、婴幼儿等患者易发生坠床意外。

对这类患者应及时采取的保护措施有:①保持地面的清洁、干燥,减少障碍物,通道和楼梯等进出口处应避免堆放杂物;②年老虚弱、偏瘫、长期卧床患者下床活动时,给予必要协助,如使用辅助器具或扶助行走;③患者常用物品放置合理,便于取用;④病室的走廊、浴室、厕所等应设置扶手,供患者需要时使用;⑤浴室和厕所应设置呼叫装置,供患者必要时寻求帮助;⑥躁动不安、神志不清、婴幼儿患者应使用床挡等保护具,防止发生坠床等意外;⑦医护人员应对锐利医疗器械加强管理,以防患者接触发生危险。

2)温度性损伤:通常为患者实施冷热疗时,操作不当或疏忽大意造成损伤,如热水袋所致的烫伤;冰袋等所致的冻伤;易燃易爆物品如氧气、液化气、乙醇等所致的烧伤;各种电器如烤灯、高频电刀等所致的灼伤。

预防措施:①对患者进行冷疗或热疗时,应按操作规程进行,注意倾听患者的主诉,密切观察局部皮肤的变化,防止烫伤和冻伤现象的发生;②病区应加强易燃物品的管理,进行防火教育,配备消防设施,工作人员应熟练掌握各类灭火器的使用方法、火灾的逃生技巧和疏散程序;③对医院电路和用电设备应定期进行检查维修,要对患者和家属使用手机充电器等开展安全用电的教育。

（2）化学性损伤及预防：医院使用化学性药物的种类多、数量大、频率高。在应用各种化学性药物时，由于药物剂量过大或浓度过高，用药次数过多，用药配伍不当，甚至用错药，均可引起人体化学性损伤。药物在治病的同时，也给身体带来不同程度的损害。因此，护理人员应具备用药的基本知识，掌握药物的保管及治疗原则，严格执行查对制度，熟练掌握药疗技能，熟悉药物配伍禁忌，注意观察用药后的反应，及时向患者和家属讲解有关安全用药的知识，保证患者用药的安全。

（3）生物性损伤及预防：医院是各种病原体聚集的场所，来源广泛，种类繁多。人类因感染细菌、病毒等而导致疾病；蚊虫、苍蝇等昆虫叮咬不仅影响患者的休息，更严重的是传染疾病、延缓康复，甚至直接威胁患者的健康和生命。护理人员应严格执行消毒隔离制度，遵守无菌技术操作原则，增强患者的抵抗力。在相应的季节里，病室可采用纱窗或蚊帐等防范措施，隔离或消除生物因素对患者的影响，预防生物性损伤的发生。

（4）医源性损伤及预防：由于医务人员的言行不当导致患者心理或生理上的损害。如医务人员对患者用语不礼貌、缺乏耐心，或者侵犯患者的隐私权；工作缺乏责任心或技术性问题造成医疗差错事故，给患者造成心理和躯体的痛苦，甚至致残或危及生命；隔离技术、无菌技术操作不严，造成医院内的交叉感染，增加患者痛苦等。医院要不断加强医务人员的职业道德教育，提高医务人员的综合素质，坚持以患者为中心的人性化服务理念。要建立健全医院的各项规章管理制度，严格执行各项操作规程，杜绝差错事故的发生。建立良好的医患关系，营造和谐的医疗环境，促进患者的身心健康。

（二）病区的社会环境

医院是社会的组成部分，随着社会政治、经济、文化及科技的发展，社会因素对人类健康与疾病的影响越来越明显。有害的社会心理因素可以是躯体和精神疾患的致病因素，良好的社会心理因素对于疾病的预防、治疗和康复有着积极的作用。患者由于疾病的折磨、生活自理能力下降，角色的改变，同时对医院环境感到陌生，对医院管理制度不适应，使患者面临很大的心理压力，危害患者健康。因此，护理人员在为患者提供良好物理环境的同时也应为患者提供和睦、愉悦的社会环境。

1. 人际关系　人际关系是在社会交往过程中形成的，建立在个人情感基础上的，彼此为寻求满足某种需要而建立起来的人与人之间的相互吸引或排斥的关系。病区医护人员与患者及其家属之间，构成了一个特殊的社会人际环境。

（1）护患关系：护患关系是在护理工作中，护理人员与患者之间产生和发展的一种工作性、专业性和帮助性的人际关系。它是护理实践中人际关系的主要内容，护理人员在这一关系中处于主导地位。良好的护患关系有助于患者身心的康复。

因此，护理人员在护理活动中，要做到不分民族、年龄、性别、职业、文化背景、职位高低、远近亲疏等，均应一视同仁。一切以患者为中心，从患者利益出发，满足患者的身心需求，尊重患者的权利与人格，通过端庄的仪表、恰当的交谈、积极的情绪、娴熟的技术，严谨认真的工作态度，赢得患者的信任，从而帮助患者正确认识和对待疾病，不断增进护患关系。通过护患之间良好的沟通，创造和维护一个良好的医院社会环境。

（2）患者与其他人员的关系：在医院的特定环境中，除了护患关系外，患者还有与病区其他医务人员、家属、其他患者之间的关系等。和睦的人际关系，有利于形成积极的社会氛围。病友们在交谈中常涉及疾病的相关常识、医院生活的特点等，起到了义务宣传的作用。病友间的相互帮助与照顾，有利于消除患者的陌生感和不安情绪，增进病友间的友谊与团结。家人、好友、单位是患者重要的社会支持系统，他们对患者的理解、支持和关心，能增强患者战胜疾病的信心，有助于患者的康复。

护理人员应主动将其他医务人员和病友介绍给患者,鼓励患者与他们接触和沟通,协助病友间建立良好的情感交流,引导病室内积极的群体气氛,调动患者的乐观情绪,更好地配合医护工作。同时护理人员还应注意根据病情分别安置患者,避免不良刺激,引导积极情绪。

2. 医院规章制度　　医院为了保证医疗、护理工作的顺利开展及预防院内感染等而制订了医院管理的各种规章制度。如入院须知、探视制度等。医院规章制度既是对患者的保护,在一定程度上又是对患者的一种约束,因而会对患者产生一定的影响。协助患者熟悉规章制度,了解遵守的意义,可帮助患者适应医院环境。

(1) 耐心解释,取得理解。

(2) 尽量提供方便,让患者感到舒适。

(3) 尊重患者及家属。

(4) 提供相关支持,如疾病信息、健康教育等。

(5) 鼓励患者自我照顾。

三、病区的护理工作

病区是医院重要的工作场所,需要住院治疗的患者要在病区进行治疗、康复和护理。病区的主要护理工作有:迎接新患者;患者入院初的护理;患者住院期间的护理;出院患者的护理;病区管理;科研、教学、培训等。

第四节　准备床单位

一、人体力学在护理工作中的应用

人体力学是运用力学原理研究维持和掌握身体的平衡,以及人体由一种姿势转换为另一种姿势时身体如何有效协调的一门学科。护士在执行各项护理操作时,正确运用人体力学原理,维持良好的姿势,可减轻自身肌肉紧张及疲劳,提高工作效率。同时,运用人体力学原理协助患者维持正确的姿势和体位,避免肌肉过度紧张,可增进患者的舒适感,促进康复。

考点:人体力学原理在护理中的应用

1. 利用杠杆原理　　护士在进行操作时,应靠近操作物体;两臂持物时,两肘应紧靠身体两侧,上臂下垂,前臂和所持物体尽量靠近身体,从而达到省力的目的。

2. 扩大支撑面　　护士在进行操作时,如铺床、协助患者更换卧位等,应根据实际需要将双下肢前后或左右分开,以扩大支撑面。

3. 降低重心　　护士在拿取较低位置的物体或进行较低平面的操作时,双下肢除了应随身体运动的需要前后或左右分开,以扩大支撑面外,同时还应弯腰屈膝,使身体重心下降,维持身体的稳定性。

4. 重力线落在支撑面内　　护士在提物或搬运患者时,身体应尽量靠近,使重力线落在支撑面内。

5. 尽量使用大肌肉或多肌群　　护士在进行操作时,应尽量使用大肌肉或多肌群。如端持治疗盘时,应用前臂托住治疗盘,与手一起配合用力,不易疲劳。

6. 使用最小肌力　　护士在移动重物时,应注意保持平衡与稳定,计划好移动的位置和方向。如条件允许,可沿直线方向推、拉等,以达到省力目的。

二、患者床单位的准备

病床单位(图6-3)是指医疗机构内提供给患者使用的家具与设备,是患者住院期间用以休息、睡眠、饮食、排泄、活动与治疗等的基本生活单位。病床单位的固定设备包括:床、床垫、床褥、枕芯、棉胎或毛毯、大单、被套、枕套、橡胶单和中单(需要时)、床旁桌、床旁椅及跨床小桌,墙壁上有照明灯、呼叫装置、供氧和负压吸引管道等设施。

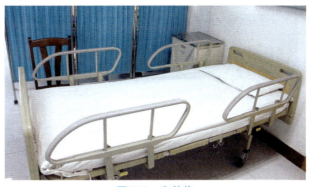

图 6-3　床单位

(一) 病床

床是患者休息的用具,是病室中的主要设备。规格一般为:长200cm、宽90cm、高60cm。主要有以下几种:

1. 不锈钢床　床头和床尾可支起或摇起,以方便患者更换卧位。床脚有小轮,便于移动,可固定。

2. 半自动病床　床头或床尾设有可升降的手摇摇柄,以方便患者更换卧位。床两侧有半自动床挡,可按需升降。

3. 电动控制的多功能床　可通过控制钮控制床的升降、改变患者姿势、移动床挡。控制钮设在患者可触及的范围内,以便清醒患者根据需要,自行调节。

(二) 床上用物

1. 床垫　长宽与床的规格相同,厚 9~10cm,以棕丝、棉花或海绵等为垫芯,垫面选择坚牢的布料制成。由于患者绝大多数时间卧于床上,所以床垫宜软硬适宜,透气性好,以免因身体重力发生凹陷。

2. 床褥　长宽与床垫规格相同,一般用棉花作褥芯,棉布作褥面,铺于床垫之上,让患者感觉温暖舒适,并可防床单的滑动。

3. 枕芯　长 60 cm,宽 40 cm,内装木棉、人造棉或羽绒等,以棉布作枕面。

4. 棉胎　长 210cm,宽 160cm,多用棉花胎,也可用人造棉或羽绒被。

5. 大单　长 250cm,宽 180cm,用棉布制作。

6. 被套　长 230cm,宽 170cm,用棉布制作,开口于尾端,并钉有布带或尼龙褡扣。

7. 枕套　长 75cm,宽 45cm,用棉布制作。

8. 中单　长 170cm,宽 85cm,用棉布制作,也可使用一次性中单。

9. 橡胶中单　长 85cm,宽 65 cm,两端各加白布 40cm。

(三) 床旁用物

1. 床旁桌　放在患者床旁,通常放置一些患者个人所属的物品或护理用具。

2. 床旁椅　患者单位至少有一张床旁椅,供患者或探视者坐用。

3. 床上桌　床上桌是一个小桌面,一种由附着地面的金属架支托,可以自由推动。另一种直接架放在两侧床缘,可以上下活动,不用时放在床尾,用时拉起来即可。患者可在床上进食、阅读、写字或从事其他活动。

三、铺　床　法

床单位必须符合实用、耐用、平紧、舒适、安全的原则。病床根据需要主要有三种形式:备用床(图 6-4)、暂空床(图 6-5)、麻醉床(图 6-6)。

考点:不同铺床法的目的、操作要点、注意事项

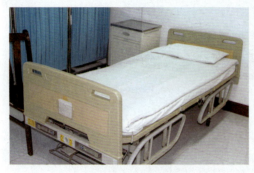

图 6-4　备用床

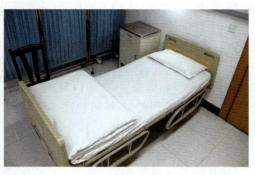

图 6-5　暂空床

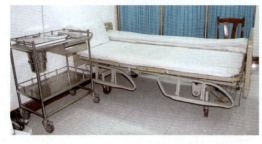

图 6-6　麻醉床

（一）备用床

【目的】　保持病室整洁、美观,随时准备接受新患者。

【评估】

1. 床单位设备是否齐全,病床有无损坏和不安全因素。

2. 床上用品是否符合病床规格要求、适应季节的需要。

3. 周围环境是否适宜进行备用床的操作。

【计划】

1. 护士准备　衣帽整洁,修剪指甲,洗手,戴口罩。

2. 用物准备　床、床垫;床上用品按照铺床顺序从下到上依次为:枕芯、枕套、棉胎或毛毯、被套、大单(或床垫罩)、床褥。

3. 环境准备　病室内无患者进餐或治疗。

【实施】　见表 6-2。

表 6-2　铺备用床(被套法)

操作步骤	要点说明
1. 备齐用物　按使用先后顺序置于护理车上,推至床边	有脚轮的床应先固定,调整床的高度
2. 移床旁桌椅　移开床旁桌,距床旁约 20cm;移椅至床尾正中,离床尾约 15cm。用物按使用顺序置于椅上	便于操作
3. 翻转床垫　纵翻或横翻床垫,根据情况自床头向床尾清扫床垫。按需铺床褥	上缘需紧靠床头
4. 铺大单	
(1) 大单法:①将大单分别向床头、床尾、近侧、对侧打开;②铺近侧床头,一手托起床头的床垫,一手伸过床头中线将大单铺入床垫下;③铺床角(图 6-7):在距床头约 30cm 处,向上提起大单边缘,使其同床边垂直,呈一等边三角形,以床沿为界将三角形分为两半,上半三角覆盖于床上,下半三角平整地塞于床垫下,铺好床角;④双手握住大单边缘,向床尾方向用力拉紧,同法铺近侧床尾的床角;⑤两手将大单中部边缘拉紧,平整塞于床垫下;⑥从床尾转至对侧,同法铺好对侧大单	大单的横、纵中线对齐床横、纵中线 铺床角要求平紧 大单要求中线正,床面平紧

续表

操作步骤	要点说明
（2）床罩法：将布制床罩从床头套向床尾	铺对侧床尾前，沿对角线的方向用力拉紧大单
5. 套被套	
（1）"S"形：将被套正面向外，平铺于床上，分别向床尾、近侧、对侧打开。将被套开口端上层打开至 1/3 处，将折好的"S"形棉胎放于开口处，拉棉胎上缘至被套封口处，对好两上角，再将竖折的棉胎两边打开和被套平齐，系带。盖被上缘与床头平齐，两侧边缘向内折和床沿平齐，铺成被筒，尾端平整塞于床垫下（或内折与床尾平齐）	被套纵中线与床纵中线对齐 上端齐床头，开口端朝床尾 两侧边缘向内折部分对称
（2）卷筒型：将被套正面向内，平铺于床上，将棉胎铺在被套上，上缘与被套封口边齐。将棉胎与被套一并自床头卷至床尾，自开口处翻转、拉平、系带。按"S"形法铺成被筒	准备被套时需翻转，使反面朝外 被套开口端朝床尾
6. 套枕套 将枕套套于枕芯上，四角充实。轻拍枕芯，系带，枕头横放于床头盖被上	开口处背门
7. 桌椅归位 将床旁桌椅放回原处	保持床单位整洁美观

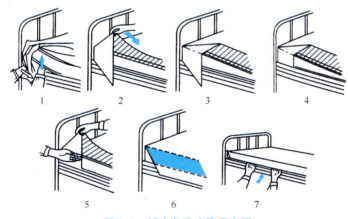

图 6-7 铺床角法步骤示意图

【注意事项】

1. 患者进食或做治疗时应暂停铺床。

2. 动作轻稳，避免抖动、拍打等动作，以免微生物传播。

3. 应用节力原则 能升降的床，应将床调整至适当高度，以免腰部过度弯曲；铺床时护士身体靠近床边，上身保持直立，两腿间距离与肩同宽，两膝稍屈，两脚根据活动情况前后、左右分开，扩大支撑面，降低重心，增强身体稳定性；操作时使用肘部力量，动作平稳、连续、有节律；铺床时应先铺床头后铺床尾，先铺近侧后铺远侧。避免多余动作，减少走动次数，以节力省时。

（二）暂空床

【目的】 保持病室整洁、美观，供新入院或暂时离床活动的患者使用。

【评估】

1. 患者的病情、诊断、神志、伤口及引流管情况。

2. 患者的病情是否可以暂时离床。

【计划】 同备用床。必要时另备橡胶单、中单(或一次性中单)。

【实施】 见表6-3。

表6-3 改备用床为暂空床铺床

操作步骤	要点说明
1. 折叠盖被 将备用床盖被上端1/4向内折叠,然后扇形三折于床尾	
2. 铺橡胶单和中单 根据病情需要,铺橡胶单和中单,床缘的下垂部分一起平整地塞于床垫下	中线和床中线对齐,上缘距床头45~50cm
3. 整理用物	

【注意事项】 同备用床。

(三) 麻醉床

【目的】

1. 便于接收和护理麻醉手术后的患者。

2. 使患者安全、舒适,预防并发症。

3. 保护被褥不被排泄物、血液及呕吐物等污染。

【评估】

1. 患者的病情、诊断、手术部位、手术名称和麻醉方式。

2. 手术后所需的治疗和护理等用物。

3. 病床及床旁设施性能是否完好。

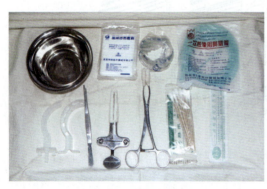

图6-8 麻醉护理盘

【计划】

1. 护士准备 衣帽整洁,修剪指甲,洗手,戴口罩。

2. 用物准备

(1) 床上用物:同备用床(被套式),另备橡胶单和中单(或一次性中单)。

(2) 麻醉护理盘(图6-8):根据需要备开口器、压舌板、舌钳、牙垫、治疗碗、镊子、吸氧导管、吸痰导管、纱布、棉签、胶布、血压计、听诊器、护理记录单和笔、弯盘、手电筒、别针等。

(3) 其他:输液架、吸痰器、氧气筒、胃肠减压器、心电监护仪、延长管、输液泵等。

3. 环境准备 病室内无患者进餐或治疗。

【实施】 见表6-4。

表6-4 铺麻醉床

操作步骤	要点说明
1. 撤除用物	撤除原有枕套、被套、大单等,放于污物袋内
2. 备齐用物	同铺备用床
3. 移床旁桌	同铺备用床
4. 翻转床垫	同铺备用床
5. 铺大单、橡胶单 按铺备用床的方法先铺近侧大单,然后根据患者的麻醉方式和手术部位,按需要铺橡胶单和中单	

续表

操作步骤	要点说明
（1）先将一橡胶单及中单分别与床中线对齐，依次铺在床中部，将近侧下垂边缘部分一并塞于床下	使其上缘距床头 45～50cm
（2）根据病情和手术部位的需要。可将另一橡胶单及中单分别对好中线，铺在床头或床尾处。转至对侧同法依次铺好大单、橡胶单及中单	铺在床头时，上缘平齐床头，下缘压在床中部橡胶单及中单上；铺在床尾时，则下缘齐床尾，余法同上
6. 套被套　按备用床要求铺好盖被，盖被上端与床头平齐，两侧内折与床边缘平齐，尾端内折与床尾齐。将盖被纵向三折叠于接受患者的对侧床边，开口向门	以便接收术后患者
7. 套枕套　将枕套套于枕芯上，四角充实。轻拍枕芯，系带，将枕头横立于床头，开口端背门	保护患者头部，防止因躁动发生损伤
8. 整理用物　移回床旁桌，将床旁椅放在接受患者的对侧床尾处（和盖被同侧）	

【注意事项】

1. 铺麻醉床时应使用清洁被单，以预防感染。

2. 根据手术部位灵活掌握铺橡胶单和中单的位置和数量，头颈胸部手术应铺在床头，腹部手术应铺在床中部，下肢手术应铺在床尾。中单要完全遮盖橡胶单，避免橡胶单与患者皮肤接触，引起不适。

3. 全麻未清醒的患者应去枕仰卧，头偏向一侧。枕头横立于床头，以防患者躁动，撞伤头部。

4. 其他同铺备用床。

四、卧有患者床整理及更换床单法

【目的】

1. 保持病室整洁，使患者舒适。

2. 便于观察病情变化，预防压疮。

【评估】

1. 患者的临床诊断，意识状态，活动能力，有无导管、伤口、牵引等。

2. 患者的心理反应及合作程度。

【计划】

1. 护士准备　衣帽整洁，修剪指甲，洗手，戴口罩。

2. 用物准备

（1）卧有患者床整理：扫床刷和一次性刷套。

（2）卧床患者更换床单法：清洁大单、中单、被套、枕套、扫床刷和半湿刷套、护理车，必要时备便盆、清洁衣裤。

3. 环境准备　根据情况调节室温，保持环境整洁、安静，酌情关闭门窗或遮挡患者。

【实施】

1. 卧有患者床整理法　见表6-5。

表 6-5　卧有患者床整理法

操作步骤	要点说明
1. 核对、解释　备物携至床旁,查对床号、姓名,解释操作目的及方法	
2. 移开床旁桌椅　酌情关门窗,移开床旁桌椅	如病情许可,放平床头、床尾支架
3. 移患者至对侧　松开床尾盖被,移枕至对侧后协助患者翻身侧卧	患者背向护士
4. 松各单　松开近侧各层床单	
5. 清扫各单　取套好刷套的床刷扫净中单、橡胶中单,分别搭在患者身上,然后从床头至床尾清扫大单	注意扫净枕下与身下的渣屑
6. 铺近侧各单　将大单、橡胶中单、中单逐层拉平铺好	注意各层平整
7. 整理对侧　协助患者平卧,移枕至近侧,护士协助患者翻身侧卧再转至对侧,同法整理后,协助患者平卧	患者侧卧于整理好的一侧
8. 整理盖被、枕头　将棉胎和被套拉平,叠成被筒,被尾折叠于床尾垫下或内折与床尾平齐;取下枕头,轻轻拍松后放于头下,协助患者取舒适卧位	
9. 整理　移回床旁桌椅,整理用物	根据需要摇起床头、床尾支架

2. 卧有患者床更换床单法　见表 6-6 和表 6-7。

表 6-6　侧卧位更换床单法

操作步骤	要点说明
1. 核对、解释　备齐用物推车至床尾,查对床号、姓名,解释目的方法	按需提供便器
2. 移开床旁桌椅　酌情关门窗,移开床旁桌椅	如病情许可,放平床头、床尾支架
3. 松盖被、移枕侧卧　松开床尾盖被,移枕至对侧后,协助患者翻身侧卧背向护士	观察患者背部皮肤,妥善安置各种管道
4. 松各单、扫床　松开近侧各层床单,中单污染面向内卷塞于患者身下,取套好刷套的床刷扫净橡胶中单后搭在患者身上,再将大单污染面向内卷塞于患者身下,扫净床褥上渣屑	从床头至床尾 从床头至床尾
5. 铺近侧大单　将按纵折法折叠好的清洁大单与床中线对齐,展开近侧大单后,将对侧向内卷,塞于患者身下,按铺备用床法铺好近侧大单	对侧大单清洁面向内
6. 铺近侧橡胶单、中单　将橡胶单拉下铺平,将清洁中单铺于其上,展开近侧后将对侧中单向内卷,塞于患者身下,将近侧中单和橡胶单一起塞于床垫下铺好	对侧中单清洁面向内
7. 移枕翻身　协助患者平卧,枕头移至近侧床头,护士协助患者翻身侧卧	患者侧卧于更换好的一侧
8. 松对侧各单　护士转至对侧松开各层床单,将污中单卷至床尾,扫净橡胶中单搭于患者身上,污大单与污中单卷在一起放于护理车污物袋内	
9. 扫床　同法扫净床褥上渣屑,取下床刷套放护理车下层	

续表

操作步骤	要点说明
10. 铺对侧各单　从患者身下依次拉出清洁大单铺好,将橡胶单、中单逐层拉平铺好	自床头向床尾 大单按床头、床尾、床中部的顺序铺好
11. 更换清洁被套　将清洁被套内面翻转平铺于患者身上,在污被套内将棉胎按备用床棉胎的"S形"法折叠,从被套开口处拉出,将取出的棉胎展开平铺于清洁被套上,撤出污被套放于污衣袋内,按"卷筒型"方法套好被套,整理,系带。协助患者平卧,被套两侧向内折叠平齐床沿,被尾平整折叠于床尾垫下或内折与床尾平齐	被套反面朝上 被套开口向床尾
12. 换枕套　一手托住患者头颈部,另一手将枕头取出,更换枕套,拍松枕头,开口背门放于头下	根据需要摇起床头、床尾支架
13. 整理　移回床旁桌椅,整理用物	

表 6-7　仰卧位更换床单法

操作步骤	要点说明
1. 核对、解释	同侧卧更换床单法
2. 移开床旁桌椅	同侧卧更换床单法
3. 取枕、松单　两人操作,一人托起患者头颈部,另一人迅速取出枕头,放于床尾椅上,从床头到床尾松开盖被及各单,将床头污大单横卷成筒式至肩下	污大单污染面向内
4. 铺大单　将清洁大单横卷成筒状铺在床头,清洁大单中线对齐床中线,铺好床头大单后抬起患者上半身,将污大单、中单及橡胶单一起从床头卷至患者臀下,同时将清洁大单拉至患者臀部,放下患者上半身。一人抬臀部,另一人迅速撤去污大单、中单及橡胶中单,同时将清洁大单拉至床尾,将污大单及中单放于护理车污物袋内,橡胶中单放在床尾椅背上。展开大单铺好	骨科患者可利用牵引架上拉手,自己抬起身躯
5. 铺橡胶单、中单、换枕套　一人换枕套,为患者枕好;另一人备橡胶单、中单并先铺好一侧,半幅卷曲于患者身下,换枕套的护士再将橡胶单及中单拉出,展开铺好	清洁面向内
6. 按需更换清洁被套	同侧卧更换床单法
7. 整理	同侧卧更换床单法

【注意事项】

1. 保证患者安全,必要时可用床挡防止坠床,若两人操作动作应协调一致。

2. 操作中注意保护患者隐私,尽量少暴露患者,注意观察患者病情变化,避免牵拉管路。

3. 患者的衣裤及床上用品应定时更换,如被血液、体液污染时,及时更换。

4. 病床应湿式清扫,一床一套(巾);床头柜应一桌一抹布。用后消毒处理,防止交叉感染。

5. 操作中加强与患者交流,注意观察患者情况,如有异常立即停止操作及时处理。

目 标 检 测

A₁ 型题

1. 医院的中心任务是
　　A. 卫生保健　　　B. 医疗工作
　　C. 健康指导　　　D. 教学工作
　　E. 科研工作

2. 医院按收治范围分,可分为
　　A. 一级医院、二级医院和三级医院
　　B. 综合性医院和专科医院
　　C. 军队医院和地方医院
　　D. 全民医院、集体医院和民营医院
　　E. 非营利性医院和营利性医院

3. 对前来门诊就诊的患者,护士应首先进行
　　A. 卫生指导　　　B. 健康教育
　　C. 预检分诊　　　D. 心理安慰
　　E. 查阅病案

4. 医院病区环境的温度和湿度一般为
　　A. 18~22℃,40%~50%
　　B. 18~22℃,50%~60%
　　C. 22~24℃,40%~50%
　　D. 22~24℃,50%~60%
　　E. 24~26℃,50%~60%

5. 在医院环境中,工作人员应做到"四轻"
　　A. 说话轻、走路轻、动作轻、开门轻
　　B. 说话轻、走路轻、动作轻、开门轻
　　C. 说话轻、走路轻、操作轻、关门轻
　　D. 说话轻、走路轻、操作轻、开门轻
　　E. 说话轻、走路轻、动作轻、关门轻

6. 白天病区较理想的声音强度范围是
　　A. 55~60dB　　　B. 50~55dB
　　C. 45~50dB　　　D. 40~45dB
　　E. 35~40dB

7. 急救室的抢救物品管理做到五定制度,不包括下列
　　A. 定数量品种　　B. 定点放置
　　C. 定人保管和使用　D. 定期消毒灭菌
　　E. 定期检查维修

8. 急诊护士在抢救过程中,正确的是
　　A. 任何情况下,护士不执行口头医嘱
　　B. 输液瓶、输血袋用后及时按医用垃圾处理
　　C. 急救药品的空安瓿经患者检查后方可丢弃
　　D. 抢救完毕请医生第2天补写医嘱与处方
　　E. 口头医嘱向医生复述一遍,经双方确认无误

后方可执行

9. 下列属于医源性损伤的是
　　A. 患者住院期间病情变化
　　B. 患者住院期间洗澡不慎摔倒
　　C. 患者住院期间发生意外事件
　　D. 蚊虫叮咬感染
　　E. 护士操作不当造成患者伤口感染

10. 铺备用床的目的是
　　A. 保持病室整洁,准备迎接新患者
　　B. 供暂时离床活动的患者使用
　　C. 使患者安全、舒适
　　D. 便于接受麻醉手术后的患者
　　E. 防止发生皮肤并发症

A₂ 型题

11. 护士在候诊室巡视时发现一位患者精神不振,询问病情,患者主诉肝区隐痛,疲乏,食欲差,可见双眼巩膜黄染。护士应如何处理
　　A. 安排提前就诊
　　B. 转急诊室诊治
　　C. 将患者转隔离门诊诊治
　　D. 给患者测量生命体征
　　E. 安慰患者,耐心等候诊治

12. 患者,男性,25 岁。因车祸导致腹部外伤大量出血,被送入急诊室,在医生未到来之前,值班护士首先应
　　A. 详细询问发生车祸的原因
　　B. 通知病房,准备床单位
　　C. 止血,测血压,配血、建立静脉通道
　　D. 注射镇痛剂
　　E. 安抚患者情绪

13. 患者,男性,65 岁。在门诊候诊时,突然感到腹痛难忍,出冷汗,四肢冰冷,呼吸急促。门诊护士应
　　A. 态度和蔼,劝其耐心等候
　　B. 让患者平卧候诊
　　C. 安排提前就诊
　　D. 给予镇痛剂
　　E. 请医生加快诊疗

14. 护士小王,在产科工作,应调节病区最适宜的温度是
　　A. 15~16℃　　　B. 16~18℃
　　C. 18~22℃　　　D. 22~24℃

E.　24～26℃

15. 患者,女性,头部因车祸伤行急诊手术,护士为其准备麻醉床,不正确的是
　　A. 将备用床改铺为麻醉床
　　B. 盖被纵向三折叠于门对侧床边
　　C. 橡胶单及中单铺于床中部
　　D. 枕头横立于床头,开口背门
　　E. 备麻醉护理盘、输液架等

16. 护士小黄,在铺床时不符合节力原则的是
　　A. 将用物备齐
　　B. 按使用顺序放置物品
　　C. 铺床时身体靠近床沿
　　D. 先铺远侧,后铺近侧
　　E. 下肢前后分开并降低重心

17. 患者,男性,55 岁。因"高血压"入院。患者脾气急躁,想回家,作为主管护士,下列不是协助患者适应病区环境的措施是
　　A. 介绍医院环境,使其尽快熟悉
　　B. 引导患者建立良好的人际关系
　　C. 提供相关支持,如疾病信息等
　　D. 避免患者医院内感染
　　E. 尽量提供方便,使患者感到舒适

18. 患者,女性,39 岁,因肺炎入院,应将其安置在
　　A. 危重病房　　　　B. 普通病房
　　C. 隔离病房　　　　D. 急诊病房
　　E. 心电监护病房

A₃/A₄ 型题

(19、20 题共用题干)

　　患者,男性,18 岁。因车祸致头部及腹部等多处外伤,患者头部出血、呼吸困难、意识模糊,送至急诊科抢救。

19. 急诊科护士处理不妥的是
　　A. 询问外伤原因
　　B. 迅速与公安部门联系
　　C. 安排观察病床,等待医生
　　D. 请陪同者留下
　　E. 记录患者到达的时间

20. 患者急诊手术后入病区,护士为其准备床单位时不正确的是
　　A. 将备用床改为暂空床
　　B. 将盖被纵向三折叠于开门对侧床边
　　C. 橡胶单和中单铺于床头部和床中部
　　D. 将枕头横立于床头,开口背门
　　E. 备好麻醉护理盘

(21、22 题共用题干)

　　患者,男性,55 岁,因慢性支气管炎入院,因上洗手间地滑不慎摔倒,肘部表皮擦伤,骶尾部有疼痛感。

21. 上述情况属于
　　A. 机械性损伤　　　B. 医源性损伤
　　C. 化学性损伤　　　D. 温度性损伤
　　E. 生物性损伤

22. 避免上述情况发生的有效措施为
　　A. 设呼叫系统
　　B. 患者下床时,给予搀扶
　　C. 尊重、关心患者
　　D. 洗手间地面铺设防滑材料,设警示牌
　　E. 加强职业道德教育

第七章　入院和出院护理

 案例7-1

患者，男性，53岁，因淋雨后咳嗽、咳痰3天来医院就诊，诊断为"大叶性肺炎"。门诊用药2天后病人病情无好转，咳铁锈色痰伴头痛、发热、全身无力，转入呼吸内科。住院期间遵医嘱给予一级护理，经治疗患者痊愈出院。

问题：1. 护士应如何完成该患者的入院护理？

　　　2. 一级护理的护理措施如何？

　　　3. 患者住院期间做肺CT检查，使用平车护送注意什么？

门诊或急诊的患者经医生诊查、确定住院治疗时，需要办理入院手续。护士应掌握入院护理的一般程序，按照整体护理的要求，对患者进行评估，了解患者对护理的要求，给予针对性的护理，使患者尽快适应环境，遵守医院规章制度，并能密切配合医疗护理活动。

当患者经过治疗和护理病情好转，可以出院时，护士应协助其办理出院手续，同时指导出院患者注意饮食、服药、休息、功能锻炼和定期复查等，不断提高患者的生活质量。

第一节　入院护理

入院护理是指患者住院后，护理人员对患者所进行的一系列护理活动的安排。其目的是协助患者了解和熟悉环境，使患者尽快熟悉和适应医院生活，消除紧张、焦虑等不良情绪；满足患者的各种合理需求，以调动患者配合治疗护理的积极性；做好健康教育，满足患者对疾病知识的需求。

一、入院程序

（一）办理入院手续

当患者在门诊或急诊经医生初步诊断确定需住院检查或治疗时，由医生签发住院证，到住院处办理入院手续，如填写登记表格、缴纳住院保证金等。住院处接收患者后，立即通知病区值班护士根据病情做好接纳新患者的准备。

（二）实施卫生处置

根据患者的病情及身体状况，在卫生处置室对其进行卫生处置，如给患者理发、沐浴、更衣、修剪指甲等。急诊、危重的患者可酌情免浴；对有体虱或头虱者，应先行灭虱，再沐浴更衣；传染病患者或疑似传染病的患者应送隔离室特殊处置。患者换下的衣服和不需用的衣物可交家属带回，或由住院处按手续存放。

（三）护送患者入病区

由住院处护士携病历护送患者入病区，根据患者病情可选用步行、轮椅、平车或担架等方式。护送时注意保暖，且不能停止必要的治疗（如输液、给氧）。根据患者病情安置合适卧位，保证患者安全。送入病区后，与病区值班护士就患者的病情、个人卫生及物品等进行交接。

二、患者进入病区后的初步护理

（一）门诊患者的入院护理

1. 准备床单位　病区护士接到住院处通知后，立即根据病情需要准备患者床单位，将备用床改为暂空床。

2. 迎接新患者　新患者入院进入一个陌生环境后，希望被认识、被理解、被尊重，护士应以热情的态度、亲切的语言接待患者，做好入院指导。向患者作自我介绍，说明自己将为患者提供的服务内容及职责，介绍患者床单位的设备及其使用方法，介绍同室病友等。引导患者及家属认识病区的环境，促使患者尽快地适应医院环境增加其安全感，给患者留下良好的第一印象。

3. 测量患者体温、脉搏、呼吸、血压及体重，并将测量的结果记录于体温单上。

4. 通知医生诊察患者，必要时协助体检，按医嘱处理有关事项。

5. 填写住院病历及有关护理表格　①用蓝笔逐页填写住院病历眉栏及有关表格；②用红笔在体温单40～42℃的相应时间栏内纵行填写入院时间；③填写入院登记本、诊断卡（插在患者住院一览表上）、床尾卡；④住院病历按下列顺序排列：体温单、医嘱单、入院记录、病史及体格检查、病程记录（手术、分娩记录单及特殊治疗记录单等）、各项检验检查报告单、护理病历、住院病历首页、门诊病历。

6. 进行入院护理评估　对患者的健康状况进行评估，了解其基本情况和身心需要，填写患者入院护理评估单，确定护理诊断，拟订初步护理计划。

（二）急诊患者的入院护理

病区接收的急诊、危重患者多从急诊室直接送入或由急诊室经手术室手术后转入，护士接到通知后立即做好以下工作：

1. 准备床单位，危重患者置于抢救室或危重病室，床上加铺橡胶中单和中单，对急诊手术患者，应铺好麻醉床。

2. 备好急救物品及药品，如氧气、输液器、吸引器、急救车等，并通知医生做好抢救准备。

3. 患者入病室后，密切观察病情变化，积极配合医生进行抢救，作好护理记录。

4. 老年人、意识不清或躁动不安的患者，需安置床挡加以保护，防止发生坠床等意外事故。

5. 昏迷患者或婴幼儿，须暂留陪送人员，以便询问病情。

三、分级护理

分级护理是根据患者病情，按照护理程序的工作方法所制订的不同护理措施。患者入院后，按病情的轻、重、缓、急及遵医嘱给予不同级别的护理。通常分为四个等级，即特级护理、一级护理、二级护理及三级护理（表7-1）。

考点：分级护理的适应对象及护理内容

表7-1　分级护理

护理级别	适用对象	护理内容
特级护理	①患者病情危重，随时可能抢救者；②重症监护患者；③复杂或大手术后患者；④使用呼吸机辅助呼吸，并需要严密监测病情的患者；⑤实施连续性肾脏替代治疗（CRRT）并需严密监测生命体征的患者；⑥有生命危险，需要严密监护生命体征的患者	①严密观察病情及生命体征变化；②根据医嘱，正确实施治疗、给药措施；③根据医嘱，准确测量出入量；④根据患者病情，正确实施基础护理和专科护理，如口腔护理、压疮护理、气道护理及管路护理等，实施安全措施；⑤保持患者的舒适和功能体位；⑥实施床旁交接班

续表

护理级别	适用对象	护理内容
一级护理	①病情趋向稳定的重症患者;②手术后或者治疗期间需要严格卧床的患者;③生活完全不能自理且病情不稳定的患者;④生活部分自理,病情随时可能发生变化的患者	①每小时巡视患者,观察患者病情变化;②根据患者病情,测量生命体征;③根据医嘱,正确实施治疗、给药措施;④根据患者病情,正确实施基础护理和专科护理,如口腔护理、压疮护理、气道护理及管路护理等,实施安全措施;⑤提供护理相关的健康指导
二级护理	①病情稳定,仍需卧床的患者;②生活部分自理的患者	①每2小时巡视患者,观察患者病情变化;②根据患者病情,测量生命体征;③根据医嘱,正确实施治疗、给药措施;④根据患者病情,正确实施护理措施和安全措施;⑤提供护理相关的健康指导
三级护理	①生活完全自理且病情稳定的患者;②生活完全自理且处于康复期的患者	①每3小时巡视患者,观察患者病情变化;②根据患者病情,测量生命体征;③根据医嘱,正确实施治疗、给药措施;④提供护理相关的健康指导

第二节　运送患者

凡不能自己行走的患者在入院、出院、接受检查或治疗时,均需护士根据患者病情选用轮椅、平车或担架等工具运送。在运送患者过程中,护士应将人体力学原理正确运用于操作中,以减轻双方疲劳,避免发生损伤,提高工作效率,减少患者痛苦,保证患者安全、舒适。

一、轮椅运送法

【目的】　运送不能行走但能坐起的患者入院、出院、检查、治疗或室外活动。

【评估】

1. 患者的一般情况　年龄、体重、病情、损伤部位及躯体活动能力。
2. 患者的认知反应　对轮椅运送技术的认识、心理状态、理解合作程度。
3. 轮椅各部件的性能是否良好。

【计划】

1. 护士准备　衣帽整洁。
2. 物品准备　轮椅、拖鞋,根据季节备毛毯、别针,需要时备软枕。
3. 环境准备　环境宽敞,无障碍物,地面防滑。
4. 患者准备　了解轮椅运送的方法和目的,能够主动配合操作。

【实施】　见表7-2。

表7-2　轮椅运送法

操作步骤	要点说明
1. 核对检查　检查轮椅性能,推轮椅至床旁,核对床号、姓名,向患者说明操作的目的、方法和配合事项	确保患者安全 取得患者配合
2. 放置轮椅　将椅背与床尾平齐,面向床头,翻起脚踏板,并将车闸制动以固定车轮	缩短距离,便于患者坐入轮椅 防止轮椅滑动 天冷将毛毯平铺在轮椅上,上端高过患者颈部约15cm

续表

操作步骤	要点说明
3. 协助起床　协助患者坐于床缘,嘱其以手掌撑在床面维持坐姿,协助其穿上保暖外衣及鞋袜	询问并观察患者有无眩晕等不适
4. 协助坐椅　护士面对患者双脚分开站立,请患者双手置于护士肩上,护士双手抱患者腰部,协助患者下床,告知患者用其近轮椅侧之手,抓住轮椅外侧之把手,转身坐入轮椅中;或由护士环抱患者,协助患者坐入椅中,翻下脚踏板,患者双脚置于脚踏板上(图7-1)	嘱患者抓紧轮椅扶手
5. 注意保暖　将毛毯上端的边缘向外翻折约10cm围在患者颈部,用别针固定,并用毛毯圈裹两臂作成两个袖筒,各用一别针在腕部固定,再用毛毯围好上身,并将双下肢和两脚包裹(图7-2)	
6. 整理病床　铺成暂空床	
7. 护送患者　观察患者,确定无不适后打开车闸,嘱患者不可前倾、自行站起或下轮椅,推患者至目的地	嘱患者身体尽量向后靠坐
8. 协助下椅　护士推轮椅至床尾,将闸制动,翻起脚踏板。护士立于患者面前,两腿前后分开,屈膝屈髋,两手置于患者腰部,患者双手放于护士肩上。协助患者站立,坐于床缘,脱去鞋子和保暖外衣	防止患者摔倒
9. 安置患者　协助患者取舒适卧位,盖好盖被。整理床单位,观察病情	
10. 归位记录　将轮椅推回原处放置,必要时做好记录	

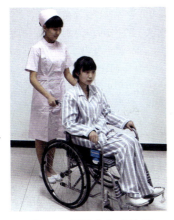

图 7-1　协助患者坐轮椅

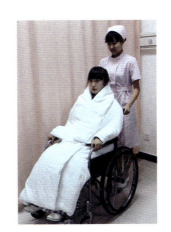

图 7-2　轮椅上保暖

【注意事项】

1. 应经常检查轮椅性能,保持完好。患者上下轮椅时,固定好车闸。

2. 如患者下肢水肿、溃疡或关节疼痛,可在脚踏板上垫软枕,抬高双脚。

3. 寒冷季节注意保暖。

4. 推轮椅运送患者时,速度要慢,并随时观察患者变化,以免患者感觉不适和发生意外。

5. 推轮椅下坡时应减速,并嘱患者抓紧扶手;过门槛时,跷起前轮,避免过度震动,保证患者安全。

考点:轮椅运送法的注意事项

二、平车运送法

【目的】　运送不能起床的患者入院、出院、作各种特殊检查、治疗、手术。

【评估】

1. 患者的一般情况　年龄、体重、病情与躯体活动能力及患者的损伤部位。

2. 患者的认知反应　对平车运送技术的认识程度，心理状态、合作程度。

3. 平车性能是否良好。

【计划】

1. 护士准备　根据不同情况决定护士人数，衣帽整洁。

2. 物品准备　平车(上置以橡胶单和被单包好的垫子和枕头)，带套的毛毯或棉被。如为骨折患者，应有木板垫于平车上，并将骨折部位固定稳妥；如系颈椎、腰椎骨折或病情较重的患者，应备有帆布中单或布中单。

3. 环境准备　地面平坦、通畅，无障碍物。

4. 患者准备　了解平车的作用、搬运方法及配合事项。

【实施】　见表 7-3。

考点：平车运送法的方法及注意事项

表 7-3　平车运送法

操作步骤	要点说明
1. 核对检查　检查平车性能，推平车至床旁，核对床号、姓名，向患者说明操作的目的、方法和配合事项	确保患者安全 取得患者配合
2. 安置好患者身上的各种导管	避免导管脱落、受压或液体逆流
3. 搬运患者	
▲挪动法	适用于病情允许，且患者能在床上配合者
(1) 移开床旁桌椅，松开盖被	
(2) 将平车推至床边与床平行，大轮靠床头，将车闸制动	平车贴近床缘便于搬运
(3) 协助患者将上半身、臀部、下肢依次向平车移动，让患者头部卧于大轮端(图7-3)	下平车回病床时，应先帮助其移动下肢，再移动上半身
(4) 协助患者躺好，用盖被盖好患者	
▲一人搬运法	适用于病情允许，患者体重较轻者，缩短搬运距离，节力
(1) 将床旁椅移至对侧床尾，推平车至床尾，使平车头端与床尾成钝角，车闸制动	
(2) 松开盖被，协助患者穿好衣服	扩大支撑面，降低重心，便于转身
(3) 搬运者站于床边，两脚一前一后，稍屈膝，一臂自患者腋下伸至对侧肩外侧，一手伸至对侧股下，嘱患者双臂交叉于搬运者颈后并双手用力握住(图7-4)；抱起患者，移步走向平车，使之平卧于平车中央，盖好盖被	
▲二人搬运法	适用于不能活动而体重较重者
(1) 同一人搬运法(1)～(2)	
(2) 搬运者甲、乙二人站在床边，将患者双手置胸腹间，协助其移至床缘	
(3) 甲一手臂托住患者的头、颈、肩部，一手臂托住腰部；乙一手臂托住患者臀部，一手臂托住腘窝处。二人同时抬起，使患者身体向护士倾斜，移步将患者放于平车上，使之平躺于平车中央(图7-5)，盖好盖被	搬运者甲应使患者头部处于较高位置，减轻不适

续表

操作步骤	要点说明
▲ 三人搬运法	适用于自己不能活动而体重超重者
（1）同一人搬运法（1）～（2）	
（2）搬运者甲、乙、丙三人站在床边，将患者双手置胸腹间，协助患者移至床缘	
（3）甲托住患者头、颈、肩及胸部，乙托住患者背、腰、臀部，丙托住患者的膝及双足，一人喊口令，三人同时托起患者，移步走向平车，使患者平躺于平车中央（图7-6），盖好盖被	搬运者甲应使患者头部处于较高位置，减轻不适
▲ 四人搬运法	适用于颈椎、腰椎骨折或病情较重的患者
（1）同挪动法（1）～（2）	
（2）搬运者甲、乙分别站于床头和床尾，丙、丁二人分别站于病床及平车一侧，在患者腰、臀下铺帆布兜或中单	铺帆布兜或中单一定能承受患者体重 搬运者应协调一致
（3）甲托住患者的头、颈、肩部，乙托住患者的两腿，丙、丁二人紧紧抓住帆布兜或中单四角，一人喊口令，四人同时抬起（图7-7），将患者轻轻放于平车中央，盖好盖被（图7-8）	颅脑损伤、颌面部外伤及昏迷患者，应将头偏向一侧 搬运颈部损伤患者时，头部应保持中立位

4. 铺暂空床　整理床单位，铺成暂空床

5. 运送患者　松车闸，运送患者至目的地

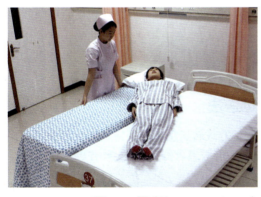

图7-3　挪动法

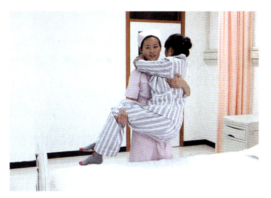

图7-4　一人搬运法

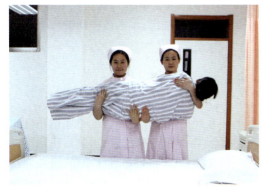

图7-5　二人搬运法

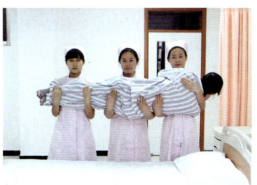

图7-6　三人搬运法

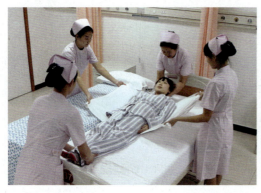
图 7-7　四人搬运法

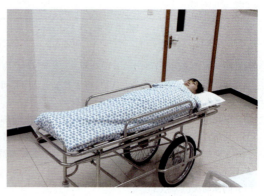
图 7-8　平车运送盖被包裹法

【注意事项】

1. 搬运患者时,动作轻稳,协调一致,尽量让患者身体靠近搬运者,使重力线通过支撑面,保持平衡,同时缩短阻力臂达到省力的目的。

2. 推车时,护士应站在患者头侧,便于观察病情。搬运及推车时均应注意患者面色、呼吸及脉搏的变化。

3. 推平车上下坡时,患者头部应在高处一端。如平车一端为小轮,一端为大轮。患者头部应卧于大轮端,因小轮转弯灵活,大轮转动次数少,可减少颠簸。推车速度要适宜。确保患者安全、舒适。

4. 如在冬季应注意保暖,避免患者受凉;搬运骨折患者,车上需垫木板,并固定好骨折部位;有输液及引流管,须保持通畅;推车进出门时,应先将门打开,不可用车撞门,以免患者不适及损坏建筑物。

三、担架运送法

担架运送法用于运送不能起床的患者作检查、治疗或转运患者等。特别是在急救的过程中,担架是运送患者最基本、最常用的工具,其特点是运送患者舒适平稳,乘各种交通工具时上下方便,对体位影响较小。

运送方法:同平车运送技术。搬运时,由两人先将担架抬起,使之与床沿平齐,可由两人或三人完成。

注意事项:颈、胸椎损伤时使用硬板担架,怀疑颈部损伤时将患者颈部保持中立位,防止左右转动;患者仰卧于担架中央,四肢不可靠近担架边缘,避免碰伤;运送途中随时观察患者的病情变化。

第三节　出院护理

出院护理是指患者出院时,护理人员对其进行的一系列护理工作。其目的是了解出院患者的生理、心理及社会再适应的情况,以协助其重返社会;指导患者及家属,出院后仍须继续实施治疗和护理活动;清洁和消毒出院患者用过的一切物品;重新整理患者床单位,准备迎接新患者。

一、出院前护理

1. 通知患者和家属　医生根据患者康复情况,同意出院并决定出院日期后,护士按出院医嘱,将出院日期提前通知患者及家属,使之做好出院准备,如备好交通工具等。

2. 评估患者身心需要　出院前护士应评估患者身体状况,适时进行健康教育,指导其出院后注意饮食、服药、休息、功能锻炼和定期复查等,必要时可为患者或家属提供疾病有关方面的书面资料,教会患者及家属疾病的护理知识、护理技能及护理要点。评估患者心理变化并给予安慰及鼓励,以增进其信心,减轻因离开医院所产生的恐惧与焦虑。同时,填写患者出院护理评估单(详见第二十章"病案管理与护理文件的书写")。

3. 征求患者意见　虚心征求患者及家属对医院工作的意见和建议,以便不断改进工作,提高医疗护理工作质量。

二、出院当日护理

1. 护士执行出院医嘱,填写出院通知单,结算患者在住院期间所用的药品及治疗护理费用。指导患者和家属到出院处办理出院手续。

2. 在体温单40~42℃相应时间栏内,用红笔纵行填写出院时间。

3. 出院后注销所有治疗、护理执行单,如服药单、注射单、治疗单、饮食单等;注销各种卡片,如诊断卡、床尾卡等。

4. 填写出院患者登记本,按要求整理病历,交病案室保存。

5. 患者出院后仍需服药时,护士凭出院医嘱处方到药房领取药品,交给患者带回并详细说明用药规则。

6. 护士收到出院证,协助患者整理个人用物。

7. 根据患者具体情况,采用不同方式护送患者出病区。

三、出院后护理

1. 撤去病床上的污被服,放入污衣袋,送洗衣房处理。

2. 床垫、床褥、枕芯、棉胎放在日光下曝晒6小时或用紫外线照射消毒后,按要求折叠。

3. 床及床旁桌椅用消毒液擦拭,非一次性面盆、痰杯等用消毒液浸泡。

4. 打开病室门窗通风。

5. 传染性疾病的床单位及病室,均按传染病终末消毒法处理。

6. 铺好备用床,准备迎接新患者。

 目 标 检 测

A₁ 型题

1. 护士协助患者向平车挪动的正确顺序是
   A. 上身、下身、臀部　　B. 臀部、上身、下身
   C. 臀部、下肢、上身　　D. 上身、臀部、下身
   E. 下肢、臀部、上身

2. 下列有关分级护理的说法正确的是
   A. 一级护理适用于病情危重随时观察的患者
   B. 特级护理应每15~30分钟巡视患者一次
   C. 二级护理适用于病情危重需绝对卧床休息者
   D. 三级护理适于生活部分能自理的患者
   E. 二级护理应每2小时巡视患者一次

3. 一般患者入院,病区护士应首先
   A. 通知医生　　　　　B. 准备床单位
   C. 填写入院病历　　　D. 通知营养室
   E. 迎接新患者

4. 用平车搬运患者,下述正确的是
   A. 搬运腰椎骨折患者,平车上放置木板
   B. 上坡时,患者头部在平车后端
   C. 下坡时,患者头部在平车前端
   D. 暂停输液,以免针头脱出
   E. 进门时,用平车前端轻轻将门撞开

5. 两人搬运患者的正确方法是
   A. 甲托头肩部,乙托臀部
   B. 甲托颈、腰部,乙托大腿和小腿

C. 甲托背部,乙托臀、膝部

D. 甲托头、背部,乙托臀和小腿

E. 甲托头颈肩、腰部,乙托臀、腘窝

6. 使用轮椅方法不正确的是

　　A. 椅背与床尾平齐,面向床头

　　B. 护士站在轮椅背后,固定轮椅

　　C. 患者靠后坐稳,两手扶住扶手

　　D. 下坡时速度要快

　　E. 护送患者到达目的地

7. 一人搬运患者时,平车的适当位置是

　　A. 头端与床尾呈钝角

　　B. 头端与床头呈钝角

　　C. 头端与床头呈锐角

　　D. 头端与床尾相接

　　E. 与床平齐

8. 出院患者床单位的处理,哪项是错误的

　　A. 被褥曝晒 4 小时,每小时翻动一次

　　B. 撤去被服送洗

　　C. 床、床旁桌用消毒液擦拭

　　D. 茶具、痰杯煮沸消毒

　　E. 准备备用床

A₂ 型题

9. 患者,女性,53 岁,因哮喘急性发作,急诊入院。护士在入院初步护理中,下列哪项不妥

　　A. 护士自我介绍,消除陌生感

　　B. 立即给患者氧气吸入

　　C. 安慰患者,减轻焦虑

　　D. 详细介绍环境及规章制度

　　E. 通知医生,给予诊治

10. 患者,男性,40 岁,因上消化道出血而急诊入院。患者烦躁不安,面色苍白,四肢厥冷,血压 75/45mmHg,脉搏 110 次/分,入院护理的首要步骤是

　　A. 热情接待,耐心介绍环境和制度

　　B. 询问病史,了解护理问题

　　C. 填写各种表格,完成护理入院指导

　　D. 准备急救药品,等待值班医生

E. 置休克卧位,测量生命体征,输液,通知医生

11. 患者,男性,26 岁,颈椎骨折,现需搬运至平车上,平车与床的适当位置是

　　A. 头端与床尾相接　　B. 头端与床头平齐

　　C. 头端与床尾呈钝角　　D. 头端与床尾呈锐角

　　E. 头端与床尾呈钝角

A₃/A₄ 型题

(12 ~ 15 题共用题干)

　　患者,女性,52 岁,因截瘫长期卧床,近日持续高热入院治疗。

12. 护士在接到患者入院通知时应如何准备床单位

　　A. 根据病情需要选择床位

　　B. 将其安排在危重病室

　　C. 将其安置在隔离病室

　　D. 按其要求安排床位

　　E. 将其安排在护士办公室边

13. 两名护士将不能自理的患者由平车移至床上时的正确方法是

　　A. 两人弯腰抱住患者后移动

　　B. 两人同侧托抱起患者,尽量靠近自己身体后移动

　　C. 两人双腿并拢用力抬起患者逐渐移动

　　D. 两人手臂伸直,托住患者移动

　　E. 两人在床边扶助指导患者移动

14. 用平车搬运患者时,以下哪种做法不妥

　　A. 腰椎骨折患者搬运时,车上垫木板

　　B. 进门时不可用车撞门

　　C. 输液者不可中断,防止脱出

　　D. 下坡时,患者头在车后端

　　E. 患者用平车挪动时,应抵住病床

15. 利用平车移动患者时,其头部卧于大轮端是因为

　　A. 大轮灵活,易转动　　B. 大轮转弯灵活

　　C. 大轮直径长,易滑动　　D. 大轮摩擦力小

　　E. 大轮平稳

第八章 舒适与安全护理

第一节 舒适的概述

一、舒适与不舒适的概念

舒适是个体安乐舒服的感觉,是身心处于平静安宁、轻松自在、没有焦虑、没有疼痛的一种状态。根据个人的社会、文化背景和经历不同,对舒适的体验各异。但最高水平的舒适均表现为心情愉悦、精力充沛,身心需要得到满足。

不舒适是指个体不完全满意的一种状态,可以是身心原因,也可以是环境原因,出现烦躁不安、紧张、焦虑、精神委靡、身体乏力的状态。疼痛通常是不舒适中最为严重的表现。

二、不舒适的原因

1. 身体因素　个人卫生不良,姿势或体位不当,保护具或矫形器械使用不当,疾病等原因可导致皮肤瘙痒、关节肌肉酸痛、疼痛、恶心等不舒适。
2. 心理社会因素　角色适应不良,生活习惯改变,缺乏支持系统等均可导致患者出现紧张、焦虑等不舒适的表现。
3. 环境方面　环境的温度、湿度、光线、噪声、空气质量等均可从生理或心理方面影响人的舒适度。

三、不舒适的护理原则

1. 预防为主,严密观察　如加强巡视,保持病室环境舒适,使患者采取舒适的体位。
2. 采取措施,去除诱因　如采取适当的方法解除尿潴留患者的不舒适。
3. 提供支持,促进舒适　护患关系的协调是促进患者舒适的前提。

第二节 疼痛患者的护理

一、疼痛的概念

1979 年国际疼痛研究学会认为疼痛是组织损伤或潜在组织损伤所引起的不愉快感觉和情绪上的感受。1995 年美国疼痛学会主席 James Campbell 提出将疼痛列为第五大生命体征,2001 年亚太地区疼痛论坛提出消除疼痛是患者的基本权利,2002 年第 10 届国际疼痛研究协会(IASP)大会专家认为慢性疼痛是一种疾病。

二、疼痛的发生机制

疼痛的发生机制比较复杂,有不同的学说。一般认为疼痛是由于各种原因导致机体组织损伤或潜在的组织损伤,促使局部释放致痛物质如组胺,致痛物质作用于痛觉感受器即神经末梢,使得神经末梢产生冲动并传至脊髓,再经脊髓传至丘脑,最后投射到大脑皮质,从而产生疼痛的感觉。

三、疼痛的影响因素

引起个体疼痛的最小刺激称为痛阈。痛阈有明显的个体差异,同样性质、同样强度的刺激可引起不同个体的不同反应。与以下因素有关:

1. 年龄　老年人痛阈多提高,表现为得病后主诉不多,但病情却较严重,护理时应引起重视。儿童对疼痛的原因不能正确理解,疼痛易引起恐惧和愤怒情绪。婴幼儿常不能很好地表达疼痛的感受,护士对他们的疼痛反应也应充分关注。

2. 社会文化背景　不同的社会文化背景对疼痛的感受和表达有所不同。在推崇勇敢和忍耐精神的文化氛围中,人更善于耐受疼痛。

3. 个人经历　曾经受疼痛折磨的人会对疼痛产生恐惧心理,对疼痛的敏感性往往会增强。他人对疼痛的表现也有一定影响,如手术患者的疼痛会对同病室将要做相同手术的患者带来恐惧心理。

4. 注意力　对疼痛的注意程度可影响个体对疼痛的感觉。当注意力高度集中于某件事时,疼痛的感觉可减轻甚至消失。

5. 情绪　情绪可以改变患者对疼痛的反应,积极的情绪可以减轻疼痛,消极的情绪可使疼痛加剧。

6. 心理素质　个人的性格可影响对疼痛的感受和表达。性格外向和情绪稳定的人,痛阈较高;性格内向和较神经质的人,对疼痛较敏感,易受其他疼痛者的暗示。

四、疼痛患者的护理

疼痛是最严重的不舒适,护理应及时发现并采取积极的措施,减轻患者的痛苦。

1. 评估患者疼痛的部位、性质、持续时间及对患者的影响。

2. 去除引起疼痛原因　如腹部手术后因咳嗽引起手术切口疼痛者,应先协助患者按压伤口,再指导其咳嗽。

3. 止痛

(1) 放松疗法:应用放松疗法使全身肌肉充分放松,不仅能缓解疼痛、防止疼痛,而且在疾病的康复过程中,能有效地消除焦虑,帮助患者改善睡眠质量,使其充分休息,尽快恢复体力。常用的放松疗法有呼吸放松法、节律按摩法。

(2) 分散注意力:分散注意力的活动多种多样,只要是能够吸引患者注意力的内容都可以应用到止痛上来。如听音乐、看电影、听广播等。

(3) 物理止痛:主要有冷疗、热疗、针灸、按摩等各种理疗法。

(4) 药物止痛:根据患者疼痛情况按阶梯、按时、个体化用药,首选口服。

📚 **链　接**

三阶梯止痛法

第一阶梯,轻度疼痛,给予非阿片类(非甾类抗炎药)加减辅助止痛药。常用药物有对乙酰氨基酚(扑热息痛)、阿司匹林等。

第二阶梯,中度疼痛,给予弱阿片类加减非甾类抗炎药和辅助止痛药。常用药物有可待因、布桂嗪(强痛定)、曲马多等。

第三阶梯,重度疼痛,给予阿片类加减非甾类抗炎药和辅助止痛药。常用药物有吗啡片、美菲康(吗啡缓释片)等。

第三节　患者的卧位

案例 8-1

患者,男性,16 岁,因急性化脓性阑尾炎入院。患者于 2014 年 4 月 25 日 11 时在全麻下行阑尾切除术,术后安返病房未清醒。

问题:1. 应给患者安置什么卧位? 为什么?

2. 患者醒后 2 小时,在术后第 2 天,又如何安置体位,为什么?

一、概　　述

卧位指患者卧在床上的姿势。患者要采取各种卧位来满足休息、检查、治疗和护理的需要。正确的卧位可保障诊疗护理工作顺利进行,还使患者感到舒适。不正确的卧位使患者感到不适,还会导致肌肉、神经、皮肤等受损。根据卧位的主动性不同分为主动卧位、被动卧位和被迫卧位。 **考点:**卧位的性质

1. **主动卧位**　患者在床上自己采取的最舒适的卧位,见于病情较轻的患者。

2. **被动卧位**　患者自身无力变换卧位,由他人帮助安置的卧位。常见于意识丧失或极度衰弱的患者。

3. **被迫卧位**　患者意识清醒,也有变换卧位的能力,但由于疾病的影响或治疗的需要所采取的卧位。如严重呼吸困难者,被迫端坐以减轻症状。

二、常用的卧位

(一) 仰卧位

1. **去枕仰卧位**　患者去枕仰卧,头偏向一侧,两臂放于身体两侧,双腿伸直,枕头横立置于床头(图 8-1)。适用范围:①昏迷或全麻未清醒者,可防止呕吐物进入呼吸道而引起吸入性肺炎、窒息等并发症。②用于椎管内麻醉或脊髓腔穿刺后 6 ~ 8 小时的患者,可防颅内压降低而引起的头痛。 **考点:**常用卧位的安置要求及临床应用

2. **中凹卧位**　又称休克卧位。头胸部抬高 10° ~ 20°,下肢抬高 20° ~ 30°(图 8-2)。适用于休克患者。抬高头胸部,使得膈肌下降,有利于增加胸腔容积,利于肺通气,利于呼吸;抬高下肢,有利于静脉血回流,增加回心血量。

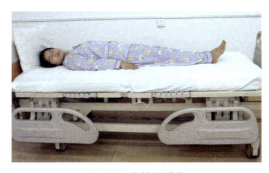

图 8-1　去枕仰卧位

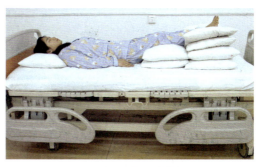

图 8-2　中凹卧位

3. **屈膝仰卧位**　患者自然仰卧,头下垫一枕头,两臂放于身体两侧或叠放于腹部,双腿屈曲,腹肌放松(图 8-3),适用于腹部检查、导尿术及会阴冲洗时。

（二）侧卧位

患者侧卧，两臂屈肘，一手放于胸前，一手放于枕旁，下腿稍伸直，上腿弯曲；必要时两膝之间、背后、胸腹前可放置一软枕（图8-4）。适用范围：①肛门检查、灌肠；②臀部肌内注射（上腿伸直，下腿弯曲）；③预防压疮（侧卧与平卧交替使用）。

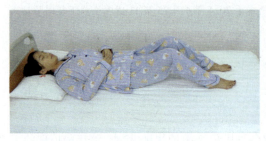
图8-3 屈膝仰卧位

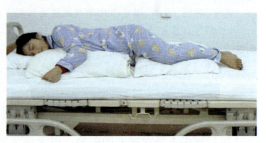
图8-4 侧卧位

（三）半坐卧位

患者仰卧，以髋关节为轴心，先摇起床头支架30°~50°，再摇起膝下支架（图8-5）。放平时，先摇平膝下支架，再摇平床头支架。若无摇床可在床头垫褥下放一靠背架，将患者上半身抬高，下肢屈膝，用中单包裹膝枕垫在膝下将两端带子固定于床缘，以免患者下滑，放平时应先放平下肢，再放平床头。半坐卧位适用于以下患者：

1. 头、面、颈部术后患者 采取半坐卧位可减少出血。

2. 心肺疾病所引起的呼吸困难患者 采取半坐卧位时，利用重力作用，使部分血液滞留在下肢和盆腔脏器内，减少静脉回流量，从而减轻肺部淤血和心脏负担；同时半坐卧位可使膈肌位置下降，增加胸腔容积，有利于肺通气，改善呼吸困难。

3. 腹腔、盆腔手术后或有炎症患者 采取半坐卧位，可使腹腔渗出物流入盆腔、使感染局限。因盆腔腹膜抗感染性能较强而吸收性能较差，半坐卧位可减少炎症的扩散和毒素的吸收，减轻中毒反应，同时又可防止感染向上蔓延引起膈下脓肿。

4. 腹部手术后患者 采取半坐卧位能减轻腹部缝合处的张力，减轻疼痛，有利伤口愈合。

5. 极度虚弱患者 采用半坐卧位有利于平卧位向站立位过度，预防体位性低血压。

（四）端坐位

患者坐在床上，身体稍向前倾，床上放一小桌，桌上垫软枕，患者可伏桌休息，并用床头支架或靠背架抬高床头，使患者的背部也能向后依靠（图8-6），适用于支气管哮喘发作、急性肺水肿、左心衰竭、心包积液的患者。

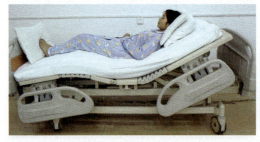
图8-5 半坐卧位

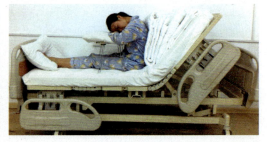
图8-6 端坐位

（五）俯卧位

患者俯卧，头偏向一侧，两臂屈曲放于头的两侧，两腿伸直，胸下、髋部及踝部各放一软枕

（图 8-7）。适用于腰背部检查、肠胀气引起的腹痛者及某些术后患者。

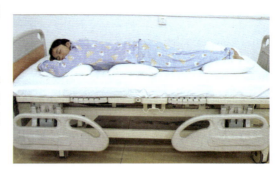

图 8-7　俯卧位

（六）头高足低位

患者仰卧，床头用支托物垫高 15～30cm 或视病情而定，枕头横立于床尾（图 8-8），适用于颅高压者或颅内水肿者降低颅内压，或颅骨牵引者作为反牵引力。

（七）头低足高位

患者仰卧，头侧向一侧，将枕头横立于床头，以防碰伤头部，床尾用木墩或其他支托物垫高 15～30cm（图 8-9），适用范围：①体位引流；②十二指肠胆汁引流；③胫骨、跟骨骨折牵引；④妊娠时胎膜早破防止脐带脱出。

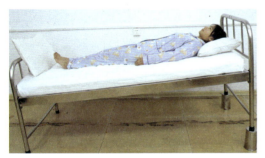

图 8-8　头高脚低位

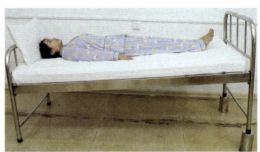

图 8-9　头低脚高位

（八）膝胸卧位

患者跪卧，小腿平放床上，大腿与床面垂直，两腿稍分开，胸、膝部紧贴床面，腹部悬空，臀部抬起，头转向一侧，两臂放于头的两侧（图 8-10）。适用范围：①肛门、直肠、乙状结肠镜检查及治疗；②矫正胎位不正或子宫后倾；③促进产后子宫复原。

（九）截石位

患者仰卧于检查床上，两腿分开放在支腿架上，臀部齐床边，两手放在胸部或身体两侧（图 8-11）。常用于会阴、肛门部位的检查治疗或手术，分娩时也取此位。

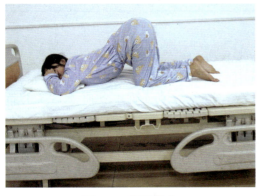

图 8-10　膝胸卧位

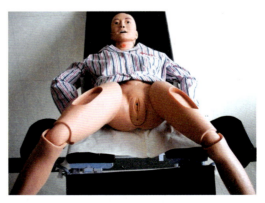

图 8-11　截石位

三、更换卧位法

考点：更换
卧位的方法
及注意事项

【目的】 使患者安全、舒适，预防并发症。适用于长期卧床、自己不能翻身或移动的患者。

【评估】 患者的病情、心理状态、合作程度及局部皮肤受压情况。

【计划】

1. 护士准备 衣帽整洁，剪指甲，洗手，戴口罩。
2. 用物准备 根据需要准备软枕、靠背架、床挡、跨床小桌等。
3. 环境准备 调节室温，酌情遮挡屏风以保护患者隐私。

【实施】 见表8-1。

表8-1 更换卧位的方法

操作步骤	要点说明
1. 核对解释 核对并向患者说明操作目的及方法	取得合作
2. 更换卧位	
▲ 翻身侧卧	
（1）一人法：患者仰卧，两手放于腹部，两腿屈曲。将患者两下肢移向护士侧，再将肩部外移，一手扶肩一手扶膝轻推患者转向对侧，使其背向护士（图8-12）	适用于不能自己翻身者 适用于体重较轻者
（2）两人法：患者仰卧，两手放于腹部，两腿屈曲。两护士站在床的同侧，一人托起患者颈肩部和腰部，另一人托起患者臀部和腘窝部，两人同时抬起患者并移向自己，再分别扶托患者的肩、腰、臀和膝部轻推患者转向对侧（图8-13）	适用于体重较重或病情较重者
▲ 移向床头	
（1）一人法：患者仰卧，两腿屈曲。护士一手托患者肩下，另一手托臀下，嘱患者双手握住床头栏杆用力，双脚蹬床，两人同时用力，移向床头（图8-14）	适用不能自己移动者 适用于体重较轻者 床头横立一软枕，保护头部
（2）两人法：两名护士站在病床同侧，握住对方双手，托起颈肩部及臀部，同时抬起患者移向床头（图8-15）	适用于体重较重或病情较重者
3. 整理 按侧卧位要求，加软枕，整理床单位	
4. 记录	记录翻身时间及皮肤情况

【注意事项】

1. 帮助患者翻身及移向床头时，不可拖拉，以免擦伤皮肤。
2. 根据病情及皮肤受压情况，确定翻身间隔时间，一般情况每隔2小时翻身一次。
3. 如患者身上有导管，翻身或移动前应先将导管安置妥当，防止折叠、扭曲、脱落等，保持引流通畅。
4. 术后患者应先换药后再行翻身；颅脑手术后的患者，头部转动过剧可引起脑疝，导致死亡，故应卧于健侧或平卧；颈椎和颅骨牵引的患者，更换卧位时不可放松牵引；石膏固定或伤口较大者更换卧位时，应注意患处位置，防止受压。
5. 翻身时应使患者尽量靠近护士，达到节力的目的。

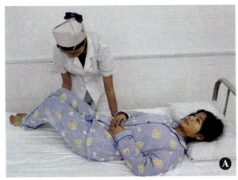
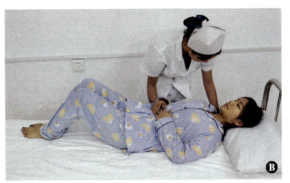
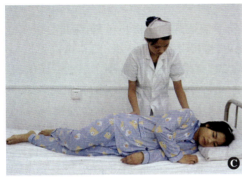

图 8-12　一人协助翻身侧卧

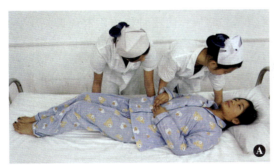
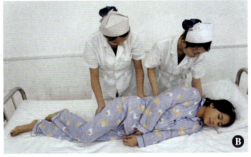

图 8-13　两人协助翻身侧卧

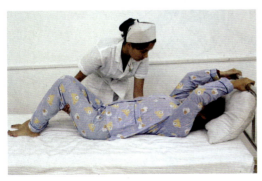
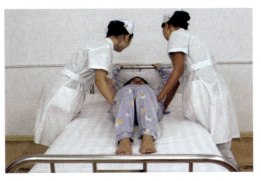

图 8-14　一人协助移向床头　　　　图 8-15　两人协助移向床头

第四节　保护具的应用

一、保护具的种类及使用方法

保护具是用于限制患者身体或身体某部分活动的器具。临床上对容易发生坠床、撞伤、抓伤的患者,如小儿、高热、谵妄、躁动、昏迷及危重患者,应用保护具保护患者,确保诊疗护理工作的顺利进行。常用的有床挡、约束带和支被架。

1. 床挡　用于保护患者,以防坠床。床挡可分为多功能床挡和半自动床挡两种。床挡要安装牢固,确保患者安全。

2. 约束带

(1) 宽绷带约束带:常用于固定手腕及踝部。将手腕或踝部用棉垫包裹,绷带打成双套结,套在棉垫外,拉紧,使之不影响血液循环、又不脱出,再将带子系于床缘(图8-16)。

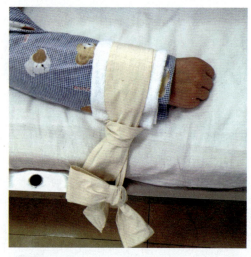

图8-16　绷带约束法

(2) 肩部约束带:常用于限制患者坐起。约束带宽约8cm、长约120cm,制作成筒状,筒上有细带。患者两侧肩部套于筒内,腋窝垫棉垫,两筒上细带在胸前打结,两条宽带系于床头(图8-17)。

(3) 膝部约束带:用于固定膝关节,限制患者下肢活动。

(4) 尼龙搭扣约束带:约束带由布和尼龙搭扣制成。使用时将约束带置于关节处,被约束部位垫衬垫,对合尼龙搭扣,将带子系于床缘(图8-18)。

3. 支被架　用于肢体瘫痪或极度虚弱者,以防盖被压迫,也可用于烧伤患者暴露疗法时(图8-19)。

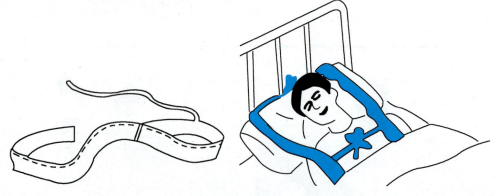

图8-17　肩部约束带

二、使用保护具的注意事项

1. 严格掌握保护具的使用指征,维护患者自尊。

2. 使用前应向患者及家属说明使用保护具的目的、方法、注意事项,取得理解及合作。

3. 约束带只能短期使用,用时应松紧适宜,带下衬棉垫,肢体处于功能位置。

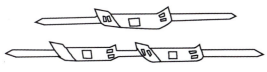

图 8-18　尼龙搭扣约束带

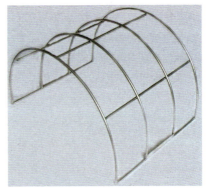

图 8-19　支被架

4. 使用保护具应每 2 小时放松约束带一次,每隔 15~30 分钟巡视一次,观察局部血液循环、体表温度等,并耐心听取患者主诉。

5. 记录使用保护具的适应证、使用时间、方法、患者的反应、护理措施及停止使用的时间等。

　链　接

磁扣式约束带

磁扣式约束带,使用简单,可以根据需要约束相应的部位,见图 8-20。

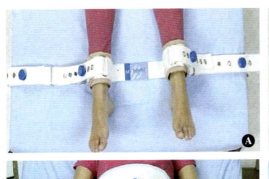
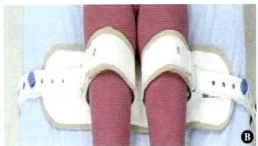
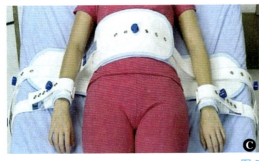
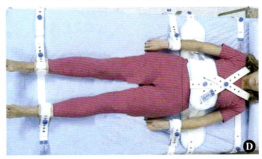

图 8-20

A. 约束踝关节;B. 约束膝关节;C. 约束手腕及腰部;D. 约束多个部位

　目　标　检　测

A₁ 型题

1. 关于疼痛叙述不正确的是
   A. 人对疼痛的感受和表达与年龄因素有关
   B. 年龄越小对疼痛的敏感性越低
   C. 老年人对疼痛的敏感性可能会增强
   D. 新生儿能够感受疼痛,而且对疼痛是敏感的
   E. 幼儿可用表情、哭声、身体动作等表示疼痛的程度

2. 下列哪项不是舒适的正常表现
   A. 没有疼痛　　　　B. 没有焦虑
   C. 没有忧愁　　　　D. 轻松自在
   E. 十分欣快

3. 颈椎骨折进行颅骨牵引应利用的卧位是
   A. 半卧位　　　　　B. 端坐卧位
   C. 头低足高位　　　D. 头高足低位
   E. 仰卧位

4. 关于腹膜炎患者采取半坐卧位的目的,下列哪项是错误的
   - A. 使腹膜渗出物流入盆腔
   - B. 减少炎症的扩散
   - C. 促使感染局限化
   - D. 减少毒素吸收
   - E. 促进腹膜血循环

5. 采用被动卧位的患者是
   - A. 心包积液患者
   - B. 心力衰竭患者
   - C. 昏迷患者
   - D. 支气管哮喘患者
   - E. 胸膜炎患者

6. 阿米巴痢疾病变在回盲部,药物灌肠时可采取
   - A. 左侧卧位
   - B. 右侧卧位
   - C. 左侧卧位
   - D. 右侧卧位
   - E. 右侧卧位

7. 自己不能活动的患者,护士扶助移向床头需要用
   - A. 1 人法
   - B. 2 人法
   - C. 3 人法
   - D. 4 人法
   - E. 慢慢移动

A₂ 型题

8. 某患者外出做 B 超,回病室后突然出现胸闷气促、出汗,诊断为心力衰竭,应采用的卧位是
   - A. 端坐位
   - B. 仰卧位
   - C. 侧卧位
   - D. 头高足低位
   - E. 中凹卧位

9. 患儿黄某,右腿Ⅱ度烧伤面积达 15%,入院后经评估需要使用保护具,以下措施中错误的是
   - A. 使用前要取得患儿及家属的理解,作好心理护理
   - B. 保护性制动只能短期使用
   - C. 将患儿的双上肢外展固定于身体两侧
   - D. 约束带下应放衬垫,松紧适宜
   - E. 经常观察约束部位的皮肤颜色

10. 患者,男性,45 岁,中毒性痢疾,体温 39.1℃,脉搏 120 次/分,血压 80/50mmHg,患者最适宜的卧位是
    - A. 平卧头偏向一侧
    - B. 头高脚低位
    - C. 头低脚高位
    - D. 休克卧位
    - E. 侧卧位

11. 患者,女性,45 岁,因肺心病引起呼吸困难而采取端坐位,此体位
    - A. 主动卧位
    - B. 被动卧位
    - C. 习惯卧位
    - D. 特异卧位
    - E. 被迫卧位

12. 患者钱某,双脚脚趾及脚背不慎被热油烫伤,可考虑为其选用的保护具是
    - A. 床挡
    - B. 支被架
    - C. 肩部约束带
    - D. 膝部约束带
    - E. 踝部约束带

A₃/A₄ 型题

(13~15 题共用题干)

患者,男性,55 岁,因车祸引起"脾破裂"急症入院,患者烦躁不安,面色苍白,四肢厥冷。

13. 入院时应给患者取的体位是
    - A. 半坐卧位
    - B. 头高足低位
    - C. 端坐位
    - D. 中凹卧位
    - E. 屈膝仰卧位

14. 急诊手术后,患者返回病房,此时护士应为其安置
    - A. 半坐卧位
    - B. 头高足低位
    - C. 去枕仰卧位
    - D. 膝胸位
    - E. 屈膝仰卧位

15. 术后第 2 天,患者诉伤口疼痛,护士应协助患者采取
    - A. 头高足低位
    - B. 半坐卧位
    - C. 屈膝仰卧
    - D. 去枕仰卧位
    - E. 膝胸位

第九章　预防与控制医院感染

医院是病原微生物聚集和易感者集中的地方,医院感染伴随医院产生。尤其是近年来各种新医疗技术、治疗仪器、抗菌药物等的应用及病原类型的变化,使得医院感染成为各级医疗机构所面临的公共问题,同时也是评价医疗质量和医院管理水平的重要指标。医院感染不仅影响到患者的健康,增加患者身心痛苦,同时给家庭、社会造成经济方面的重大损失。因此,预防和控制医院感染越来越受到各级卫生部门的高度重视。WHO 提出有效控制医院感染的关键措施是:清洁、消毒、灭菌、无菌技术、隔离、合理使用抗生素等。这些措施贯穿于医疗护理工作始终,护士在预防和控制医院感染中起着至关重要的作用,因此,护理人员应掌握有关医院感染的知识和技术。

第一节　医 院 感 染

 案例 9-1

患者,女性,65 岁,汉族,已婚,退休工人,主因慢性咳喘 10 余年,加重 10 余天入院,确诊为 COPD。20 天前咳嗽加重,咳大量黄痰,不易咳出,食欲不振,进食量少,无咯血、盗汗及胸痛。住院后给予二代头孢及茶碱类药物治疗并进行吸氧和雾化泵吸入治疗,入院 3 天后症状好转,但住院第 6 天患者出现高热,呼吸困难明显,喘息严重,不能平卧,并有小便失控症状。经调查该病区 5 名患者同时出现高热,且同时采取雾化泵吸入治疗。

问题:1. 该患者出现高热的原因可能是什么?

2. 如何控制医院感染的发生?

一、医院感染的概念与分类

(一) 医院感染的概念

医院感染又称医院获得性感染,是指住院期间发生的感染和在医院内获得而在出院后发生的感染,但不包括入院前已有的或入院时处于潜伏期的感染。涉及对象有:住院患者、门诊患者、急诊患者、陪护人员、探视者和医院工作人员,主要是指住院患者。医院工作人员在医院内获得的感染也属医院感染。 **考点:** 医院感染的概念

(二) 医院感染的分类

1. 根据病原体来源分类　分为外源性感染、内源性感染。

(1) 外源性感染(交叉感染):是指患者之间、患者与医院工作人员之间的相互感染。病原体来自患者体外。首先是个体之间的直接感染;其次经过空气、水、物品等的间接感染。

(2) 内源性感染(自身感染):指患者自身携带的病原体引起的感染。病原体多为寄居在人体表或体内的正常菌群或条件致病菌,一般是不致病的。但当人体的抵抗能力下降、免疫功能受损或正常菌群寄居部位改变时,可引起自身感染。

2. 根据感染发生的部位分类　分为呼吸系统、消化系统、泌尿系统、神经系统、循环系统、生殖系统、手术部位的感染等。

3. 根据感染的病原体分类　包括细菌、病毒、真菌、支原体、衣原体等引起的感染,还包括寄生虫等引起的感染。其中以细菌感染最多见。

二、医院感染发生的原因

造成医院感染的因素有很多,主要有以下几种:

考点: 医院感染发生的原因

1. 医务人员对医院感染的严重性认识不足　不能严格地执行无菌技术和消毒隔离制度,消毒灭菌不严,无菌技术操作不当,消毒隔离措施不得力等。

2. 医院管理机构与管理制度不健全　如急诊、门诊无预检分诊制度,住院部无卫生处置制度或缺乏消毒灭菌效果监测,导致感染源传播。

3. 医院布局不符合卫生学要求。

4. 侵入性诊治手段增多　如各种导管、内镜、穿刺针的使用。在进行介入操作时如消毒灭菌不彻底或不严格按无菌操作进行,可把外界的微生物导入体内,并且介入操作本身就损伤机体的防御屏障,使病原体容易侵入机体造成感染。

5. 抗生素使用不当　抗生素的滥用以及大量新型抗生素的开发和应用不当,导致人体内正常菌群失调,耐药菌株增加,致使病程延长,内源性感染机会增多。

6. 易感人群增加　随着医学的发展、医疗护理技术的进步,慢性疾病、恶性疾病、老年患者所占比例逐渐增加,而这些人往往抵抗力低下,容易感染。此外,使用激素或免疫抑制剂者,接受化疗、放疗者,自身免疫功能下降者也成为易感者。

7. 环境污染严重　医院环境受各种病原微生物的污染,从而增加了医院感染的机会。例如,感染患者的病房、厕所、病区中的公共用品(水池、便器、拖布等)造成的严重环境污染;另外,探视者及陪护人员将病原菌带入也易造成医院环境的污染。

三、医院感染发生的条件

病原体侵入人体必有一定的途径和环境,医院感染的形成也必须有三个基本条件,即感染源、传播途径和易感宿主。

考点: 医院感染发生的条件

(一) 感染源

感染源即感染的来源,是指病原微生物自然生存、繁殖并排出的场所或宿主(人或动物),在医院感染中主要有以下感染源:

1. 已感染的患者及病原携带者　已感染的患者为最主要的感染源。病原微生物从感染部位不断排出体外,并有一定的耐药性,很容易在其他易感宿主体内定植。此外,病原携带者为另一个主要感染源,是指受到感染后无明显症状,但是可以排出病原微生物的人。因病原携带者本身无明显的自觉症状而被忽视,故病原携带者是最危险的感染源。

2. 患者自身感染　感染源是患者自身。患者的肠道、呼吸道、皮肤、口腔黏膜等部位有正常菌群寄居或来自于环境并在这些部位定植的微生物,在一定条件下,如患者自身抵抗力下降或发生菌群易位时,可能引起自身感染。

3. 动物感染源　动物可能携带病原微生物或受到感染而成为感染源,在动物感染源中,以鼠类意义最大,鼠类在医院的密度较高,不仅是沙门菌的宿主,而且是鼠疫、流行性出血热等传染病的感染源。

4. 医务人员　医务人员在治疗、护理患者时,通过手或工作服等可将携带的致病性微生物传播给患者。

5. 医院环境　医院潮湿的环境可成为某些微生物存活并繁殖的场所,是不可忽视的感染源"储存库"。如洗手池常有铜绿假单胞菌、沙门菌等革兰阴性杆菌繁殖,可污染洗手者,进而引起传播、感染。

6. 其他

（1）陪探人员：患者家属和探视者均可成为感染源。其中以呼吸道传播多见，如病毒性感冒、呼吸道感染等。

（2）未彻底消毒的器械：一般是消毒处理不彻底或受污染的仪器、设备，如呼吸机湿化管道、氧气湿化瓶、超声波雾化器的管道、牙钻及内镜等消毒不彻底，易成为感染源。此种感染源属非生物环境感染。

（3）不合格血液制品、药物：血液制品可成为严重的感染源。

（二）传播途径

传播途径是指病原体从感染源传播到易感宿主的方式和途径。在医院感染中，内源性感染是通过病原体在体内位移而实现；外源性感染主要通过接触传播、空气传播、生物媒介传播和共同媒介传播等四种途径而感染。

1. 接触传播　是外源性感染的主要传播途径。接触传播包括直接接触传播和间接接触传播。

（1）直接接触传播：指感染源与易感宿主之间不经媒介而直接传播病原体的方式，如母婴间的疱疹病毒、沙眼衣原体等的传播。

（2）间接接触传播：指感染源与易感宿主之间经过媒介传播病原体的方式，最常见的传播媒介是医护人员的手。

2. 空气传播　是指空气中带有病原微生物的微粒以空气为媒介，随气流流动而造成感染传播。

3. 生物媒介传播　指以携带病原微生物的动物或昆虫为中间宿主传播疾病的方式。如以蚊为媒介传播的疟疾、乙型脑炎；以螨为媒介传播的流行性出血热。

4. 水源传播　指易感宿主饮用了被病原体污染的水源后引起的感染。通常由于医院自身供水系统的水源受到污染后，未经严格净化消毒即供给饮用，或洗涤食品等引起。

5. 食物传播　食物传播是引起人类沙门菌感染的主要途径。沙门菌可在食物内大量繁殖，因此进食被病原体污染而未煮熟的食品，如肉类、动物内脏、蛋类或食用未消毒的牛、羊奶等均可引起感染；食品中常带有各种条件致病菌，可在免疫功能低下的患者肠道定植，增加自身感染的机会。

6. 血液传播　指在进行注射、输液、输血时，通过污染的血液和血液制品、污染的药液、污染的输液注射用具等引起病原体传播。如传播乙型或丙型肝炎病毒、艾滋病病毒、疟原虫等。

（三）易感宿主

易感宿主是指对某种疾病或传染病缺乏免疫力的人。如果将易感宿主作为一个整体，则称易感人群，医院是易感人群相对集中的地方，容易引起感染发生。易感宿主包括：①机体免疫功能严重受损的患者；②接受侵入性诊断治疗的患者；③接受各种免疫抑制治疗的患者；④长期、大量使用抗生素的患者；⑤老年人及婴幼儿；⑥营养不良者；⑦住院时间过长者；⑧手术时间过长者。

四、预防与控制医院感染

控制医院感染是提高医疗护理质量的一项重要工作，医院感染管理工作是医疗机构保障医疗临床安全的重要基础。为加强医院感染管理，有效预防和控制医院感染，保证医疗安全，保障医疗质量，原卫生部根据《中华人民共和国传染病防治法》和《医疗机构管理条例》制定了《医院感染管理办法》,从而将医院感染管理纳入医院管理工作,有效预防和控制医院感染。

(一) 建立医院感染三级管理体系

在医院感染管理委员会的领导下,建立由专职医生、护士为主体的医院感染监控办公室,以及层次分明的三级护理管理体系(三级管理——护理部主任;二级管理——专科护士长;一级管理——病区护士长和兼职监控护士),及时评估医院感染发生的危险性,及时发现问题并处理。

(二) 健全各项规章制度

根据原卫生部医院感染管理规范,认真贯彻下列制度。

1. 管理制度 如患者入出院时的清洁卫生制度、消毒隔离制度以及感染管理报告制度等。

2. 监测制度 包括对灭菌效果、消毒剂使用效果、一次性医疗器材及门诊和急诊室常用器械的监测;对感染高发科室,如手术室、供应室、分娩室、换药室、监护室、血透室等消毒卫生状况的检测。

3. 消毒质控标准 应符合原卫生部颁布的医院消毒卫生标准。空气环境、物体表面、医护人员手、医疗用品、消毒剂、污水、污物处理等,应符合《医院消毒卫生标准(GB15982)》。

(三) 医院合理布局,落实管理措施

预防与控制医院感染必须切实做到控制感染源、切断传播途径、保护易感人群。

(四) 加强医务人员教育和培训

加强医务人员教育和培训是医院感染管理的重要环节,对全体医务人员加强医院感染学的教育和培训,提高医务人员的认识,使其明确在医院感染中的职责,增强预防与控制医院感染的自觉性。

第二节 清洁、消毒、灭菌

 案例 9-2

2008年,某医院新生儿科收治的70名新生儿患者中,有5名新生儿先后死亡。经专家组调查,新生儿暖箱污染严重,清洁消毒不彻底;新生儿吸氧所用的湿化瓶未及时更换;消毒液浓度也不合格;医务人员对医疗安全及医院感染防控工作重视不够,严重缺乏医院感染防控相关知识。认为该事件是一起严重医院感染事件。

问题:1. 如果你是该新生儿的亲属,你会作何感想?

2. 如何才能杜绝此类严重医院感染事件的发生?

一、清洁、消毒、灭菌的概念

考点:清洁、消毒、灭菌的概念

1. 清洁 是指用清水、清洁剂或机械洗刷等物理方法清除物体表面的尘埃、污垢和有机物的过程。其目的是去除和减少微生物,并非杀灭微生物。适用于医院地面、墙壁、桌椅、病床等物体表面的清洁处理和医疗护理用品消毒灭菌前的准备。

2. 消毒 指用化学、物理、生物的方法杀灭或者消除环境中的病原微生物的过程。

3. 灭菌 是指杀灭或者消除传播媒介上的一切微生物,包括致病微生物和非致病微生物,也包括细菌芽胞和真菌孢子的过程。

二、物理消毒灭菌法

物理消毒灭菌法是利用热力或光照、辐射、过滤等物理因素作用于病原微生物,使其蛋白质变性或凝固,酶失去活性,达到消毒灭菌目的的方法。常用方法有热力消毒灭菌法、光照消毒法、微波消毒灭菌法、电离辐射灭菌法、过滤除菌等。

(一) 热力消毒灭菌法

热力消毒灭菌法是利用热力破坏微生物的蛋白质、核酸、细胞壁和细胞膜,导致蛋白质凝固变性,从而使其死亡的方法,分干热法和湿热法两类。

1. 干热消毒灭菌法　是指由热源通过空气传导、辐射对物体进行加热杀灭微生物的方法。干热消毒灭菌法以空气导热为主,传导性差且慢,所需温度高、时间长,易使物品碳化,仅适用于耐高热不耐湿的物品。

(1) 燃烧灭菌法:是一种简单、迅速、彻底的灭菌方法,分为 3 种方法:焚烧法、火焰烧灼法、乙醇燃烧法。

1) 方法:①焚烧法:直接在焚烧炉内焚烧毫无保留价值的污染物品。常用于污染的废弃纸张,特殊感染(如破伤风、气性坏疽、铜绿假单胞菌)的敷料,某些标本(如痰标本)等的处理。②火焰烧灼法:常用于培养用的试管或烧瓶口,急用的某些金属器械。实验室用的试管或烧瓶,在开启或关闭塞子时,在火焰上烧灼试管或瓶口,来回旋转烧灼 2～3 次,避免污染;金属器械在火焰上烧灼 20 秒。③乙醇燃烧法:常用于搪瓷类物品的灭菌。搪瓷类容器可倒入少量 95%～100% 的乙醇后,慢慢转动,使乙醇分布均匀,然后点火燃烧使其内面全部被火焰烧到。在此过程中不断转动容器,使火焰分布均匀,注意不可中途添加乙醇,以免引起火灾。

2) 注意事项:①远离氧气、乙醇、乙醚、汽油等易燃易爆物品;②在燃烧过程中不得添加乙醇,以免引起火灾或烧伤;③贵重器械及锐利刀剪禁用燃烧法灭菌,以免刀刃变钝或器械被破坏。

考点:燃烧灭菌法的适应证及注意事项

(2) 干烤灭菌法:利用特制的烤箱进行消毒灭菌。主要靠热空气的对流与介质的传导进行热力传播与穿透,灭菌效果可靠。适用于高温下不变质、不损坏、不蒸发的物品,如金属器械、玻璃器皿、油剂、粉剂等的灭菌。灭菌条件:160℃,2 小时;170℃,1 小时;180℃,30 分钟。

2. 湿热消毒灭菌法　是通过水、水蒸气及潜热作用于微生物,使菌体蛋白质凝固、变性,达到消毒、灭菌的效果。由于水和水蒸气传导热能比空气快,穿透力强,因此与干热相比,湿热消毒灭菌所需时间短,温度低。

(1) 压力蒸汽灭菌法:是临床使用最广、热力消毒灭菌中效果最为可靠的一种方法。利用高温、高压和饱和蒸汽所释放的潜热进行灭菌的方法。

1) 适用范围:主要用于耐高温、耐高压、耐潮湿物品的灭菌,如各类器械、敷料、搪瓷、橡胶、玻璃制品等。

2) 使用方法:根据压力蒸汽灭菌器排放冷空气的方式和程度不同,分为下排气式压力蒸汽灭菌器和预真空压力蒸汽灭菌器。下排气式压力蒸汽灭菌器又分为手提式和卧式压力蒸汽灭菌器。①下排气式压力蒸汽灭菌器:利用重力置换的原理,即利用冷热空气的相对密度差,热蒸汽在灭菌器中自上而下,下部有排气孔,冷空气借助上部的热蒸汽压迫自底部的排气孔排出。当压力在 103～137kPa,温度达 121～126℃,经过 15～30 分钟时可达到灭菌效果。②预真空压力蒸汽灭菌器:其结构除压力蒸汽灭菌器的装置外另设真空泵(图9-1)。其作用原理是利用真空泵机械抽真空的方法,抽出灭菌器内的冷空气,使灭菌柜室内形成 2.0～2.7kPa 的负压,再输入蒸汽,在负压吸引下蒸汽能迅速穿透物品,当压力达到 205.8kPa,温度达到 132℃,经 4～5 分钟即达灭菌目的。

考点:压力蒸汽灭菌法的压力、时间温度和注意事项

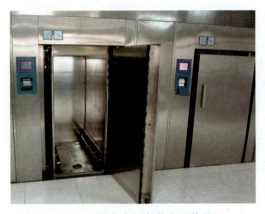

图9-1　预真空压力蒸汽灭菌器

3）注意事项：①灭菌前先洗净并晾干或擦干所要灭菌的器械物品。②常用的包装材料包括全棉布、一次性无纺布、一次性复合材料、带孔的金属或玻璃容器等，应允许物品内部空气的排出和蒸汽的透入。③灭菌包装和容器合适。下排气式压力蒸汽灭菌时，物品包的体积不能大于 30cm×30cm×25cm，用预真空压力蒸汽灭菌器时，物品包的体积不能大于 30cm×30cm×50cm。灭菌器内物品总量不应超过灭菌器柜室容积的 80%。④灭菌包放置合理。包裹不宜过紧，各包之间要有空隙，以利于蒸汽流通与物品的干燥；布类物品应放在金属、搪瓷物品之上，以免蒸汽遇冷凝结成水使布类潮湿而影响灭菌效果。⑤灭菌前打开盛装物品的容器的盖子或通气孔，有利于蒸汽流通，同时也利于排气时蒸汽的迅速排出，以保持物品干燥。消毒灭菌完毕，立即关闭容器的盖子或通气孔，保持物品无菌状态。密闭瓶装液体灭菌，瓶塞应插入针头，以防止压力过高，造成爆炸，灭菌完毕，立即拔出针头，以保持液体无菌状态。⑥注意安全操作。随时观察压力与温度情况，卧式压力蒸汽灭菌器输入压力蒸汽的压力不宜太高，夹层的温度也不宜超过灭菌室的温度；灭菌物品须干燥后才能取出备用。⑦定期监测灭菌效果，灭菌设备应每日检查。

考点：灭菌效果的监测方法及最可靠的监测方法

4）灭菌效果的监测：压力蒸汽灭菌效果有物理监测法、化学监测法和生物监测法 3 种。①物理监测法：用 150℃ 或 200℃ 的留点温度计，使用前将甩至 50℃ 以下的温度计放入待灭菌的包裹内，灭菌后检查其读数是否达到灭菌温度。②化学监测法：是目前广泛使用的常规监测方法。常用化学指示胶带或化学指示卡（管）监测。化学指示胶带使用时将其

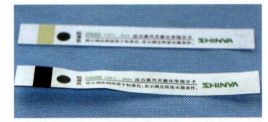

图9-2　化学指示胶卡

粘贴在所需灭菌物品的包装外面，灭菌后观察其颜色改变，来判断灭菌效果；化学指示卡（管）使用时放入待灭菌的包裹内，既能指示温度又能显示持续时间，将其放在标准试验包的中央部，在 121℃、20 分钟或 132℃、4 分钟后，根据指示卡颜色或性状的改变与标准色块比较来判断灭菌效果（图 9-2）。③生物监测法：是最可靠的监测法。利用对热耐受力较强的非致病性嗜热脂肪杆菌芽胞作为监测菌株，制成嗜热脂肪杆菌芽胞的菌纸片或芽胞指示管，使用时将菌纸片或芽胞指示管放于待灭菌包内，灭菌完毕，用无菌持物钳（镊）取出后放入培养基，55～60℃温箱中培养 2～7 天，观察培养基颜色变化，如全部菌片保持原色泽不变，无细菌生长表示灭菌合格。

（2）煮沸消毒法：是家庭常用的消毒方法。

1）适用范围：适用于耐湿、耐高温的物品，如金属、搪瓷、玻璃和橡胶类等。

考点：煮沸消毒法的方法及注意事项

2）方法：将物品刷洗干净，全部浸没在水中，加热煮沸，从水沸开始计时（如中途加入物品，计时从再次水沸后开始），水沸 100℃ 后，5～10 分钟可杀灭繁殖体，达到消毒效果；1～3 小时可杀灭细菌芽胞，达到灭菌效果。煮沸消毒时将碳酸氢钠加入水中，有去污防锈的作用；配成 1%～2% 的浓度时，沸点可达到 105℃，增强杀菌效果。

3）注意事项：①煮沸消毒前物品必须刷洗干净再放入，以保证消毒效果。②水面应高出

物品 3cm,煮锅加盖。③保证物品每个面都能与水充分接触:器械的轴节及容器的盖要打开再放入水中,空腔导管内预先灌水,大小、形状相同的容器不能重叠。④玻璃类物品用纱布包裹,防止撞击破损,在冷水或温水时放入,防止骤然受热破裂;橡胶类物品用纱布包好,保证全部浸入水中,水沸后放入。⑤高原地区气压低、沸点低,应适当延长消毒时间,海拔每增高 300m,延长消毒时间 2 分钟。⑥消毒后应将物品及时取出,置于无菌容器内。

（3）低温蒸汽消毒法:将蒸汽输入预先抽空的压力蒸汽灭菌器内,控制温度于 73～80℃,持续 10～15 分钟。用于不耐高热的器材,如内镜、塑料制品等消毒。

（二）光照消毒法

光照消毒法又称辐射消毒。光照消毒法主要利用紫外线的杀菌作用,使菌体蛋白光解、变性而导致细菌死亡。可杀灭多种微生物,包括杆菌、病毒、真菌等,但对不同微生物杀灭效果不同。杀灭杆菌作用最强,球菌次之,真菌较弱;对生长期细菌敏感性好;对芽胞敏感性差。紫外线的穿透力差,一般只适用于空气和物品表面的消毒。常用的方法有日光曝晒法、紫外线灯管消毒法和臭氧灭菌等。

1. 日光曝晒法　常用于床垫、毛毯、衣服、书籍等物品的消毒。日光依靠其热、干燥和紫外线的作用来发挥其杀菌功能。由于紫外线的穿透力差,故应将物品放在直射的阳光下曝晒 6 小时,且每 2 小时翻动 1 次,使物品各面接受日光照射,以达到消毒的目的。 **考点:**日光曝晒法的时间

2. 紫外线灯管消毒法　紫外线灯是人工制造的石英气灯,将汞装入石英灯管内,通电后汞气化放出紫外线,5～7 分钟后,被紫外线照射的氧气电离产生臭氧。紫外线属于电磁波辐射,根据波长可分为 A 波、B 波、C 波和真空紫外线。消毒使用的是 C 波紫外线,其波长范围为 200～275nm,杀菌作用最强的波段为 250～270nm,常用紫外线灯管有 15W、20W、30W、40W 四种。 **考点:**紫外线灯管消毒的方法及注意事项

（1）使用方法:紫外线多用于物品和空气表面消毒。①物品消毒:可采用便携式紫外线消毒器移动照射,也可采用悬吊式紫外线灯照射。消毒时将物品摊开或挂起以减少遮挡,有效距离为 25～60cm,照射时间为 20～30 分钟。②空气消毒:首选高强度紫外线消毒器,室内有人活动时也可以使用;当室内无人时,可采用悬吊式紫外线灯照射或移动式紫外线照射消毒,室内每 10m² 安装 30W 悬吊式紫外线灯一只,有效距离不超过 2m,照射时间为 30～60 分钟。

（2）注意事项:①灯管表面至少每 2 周用无水乙醇擦拭 1 次,经常保持灯管清洁、无污垢,以减少对紫外线穿透力的影响。②紫外线穿透力弱,消毒物品时应将物品摊开或挂起,并定时翻动,使其表面受到直接照射,以保证消毒效果。③紫外线对眼睛和皮肤有刺激作用,可引起眼炎或皮炎,照射过程中产生的臭氧对人体不利,故照射时人尽量离开房间,对于不能外出的患者戴防护镜或用纱布遮住眼睛,肢体用被单遮盖。④紫外线消毒的适宜温度为 20～40℃,相对湿度为 40%～60%。⑤消毒时间须从灯亮 5～7 分钟后开始计时,关灯后如需再开启,应间歇 3～4 分钟。照射后病室应通风换气。⑥紫外线灯管照射强度监测:定时用紫外线强度测定仪监测照射强度,间隔 3～6 个月监测 1 次。方法是:将测定仪置于灯下正中垂直 1m 处,开灯照射 5 分钟,仪表即可指出该点所受紫外线照射的强度,新灯的辐照强度不得低于 90μW/cm²,使用中的辐照强度不得低于 70μW/cm²,否则应予更换灯管,同时为确保测定结果准确,紫外线强度测定仪至少每年标定 1 次;或建立使用时间登记卡,凡使用时间超过 1000 小时应予以更换。⑦定期进行空气培养,以监测消毒效果。

3. 臭氧灭菌灯消毒法　灭菌灯内装有臭氧发生管,在电场作用下,将空气中的氧气转换成高纯臭氧。臭氧稳定性极差,易爆炸,在常温下为强氧化剂,主要以其强大的氧化作用杀菌,可杀灭细菌繁殖体和芽胞、病毒、真菌,并可破坏肉毒杆菌毒素等。主要用于空气、医院污水、诊疗用水、物品表面等的消毒。臭氧对人体有害,有人情况下禁忌使用,消毒结束 20～30 分钟后人员才能进入。

（三）微波消毒法

微波是频率高、波长短的超高频电磁波,可穿透布、纸、玻璃、陶瓷、塑料等物质。微波消毒的优点是作用时间短,普通加热只需数分钟。在电磁波的高频交流电场中,物品中的蛋白质、脂肪、碳水化合物等有机物的极性分子发生极化,高速运动,并且频繁改变方向,互相摩擦,使温度迅速上升,达到消毒灭菌的作用。常用于食品及餐具的处理、化验单据、药杯、票证、医疗药品及耐热非金属材料器械的消毒灭菌。

（四）电离辐射灭菌法

电离辐射灭菌法是应用放射性核素^{60}Co发射的γ射线或电子加速器产生的高能电子束进行辐射灭菌。由于是在常温下进行灭菌,又称为"冷灭菌"。电离辐射灭菌通过直接作用和间接作用干扰和破坏微生物的核酸、蛋白质和酶等,从而破坏其分子结构,致使微生物死亡。适用于不耐热的物品灭菌。金属、塑料、橡胶、高分子聚合物(如输液器、输血器、注射器、血液透析膜、聚乙烯心瓣膜等)、精密医疗器械、生物制品及节育用具等均可用此法灭菌。

（五）过滤除菌法

过滤除菌是医院空气净化措施中采取的现代化设备。采用低、中、高三级过滤器进行空气过滤,选用合理的气流方式,除掉空气中0.5~5μm的尘埃,达到洁净空气的目的。主要用于手术室、器官移植病房、烧伤病房等。

三、化学消毒灭菌法

化学消毒灭菌法是利用化学药物(液体或气体)抑制微生物的生长繁殖或杀灭微生物的方法。对于不适用热力消毒灭菌的物品,都可采用化学消毒灭菌法,如患者皮肤、黏膜、排泄物、周围环境、光学仪器、金属锐器和某些塑料制品的消毒。

（一）化学消毒灭菌剂的作用原理

1. 使菌体蛋白质变性 ①与菌体蛋白质的氨基结合,使蛋白质变性、酶活性消失,如碘酊、甲醛;②与菌体蛋白质的巯基、氨基结合,使蛋白质变性,如戊二醛;③使菌体蛋白凝固变性,如70%~75%的乙醇。

2. 通过抑制酶活性,抑制微生物生长和代谢 ①通过对菌体蛋白质分子的烷基化作用,干扰酶的正常代谢而杀灭微生物;②抑制细菌酶活性,破坏细胞代谢导致菌体死亡。

3. 破坏细菌细胞膜结构,改变其通透性,使细菌破裂或溶解 ①破坏细胞膜的酶活性,使胞浆膜破裂;②破坏细胞膜,使菌体自溶死亡。

（二）化学消毒灭菌剂的选择

化学消毒灭菌剂种类繁多,比较理想的化学消毒灭菌剂应具备如下条件:杀菌谱广,作用速度快;有效浓度低,作用时间长;无色、无味、无臭,毒性低;易溶于水,性质稳定,易于保存;不易燃烧、爆炸,无危险性;无刺激性、腐蚀性、不引起过敏反应;使用后易于除去残留药物;可在低温下使用;不易受有机物、酸、碱及其他物理、化学因素的影响;用法简便,价格低。

工作中应严格遵循化学消毒剂的使用原则,根据消毒对象、需达到的消毒水平以及可能影响消毒效果的因素,选择最适宜、最有效的消毒剂,以期达到安全可靠的消毒灭菌效果。

（三）化学消毒灭菌剂的种类

根据化学消毒剂杀灭细菌作用的强弱,将其分为灭菌剂、高效消毒剂、中效消毒剂和低效消毒剂4类。

1. 灭菌剂 杀灭一切微生物,包括细菌芽胞,使其达到灭菌效果的制剂。例如,甲醛、戊二醛、过氧乙酸、环氧乙烷等。主要应用于结核杆菌、病毒、真菌、细菌芽胞等各类微生物严重污染的物品的消毒处理,或接触、进入人体后对人体健康可能构成严重危害的物品的消毒处理,例如胃镜。

2. **高效消毒剂**　指可以杀灭一切细菌繁殖体(包括分枝杆菌)、病毒、真菌及其孢子,并对细菌芽胞有显著杀灭作用的制剂,如碘酊、含氯消毒剂、过氧化氢等。

3. **中效消毒剂**　能杀灭除细菌芽胞以外微生物的制剂,如乙醇、碘伏、部分含氯消毒剂等。主要应用于非细菌芽胞污染的各类物品的消毒处理,人体体表消毒以及接触人体后对人体健康可能构成危害的物品的消毒,如体温计的消毒。

4. **低效消毒剂**　只能杀灭细菌繁殖体、亲脂病毒和部分真菌的制剂,如氯己定、新洁尔灭等。主要用于受到细菌繁殖体、亲脂病毒污染的物品的消毒及体表清洁卫生处理等。

(四) 化学消毒灭菌剂的使用原则

1. 合理使用化学消毒灭菌剂,可采取物理方法的尽量不用化学消毒灭菌法,能不用则不用,必须使用时应尽量少用。

2. 根据物品的性能及不同病原体的特性选用合适的消毒剂。

3. 严格掌握消毒剂的使用方法、有效浓度及消毒时间。

4. 消毒剂应定期更换,易挥发的药物要加盖,并定期监测,调整浓度。

5. 被消毒物品必须洗净擦干,防止影响有效浓度,降低灭菌效果。

6. 被消毒物品应全部浸泡在消毒液内,并打开器械轴节或套盖,有管腔者,管腔内注满消毒液。

7. 消毒液中不能放置纱布、棉花等物,防止降低消毒效力。

8. 消毒后的物品使用前必须用无菌0.9%氯化钠冲洗干净;气体消毒后的物品,应待气体散发后再使用,以免消毒液刺激组织。

考点:化学消毒灭菌剂的使用原则及使用方法

(五) 化学消毒灭菌剂的使用方法

使用化学消毒灭菌剂的常用方法有浸泡法、擦拭法、喷雾法、熏蒸法4种。

1. **浸泡法**　是将洗净、擦干后的物品浸没于消毒液中,按标准的浓度与时间达到消毒灭菌作用的方法,如锐利器械、内窥镜的消毒。

2. **擦拭法**　用标准浓度的消毒剂擦拭物品表面或皮肤等的消毒方法。一般选用易溶于水、穿透力强、无显著刺激的消毒剂,如用含氯消毒剂擦拭桌椅、墙壁、家具等。

3. **喷雾法**　将标准浓度的消毒液用喷雾器均匀喷洒于空气中和物体表面,按规定时间达到消毒作用的方法,如墙壁、地面、环境等的喷雾消毒。

4. **熏蒸法**　把消毒剂加热或加入氧化剂,使消毒剂呈气体,在标准浓度和时间内达到消毒灭菌作用,如手术室、换药室、处置室、病室的空间消毒。在消毒间或密闭的容器内也可用熏蒸法对被污染的物品进行消毒,如手术室用甲醛熏蒸电灼刀等。

(1) 空气消毒:将适量消毒剂加热熏蒸,按规定时间密闭门窗,消毒完毕再开窗通风换气。常用的消毒灭菌剂及消毒灭菌方法见表9-1。

考点:空气消毒的方法

表9-1　空气熏蒸消毒法

消毒剂	消毒方法
纯乳酸	0.12ml/m³ 加等量水,加热熏蒸,密闭门窗30~120分钟,适用于手术室、换药室等空气的消毒
过氧乙酸	2% 过氧乙酸8ml/m³,加热熏蒸,密闭门窗30~120分钟,适用于室内空气消毒
食醋	5~10ml/m³,加热水1~2倍,加热熏蒸,密闭门窗30~120分钟,适用于流感等病室消毒

（2）物品消毒：常用甲醛熏蒸柜，把被消毒的物品分开摊放或挂起，调节消毒箱温度为52～56℃，湿度为70%～80%，消毒时按照100g/L，灭菌时按照500g/L计算甲醛用量，加热使其产生甲醛气体，或者加入等量高锰酸钾氧化，密封熏蒸3小时以上。消毒完毕，可以蒸发25%氨水去掉甲醛气味。

（六）常用的化学消毒灭菌剂

具体见表9-2。

考点：化学消毒剂的分类、使用方法及注意事项

表9-2　常用化学消毒灭菌剂

消毒灭菌剂	效力	作用原理	适用范围及方法	注意事项
戊二醛	灭菌剂	与菌体蛋白结合，使蛋白质变性，能杀灭细菌、真菌、病毒和芽胞等	①用于不耐热的医疗器械和精密仪器的消毒灭菌 ② 2%戊二醛溶液加入0.3%碳酸氢钠，成为2%碱性戊二醛，调节至pH 7.5～8.5，用于浸泡器械、内镜等，消毒需30～60分钟，灭菌需7～10小时 ③ 2%戊二醛溶液喷雾或熏蒸作用1小时	①浸泡碳钢类物品时，加入0.5%亚硝酸钠防锈 ②每周过滤1次，每2周更换消毒剂1次 ③消毒灭菌后的物品，在使用前用无菌蒸馏水冲洗 ④稳定性低，应加盖，现配现用 ⑤戊二醛对皮肤有刺激性，接触时应戴橡胶手套，并防止溅入眼内或吸入体内
环氧乙烷	灭菌剂	与菌体蛋白质分子的烷基化作用，使酶代谢受阻而杀灭微生物；能杀灭细菌、真菌、病毒、立克次体和芽胞	①精密仪器、化纤、器械的消毒灭菌量为800～1200mg/L，温度为(54±2)℃，相对湿度为(60±10)%，时间2.5～4小时 ②少量物品可装入丁基橡胶袋内消毒，大量时可放入环氧乙烷灭菌柜内，自动调节湿度、温度和投药量消毒灭菌	①有一定毒性且易燃、易爆，操作者必须经过严格培训，严格遵守安全操作规程 ②放置于阴凉通风，无火源及电源开关处，严禁放入电冰箱 ③储存温度低于40℃，相对湿度60%～80% ④不能用于食品及饮水的灭菌，防止环氧乙烷遇水后成为有毒的乙二醇
过氧乙酸	灭菌剂	能产生新生态氧，将菌体蛋白质氧化，以杀灭微生物；能杀灭细菌、真菌、病毒和芽胞	① 0.2%～0.5%溶液用于物体表面擦拭，或浸泡30～60分钟 ② 0.2%溶液用于手消毒，浸泡1～2分钟 ③ 0.5%溶液用于餐具消毒，浸泡30～60分钟 ④ 1%～2%溶液用于空气熏蒸消毒	①对金属有腐蚀性，消毒后及时冲洗干净 ②易氧化分解浓度降低，故需加盖并现配现用 ③溶液有刺激性及腐蚀性，配制时需戴口罩和橡皮手套等加强个人防护 ④存于阴凉避光处，防高温引起爆炸
福尔马林(37%～40%甲醛)	灭菌剂	能使蛋白质变性；酶失活而起到杀灭微生物作用；能杀灭细菌、真菌、病毒和芽胞等	①用于不耐高温，对湿、热敏感且易腐蚀的医疗器械消毒灭菌 ②常用甲醛灭菌器进行甲醛低温蒸汽灭菌3～11mg/L，温度50～80℃，相对湿度80%～90%，时间30～60分钟	①须在密闭的灭菌箱中进行，不可采用自然挥发法 ②对人有一定毒性和刺激性，消毒后一定要去除残留甲醛气体，可用抽气通风或氨水中和法去除 ③有致癌作用，不宜用于室内空气消毒

续表

消毒灭菌剂	效力	作用原理	适用范围及方法	注意事项
含氯消毒剂	高、中效	在水溶液中放出有效氯，破坏细菌酶的活性而致死亡；能杀灭各种致病菌、病毒、芽胞	① 0.5% 漂白粉溶液、0.5% ~ 1% 氯胺溶液用于餐具、便器等的消毒，浸泡30分钟② 1% ~ 3% 漂白粉溶液、0.5% ~3% 氯胺溶液喷洒或擦拭地面、墙壁或物品表面③排泄物消毒：干粪5份加漂白粉1份搅拌，放置2小时；每100ml尿液，加漂白粉1g放置1小时	①置于阴凉、干燥、通风处，密封保存②配置的溶液不稳定，应现配现用③有腐蚀及漂白作用，不宜用于金属制品、有色衣物及油漆家具的消毒④定期更换消毒液
碘酊	高效	与菌体蛋白质结合，并使酶氧化失活；能杀灭大部分细菌、真菌、病毒、芽胞和原虫	① 2%浓度用于皮肤消毒和一般皮肤感染，擦后待干（20秒），用75%乙醇脱碘② 2.5%溶液用于脐带断端消毒，擦干净后待干（20秒），用75%乙醇脱碘	①对皮肤有较强的刺激作用，不能用于黏膜消毒②对碘过敏者禁用③对金属有腐蚀性，不能用于金属器械的消毒
碘伏	中效	破坏细胞膜的通透性，使蛋白质漏出并与细菌酶蛋白起凝化反应，使微生物失活；能杀灭细菌、病毒	① 2%有效碘溶液用于手术部位及注射部位的皮肤消毒② 0.05% ~ 0.1%有效碘溶液用于口腔黏膜及创面黏膜的消毒③ 0.1%的有效碘溶液用于体温计消毒	①稀释后稳定性差，宜现用现配②置于阴凉、避光处，防潮、密闭保存③对铜、碳钢等2价金属制品有腐蚀作用，不做相应金属制品的消毒④皮肤消毒后不用乙醇脱碘
乙醇	中效	使菌体蛋白质脱水、凝固变性，干扰细菌的新陈代谢而导致死亡，对肝炎病毒和芽胞无效	① 70% ~75%溶液作为消毒剂，多用于消毒皮肤，也可用于浸泡锐利金属器械及体温计② 95%溶液可用于燃烧灭菌	①易挥发，须加盖保存，定期测定并调整浓度，保持浓度在70% ~75%②有刺激性，不宜用于黏膜及创面消毒③易燃，忌明火
胍类消毒剂（洗必泰）	低效	破坏菌体细胞膜的酶活性，使细胞膜破裂	① 0.02%溶液用于手的消毒，浸泡3分钟② 0.05%溶液用于皮肤、黏膜消毒③ 0.1%溶液用于物体表面消毒	①对肥皂、洗衣粉、碘、高锰酸钾等阴离子表面活性剂有拮抗作用②有吸附作用，会降低药效
苯扎溴铵（新洁尔灭）	低效	同上	0.1%溶液用于皮肤、黏膜消毒	①、②同"洗必泰"③对铝制品有破坏作用④目前已较少使用

链　接

碘伏 ≠ 安尔碘

碘伏和安尔碘是目前医院常用、家庭常备的外用消毒药。值得强调的是别将这两种药物相混淆,注意两药在药物成分、应用范围以及注意事项等方面的区别。

1. **碘伏**　有广谱的抗微生物作用,毒性低、对黏膜无刺激,不需用乙醇脱碘,否则其消毒作用反而下降。用于外科手术和术后皮肤消毒、黏膜创伤和皮肤感染的局部涂擦。

2. **安尔碘**　属强力、高效、广谱的皮肤、黏膜消毒剂。常用于口腔炎症消毒杀菌、伤口与疖肿消毒、肌内注射前皮肤消毒,还适用于伤口换药及瓶盖、体温表消毒。注意安尔碘对黏膜和伤口有一定的刺激性。

第三节　无菌技术

案例 9-3

患者,男性,56 岁,气管切开术后,为其听诊痰鸣音明显,需吸痰。请为该患者准备无菌吸痰盘。

问题:1. 为该患者铺吸痰盘时用到哪些用品? 涉及哪些无菌操作技术?
　　　2. 操作中坚持的无菌原则是什么?

无菌技术是预防医院感染的一项重要措施,直接关系到患者的安危及医疗效果,医务人员在临床工作中必须保持高度的无菌观念,应坚持无菌原则,熟练掌握操作规范,确保患者安全。

一、无菌技术的基本概念

1. **无菌技术**　是指在医疗护理操作过程中,保持无菌物品及无菌区域不被污染、防止一切微生物侵入机体或传播给他人的操作技术。

考点:无菌技术的基本概念

2. **无菌物品**　是指经过物理或化学方法灭菌后,未被污染的物品。

3. **无菌区**　是指经过物理或化学方法灭菌处理且未被污染的区域。

4. **非无菌区**　是指未经灭菌处理或经灭菌处理后又被污染的区域。

二、无菌技术操作原则

(一) 操作前准备

1. **环境清洁宽敞**　环境要宽敞并定期消毒,操作前 30 分钟通风,停止清扫、更换床单等工作,避免不必要的人群流动,防止尘埃飞扬。

考点:无菌技术操作原则

2. **工作人员着装符合无菌操作要求**　无菌操作前工作人员要衣帽整洁、剪指甲、洗手、戴口罩。必要时穿无菌衣、戴无菌手套。

(二) 操作中保持无菌

1. **明确无菌区与非无菌区**　①操作者身体应与无菌区保持一定距离;②手臂应保持在腰部或操作台面以上,不可跨越无菌区;③禁止面对无菌区谈笑、咳嗽、打喷嚏。

2. **正确取用无菌物品**　①用无菌持物钳取无菌物品,未经消毒的手或物品不可触及无菌物品或跨越无菌区域;②取放无菌物品时,应面向无菌区;③无菌物品一经取出,即使未使用,也不可放回无菌容器中;④一套无菌物品,只供一位患者使用,以防交叉感染。

3. **正确处理污染物品**　怀疑有污染或已被污染物品,不可使用,应给予更换或重新灭菌。

(三) 无菌物品的管理

1. 无菌物品与非无菌物品分开放置,并有明显标志。

2. 无菌物品的存放 无菌物品不可暴露于空气中,应存放于无菌包或无菌容器中。

3. 无菌包或无菌容器的管理 ①无菌包或无菌容器外需标明物品名称、灭菌日期,按失效期先后顺序摆放。②定期检查无菌物品保存情况,无菌包在干燥、未污染的情况下,有效期为 7 天,过期或受潮应重新灭菌。

三、无菌技术操作方法

(一) 无菌持物钳的使用

【目的】 用于夹取或传递无菌物品。

【评估】 操作环境,持物钳。

【计划】

1. 护士准备 衣帽整洁,剪指甲,洗手,戴口罩。

2. 用物准备 无菌持物钳、无菌容器、所夹取或传递的无菌物品。

(1) 临床常用的持物钳有卵圆钳、三叉钳、各种长、短镊四种(图 9-3)。

卵圆钳:有直头和弯头两种,钳的持物端有两个卵圆形小环,可用于夹取刀、剪、钳、镊、弯盘、治疗碗等无菌物品。因卵圆钳的下端两环平行不能持重,故不能用于夹取较重物品。

三叉钳:结构和卵圆钳相似,不同之处是其下端为三叉并呈弧形向内弯曲。可用于夹取较大或较重物品,如盆、盒、罐等。

镊子:镊子的尖端细小,使用时灵巧方便,适宜于夹取棉球、棉签、针头、注射器、敷料、缝针等小物品。

考点:无菌技术操作方法及注意事项

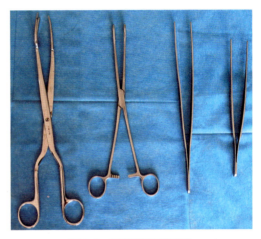

图 9-3 无菌持物钳(镊)

(2) 无菌持物钳的存放:有 2 种存放保存法,即浸泡保存法和干燥保存法。

干燥保存法:为目前临床常用的保存方法。将盛有无菌持物钳的无菌干燥容器保存于无菌包内,在使用前开包,每 4 小时更换 1 次。

浸泡保存法:①无菌持物钳经压力蒸汽灭菌后浸泡于盛有消毒液的广口有盖无菌容器内。容器的深度与持物钳的长度比例合适。②每个容器只能放置 1 把无菌持物钳。③消毒液应浸没无菌持物钳轴节上 2 ~ 3cm 或镊子长度的 1/2。④无菌持物钳和存放容器定期消毒灭菌。一般病房可每周 1 次,同时更换消毒液。手术室、门诊换药室、注射室等使用频繁的科室,应每日进行清洁、消毒灭菌。

3. 环境准备 操作区整洁、宽敞,明亮;操作台清洁、干燥、平坦。

【实施】 见表 9-3。

表 9-3 无菌持物钳的使用

操作步骤	要点说明
1. 检查 取出用物后核对并检查有效日期	
2. 取钳 打开盛放无菌持物钳的容器盖,手心向下持无菌持物钳,持无菌持物钳上 1/3 部分,闭合前端,将钳移至容器中央,保持无菌持物钳前端向下,钳端闭合,垂直取出(图9-4)	不可从盖孔中取放无菌持物钳(镊) 使用时勿触及容器口边缘

续表

操作步骤	要点说明
3. 用钳　始终保持钳端向下,持物钳只能在持物者的胸、腹部水平移动,不可倒转向上	保持无菌持物钳的无菌状态
4. 放钳　使用后闭合钳端垂直放入容器内	防止无菌持物钳在空气中暴露过久 第一次使用,应注明打开日期、时间并签名,4 小时内有效

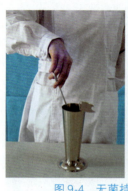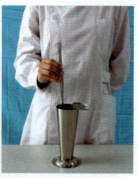

图 9-4　无菌持物钳(镊)的使用

【注意事项】

1. 严格遵守无菌操作原则。

2. 无菌持物钳不能夹取非无菌物品,不能用于夹取油纱布,也不能用于换药或消毒皮肤。

3. 无菌持物钳应就地取出使用,如到远处夹取无菌物品,应将无菌持物钳连同盛放容器一同搬移。

4. 无菌持物钳一旦污染或疑被污染,应重新灭菌。

5. 无菌持取钳如为湿式保存,取放时不可触及液面以上的容器内壁,放入后打开轴节以利于钳与消毒液充分接触。

(二) 无菌容器的使用

【目的】　盛放无菌物品,并使其保持无菌状态。

【评估】　无菌容器的种类及有效期。

【计划】

1. 护士准备　衣帽整洁,剪指甲,洗手,戴口罩。

2. 用物准备

(1) 盛有无菌持物钳的无菌罐、盛放无菌物品的容器。

(2) 无菌容器:常用的无菌容器有无菌盘、盒、罐等,无菌容器内放灭菌器械、棉球、纱布等。

3. 环境准备　操作区整洁、宽敞,明亮;操作台清洁、干燥、平坦。

【实施】　见表 9-4。

表 9-4　无菌容器的使用

操作步骤	要点说明
1. 检查　核对无菌容器名称、灭菌日期及灭菌标识	应同时检查无菌持物钳确保在有效期内
2. 开盖　打开无菌容器盖,平移离开容器上方,盖内面向上置于稳妥处或持盖于手中(图 9-5A、B)	拿盖时,手勿触及容器盖的边缘及内面
3. 取物　用无菌持物钳从无菌容器中垂直夹取无菌物品	无菌持物钳及物品不可触及容器边缘
4. 盖盖　取毕无菌物品立即将容器盖翻转,使内面向下,由近向远或从一侧向另一侧盖严(图 9-5C、D)	避免容器内物品在空气中暴露过久
5. 持容器　手持无菌容器时,应托住容器的底部	手不可触及容器的边缘及内面 第一次使用,应记录开启时间并签名,24 小时内有效

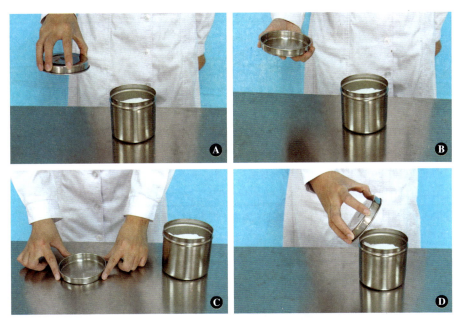

图9-5　无菌容器使用法

【注意事项】

1. 严格遵守无菌操作原则。

2. 夹取无菌容器内物品时,无菌持物钳及无菌物品勿触及容器的边缘。

3. 移动无菌容器时,应托住底部,手勿触及无菌容器的内面和边缘。

4. 从无菌容器内取出的无菌物品,即使未用也不得再放回无菌容器内。

5. 无菌容器应定期灭菌;一经打开,使用时间不超过24小时。

（三）无菌包的使用

【目的】　保持包内物品在规定时间内处于无菌状态,供无菌操作用。

【评估】　操作环境及操作台;无菌包的名称及有效期。

【计划】

1. 护士准备　衣帽整洁,剪指甲,洗手,戴口罩。

2. 用物准备　无菌持物钳、无菌包(内放无菌治疗巾、敷料、器械等)、盛放无菌包内物品的容器、化学指示胶带、笔、标签。

3. 环境准备　操作区整洁、宽敞,明亮;操作台清洁、干燥、平坦。

【实施】　见表9-5。

表9-5　无菌包的使用

操作步骤	要点说明
▲ 包扎无菌包	防止玻璃物品碰撞损坏
1. 放物　将待消毒灭菌物品放在包布中央,如为玻璃物品先用棉垫包裹	
2. 包扎　将包布近侧一角向上折叠盖在物品上,依次盖好左、右两角,并将角尖端向外翻折,盖上最后一角后,用化学指示胶带粘贴封包(图9-6)	避免开包时污染

续表

操作步骤	要点说明
3. 标记　贴标签,注明物品名称及灭菌日期,灭菌后备用	
▲ 打开无菌包	如标记模糊、过期或潮湿则不可使用
1. 检查　检查无菌包的名称、灭菌有效期及灭菌标识,有无破损及潮湿等情况	
2. 开包　打开无菌包外角,再揭开左右两角,最后打开内角(图9-7)	开包时手不可触及包布内面
3. 取物　用无菌持物钳取出无菌物品,放在事先备好的无菌区域内	
4. 回包　如包布内用物一次用不完,则按原折痕包好	
5. 记录　注明开包日期及时间并签名	包内物品有效期为24小时

注:如需一次将包内物品全部取出,可将无菌包托在手上打开,另一手抓住包布四角,稳妥地将包内物品放在事先备好的无菌区域内。

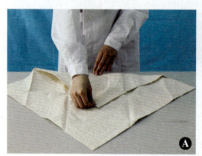
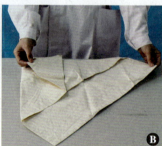
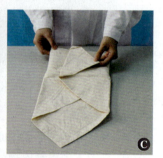
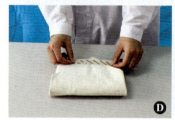
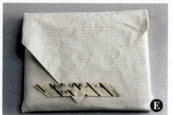

图9-6　无菌包包扎法

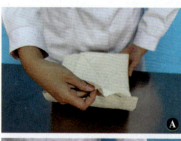
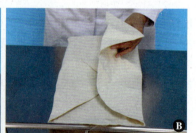
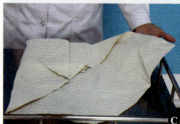
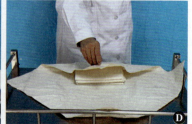

图9-7　无菌包打开法

【注意事项】

1. 严格遵守无菌操作原则。

2. 打开无菌包时,手勿触及包布的内面,操作时手臂及非无菌物品不可跨越无菌区。

3. 包内物品未用完,应按原折包好,注明开包日期和时间,限24小时内使用。

4. 包内物品被污染或无菌包被浸湿,须重新灭菌。

(四)铺无菌盘

【目的】 铺无菌治疗巾于洁净干燥的治疗盘内,形成一无菌区,放置无菌物品,供检查、治疗使用。

【评估】 操作区及操作台,检查与治疗项目,无菌物品。

【计划】

1. 护士准备 衣帽整洁,剪指甲,洗手,戴口罩。

2. 用物准备 无菌持物钳、无菌包、治疗盘、无菌物品及容器、弯盘、标签、笔等。

3. 环境准备 操作区整洁、宽敞、明亮;操作台清洁、干燥、平坦。

【实施】 见表9-6。

表9-6 铺无菌盘

操作步骤	要点说明
1. 检查 核对无菌治疗巾包名称、灭菌有效期及灭菌标识,有无破损及潮湿等情况	
2. 取巾 打开无菌治疗巾包,按无菌包的使用法取出治疗巾放于治疗盘内,如包布内治疗巾未用完,则按原折痕包好,注明开包日期及时间并签名	包内治疗巾有效期为24小时
▲ 治疗巾折叠法 纵折法:纵折二次,再横折二次,开口边向外(图9-8) 横折法:将治疗巾横折后,再纵折,然后重复一次(图9-9)	
3. 铺巾 双手捏住上层外面两角,轻轻抖开,将其双折平铺于治疗盘中,将上层扇形折叠至对侧,开口向外放入无菌物品后,双手捏住反折治疗巾两角外面,向下覆盖,将无菌治疗巾边缘对齐,开口处向上翻折两次,两侧边缘向下翻折一次(图9-10)	手不可触及内面及跨越无菌区
4. 记录 注明铺盘名称及时间	4小时内有效

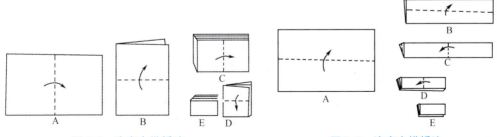

图9-8 治疗巾纵折法 图9-9 治疗巾横折法

【注意事项】

1. 严格遵守无菌操作原则。

2. 操作时非无菌物品及身体应与无菌盘保持适当的距离,勿触及无菌面,不可跨越无菌区。

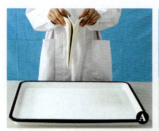
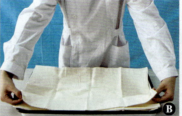
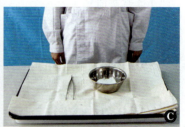
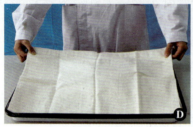
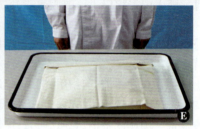

图 9-10　铺无菌盘法

3. 铺无菌盘的区域应保持清洁干燥,避免无菌巾潮湿污染。

4. 已铺好的无菌盘应尽早使用,有效期不得超过 4 小时。

（五）无菌溶液的取用

【目的】　取出无菌溶液供临床使用。

【评估】　操作区及操作台,无菌溶液的名称及有效期。

【计划】

1. 护士准备　衣帽整洁,剪指甲,洗手,戴口罩。

2. 用物准备　无菌溶液、无菌容器、启瓶器、消毒液、棉签、弯盘、笔。

3. 环境准备　操作区整洁、宽敞,明亮;操作台清洁、干燥、平坦。

【实施】　见表 9-7。

表 9-7　无菌溶液的取用

操作步骤	要点说明
1. 除尘　取盛有无菌溶液的密封瓶,用纱布擦净瓶外灰尘	
2. 查对　检查无菌溶液的名称、浓度、剂量及有效期,瓶盖有无松动,瓶体及瓶底有无裂痕,查看液体有无沉淀、浑浊、絮状物、变色等不能使用的情况(图 9-11A)	质量合格方可使用
3. 开瓶　开启瓶盖,将瓶标签面向操作者放于操作台上,从瓶签侧用两拇指将瓶塞边缘向上翻起,再用一手拇指和示指拉出瓶塞	手勿触及瓶口及瓶塞内侧,防止污染
4. 倒液　一手握瓶签侧,标签向手心,倒出少量液体于弯盘中(图 9-11B),冲洗瓶口后,再由原处倒出无菌溶液至无菌容器中(图 9-11C)	勿使瓶口接触容器边缘
5. 倒毕　塞紧瓶塞,消毒后翻下,盖好(图 9-11D),并注明开瓶日期及时间(图 9-11E)	已开启的瓶内的溶液在 24 小时内使用

【注意事项】

1. 严格遵守无菌操作原则。

2. 倒溶液时瓶口不可触及无菌容器,也不能将无菌敷料堵塞瓶口或伸入瓶内蘸取溶液。

3. 已倒出的溶液即使未使用也不得倒回瓶内。

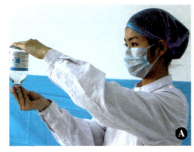
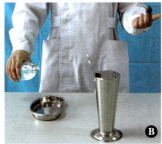
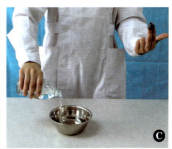
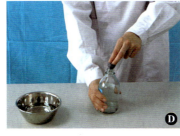
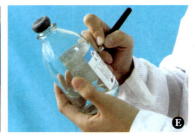

图 9-11　取用无菌溶液法

4. 已开启的溶液有效时间为 24 小时。

（六）无菌手套的使用

【目的】　在某些无菌操作或接触无菌物品时戴无菌手套,保证无菌。

【评估】　操作区及操作台,无菌手套号码及有效期。

【计划】

1. 护士准备　衣帽整洁,剪指甲,洗手,戴口罩。

2. 用物准备　无菌手套包、弯盘。

3. 环境准备　操作区整洁、宽敞,明亮;操作台清洁、干燥、平坦。

【实施】　见表 9-8。

表 9-8　无菌手套的使用

操作步骤	要点说明
1. 检查　选择大小合适的号码,并核对手套号码、灭菌有效日期及包装是否完整	选择适合操作者的号码
2. 打开　将无菌手套包放在清洁、干燥的台面上打开	
3. 戴手套	
（1）分次提取法:一手掀起手套袋开口处外层,另一手捏住一只手套的反折部分(手套内面)取出手套,对准五指戴上;未戴手套的手掀起另一只袋口外层,再以戴好手套的手指插入另一只手套的反折内面(手套外面),取出手套,同法戴好(图 9-12 A、B)	手不可触及手套外面(无菌面) 已戴手套的手不可触及未戴手套的手或另一手套的内面
（2）一次性提取法:两手同时掀开手套袋开口处外层,分别捏住两只手套的反折部分(手套内面),取出手套,将两只手套五指对准,先戴一只手,再以戴好手套的手指插入另一只手套的反折内面(手套外面),同法戴好	未戴手套的手不可触及手套的外面
4. 调整　双手对合交叉调整手套位置,推擦手指与手套贴合,然后将手套的反折扣套在工作衣袖外面(图 9-12 C、D、E)	戴好手套的手始终保持在腰部以上 不可强拉手套

续表

操作步骤	要点说明
5. 脱手套　操作毕,一手捏住另一手套的外口翻转脱下;脱下手套的手,伸入另一只手套的内口反转将其脱下(图 9-13)	勿使手套的外面(污染面)接触到皮肤
6. 处理　将用过的手套放入医疗垃圾袋	投手套于黄色垃圾袋内 洗手、脱口罩

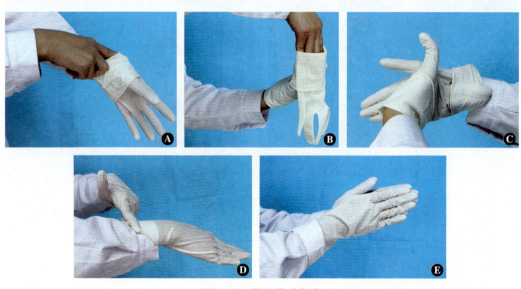

图 9-12　戴无菌手套法

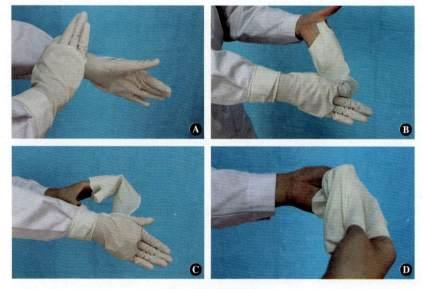

图 9-13　脱手套法

【注意事项】

1. 严格遵守无菌操作原则。

2. 未戴手套的手不可接触无菌手套的外面,已戴手套的手不可触及未戴手套的手及手套的内面。

3. 戴手套后,手臂应保持在腰以上、肩以下范围内活动。

4. 戴手套后如发现手套破损或不慎污染,应立即更换。

5. 脱手套时应翻转脱下,不可用强力拉扯手套。

第四节　隔　离　技　术

 案例 9-4

患儿,4 岁半,发热伴腹泻 1 天入院。患儿于 1 天前开始发热,体温 39.1℃,咽痛,无咳嗽,门诊静脉滴注青霉素体温仍不降;今日晨起开始腹泻,3～4 小时 1 次大便,为黄色黏液便,有脓血,呕吐 1 次,为胃内容物。以"中毒性细菌性痢疾"收入院。

问题:1. "细菌性痢疾"属于何种隔离?

　　2. 对该患者应如何护理?

　　3. 具备什么条件时可以解除对于该患者的隔离?

隔离是将传染患者、可疑传染患者、病原携带者和高度易感人群在指定的地方或特殊的环境中安置,暂时避免和周围人群接触,从而达到控制传染源,切断传播途径,保护易感人群的目的。由此,将隔离分为传染病隔离和保护性隔离两大类。前者采取传染源隔离,防止传染性病原体向外传播;后者采取保护性隔离,保护高度易感人群免受感染。

一、隔离区域的设置和划分

(一) 隔离区域的建筑布局与隔离要求

1. 建筑布局

(1) 医院建筑区域划分:根据患者获得感染危险性程度,应将医院分为 4 个区域:①低危险区域:包括行政管理区、教学区、图书馆、生活服务区等;②中等危险区域:包括普通门诊、普通病房等;③高危险区域:包括感染疾病科(门诊、病房)等;④极高危险区域:包括手术室、重症监护病房、器官移植病房等。

(2) 呼吸道传染性疾病病区:应设在医院相对独立的区域,分为清洁区、潜在污染区和污染区,设立两通道和三区之间的缓冲间。缓冲间两侧的门不应同时开启,以减少区域之间空气流通。经空气传播疾病的隔离病区,应设置负压病房。

(3) 感染性疾病病区:建筑布局应设在医院相对独立的区域,远离儿科病房、重症监护病房和生活区。设单独入出口和入出院处理室。

(4) 普通病区:建筑布局在病区的末端,应设一间或多间隔离病室。

(5) 门诊:普通门诊应单独设立出入口,设置问讯、预检分诊、挂号、候诊、诊断、检查、治疗、交费、取药等区域,流程清楚,路径便捷;儿科门诊应自成一区,出入方便,并设预检分诊、隔离诊查室等;感染疾病科门诊应符合国家有关规定。

(6) 急诊:应设单独出入口、预检分诊、诊查室、隔离诊查室、抢救室、治疗室、观察室等;有条件的医院宜设挂号、收费、取药、化验、X 线检查、手术室等;急诊观察室床间距应不小于 1.2m。

2. 隔离要求

(1) 总体要求:①明确服务流程,保证洁、污分开,防止因人员流程、物品流程交叉导致污染;②同一等级分区的科室宜相对集中,高危险区的科室宜相对独立,宜与普通病区和生活区分开;③病房应通风良好,通风系统应区域化,防止区域间空气交叉污染;④按照《医务人员手卫生规范(WS/T313)》的要求,配备合适的手卫生设施。

(2) 呼吸道传染性疾病病区:①严格服务流程和三区的管理。各区之间界线清楚,标识明显。②不同种类传染病患者应分室安置,疑似患者应单独安置。③受条件限制的医院,同种疾病患者可安置于一室,两病床之间距离不少于1.1m。

(3) 感染性疾病病区:①分区明确,标识清楚。②不同种类的感染性疾病患者应分室安置;每间病室不应超过4人,病床间距应不少于1.1m。

(4) 普通病区:①感染性疾病患者与非感染性疾病患者宜分室安置,病情较重的患者宜单人间安置;②受条件限制的医院,同种感染性疾病、同种病原体感染患者可安置于一室,病床间距宜大于0.8m。

(5) 门诊、急诊:①普通门诊、儿科门诊、感染疾病科门诊宜分开挂号、候诊;②严格预检分诊制度,及时发现传染病患者及疑似患者,及时采取隔离措施。

(二) 隔离区域的划分

考点:隔离区域的划分

1. **清洁区** 指进行呼吸道传染病诊治的病区中不易受到患者血液、体液和病原微生物等物质污染及传染病患者不应进入的区域。包括医务人员的值班室、卫生间、男女更衣室、浴室以及储物间、配餐间等。

2. **潜在污染区** 又称半污染区,指进行呼吸道传染病诊治的病区中位于清洁区与污染区之间、有可能被患者血液、体液和病原微生物等物质污染的区域,包括医务人员的办公室、治疗室、护士站、患者用后的物品、医疗器械等的处理室、内走廊等。

3. **污染区** 指进行呼吸道传染病诊治的病区中传染病患者和疑似传染病患者接受诊疗的区域,包括被其血液、体液、分泌物、排泄物污染物品暂存和处理的场所,例如病室、处置室、污物间以及患者入院、出院处理室等。

4. **两通道** 指进行呼吸道传染病诊治的病区中医务人员通道和患者通道。医务人员通道、出入口设在清洁区一端,患者通道、出入口设在污染区一端。

5. **缓冲间** 指进行呼吸道传染病诊治的病区中清洁区与潜在污染区之间、潜在污染区与污染区之间设立的两侧均有门的小室,为医务人员的准备间。

6. **负压病区(病房)** 指通过特殊通风装置,使病区(病房)的空气按照由清洁区向污染区流动,使病区(病房)内的压力低于室外压力。负压病区(房)排出的空气需经处理,确保对环境无害。

二、隔 离 原 则

隔离的实施应遵循"标准预防"和"基于疾病传播途径的预防"原则。

1. **工作人员** ①进入隔离室前戴口罩、帽子,穿隔离衣;②进行治疗护理前,备齐用物并周密计划,集中进行治疗护理,以减少穿、脱隔离衣和洗手次数;③穿隔离衣后只能在规定范围内活动;④一切操作严格遵守隔离规程;⑤离开隔离室时要脱隔离衣,消毒双手。

2. **病室物品、空气** ①凡患者接触过的物品或落地的物品应视为污染,消毒后方可给他人使用;②患者接触过的医疗器械如血压计、听诊器、体温计等按规定消毒;③患者的用物、信件、报纸、票证等经消毒后方能带离病室;④患者的排泄物、分泌物、呕吐物、引流物等须经消毒处理方可排放;⑤需送出病区处理的物品,应放入专门的污物袋,袋外有明显的标记;⑥病床、床旁桌椅于每日晨间护理后用消毒液擦拭消毒;⑦病室空气用紫外线照射或消毒液喷雾,每日消毒1次。

3. **探视制度** 加强传染病患者的管理,包括隔离患者,严格执行探视管理制度。

4. **心理护理** 在严格执行隔离要求的同时,了解患者的心理状况,满足患者的心理需要。

对患者热情、关心,减轻患者的恐惧感或因被隔离而孤独、自卑、悲观心理;向患者及家属解释隔离的重要性及暂时性,以取得信任。

5. 解除隔离 传染性分泌物三次培养结果均为阴性或已渡过隔离期,经医生开出医嘱后方可解除隔离。

6. 终末消毒处理

(1) 患者的终末消毒处理:患者转科或出院前应沐浴;换上清洁衣服;个人用物须消毒后方能带离隔离病区。死亡患者应用消毒液浸湿的棉球塞住口、鼻、肛门及阴道等孔道;伤口处更换敷料;尸体用消毒液浸湿的尸单(一次性使用)包裹,放入注有"传染"标记的不透水的袋子内,送传染患者太平间。

(2) 病室单位及医疗器械的终末处理:见表9-9。

表9-9 传染病患者病室单位及医疗器械消毒法

类别	消毒方法
病室	紫外线灯或2%过氧乙酸熏蒸消毒
被服类	布类及衣物:煮沸消毒,压力蒸汽灭菌,环氧乙烷熏蒸;枕芯、被褥:日光曝晒法、紫外线照射消毒或熏蒸消毒
家具与地面	0.2%~0.5%过氧乙酸,1%~3%漂白粉澄清液擦拭或喷洒消毒
金属类	环氧乙烷熏蒸,0.2%碱性戊二醛溶液浸泡
玻璃、橡胶、搪瓷类	煮沸或压力蒸汽灭菌,0.5%过氧乙酸浸泡
血压计、听诊器	甲醛或环氧乙烷熏蒸,0.2%~0.5%过氧乙酸擦拭
体温计	1%过氧乙酸浸泡30分钟连续两次,10%碘伏浸泡
餐具、茶具、药杯	0.2%~0.5%过氧乙酸浸泡,环氧乙烷熏蒸,煮沸或压力蒸汽灭菌
信件、书报、票证	甲醛或环氧乙烷熏蒸
排泄物、分泌物、呕吐物	漂白粉或生石灰搅拌放置2小时后倒掉,痰置于蜡纸盒内焚烧
剩余食物	煮沸30分钟后倒掉
垃圾	焚烧
痰盂、便器	3%漂白粉澄清液或0.5%过氧乙酸浸泡

三、隔离的种类和措施

按疾病的传播途径,将隔离分为以下几种,并制订相应的隔离措施。

(一) 严密隔离

严密隔离适用于经飞沫、分泌物、排泄物直接或间接传播的烈性传染病,如霍乱、鼠疫、传染性非典型肺炎(SARS)、人感染高致病性禽流感等。隔离措施如下。

考点:隔离的种类和措施

1. 应限制患者的活动范围,离开隔离病房或隔离区时,需戴外科口罩;严格限制探视,如需探视,探视者应采取相应的隔离措施。减少患者的转运,如需转运,医务人员应采取有效防护措施。

2. 医务人员接触患者时,必须戴口罩、帽子、手套,穿隔离衣和隔离鞋,必要时穿防护服(如SARS患者),隔离衣2~3层,并戴防护帽及护目镜。接触患者后,消毒措施必须严格。

3. SARS等患者应安置于有效通风的隔离病房或隔离区域内,必要时置于负压病房内;医务人员须经过专门的培训,掌握正确的防护技术;隔离区工作的医务人员每日监测体温两次,体温高于37.5℃及时就诊;医务人员应严格执行区域划分的流程,按程序做好个人防护,下班前沐浴更衣后方可离开隔离区;物体与空气消毒须遵循《消毒技术规范》。

(二) 空气传播的隔离

空气传播的隔离主要用于防止通过空气传播的疾病,如肺结核、水痘等。在标准预防的基础上隔离措施如下。

1. 患者病情允许时,应戴外科口罩,定期更换,并限制其活动范围;当医院无条件收治时,应尽快转运至有条件的医疗机构收治,转运过程中注意医务人员的防护。

2. 医务人员应严格执行区域划分的流程,不同区域需要穿戴不同的防护用品,离开时按要求摘脱,并正确处理使用过的用品;进入患者房间时,应戴帽子、医用防护口罩;进行可能产生喷溅的操作时,应戴护目镜或防护面罩,穿防护服,接触患者血液、体液、排泄物等时应戴手套。

(三) 消化道隔离

消化道隔离适用于由患者的粪便直接或间接污染了食物或水源而引起传播的疾病,如伤寒、细菌性痢疾、甲型肝炎、戊型肝炎等。隔离措施如下。

1. 不同病种的患者最好能分室居住,如同居一室,须做好床边隔离:两床相距不少于2m;病床应加隔离标记;患者不准互相交换物品、书报或互赠食物等,以防交叉感染。病室应有防蝇设备,并做到无蟑螂、无鼠。

2. 接触不同病种患者时需分别穿隔离衣,接触污染物时戴手套。

3. 患者的食具、便器各自专用,严格消毒,剩余的食物或排泄物均应消毒处理后方可倒掉。

(四) 接触隔离

接触隔离适用于经接触而传播的疾病,如肠道感染、多重耐药菌感染、皮肤感染(破伤风、气性坏疽)等。在标准预防的基础上隔离措施如下。

1. 应限制患者的活动范围,减少患者的转运,如需转运,医务人员应采取有效防护措施。

2. 医务人员接触患者血液、体液、排泄物等时应戴手套,手上有伤口时应戴双层手套;离开隔离室前,摘除手套,洗手和手消毒。

3. 进入隔离室前,应穿隔离衣;离开病室前,脱下隔离衣,按要求悬挂、消毒与清洗;如使用一次性隔离衣,用后按照医疗废物管理处置。接触甲类传染病应按要求穿脱、处置防护服。

4. 患者接触过的一切物品,如衣物、被单等应先灭菌,然后再清洁、消毒、灭菌;被患者污染的敷料应装袋标记后送焚烧处理。

(五) 飞沫传播的隔离

飞沫传播的隔离适用于经飞沫传播的疾病,如百日咳、白喉、病毒性腮腺炎、流行感冒、流行性脑脊髓膜炎等。在标准预防的基础上隔离措施如下。

1. 同接触隔离的1和3。

2. 患者之间间隔距离应在1m以上,探视者需戴外科口罩。

3. 加强通风,或按要求进行空气消毒。

4. 与患者近距离(1m以内)接触时,应戴帽子、医用防护口罩;进行可能产生喷溅的操作时,应戴护目镜或防护面罩,穿防护服,接触患者血液、体液、排泄物等时应戴手套。

(六) 血液、体液隔离

血液、体液隔离适用于预防直接或间接接触血液或体液传播的传染性疾病,如乙型肝炎、艾滋病、梅毒等。隔离措施如下。

1. 同种病原体感染者可同室隔离,必要时单人隔离。

2. 为防止血溅,应戴口罩及护目镜;若血液或体液可能污染工作服时需穿隔离衣;接触血液或体液时应戴手套。

3. 被血液或体液污染的物品,应装袋标记后送消毒或焚烧;被血液或体液污染的室内表面物品,立即用 5.25% 次氯酸钠溶液擦拭或喷洒消毒。

4. 注意洗手,若手被血液、体液污染或可能污染,应立即用消毒液洗手,护理另一个患者前也应洗手。

(七) 昆虫隔离

适用于由昆虫传播的疾病,如乙型脑炎、流行性出血热、疟疾、斑疹伤寒等。根据昆虫种类采取相应隔离措施。

1. 斑疹伤寒及回归热由虱传播。患者入院时必须沐浴、更衣,经灭虱处理后方可进入同种病室;患者衣物需灭虱后带回或保管。

2. 疟疾及乙型脑炎由蚊传播。病室应有蚊帐、纱门纱窗等防蚊设施,定期喷洒灭蚊剂,采取有效的灭蚊措施。

3. 流行性出血热由寄生在鼠身上的螨叮咬人,吸血后传播。患者入院时必须沐浴、更衣、灭螨;患者衣物需灭螨后带回或保管;病室应有防鼠设施。

(八) 保护性隔离

保护性隔离,也称反向隔离。适用于抵抗力低或极易感染的患者,如严重烧伤、早产儿、白血病、脏器移植及免疫缺陷患者等。隔离措施如下。

1. 设专用隔离室,患者住单间病室隔离;病室内空气、地面、家具等均应严格消毒;未经消毒处理的物品不可带入隔离区。

2. 工作人员进入病室前应穿戴灭菌后的隔离衣、帽子、口罩、手套及拖鞋。

3. 凡患呼吸道疾病者或咽部带菌者,包括工作人员均应避免接触患者;接触患者前、后及护理下一位患者前均应洗手。

4. 探视者应采取相应措施。

四、隔离技术基本操作

(一) 帽子的使用

帽子可以防止工作人员的头发、头屑散落污染无菌物品或清洁物品;防止灰尘及病原微生物附着在头发上,造成污染。

帽子大小应合适,应遮住全部头发。进入污染区和清洁区前以及进行无菌操作时均应戴帽子。布制品帽子要保持清洁,每次或每天更换与清洁;一次性帽子应一次性使用;被血液或体液污染时,应立即更换。

(二) 口罩的使用

【目的】　保护患者和工作人员,避免互相传播,减少感染和交叉感染的发生;防止飞沫污染无菌物品、伤口或清洁食物等。

【评估】　患者病情、采取的隔离种类。

【计划】

1. 护士准备　衣帽整洁,剪指甲,洗手。

2. 用物准备　清洁纱布口罩(含 6～8 层纱布)、外科口罩或一次性口罩、帽子、污物袋。

3. 环境准备　整洁、宽敞、明亮。

【实施】　见表 9-10。

表 9-10　口罩的使用

操作步骤	要点说明
▲ 外科口罩	
1. 戴口罩　①取出口罩,有鼻夹的一面向外;②将口罩罩住口、鼻及下巴,鼻夹部向上贴紧面部;③将下方系带系于颈后,上方系带系于头顶中部;④将双手指尖放在金属鼻夹上,从中间位置开始,用手指向内按鼻夹,分别向两侧移动并按压,根据鼻梁的形状塑造鼻夹	勿一只手提鼻夹 系带松紧合适,不可用污染的手触摸口罩
2. 摘口罩　①解开系带;②用手捏住口罩系带丢至医疗垃圾桶	
▲ 医用防护口罩	医用外科口罩只能一次性使用
1. 戴口罩　①取出防护口罩,有鼻夹的一面向外;②将防护口罩罩住口、鼻及下巴,鼻夹部向上贴紧面部;③将下方系带拉过头顶,放于颈后及双耳下;④再将上方系带拉至头顶中部;⑤将双手指尖放在金属鼻夹上,从中间位置开始,用手指向内按鼻夹,分别向两侧移动并按压,根据鼻梁的形状塑造鼻夹	每次进入工作区之前需检查密合性
2. 摘口罩　①先解开下面的系带,再解开上面的系带;②用手捏住口罩系带丢至医疗垃圾桶	口罩用后不可挂于胸前,立即取下,取下时不可接触污染

【注意事项】

1. 根据不同的操作要求选择不同类型的口罩:一般诊疗活动,可佩戴外科口罩或纱布口罩;手术室工作或护理免疫功能低下患者、体腔穿刺等操作时应戴外科口罩;接触经空气传播或近距离接触经飞沫传播的呼吸道传染病患者时,应戴医用防护口罩。

2. 口罩使用时应遮住口鼻,不可用污染的手接触口罩。

3. 戴上口罩后,避免咳嗽或不必要的谈话。

4. 纱布口罩应每天更换、清洁与消毒;医用防护口罩使用 6~8 小时更换;一次性口罩使用不超过 4 小时。使用中如有污染或潮湿应立即更换。

（三）手的清洁与消毒

1. 卫生洗手法

〖**目的**〗　去除手上污垢和大部分暂居菌。

〖**评估**〗　手的污染程度、准备进行的操作、患者的情况。

〖**计划**〗

（1）护士准备:着装整洁,剪指甲,取下手表及手上饰物。

（2）用物准备:洗手池设备,肥皂或洗手液,毛巾、一次性消毒纸巾或自动干手器,盛放纸巾或毛巾的容器。

（3）环境准备:整洁、宽敞,明亮。

〖**实施**〗　见表 9-11。

表 9-11　卫生洗手法

操作步骤	要点说明
1. 湿润双手　卷袖至腕关节上 10cm 以上,打开水龙头,调节合适水流及水温,流水浸湿双手,关闭水龙头(水龙头最好选用非手触式开关)	水流不可过大 水温合适,以免皮肤干燥
2. 取洗手液　取适量肥皂(皂液)涂抹整个手掌、手背、手指及指缝	

续表

操作步骤	要点说明
3. 揉搓双手　按"七步洗手法"搓洗双手：①掌心相对，手指并拢相互搓擦；②掌心对手背，手指交错，沿指缝相互搓擦，交换进行；③掌心相对，双手交叉沿指缝相互搓擦；④两手互握搓指背；⑤一手握另一手大拇指旋转搓擦，交换进行；⑥指尖在掌心中转动搓洗，交替进行；⑦螺旋式擦洗手腕及腕上10cm，交换进行（图9-14）。	揉搓双手至少持续15秒
4. 冲洗擦干　①打开水龙头，肘关节高于腕关节，从上至下彻底冲洗双手；②关闭水龙头，取纸巾擦干或烘干双手，如用小毛巾，一次一换	冲净双手时指尖向下

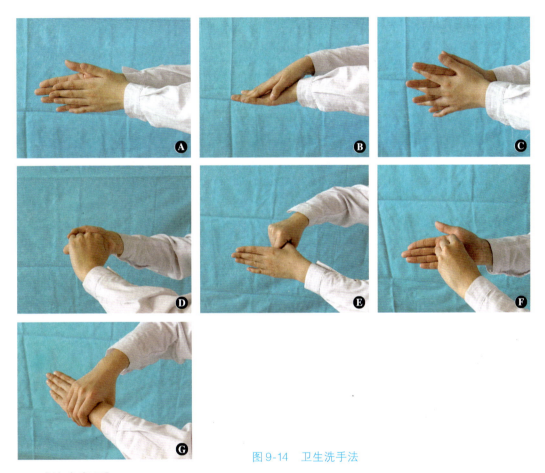

图9-14　卫生洗手法

〖**注意事项**〗

（1）洗手方法正确，手的各部位洗到、冲净；冲净双手时指尖向下。

（2）洗手指征：①直接接触每位患者前后；②从同一患者身体的污染部位移动到清洁部位时；③接触患者黏膜、破损皮肤或伤口前后；④接触患者体液、血液、分泌物、排泄物、伤口敷料等之后；⑤接触患者周围环境及物品后；⑥穿脱隔离衣前后，脱手套之后；⑦进行无菌操作，接触清洁、无菌物品之前；⑧处理药物或配餐前。

2. 卫生手消毒

〖**目的**〗　去除致病性微生物、预防感染和交叉感染、避免污染无菌和清洁物品。

〖**评估**〗　手的污染程度、准备进行的操作、患者的情况。

〖计划〗

（1）护士准备：着装整洁，剪指甲，取下手表及手上饰物。

（2）用物准备：流动水洗手设备、清洁剂、干手物品、速干手消毒剂。

（3）环境准备：整洁、宽敞，明亮。

〖实施〗　见表9-12。

表9-12　卫生手消毒法

操作步骤	要点说明
1. 按洗手步骤洗手并保持干燥	符合洗手要求
2. 涂擦消毒法　取适量免冲洗手消毒剂依次擦洗双手，顺序为：手掌对手掌、手背对手掌、指尖对手掌、两手指缝相互对搓，每一步骤反复3次	涂擦时间2分钟
3. 刷手法　用手刷蘸消毒液，按照前臂、腕部、手背、手掌、手指、指缝、指甲顺序彻底刷洗，每只手刷30秒，用流水冲净后同法再刷洗一遍，用纸巾、无菌毛巾擦干或用干手机吹干	刷手时间为2分钟

〖注意事项〗

（1）洗手方法正确，手的各部位洗到、冲净。

（2）刷洗时，身体与洗手池保持一定距离，避免隔离衣污染水池边缘或水溅到身上。

（3）医务人员手消毒指征：①接触感染伤口和体液、血液、分泌物后；②接触致病微生物污染的物品后；③接触每位传染患者和多重耐药菌株定植或感染者后。

（四）避污纸的使用

考点：避污纸的使用方法

避污纸是备用的清洁纸片，在拿取物品或做简单隔离操作时，如开关门窗、开关水龙头、收取污染的药杯等，可使用避污纸保持双手或物品不被污染，以省略消毒步骤。取避污纸时应从页面抓取（图9-15A），不可掀页撕取（图9-15B）。一张纸只能使用一次，用后丢入垃圾桶，集中焚烧处理。

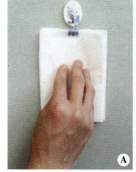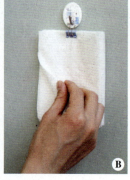

图9-15　避污纸的使用
A. 正确；B. 错误

（五）穿、脱隔离衣

考点：穿、脱隔离衣的方法及注意事项

【目的】　防止病原体向外传播，保护工作人员和患者，避免交叉感染。

【评估】　患者病情、诊疗及护理情况；患者的隔离种类及隔离措施。

【计划】

1. 护士准备　穿好工作服，洗手，戴口罩，隔离帽；取下手表；卷袖过肘（冬季卷过前臂中部）。

2. 用物准备　隔离衣、挂衣架、刷手及洗手设备、污物袋。

3. 环境准备　选择宽敞的环境，物品摆放合理。

【实施】　见表9-13。

表9-13　穿、脱隔离衣法

操作步骤	要点说明
▲ 穿隔离衣（图9-16）	
1. 取衣　手持衣领取下隔离衣，双手将衣领的两端向外折，清洁面朝自己，露出肩袖内口	查看隔离衣大小是否合适，有无潮湿及破洞隔离衣的衣领和内面视为清洁面

续表

操作步骤	要点说明
2. 穿袖 右手持衣领,左手伸入袖筒内,右手上拉衣领,使左手露出;换左手持衣领,依上法穿好右袖。举双手将衣袖抖上,露出手腕	衣袖不可触及面部和衣领
3. 系领 双手持衣领中央,顺衣领边缘向后系好领口(带)	衣袖勿触及衣领、面部、帽子和颈部
4. 系袖口	此时手被污染
5. 系腰带 自一侧衣缝顺腰带下移约5cm处将隔离衣后身向前拉,摸到边缘捏住外侧,再依同法将另一边捏住。两手在背后将隔离衣的后开口边对齐,向后拉直,一边向另一边折叠,将腰带在背后左右交换,然后到前面系好	手不可触及隔离衣内面 隔离衣须盖住背面的工作服,勿松散

▲ 脱隔离衣 见图9-17。

操作步骤	要点说明
1. 解腰带 解开腰带,在前面打一个活结	
2. 解袖口 解开袖口,在肘部将部分袖子塞入工作服袖内,暴露双手、前臂	勿使衣袖外面塞入工作服袖内
3. 消毒手 用刷手法消毒双手,擦干	不得沾湿隔离衣
4. 解衣领 解开领扣	保持衣领清洁
5. 脱衣袖 一手伸入另一袖口内,拉下衣袖包住手,用遮盖着的手握住另一衣袖的外面将袖拉下过手,解开腰带,双手退出	衣袖不可污染手及手臂 双手不可触及隔离衣外面
6. 挂衣钩 手持衣领,按规定折好或挂放在规定地方。需更换的隔离衣,脱下后清洁面向外,卷好投至污物袋中	挂在半污染区,隔离衣的清洁面向外;挂在污染区,污染面向外

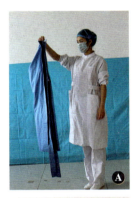 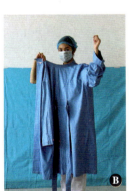 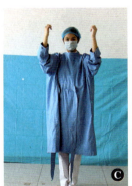 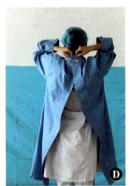

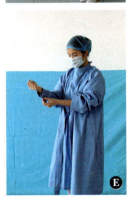 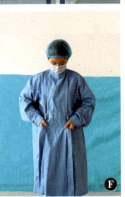 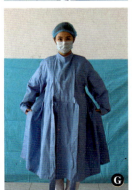 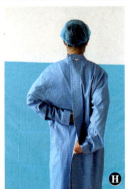

图9-16 穿隔离衣法

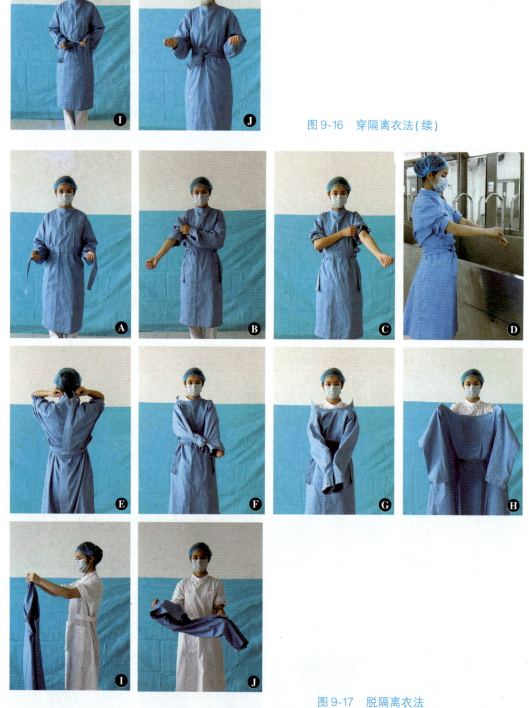

图 9-16　穿隔离衣法 (续)

图 9-17　脱隔离衣法

【注意事项】

1. 穿隔离衣时避免接触清洁物;穿隔离衣后,只限在规定区域内进行工作。

2. 隔离衣大小长短要合适,需全部遮盖工作服,如有潮湿、破损立即更换。

3. 保持隔离衣内面及领部清洁,系领扣时勿使衣袖及袖带触及面部、衣领及工作帽等。

4. 清洁消毒双手时,隔离衣不得污染洗手设备。

5. 隔离衣每天更换、清洗与消毒,接触不同病种患者时应更换隔离衣,遇污染随时更换。

第五节　职业防护

一、概　　述

现代流行病学指出,职业对人群健康的影响很大。在不同职业人群中疾病和健康的分布往往与其所处的职业环境有关。医护人员处在特殊职业环境中,职业危害因素复杂多样,职业防护显得尤为重要。

1. 标准预防　是针对医院所有患者和医务人员采取的一组预防感染措施。基于患者的血液、体液、分泌物(不包括汗液)、非完整皮肤和黏膜均可能含有感染性因子的原则。

2. 基本特点　为双向防护,既要防止疾病由患者传给医务人员,又要防止疾病由医务人员传给患者;既要防止血源性疾病的传播,也要防止非血源性疾病的传播。

二、标准预防的具体措施

1. 接触血液、体液、分泌物、排泄物等物质及被其污染的物品时应戴手套。

2. 脱去手套后立即洗手。

3. 一旦接触了血液、体液、分泌物、排泄物等物质及被其污染的物品后应当立即洗手。

4. 医护人员的工作服、脸部及眼睛有可能被血液、体液、分泌物等物质喷溅到时,应当戴一次性外科口罩或者医用防护口罩、防护眼镜或者面罩,穿隔离衣或围裙。

5. 处理所有的锐器时应当特别注意安全,防止刺伤。

6. 对患者用后的医疗器械、器具应当采取正确的消毒措施。

三、职业损伤的有害因素

(一) 物理性因素

1. 锐器伤　使用注射器、刀片、传递缝针和打开玻璃安瓿等时易发生刺伤或划伤,它是引起许多血液传播性疾病的最重要传染途径,其中最常见也最危险的疾病是乙型肝炎、丙型肝炎和艾滋病。

2. 放射性损伤　护理人员在协助患者做放射性的诊断和治疗时,会多次少量接触各种放射线而受到电离辐射的危害,通过机体的蓄积可造成不同程度的致癌、致畸,对血液系统也会造成慢性损伤。此外,激光、红外线等对皮肤、眼球有不同程度的损害。

3. 温度性损伤　常见的有热水袋等所致的烫伤;易燃易爆物品等导致的烧伤;各种电器使用引起的灼伤等。

4. 负重伤　护理人员劳动强度大,由于站立时间长、弯腰动作多、低头工作等可造成颈椎及腰椎病和腰肌的损伤、静脉曲张。

(二) 化学性因素

1. 化学药物　护理人员由于接触各种化疗药物和抗生素,在配制过程中挥发至空气中的微粒可通过皮肤、呼吸道、消化道吸收,对人体造成潜在的危害,可导致白细胞计数减少、疲劳、脱发、月经不调、皮肤过敏,重者可致骨髓造血功能抑制、过敏性休克、猝死等。

2. 化学消毒剂　医务人员在工作中经常接触的各种消毒剂,如甲醛、戊二醛、过氧乙酸、过氧化氢、含氯消毒剂等,对人体的皮肤、黏膜、呼吸道、神经系统产生一定程度的影响,轻者刺激皮肤引起皮炎、鼻炎、哮喘;重者可导致中毒、致畸、致癌、致突变等。挥发性的消毒剂污染空气后可引起眼的烧伤感、头痛、鼻炎、皮肤过敏、哮喘等症状。

3. 其他化学因素　体温计、血压计、荧光灯等医疗用品中的汞对于神经和肾脏具有一定的毒性。而输液器、输血器、输血袋等 PVC 产品,含有戴奥辛,有关研究认为它与子宫内膜异位、内分泌失调及癌症有关。

(三) 生物性因素

医务人员在与患者密切接触过程中,不可避免地经常接触到患者血液、体液、分泌物和排泄物等,增加了感染各种传染性疾病的机会。护理工作环境中主要的生物性因素为细菌和病毒。

(四) 社会心理因素

护理人员由于长期工作繁重,处于精神紧张、工作不定时、情绪压抑、心理压力超负荷等状态下,极易导致身心疲劳,抵抗力下降,从而出现各种症状,如头痛、睡眠障碍、胃溃疡、血压升高、心悸等,同时也会产生不良的心理状态,如精神紧张、焦虑烦躁等。

四、常见职业损伤的防护

(一) 锐器伤防护

1. 预防

(1) 进行侵入性诊疗、护理操作时,要保证光线充足,注意力要集中。

(2) 禁止手持针头和锐器时随意走动,不要让锐利面对着自己或他人。

(3) 用过的锐器及时处理,禁忌留在操作台上,应直接放入耐刺、防渗漏的锐器盒,也可以使用具有安全性能的注射器、输液器等医用锐器,以防刺伤。禁止将使用后的一次性针头重新套上针头套。禁止用手直接接触使用后的针头、刀片等锐器。

2. 锐器伤的应急处理流程

(1) 受伤护士保持镇静,戴手套者迅速摘掉手套。

(2) 处理伤口:①立即用手从伤口的近心端向远心端挤压,排出伤口部位的血液,避免在伤口局部来回挤压,以免产生虹吸现象,将污染血液回收血管,增加感染机会;②用肥皂水彻底清洗伤口并用流动净水冲洗伤口 5 分钟;③用 0.9% 氯化钠反复冲洗皮肤或暴露的黏膜处;④用 0.5% 碘伏或 75% 乙醇消毒伤口并包扎。

(3) 及时填写锐器伤登记表,并尽早报告部门负责人及医院感染管理科。

(4) 被乙型肝炎患者血液、体液污染的锐器刺伤后,应在 24 小时内注射乙肝免疫高效价球蛋白及疫苗,同时于受伤当天、第 3 个月、6 个月、12 个月随访和监测。

(5) 被艾滋病患者血液、体液污染的锐器刺伤后:①专家评估后立即预防性用药,并进行医学观察 1 年。②于受伤当天、4 周、8 周、12 周、6 个月检查 HIV 抗体。③预防性用药原则:最好在 4 小时之内实施,最晚不得超过 24 小时;可选用反转录酶抑制剂、蛋白酶抑制剂;即使超过 24 小时,也应预防性用药。

(二) 化学性损伤的防护

1. 预防

(1) 配制和使用消毒液时,定时开窗通风、换气,加强空气流通。可使用手套、口罩、护目镜等防护用品,尽量避免消毒液对眼睛、皮肤、黏膜的直接刺激,对于挥发性消毒液,应加盖密封保存。

（2）配制化疗药物时,应有专门配药间,配有空气净化装置,配置符合要求的Ⅱ级或Ⅲ级垂直层流生物安全柜,操作台面应覆盖一次性防渗透性防护垫或吸水纸,以吸附溅出的药液。操作人员戴一次性防护口罩、帽子、面罩、一次性防渗透隔离衣,戴聚乙烯手套后再戴一副乳胶手套。在操作中,一旦手套破损应立即更换。

2. 发生损伤后的处理

（1）化疗药物溅到皮肤的处理:立即脱去湿衣服,尽快用大量冷自来水冲洗局部皮肤,必要时按化疗药外漏处理。

（2）化疗药物溅到眼部的处理:立即用等渗盐水彻底清洗眼部,至少10分钟,并及时请眼科医师进一步处理。

（三）放射性损伤的防护

1. 预防

（1）增加距离:与放射源保持一定距离,距离防护是最有效的减少射线的方法。

（2）缩短接触时间:做好护理计划,安排好工作流程,争取短时间内完成。

（3）屏障防护:使用铅衣、铅屏风等阻挡部分放射线。

2. 经常暴露于放射线下的处理

（1）剂量限制:经常暴露于放射线下的工作人员必须每月进行剂量监测,剂量仪能精确显示工作人员的职业放射量并记录检查剂量值。

（2）定期体检:一般一年进行一次,对于特殊情况（如一次照射超过年最大允许剂量者）,应及时进行体检并做必要的处理。

（四）负重伤的防护

1. 加强锻炼,提高身体素质　加强腰部锻炼是预防负重伤的重要措施,如健美操、广播体操、慢跑、游泳等。

2. 保持正确的工作姿势　站立或坐位时,尽可能保持腰椎伸直,减少对腰椎的损伤。半弯腰或弯腰时,两足分开。弯腰搬重物时,先伸直腰部,再屈髋下蹲,后髋及膝关节用力,挺腰将重物提起。

3. 促进下肢血液循环　避免长时间保持同一姿势;工作间歇时可以尽量抬高下肢或做下肢运动操;穿弹力袜或使用弹力绷带,促进下肢血液回流。

 目 标 检 测

A₁ 型题

A₁ 型题

1. 杀灭物品中的一切致病微生物的方法是
　　A. 清洁　　　　　B. 消毒
　　C. 灭菌　　　　　D. 防腐
　　E. 无菌技术

2. 下列哪种物品不宜使用燃烧灭菌法
　　A. 气性坏疽患者用过的敷料
　　B. 坐浴盆
　　C. 换药碗
　　D. 避污纸
　　E. 手术用的刀片

3. 煮沸消毒时,水中加入碳酸氢钠配成何种浓度

时,可使沸点达105℃
　　A. 0.1%～0.2%　　　B. 0.3%～0.4%
　　C. 0.6%～0.8%　　　D. 1%～2%
　　E. 3%～4%

4. 不属于物理消毒灭菌法的是
　　A. 压力蒸汽灭菌法　　B. 臭氧灭菌灯消毒法
　　C. 微波消毒灭菌法　　D. 熏蒸法
　　E. 生物净化法

5. 符合无菌操作原则的描述是
　　A. 无菌操作前30分钟清扫地面
　　B. 无菌包潮湿应待干后使用
　　C. 取出的无菌物品如未使用应立即放回原处

D. 无菌物品的有效期是 2 周

E. 操作时手臂保持在腰部水平以上

6. 使用避污纸正确的方法是

A. 戴手套后拿取　　　B. 用镊子夹取

C. 从页面中间抓取　　D. 经他人传递

E. 掀开抓取

7. 属于半污染区的是

A. 医生值班室　　　　B. 医疗器械处理室

C. 处置室　　　　　　D. 污物间

E. 病房

8. 无菌包在没有被污染的条件下可保存

A. 4 小时　　　　　　B. 24 小时

C. 3 天　　　　　　　D. 7 天

E. 15 天

9. 需行接触隔离的疾病是

A. 破伤风　　　　　　B. 乙型脑炎

C. 伤寒　　　　　　　D. 鼠疫

E. 肝炎

10. 穿脱隔离衣时,应避免污染

A. 腰带以下部分　　　B. 腰带

C. 衣领　　　　　　　D. 袖子后面

E. 胸前、背后

11. 使用无菌持物钳时,错误的做法是

A. 每个容器浸泡一把钳子

B. 钳端不可触及容器边缘

C. 能用于皮肤消毒

D. 取放时均需闭合钳端

E. 用于取用无菌物品

12. 无菌操作中取无菌溶液时不必

A. 检查瓶口有无裂缝

B. 检查瓶盖有无松动

C. 核对瓶签上溶液名称、浓度、有效期

D. 注意有无配伍禁忌

E. 检查无菌溶液有无沉淀、混浊或变色

13. 无菌操作中防止交叉感染的措施是

A. 无菌物品与非无菌物品分别放置

B. 进行无菌操作时衣帽要整洁

C. 执行无菌操作时地方要宽阔

D. 取无菌物品时用无菌持物钳

E. 一套无菌物品只供一个患者使用

14. 戴无菌手套过程中,错误的是

A. 戴手套前先将手洗净擦干

B. 脱手套时,将手套口翻转脱下

C. 未戴手套的手不能接触手套的内面

D. 戴好手套后,两手置腰部水平以上

E. 核对手套袋外所注明的手套号码、灭菌日期

15. 对于被特殊细菌污染而无保留价值的物品,最彻底的灭菌方法是

A. 煮沸消毒法　　　　B. 焚烧法

C. 压力蒸汽灭菌法　　D. 过氧乙酸浸泡法

E. 日光曝晒法

16. 精密仪器消毒首选方法为

A. 戊二醛浸泡

B. 环氧乙烷密闭气体消毒

C. 压力蒸汽灭菌

D. 过氧乙酸擦拭

E. 75% 乙醇浸泡

17. 日光曝晒法达到消毒目的需要用的时间是

A. 2 小时　　　　　　B. 4 小时

C. 6 小时　　　　　　D. 8 小时

E. 10 小时

18. 灭菌效果最佳的物理灭菌法是

A. 燃烧法　　　　　　B. 煮沸消毒法

C. 压力蒸汽灭菌法　　D. 日光曝晒法

E. 紫外线照射法

19. 医院感染的对象最主要是

A. 住院患者　　　　　B. 医务人员

C. 陪护人员　　　　　D. 门诊患者

E. 急诊患者

20. 压力蒸汽灭菌效果最可靠的监测法是

A. 留点温度计　　　　B. 化学指示卡

C. 化学指示管　　　　D. 化学指示胶带

E. 芽胞指示管

A₂ 型题

21. 患者,男性,因"破伤风"入院救助,护士为其换药,换药后污染的敷料应如何处理

A. 高压蒸汽灭菌　　　B. 间歇灭菌

C. 焚烧　　　　　　　D. 消毒液浸泡

E. 日光曝晒

22. 护生小红进行戴无菌手套练习,老师应纠正的是

A. 戴手套前先洗手,戴口罩和工作帽

B. 戴上手套的右手持另一手套内面戴上左手

C. 核对标签上的手套号码和灭菌日期

D. 戴上手套的双手置腰部水平以上

E. 脱手套时,将手套翻转脱下

23. 患者,男性,40 岁,不慎被烧伤,Ⅲ 度烧伤面积大于45% ,入院后应采用

A. 严密隔离　　　　　B. 接触隔离

C. 呼吸道隔离　　　　D. 消化道隔离

E. 保护性隔离

24. 护士小刘铺无菌治疗盘,操作不正确的是
    A. 以无菌持物钳夹取治疗巾
    B. 注意使治疗巾边缘对齐
    C. 治疗巾开口部分及两侧反折
    D. 避免潮湿和暴露过久
    E. 铺好以后注明有效时间为 6 小时

25. 刘女士,25 岁,高热,腹泻,诊断为细菌性痢疾。应对其实施哪种隔离
    A. 严密隔离
    B. 消化道隔离
    C. 昆虫隔离
    D. 接触隔离
    E. 保护性隔离

26. 刘先生患流感,其家人准备用食醋消毒空气,居室空间为 50cm³,需用食醋
    A. 20 ~ 40ml
    B. 100 ~ 200ml
    C. 250 ~ 500ml
    D. 600 ~ 800ml
    E. 900 ~ 1000ml

A₃/A₄ 型题

(27、28 题共用题干)

患者,男性,45 岁,因在工地干活时,被生锈铁钉刺入足跟而致破伤风,收住院。

27. 对此患者应实施何种隔离措施
    A. 接触性隔离
    B. 消化性隔离
    C. 昆虫隔离
    D. 保护性隔离
    E. 严密隔离

28. 对此患者实施操作时哪项不妥
    A. 接触患者戴口罩、帽子
    B. 穿隔离衣、戴手套
    C. 污染敷料应焚烧
    D. 布类及器械应清洁后消毒
    E. 患者勿相互交换物品

(29、30 题共用题干)

患者,男性,64 岁,无自主呼吸,气管切开使用呼吸机辅助通气。

29. 呼吸机的湿化器应定期消毒,常用方法是
    A. 压力蒸汽灭菌
    B. 消毒液浸泡
    C. 紫外线消毒
    D. 环氧乙烷灭菌
    E. 过滤除菌

30. 准备的吸痰盘有效时间为
    A. 1 小时
    B. 2 小时
    C. 4 小时
    D. 3 小时
    E. 5 小时

第十章　患者的清洁卫生

　　清洁卫生是指能促进个体生理和心理健康的清洁措施,是人类的基本需要之一。在日常生活中,每个正常人都能满足自己清洁卫生的需要,但当人体遭遇疾病时,部分患者自我照顾能力降低或丧失,无法满足自身清洁的需要。为了让患者感觉身体舒适,预防感染,减少并发症的发生,护士应及时评估患者的健康及清洁状况,判断患者完成自我护理的能力,并根据患者需要为其提供良好的生活护理,使患者处于最佳的身心状态。

　　患者的清洁卫生护理包括口腔、头发、皮肤的清洁等。由于清洁卫生具有较强的个体性,因此护士在为患者提供清洁卫生护理时,应尊重患者习惯,保护患者隐私,通过与患者的密切接触建立良好的护患关系,有利于后续治疗和护理工作的开展。

第一节　口腔护理

案例 10-1

　　患者,女性,32 岁,患大叶性肺炎,高热、昏迷 3 天,经抗生素治疗后病情好转。近日发现其口腔黏膜破溃,创面附着白色膜状物,用棉条拭去附着物后,可见创面轻微出血。

问题:1. 请问该患者需要做口腔护理吗?
　　　2. 如需进行口腔护理应选择哪种漱口溶液?
　　　3. 操作时应注意些什么?

　　良好的口腔卫生可以促进机体的健康与舒适。口腔是消化道的起始部分,正常人口腔内有大量的致病性和非致病性微生物,正常情况下,人体通过每天进食、饮水、刷牙和漱口等活动可以达到清除和减少病菌的作用。患病时,由于机体抵抗能力下降,进食、饮水等活动减少,口腔内致病菌大量滋生,可导致口腔卫生不洁甚至出现口腔疾患,可表现为口腔炎症、溃疡、牙齿缺损等,从而导致疼痛、食欲减退、口臭,甚至对个人形象、社会交往带来不利影响。因此,护理人员必须认真评估和判断患者的口腔卫生状况,及时给予相应的护理措施和必要的卫生指导。

一、口腔卫生指导

(一) 口腔评估

　　进行口腔评估的目的是为了诊断患者现存或潜在的口腔问题,制订护理计划为患者实行恰当护理或指导,以减少口腔疾患的发生。

　　护士在口腔护理方面的职责:评估患者的口腔卫生情况;对患者进行健康教育;协助患者进行自我口腔护理;为无法自行完成口腔清洁的患者做好口腔护理。

　　1. 基本状况和自理能力评估

　　(1) 患者所患疾病是否对正常进食、活动产生影响。

　　(2) 能否自己独立完成口腔清洁。

　　(3) 所患疾病是否具有传染性。

2. 口腔卫生状况评估

（1）口唇：观察色泽、湿润度、有无干裂、出血、疱疹等。

（2）牙齿：观察牙齿数量、有无松动、活动性义齿、龋齿、牙结石、牙垢。

（3）牙龈：观察颜色、完整性、有无炎症、溃疡等。

（4）口腔黏膜：观察黏膜色泽、完整性、有无出血、溃疡、感染。

（5）舌：观察颜色、湿润度、有无肿胀、舌苔厚薄及颜色改变。

（6）腭部：观察悬雍垂、扁桃体颜色、有无肿胀、分泌物。

（7）气味：有无特殊气味，如烂苹果味、氨臭味等。

3. 口腔保健知识评估

（1）患者是否知晓保持口腔卫生的重要性。

（2）患者是否知晓所患疾病可能对口腔卫生带来的影响。

（3）原有的口腔卫生习惯能否满足现有疾病状况下的口腔清洁需要。

4. 义齿状况评估

（1）询问并观察患者义齿佩戴是否合适，有无活动性义齿，有无义齿间连接过紧、松动、滑落等情况。

（2）评估患者活动性义齿的保养知识。

（二）一般口腔护理

一般口腔护理是通过为患者提供口腔清洁的基本知识，使其认识到口腔卫生的重要性，从而自觉维持良好的口腔卫生，促进机体健康和舒适的方法。

【目的】 认识口腔卫生的重要性，自觉维持良好的口腔卫生。

【评估】 同口腔卫生状况评估。

【计划】

1. 护士准备 衣帽整洁，剪指甲，洗手，戴口罩。

2. 用物准备 牙刷、牙膏、牙线等。

【实施】 见表10-1。

表10-1 一般口腔护理

操作步骤	要点说明
1. 核对解释 查对、解释	取得合作
2. 选牙膏牙刷 指导患者选择合适的牙刷要求刷毛质地柔软，大小与口腔大小相匹配；牙膏首选含氟牙膏或根据需要选择药物牙膏	牙刷应每3个月更换一次
3. 指导或协助刷牙	晨起、睡前和餐后均应刷牙
（1）颤动法：刷牙时将牙刷刷毛与牙齿呈45°，快速环形来回震颤，每次刷2~3颗牙，刷完一处再刷另一处；前排牙齿的内面可用牙刷毛面的前端震颤刷洗；刷咬合面时刷毛与牙齿平行来回刷洗。顺序是：上下牙齿外面→上下牙齿内面→上下咬合面→舌面（图10-1）	每次刷牙时间不少于3分钟
（2）竖刷法：沿牙齿纵向刷，牙齿外面、内面、咬合面及舌上面均应刷到	
4. 漱口 刷完后彻底漱口，以清除口腔内的食物碎屑和残余牙膏	刷净牙齿各面，避免遗漏

续表

操作步骤	要点说明
5. 按需使用牙线　将牙线两端分别缠于双手示指或中指,引导牙线沿牙齿侧面缓和地滑进牙缝内,将牙线贴紧牙齿的邻接牙面并使其略成 C 形,绷紧牙线,沿一侧牙面前后移动牙线以清洁牙面侧面,反复数次直至牙面清洁	牙线可以彻底清除牙齿间的食物残渣、牙菌斑及软牙垢,预防牙周病 牙线的材料主要以尼龙线、丝线、涤纶线、棉线为主(图 10-2)
6. 整理记录　协助患者取舒适体位,帮助患者整理用物。将牙刷洗净甩去多余水分,置于通风处晾干。洗手、记录	清洁顺序:先上后下 保持牙刷清洁、干燥、卫生

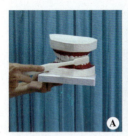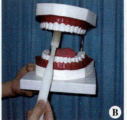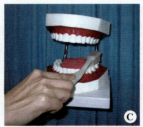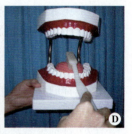

图 10-1　刷牙方法

A. 外侧面刷牙法;B. 内侧面刷牙法;C. 咬合面刷牙法;D. 舌面刷牙法

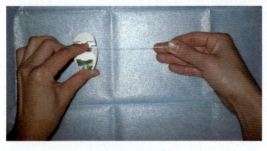

图 10-2　牙线

【注意事项】

1. 使用牙刷或牙线清洁牙齿时,操作方法应正确,动作应轻柔,防止磨损牙齿或损伤牙龈。

2. 使用牙刷或牙线后,应彻底漱口,以清除口腔内残余碎屑和牙膏。

3. 刷牙时间必须持续 3 分钟,牙刷应至少每 3 个月更换 1 次。

4. 牙刷使用后洗净,甩干水分后晾干,避免在潮湿环境中滋生细菌。

5. 牙线为一次性使用,应避免重复使用。

二、特殊口腔护理

特殊口腔护理主要用于高热、昏迷、危重、鼻饲、禁食、大手术后、口腔疾患以及生活不能自理的患者。一般每日 2～3 次,如病情需要,可酌情增加次数。

考点:特殊口腔护理的目的

【目的】

1. 保持口腔清洁、湿润,预防口腔感染等并发症的发生。

2. 去除口臭、牙垢,促进食欲,保持口腔正常功能。

3. 观察口腔黏膜和舌苔的变化及特殊的口腔气味,为病情变化提供动态信息。

【评估】　同口腔卫生状况评估。

【计划】

1. 护士准备　衣帽整洁,剪指甲,洗手,戴口罩。

2. 用物准备

（1）治疗盘内备：治疗碗 2 个（一个盛漱口溶液，另一个盛浸湿的棉球若干）、吸水管、弯血管钳、镊子、压舌板、液状石蜡、棉签、手电筒、弯盘、治疗巾、纱布，必要时备开口器。

（2）治疗盘外备：常用漱口液（表 10-2）、口腔外用药（按需准备冰硼散、西瓜霜、金霉素等）、手消毒液。治疗车下层备生活垃圾桶、医疗垃圾桶。

如用一次性口腔护理包（图 10-3），另准备漱口溶液、棉签、杯子、吸水管、手电筒。

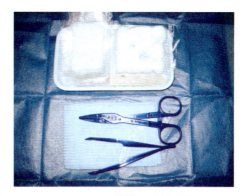

图 10-3　一次性口腔护理包

表 10-2　常用漱口溶液及作用

溶液名称	作用	适用（口腔 pH）
0.9% 氯化钠溶液	清洁口腔、预防感染	中性
0.02% 呋喃西林溶液	清洁口腔、广谱抗菌	中性
0.08% 甲硝唑溶液	用于厌氧菌感染	中性
复方硼酸溶液（朵贝尔溶液）	除臭抑菌	中性
1%～3% 过氧化氢溶液	抗菌除臭，遇到有机物时放出新生氧	偏酸性
1%～4% 碳酸氢钠溶液	改变细菌生长环境，用于真菌感染	偏酸性
2%～3% 硼酸溶液	酸性防腐剂，抑制细菌生长	偏碱性
0.1% 醋酸溶液	用于铜绿假单胞菌（绿脓杆菌）感染	偏碱性

考点：常用漱口溶液的作用

3. 环境准备　清洁、宽敞明亮。

【实施】　见表 10-3。

表 10-3　特殊口腔护理

操作步骤	要点说明
1. 备物核对解释　备齐用物，携至床旁，查对解释	便于操作，确认患者
2. 选择体位　协助患者侧卧或头偏向一侧，颌下铺治疗巾，弯盘置于口角旁	利于分泌物及多余水分从口腔内流出 防止患者衣物和床上用品被浸湿
3. 观察口腔　湿润口唇后嘱患者张口（不能张口者用开口器），一手持压舌板撑开颊部，一手持手电筒观察口腔情况	防止口唇干裂直接张口导致出血 有活动义齿取下 观察有无出血、溃疡、炎症等
4. 漱口　协助患者用吸水管漱口	昏迷患者禁忌漱口
5. 擦洗口腔	每个部位用 1 个棉球，棉球拧至不滴水
（1）牙齿外侧面：嘱患者咬合上、下齿，用压舌板撑开颊部，用弯血管钳夹持棉球，由磨牙向门齿纵向擦洗左外侧面。同法擦洗右外侧面	棉球包裹血管钳头端（图 10-4） 按照从后向前、先上后下、由外向内的顺序擦洗牙齿各面及口腔内面
（2）牙齿内侧面、咬合面、颊部：嘱患者张口，按上内侧面→上咬合面→下内侧面→下咬合面→颊部的顺序擦洗。同法擦洗另一侧	勿触及咽部以免引起不适 昏迷者除外

续表

操作步骤	要点说明
（3）硬腭、舌：按硬腭→舌背→舌下面顺序擦洗 （4）擦洗后再次清点棉球	口唇干裂者涂液状石蜡
6. 再次漱口　意识清醒者协助漱口	
7. 观察、涂药　再次观察口腔情况，如有溃疡、真菌感染，酌 情涂药	用物按规定分类处理
8. 整理、记录　撤除用物，整理床单位，洗手，记录	

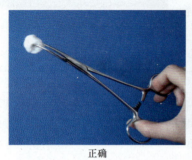
正确
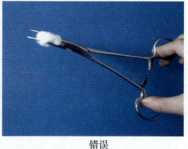
错误

图 10-4　夹棉球方法

【注意事项】

考点：特殊
口腔护理的
注意事项

1. 昏迷患者禁忌漱口，开口器应从臼齿处放入，牙关紧闭者不可使用暴力，以免造成损伤。

2. 擦洗时动作要轻柔，以免损伤口腔黏膜及牙龈，特别是凝血功能差的患者。

3. 擦洗时，棉球不宜过湿；要夹紧，防止遗留在口腔。发现患者痰多时，应及时吸出，避免呛咳。

4. 对长期应用抗生素者应观察口腔黏膜有无真菌感染。

5. 如有活动性义齿应先取出清洁，待操作结束后再协助患者戴上。暂时不用的义齿，可清洁后放于冷开水杯中，每天换水一次。不可浸泡在热水中，也不能用乙醇等消毒溶液浸泡或擦拭，以免变形、变色、老化。

6. 操作中避免清洁、污染物的交叉混淆；操作前后必须清点核对棉球数量。

7. 传染患者用物须按消毒隔离原则处理。

第二节　头发护理

 案例 10-2

患者，女性，75 岁，因下肢瘫痪长期卧床，生活不能自理。现因上呼吸道感染入院治疗。

问题：1. 护士应用哪种方法为其完成头发清洁护理？

　　　2. 在洗头过程中护士应注意什么？

头发护理是患者清洁护理技术中的一项重要内容。通过为患者梳理和清洗头发，可以及时清除灰尘、头屑及异味，使头发清洁并易于梳理，还可按摩头皮，促进头部血液循环，预防感染发生。同时恰当的发型还有助于维护良好个人形象，树立信心，保持豁达心态。因此，对于各种原因导致无法自我进行头发护理的患者,护士应积极主动给予帮助,满足患者身心需要。

一、床上梳发

【目的】

1. 去除头屑和脱落的头发,使头发整齐清洁。

2. 按摩头部,促进头皮血液循环,增进上皮细胞营养,促进头发生长。

3. 维持患者自尊和良好形象,增强自信,建立和谐护患关系。

【评估】

1. 头发的基本情况,如长度、量、质地、浓密,有无头屑、头虱、头皮损伤,头发的脱落情况。

2. 患者的病情、意识状态、自理能力、合作程度、个人卫生习惯及心理状态。

【计划】

1. 护士准备 衣帽整洁,剪指甲,洗手,戴口罩。

2. 用物准备 治疗巾或干毛巾、30%乙醇溶液、梳子、纸袋(放脱落的头发用),必要时备发夹、橡皮筋或其他发饰。

3. 环境准备 环境宽敞明亮,便于操作。

【实施】 见表10-4。

表10-4 床上梳头

操作步骤	要点说明
1. 核对解释 备齐用物,携至床旁,查对解释	便于操作,确认患者
2. 体位 患者可取坐位、半坐卧位、仰卧位	
3. 铺治疗巾 垫治疗巾或毛巾于患者肩下,平卧者铺于枕上,嘱患者将头偏向一侧	避免头发头屑掉于枕头或床单上
4. 梳发 将头发从中间分成两股,一手握住一股头发,由发梢梳至发根,遇到长发或头发打结时,可将头发绕在示指上梳理,如头发已打结,可用30%乙醇湿润后再慢慢梳顺,一侧梳好再梳对侧,长发可编成发辫或扎成束	梳头时尽量选择木质钝齿梳子,以防损伤头皮 头发打结梳理时避免过度牵拉,导致疼痛
5. 整理 取下治疗巾,将脱落的头发缠紧包于纸中,安置舒适体位,用物归回原处,洗手、记录	保持病室整洁

考点:床上梳头的方法

【注意事项】

1. 动作轻柔,避免强行梳拉,编好的发辫每天至少松开1次。

2. 梳头过程中,可用指腹轻柔按摩头皮,促进头部血液循环。

二、床上洗头

【目的】

1. 除去污秽和脱落的头发、头屑,减少感染。

2. 按摩头部,促进头皮血液循环,增进上皮细胞营养,促进头发生长。

3. 促进患者舒适,有助于建立和谐护患关系。

【评估】 同床上梳头。

【计划】

1. 护士准备　衣帽整洁,剪指甲,洗手,戴口罩。

2. 用物准备

(1) 备洗头车,也可在治疗车上备橡胶马蹄形垫或自制马蹄形垫卷(图 10-5)。

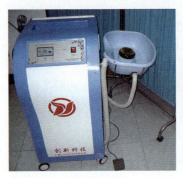
洗头车

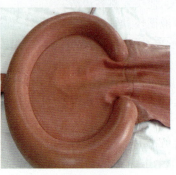
橡胶马蹄形垫

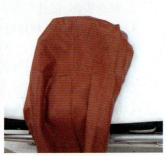
自制马蹄形垫卷

图 10-5　洗头用物

(2) 治疗盘内备橡胶单及大毛巾(或一次性中单)、中毛巾、纱布或眼罩、棉球 2 个(以不脱脂棉为宜)、洗发液、梳子、纸袋。

(3) 治疗盘外备水壶(内盛水温 40 ~ 45℃ 热水)、污水桶;必要时备电吹风。

3. 环境准备　根据情况,关门窗、拉窗帘或用屏风遮挡患者,调节室温。

【实施】　见表 10-5。

考点:床上洗头的室温、水温、注意事项

表 10-5　床上洗头

操作步骤	要点说明
1. 核对解释　备齐用物,携至床旁,查对解释	便于操作,确认患者
2. 环境与体位　冬季应关闭门窗,调节室温 22 ~ 26℃,移开床旁桌,按需给予便盆,协助患者仰卧,上半身斜向床边,移枕于肩下	避免患者受凉
3. 垫巾　将橡胶单、大毛巾置于枕上,松开患者衣领向内反折,将中毛巾围于颈部	保护患者衣服和床上物品不被打湿
4. 头部置于水槽内　患者头部置于水槽凸起软垫处或马蹄形垫内(图 10-6)	保持颈部舒适(如为马蹄形垫洗头下部接污水桶)
5. 保护眼耳　用棉球塞好双耳,纱布盖好双眼	防止水流入患者眼内和耳部
6. 洗发　先用少量热水淋于患者头部试温,询问患者感受后将头发全部淋湿;倒适量洗发液用手掌搓开后轻轻涂遍患者头发,用指腹由发际到头顶部反复揉搓、按摩;揉搓完毕用温水从发际向下冲洗头发,注意抬起患者头部,清洗脑后头发,直至冲净	确保水温适宜(40 ~ 45℃) 按摩力度适宜,促进头部血液循环 用指腹揉搓,避免指甲划伤头皮 彻底清洁洗发液,避免刺激头发和头皮
7. 擦干头发　解开颈下毛巾,包裹头发,取下纱布和棉球,将患者头部移回枕头上,撤出洗头用物,帮助患者擦干头发	注意保暖
8. 梳理　松开包头毛巾,用吹风机吹干后,梳理成患者喜欢的发型,脱落头发放于纸袋内	
9. 整理用物　撤出橡胶单毛巾等物品,协助患者取舒适体位,整理床单位,整理洗头车,洗手、记录	记录执行时间和护理效果,有利于评价

【注意事项】

1. 洗发过程中注意调节水温与室温，以免着凉。防止污水溅入眼、耳内。

2. 注意观察病情，如发现面色、脉搏、呼吸异常时应停止操作，身体虚弱者不宜床上洗头。

3. 洗发时间不宜过长，以免患者疲劳。

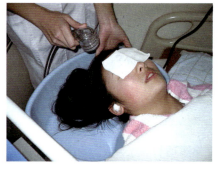

图 10-6　患者头部枕于水槽内

链　接

扣杯洗头法

取脸盆，杯子倒扣于脸盆正中间，杯子上、下各垫一块毛巾（图 10-7），患者头部枕于此处，将橡皮管放在盆内灌满污水，另一端放于污水桶内，利用虹吸原理将污水排出。

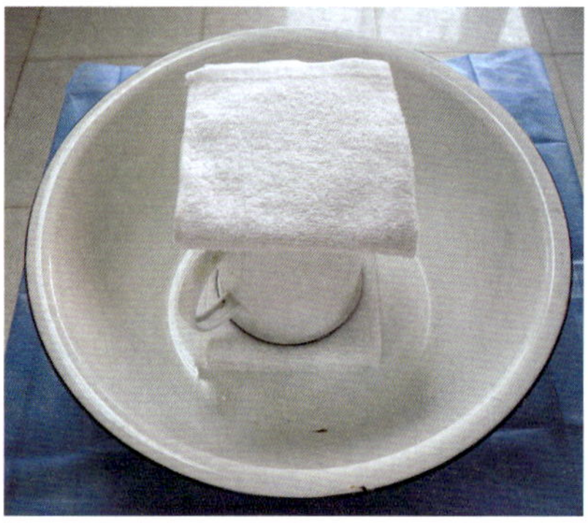

图 10-7　扣杯法

三、头虱及虮灭除法

【目的】

1. 消灭头虱、虮卵，使患者舒适。

2. 预防患者间相互传染及传染病的发生。

【评估】

1. 患者病情，头虱、虮情况，头发的长度、量等。

2. 患者或家人对虱、虮相关知识的了解程度。

【计划】

1. 护士准备　衣帽整洁，剪指甲，洗手，戴口罩，穿隔离衣，戴手套，避免传染。

2. 用物准备

（1）常用药液：30% 含酸百部酊（百部 30g，50% 乙醇 100ml，100% 乙酸 1ml，装入瓶内盖严，48 小时后即可制成）。

考点：常用灭虱药液的配置

（2）其余物品：治疗碗、治疗巾、篦子（齿内嵌入少许棉花）、纱布、密封帽子、隔离衣、布口袋、纸、清洁衣裤、清洁床上用品。

3. 环境准备　关门窗，拉窗帘或用屏风遮挡患者。

【实施】　见表 10-6。

表 10-6　头虱及虮灭除法

考点：灭虱后的用物处置方法

操作步骤	要点说明
1. 核对解释　备齐用物，携至床旁，查对解释	便于操作，确认患者
2. 拭擦药液　按洗头法做好准备后，将头发分为若干小股，用纱布蘸灭虱药液，按顺序擦遍头发，并反复揉搓 10 分钟，使之湿透全部头发	便于发挥药液效果
3. 戴帽包裹　用帽子严密包裹头发，保证灭虱效果	避免挥发
4. 篦子和虮　24 小时后取下帽子，用篦子篦出死虱和虮卵后清洗头发	如灭虱不净需重复用药

续表

操作步骤	要点说明
5. 消毒处理　协助患者更换污衣裤和被服,将其放入布袋内,扎紧袋口送压力蒸汽灭菌消毒	防止传播
6. 整理、记录　撤除用物,整理床单位,除去篦子上棉花,患者脱落头发和棉花焚烧,梳子和篦子消毒后刷洗干净,洗手后记录	彻底消灭头虱及虮

【注意事项】

1. 操作规范,避免虱虮传播。

2. 防止药液溅入眼内,注意用药后的观察,防止不良反应。

3. 注意保护患者的自尊。

第三节　皮肤护理

 案例 10-3

　　患者,女性,30 岁,因车祸导致左侧肱骨干骨折,经检查后行切开复位内固定术。

问题:护士应该如何为其进行皮肤护理?

　　皮肤是身体最大的器官,是抵御外界有害物质入侵的第一道屏障,长期卧床患者,由于疾病的影响,生活自理能力较差,汗液中的盐分及含氮物质常存留在皮肤上,皮脂、皮屑、灰尘、细菌结合黏附于皮肤表面,刺激皮肤导致抵抗能力降低。

　　皮肤护理有助于维持机体完整性,有效促进血液循环,增强皮肤排泄功能,预防各种感染及其他并发症的发生。通过皮肤护理,一方面可以了解患者病情,让患者感到清洁舒适;另一方面还可维护患者形象、促进康复,因此,应加强患者的皮肤护理。

一、淋浴和盆浴

　　淋浴和盆浴适用于全身情况较好的轻症患者。对能够自行完成沐浴的患者,护士可根据患者的自理能力提供恰当协助。

【目的】

1. 清洁皮肤,去除污垢,保持患者身心舒适。

2. 促进血液循环,增强皮肤排泄,使肌肉放松,避免并发症的发生。

3. 观察和了解患者情况,增进护患交流。

【评估】

1. 患者的病情及自理能力。

2. 患者及家属对皮肤清洁知识的了解程度和要求。

3. 患者的清洁习惯,接受沐浴的心理反应及合作程度。

【计划】

1. 护士准备　衣帽整洁,剪指甲,洗手,戴口罩。

2. 用物准备　温水(水温为 40~45℃),沐浴液或浴皂、毛巾、浴巾、清洁衣裤、拖鞋。

3. 环境准备

(1) 根据情况调节室温为 22~26℃,关闭门窗或遮挡患者。

(2) 浴室内设有信号铃、防滑垫、扶手、浴凳等设施。

考点:淋浴和盆浴的水温和注意事项

【实施】　见表 10-7。

表 10-7　淋浴或盆浴法

操作步骤	要点说明
1. 准备、解释　准备好沐浴用物，交代浴室内物品使用方法	避免滑倒跌伤
2. 浴前　浴室不应插门，应在门口挂好标识，告知患者沐浴时不应用湿手接触电源开关。如需帮助沐浴的患者，护士可进入浴室内协助	发生意外护士能及时入内 如为盆浴水位不超过心脏水平，时间不超过 20 分钟
3. 沐浴中　注意患者沐浴时间，如时间过久应在门外询问，避免发生意外。患者需要帮助应及时回应。如遇患者晕厥、虚脱，护士应迅速救治、护理	确保患者安全
4. 浴后　沐浴后再次观察患者情况，必要时做好记录，嘱患者回病床休息	取下门上标识牌

【注意事项】

1. 进食 1 小时后方可沐浴，以免影响消化。

2. 向患者解释浴室内物品的使用方法，如信号铃、热水开关等，注意患者浴中情况，避免跌倒、晕厥发生。

3. 妊娠 7 个月以上的孕妇禁用盆浴，衰弱、创伤和患心脏病需要卧床休息的患者，不宜盆浴或淋浴。

4. 传染病患者根据病情、病种按隔离原则进行。

链　接

沐浴推床

　　沐浴推床(图 10-8)主要用于为卧床、瘫痪等行动不方便的老年人、残疾人及住院患者进行沐浴。床身可整体升降，随意调节高度，床体四周床栏可 180°旋转，便于将患者由病床转移至沐浴床内沐浴；楔形的枕头和可调整的靠背能让患者感觉更加舒适；床侧有加高护栏，保障了患者安全；床头比床尾高 3cm，有利于排水。床垫柔软可拆下清洁消毒，减轻了护理工作强度，有利于护理工作效率的提高。

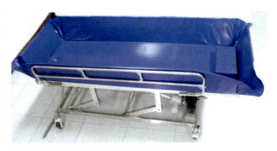

图 10-8　沐浴推床

二、床上擦浴

　　床上擦浴适用于病情较重，长期卧床、活动受限、生活不能自理的患者，如使用石膏、牵引等患者。

　　【目的】　同淋浴和盆浴。

　　【评估】　同淋浴和盆浴。

　　【计划】

　　1. 护士准备　衣帽整洁，剪指甲，洗手，戴口罩。

　　2. 用物准备　治疗盘内备：毛巾 2 条、大毛巾、沐浴液或浴皂、梳子、水温计、50% 乙醇、护肤用品(爽身粉或润体乳)；治疗盘外备：水桶 2 个(1 个桶内盛 50～52℃热水，另一桶接污

考点：床上擦浴的水温和注意事项

水）、脸盆2个、清洁衣裤、手消毒液。另备便盆、便盆巾和屏风。

3. 环境准备　同淋浴和盆浴。

【实施】　见表10-8。

表 10-8　床上擦浴法

操作步骤	要点说明
1. 核对和解释　备齐用物,查对、解释	防受凉
2. 操作前准备　关好门窗,调节室温为 22～26℃;屏风遮挡患者,必要时给予便盆;放平床上支架,松开床尾盖被;将脸盆、浴皂放于床旁桌上,脸盆中倒入 2/3 容积的热水	保护患者隐私
3. 洗脸及颈部　浴巾铺于颈前,松开领扣,毛巾沾湿后拧干,裹成手套状(图10-9) 洗眼:由内眦到外眦进行擦拭 洗脸、颈部:依次擦洗前额、面颊、鼻翼、耳后、下颌及颈部	避免使用浴皂,以免刺激眼部 注意擦净耳郭、耳后、颈部皮肤皱褶处
4. 脱衣垫巾　为患者脱下上衣,将浴巾铺于一侧手臂下	先脱近侧再脱远侧,如有肢体外伤或活动障碍先脱健肢再脱患肢
5. 擦洗上肢　由远心端向近心端擦洗,擦洗顺序:前臂→上臂→肩外侧→腋窝,同法擦洗对侧	擦洗身体时一般先用涂皂液的毛巾擦洗,再用湿毛巾擦去皂液,清洁毛巾后再擦洗到无皂液为止,最后用浴巾擦干
6. 擦洗胸腹部　换温水,铺巾于胸腹部,擦洗方法同上肢,依次擦净胸部→腹部,女性患者擦洗胸部时应将乳房向上托起,以环形由中心向外擦拭,擦洗腹部时注意肚脐处清洁	尽量减少胸腹部暴露,防止身体受凉 彻底清洁乳房底部和脐部的皮肤皱褶处
7. 擦洗背部　协助患者侧卧,依次擦洗后颈→背部→臀部,骨骼隆突处可用50%乙醇按摩	擦洗时力量要适当,通过刺激肌肉,促进皮肤血液循环
8. 穿上衣　协助患者平卧,穿上衣,先穿对侧再穿近侧或者先穿患肢再穿健肢	先穿患侧可减少受损肢体关节活动,便于操作 从远心端向近心端擦洗可促进静脉回流
9. 擦洗下肢　换温水,脱裤,将浴巾铺于擦洗部位下面,擦洗顺序:踝部→膝关节→大腿,擦洗腹股沟处应擦净皮肤皱褶处,同法擦洗对侧下肢	脚趾间如有分泌物应及时清除
10. 泡脚　移盆于足下,足下垫浴巾,托起患者小腿轻轻放入盆内,清洗足部及趾间,取出洗脚盆,两脚放于浴巾上擦干	
11. 擦洗会阴部　更换盆、水及毛巾,协助患者清洁会阴部,更换清洁裤子	保护隐私
12. 整理记录　整理床单位,清理用物,洗手后记录	必要时更换床单

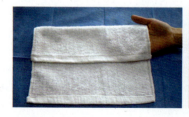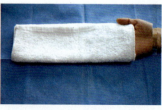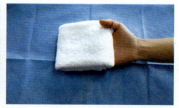

图 10-9　手套状小毛巾

【注意事项】

1. 擦浴过程中,用力要适当,动作要轻稳、敏捷,防止受凉。

2. 根据情况更换水温适宜的热水,注意擦净腋窝及腹股沟等皮肤皱褶处。

3. 注意观察病情及全身皮肤情况,如出现寒战、面色苍白、脉速等,应立即停止操作,并适当处理。

4. 有伤口或各种管路应注意保护,避免伤口受压、管路打折扭曲。

5. 擦浴时,注意节力,减少体力消耗。

第四节　压疮的预防与护理

 案例10-4

患者,女性,70岁,退休工人,患"脑梗死",在家治疗,病情加重4小时住院。查体:神志不清,处于浅昏迷状态。T 38.2℃,BP 180/110mmHg,P 102次/分,R 24次/分,左侧面部及肢体偏瘫,大小便失禁,右侧肺部感染。

问题:1. 护士在为其入院查体时,发现其骶尾部皮肤出现红肿、有水疱,请问患者出现了什么问题?

2. 发生上述问题的原因及处理方法?

压疮,是指局部组织长期受压,血液循环障碍,局部持续缺血、缺氧、营养不良而致的软组织溃烂和坏死。

压疮是临床护理中较为常见的问题。压疮本身并不是原发疾病,它大多是随着其他原发病未能很好治疗护理而造成的损伤。预防压疮是临床护理中的一项重要工作。应经常对危重和长期卧床的患者进行细致认真的护理。严格交接班制度,以有效的方法预防和杜绝压疮的发生。

一、压疮发生的原因

压疮的发生是多种因素引起的复杂病理过程。

考点:压疮发生的原因

1. 局部组织持续受压(力学因素)　局部组织持续受压是导致压疮最主要的原因。局部长期受压,长时间不改变体位,导致血液循环障碍而发生组织营养不良。常见于不正确的卧位、瘫痪、昏迷、年老体弱、消瘦、水肿及手术后不能自己改变体位者。造成压疮的三个主要物理力是压力、摩擦力和剪切力,通常是2~3种力联合作用所致。

(1)垂直压力:引起压疮最主要的原因是局部组织遭受持续性垂直压力。单位面积承受的压力越大,时间越长,组织发生坏死所需时间越短。当外部压力超过正常毛细血管压,使血液循环中断,组织缺氧创伤,最后即可造成缺血坏死。压力造成的损伤存在很大的个体差异,一般来说,局部组织持续受压超过2小时,就可能引起组织不可逆的损害。除外部压力外,个体对组织缺血的耐受性也很重要。如病情危重、急性创伤或免疫力低下的患者,对压力的耐受性较差,容易发生压疮。

(2)摩擦力:是由两层相互接触的物体表面发生相对移动产生。摩擦力作用于皮肤,易损害皮肤的角质层,增加压疮的易感性。如皮肤擦伤后,受潮湿、排泄物等因素影响而易发生压疮。当患者在床上活动或坐轮椅时,皮肤随时都会受到床单和轮椅垫表面的逆行阻力作用而产生摩擦力。

(3)剪切力:剪切力(图10-10)是由两层组织相邻表面间的滑行,而产生的进行性的相对移位所引起的,与体位有密切关系,是由摩擦力与垂直压力形成的合力。如患者半坐卧位身体下滑时,皮肤与床铺出现平行的摩擦力,加上皮肤垂直方向的重力,从而导致剪切力的产生。剪切力使局部组织内部结构移位拉开,使内部血管发生扭曲变形,甚至完全关闭,早期不易被发现,多表现为口小底大的潜行伤口而发生压疮。

2. 局部皮肤经常受潮湿或排泄物刺激　皮肤经常受潮湿及摩擦等物理因素的刺激,如大量汗液、大小便失禁、分泌物、呕吐物刺激,降低了皮肤的防御功能,致使表皮角质层的保护能力下

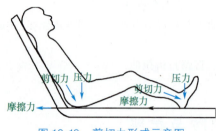

图 10-10　剪切力形成示意图

降。如果患者衣服不平整、床单皱褶有碎屑,翻身时拖拉、使用脱漆便器等,使皮肤组织更容易受损。

3. 全身营养不良或水肿　营养不良是导致压疮的重要因素。营养摄入不足,蛋白质合成减少,负氮平衡,会导致皮下脂肪减少,肌肉萎缩;水肿的患者皮肤较薄,皮肤顺应性差,容易受损而发生压疮。

4. 其他　如受限制的患者,使用石膏绷带、夹板或牵引时,松紧不适,衬垫不当,均可致局部组织血液循环障碍,而发生缺血坏死。此外,急性应激也可使机体对压力的敏感性增加而导致压疮发生率增高。

二、压疮的评估及预防

绝大多数压疮是可以预防的,预防压疮的主要措施在于消除诱发因素,通过综合评估压疮的高危人群、危险因素、好发部位、重视特殊人群发生压疮的可能性,注重患者受压部位压力的缓解,增进患者营养摄取等,可以有效降低住院患者压疮发生的概率。

(一)压疮的评估

1. 风险评估和皮肤评估　常用的压疮危险因素评估量表有 Braden 量表、Norton 量表和 Waterlow 量表,其中 Braden 量表应用较为广泛(表 10-9)。评分范围:6～23 分,分值越低,发生压疮的危险性越大,评分≤18 分,提示患者有发生压疮的危险,建议采取预防措施。判断标准:计分<9 分为极度危险(简称极危);≤12 分为高度危险(简称高危);13～14 分为中度危险(简称中危);15～18 分为轻度危险(简称低危)。

表 10-9　Braden 压疮评分表

项目	1 分	2 分	3 分	4 分
感觉	完全受限	非常受限	轻度受限	未受损
潮湿	持续潮湿	潮湿	有时潮湿	很少潮湿
活动力	限制卧床	可以坐椅子	偶尔行走	经常行走
移动力	完全无法移动	严重受限	轻度受限	未受限
营养	非常差	可能不足够	足够	非常好
摩擦力和剪切力	有问题	有潜在问题	无明显问题	—

通过使用 Braden 压疮评分表对住院患者进行评分,此后按照危险程度进行动态评估。Braden 计分<9 分者,应随时观察,并采取有效的预防措施;Braden 计分≤12 分和 ICU 患者每日复评 1 次,Braden 计分 13～18 分者每 3 日复评 1 次,手术或病情变化时根据需要随时复评。

2. 高危人群评估

(1)老年人:老年人皮肤松弛干燥,缺乏弹性;皮下脂肪萎缩、变薄,皮肤容易受损。

(2)肥胖者:过重的身体加大了受压部位的压力。

(3)身体瘦弱、营养不良者:受压处缺乏肌肉、脂肪组织的保护。

(4)长期卧床者:如昏迷、瘫痪、自主活动丧失,身体局部长期受压。

(5)水肿患者:皮肤抵抗力降低同时增加了对承重部位的压力。

(6)疼痛患者:为避免疼痛而处于强迫体位导致机体活动减少。

(7)石膏固定患者:翻身、活动受限。

(8)大、小便失禁患者:皮肤经常受到潮湿污物的刺激。

（9）发热患者:体温升高可致汗液增多。

（10）使用镇静剂患者:自身活动减少。

3. 特殊人群评估　对于手术患者,医嘱限制翻身及带有管道患者注意动态评估其皮肤变化。

4. 易发部位评估　压疮多发生于受压和缺乏脂肪组织保护、无肌肉包裹或肌肉层较薄的骨骼隆突处,这些部位常常又是支持身体重量的主要部位,并与卧位有密切的关系(图10-11)。

（1）仰卧位时:好发于枕骨粗隆、肩胛骨、脊椎椎体隆突处、肘部、骶尾部及足跟,尤其好发于骶尾部。

考点:压疮的易发部位

（2）侧卧位时:好发于耳郭、肩峰、肋骨、股骨大转子、膝关节的内外侧及内外踝处。

（3）俯卧位时:好发于面颊、耳郭、肩峰、女性乳房、男性生殖器、肋缘突出部、髂前上棘、膝部和足尖等处。

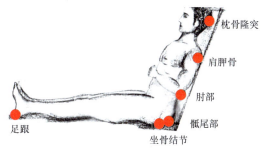

图 10-11　坐位压疮的好发部位

（4）坐位时:好发于坐骨结节、肩胛骨、肘部、骶尾部、坐骨结节、足跟等处。

（二）压疮的预防

考点:压疮的预防措施

1. 避免局部组织长期受压

（1）经常更换体位,使骨骼突出部位交替受压,减轻局部压迫。应鼓励和协助长期卧床患者翻身,一般每2小时翻身一次,或按照Braden量表评分后,低危者每2~4小时翻身一次,中危者每2小时翻身一次,高危者每1~2小时翻身1次,极危险者每0.5~1小时翻身1次,并建立翻身记录卡(表10-10)。翻身时尽量将患者身体抬起,避免拖、拉、推,以防擦伤皮肤。

表 10-10　翻身记录卡

科室:		姓名:	床号:	住院号:
日期	翻身时间	体位	皮肤情况	执行者

（2）使用石膏、夹板或其他矫形器械者,衬垫应松紧适度,过松易移动,起不到固定作用;过紧会影响血液循环。应仔细观察局部和肢端皮肤温度的变化情况,重视患者的主诉,及时给予调整。

（3）保护骨隆突处和支持身体空隙处。患者体位安置妥当后,应使用减压措施,可在身体空隙处或骨隆突处,垫软枕或海绵垫,使支撑体重的面积增大,减轻骨隆凸部位软组织的压力。不宜使用橡胶类圈状物。有条件时,还可使用喷气式气垫、交替充气式床垫、防压疮垫、水褥、翻身床等。低危、中危者应使用如气垫床或局部减压敷料等;高危者应使用如漂浮床或气垫床、局部减压敷料、肘部及足跟保护器。

2. 避免局部潮湿、摩擦及排泄物的刺激

（1）保持床铺清洁、平整、无皱折,干燥、无碎屑。

（2）有大小便失禁、呕吐、出汗者,应及时擦洗干净,衣服、被单浸湿后及时更换;伤口若有分泌物,要及时更换敷料。

（3）使用便器时,应选择无破损便器,抬起患者腰骶部,不要强塞硬拉。必要时在便器边缘垫上纸或布垫,以防擦伤皮肤。

(4) 安排合适的卧位,防止身体下滑。如患者需要采取半坐卧位,在病情许可的情况下,床头抬高不宜超过30°,可避免或减少骶尾部摩擦力和剪切力的产生。

3. 增加营养的摄入　营养不良除了可以导致压疮发生,还会影响压疮的发展和愈合。长期卧床或病重者,应在病情允许的情况下,给予高热量、高蛋白、高维生素膳食。不能进食者给予鼻饲,必要时按需要给予支持疗法,如补液、输血、静脉滴注高营养物质等,以增强抵抗力及组织修复能力。

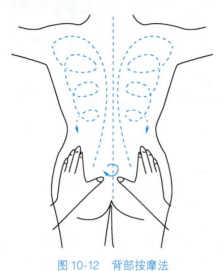

图 10-12　背部按摩法

4. 促进局部血液循环　对尚未发生压疮的患者要及时评估皮肤状况,做好预防,可以进行全背按摩(图10-12)、局部按摩(蘸少许50%乙醇,以手掌大小鱼际肌部分紧贴皮肤,作压力均匀的向心方向按摩,由轻到重,由重到轻,每次3~5分钟)或用电动按摩器按摩,以促进血液循环,改善局部营养状况,增强皮肤抵抗力,注意已经发红部位禁忌按摩。

5. 鼓励患者活动　根据患者实际情况,在医嘱允许范围内,配合帮助患者进行肢体功能锻炼,鼓励患者尽早离床活动,预防压疮发生。

6. 加强健康教育　护理人员应及时发现高危人群,采取相应措施,鼓励患者和家属积极参与压疮预防工作,指导其掌握预防压疮的基本知识和技能,如营养物质的供给、翻身的技巧及皮肤清洁的方法等,以提高预防效果。

三、压疮的分期及护理

考点:压疮各期的临床表现及护理要点

压疮目前常用的分类系统是根据其损伤的程度分为四期(图10-13):淤血红润期、炎性浸润期、浅度溃疡期和坏死溃疡期(表10-11)。

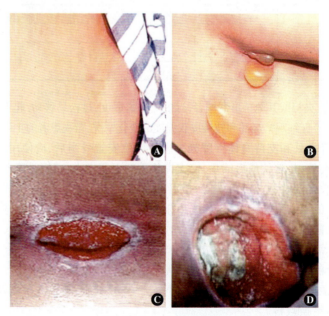

图 10-13　压疮的分期

A. Ⅰ期:淤血红润期;B. Ⅱ期:炎性浸润期;C. Ⅲ期:浅度溃疡期;D. Ⅳ期:坏死溃疡期

表 10-11 压疮的分期及护理

分期	临床表现	护理要点
Ⅰ期:淤血红润期	压疮初期,受压部位出现暂时性血液循环障碍,局部皮肤表现为红、肿、热、麻木或有触痛,为可逆性改变	原则:去除危险因素,避免压疮继续发展 措施:避免局部长期受压,增加翻身次数;避免摩擦、潮湿和排泄物的刺激;增进营养摄入;改善局部血液循环
Ⅱ期:炎性浸润期	局部红肿向外浸润、扩大、产生硬结,受压表面皮肤转为紫红色,表皮常有水疱,破溃后可见潮湿红润创面,有痛感	原则:保护皮肤,预防感染 措施:继续加强上述措施,避免损伤继续发展。对未破的小水疱要减少摩擦,防止破裂,促其自行吸收;大水疱应在无菌操作下,用注射器抽出疱内液体,保留表皮,表面涂以消毒液后用无菌敷料包扎。还可采用红外线或电磁波治疗仪(TDP)照射
Ⅲ期:浅度溃疡期	表皮水疱破溃出现真皮层感染,黄色渗出液流出,浅层组织坏死,溃疡形成,疼痛加剧	原则:清洁创面,促进愈合 措施:解除压迫,保持局部清洁、干燥。可采用物理疗法,如鹅颈灯照射,照射后以外科无菌换药法处理疮面
Ⅳ期:深度溃疡期	坏死组织发黑,脓性分泌物增多,有臭味;感染向周围及深部组织扩展,可深达骨骼;严重者可引起败血症危及生命	原则:去除坏死组织,促进肉芽组织生长 措施:应经常翻身,患处架空;清洁疮面,去除坏死组织;保持引流通畅,促进愈合

　　一般情况下,压疮的发展是由浅入深,由轻到重,但某些患者由于急性创伤或病情危重,可于数小时内迅速发展出现溃疡期压疮,甚至出现表皮完整,但内部组织已经发生坏死的闭合性压疮。此时,护士应通过认真观察,准确判断,及时上报以免贻误病情而造成严重后果。在进行压疮治疗过程中,应采取局部治疗为主,全身治疗为辅的综合治疗措施,提高压疮的治愈效果,减轻患者痛苦。

链 接

2007 NPUAP 压疮分期

2007 年 2 月,美国 NPUAP 发布了压疮新的分期系统,总共分为六期(图 10-14)。

(1) Ⅰ期压疮:压之不退色的局限红斑,但皮肤完整。该区域可有疼痛、变硬、表面变软,皮肤温度发热或发凉。

(2) Ⅱ期压疮:部分表皮缺损,粉红色的擦伤、完整的或开放(破裂)的充血性水疱,或者表浅的溃疡。

(3) Ⅲ期压疮:全层伤口,失去全层皮肤组织,除了骨、肌腱或肌肉尚未暴露外,可见皮下组织,可能有潜行和窦道。

(4) Ⅳ期压疮:全层伤口,失去全层皮肤组织,伴骨、肌腱或肌肉外露,通常有潜行和窦道。

(5) 可疑深部组织损伤:由于压力或剪切力造成皮下软组织损伤引起的局部皮肤颜色的改变(如变紫、变红),但皮肤完整,可能有疼痛、硬块、黏糊状的渗出、潮湿、发热或冰冷;在肤色较深部位,深部组织损伤可能难以发现。

(6) 难以分期的压疮:全层皮肤缺失但溃疡基底部覆有腐痂和(或)痂皮,只有腐痂或痂皮充分去除,才能确定真正的深度和分期。

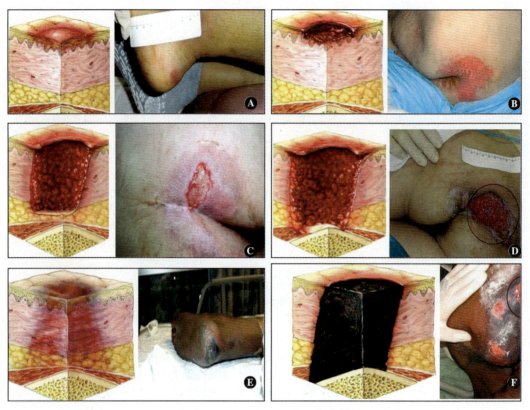

图 10-14　2007 NPUAP 压疮分期

A. Ⅰ期压疮;B. Ⅱ期压疮;C. Ⅲ期压疮;D. Ⅳ期压疮;E. 可疑深部组织损伤;F. 难以分期的压疮

第五节　晨晚间护理

案例 10-5

患者,男性,65 岁,因急性心绞痛发作入院治疗,目前患者神志清醒,高度恐惧,拒绝活动。

问题:1. 护士应该如何为患者做晨晚间护理?

　　2. 做晨晚间护理的目的是什么?

晨晚间护理是指根据人们的生活习惯,满足住院患者特别是生活不能自理者,日常清洁需要的护理措施。特别是对于危重、昏迷、瘫痪、高热、大手术后或年老体弱等生活不能自理的患者,于晨间和晚间进行的生活护理就称为晨晚间护理。

一、晨 间 护 理

晨间护理是基础护理的一项重要内容,一般来说,此项工作应于每日清晨诊疗工作前完成。

考点:晨间护理的目的及内容

(一) 晨间护理目的

1. 使患者清洁舒适,预防压疮及肺炎等并发症,保持病室的整洁。

2. 观察和了解病情,为诊断、治疗和护理计划的制订提供依据。

3. 进行心理护理及卫生宣传。

（二）晨间护理内容

1. 协助患者排便、漱口（口腔护理）、洗脸、洗手、梳头。
2. 协助患者翻身，检查皮肤受压情况，擦洗背部，可用 50% 乙醇按摩骨突处。
3. 整理床单位，酌情更换床单及衣裤，注意观察病情，开窗通风。
4. 进行心理护理，开展健康教育。

二、晚间护理

晚间护理也是基础护理的一项重要内容，应于每晚患者睡前完成。

考点：晚间护理的目的及内容

（一）晚间护理目的

1. 保持病室安静、清洁，为患者创造良好的睡眠环境。
2. 观察病情，预防并发症。

（二）晚间护理内容

1. 协助患者梳头、清洁口腔、洗脸、洗手、热水泡脚，擦洗背部，必要时协助排便，为女患者清洁会阴部。
2. 检查受压部位皮肤，按摩背部和骨隆突处。
3. 整理床单位，必要时予以更换。
4. 保持病室安静、空气流通，调节好室温和室内光线（关大灯，开地灯）。
5. 妥善固定并保持管道通畅，疼痛患者及时给予镇痛措施。

链接

协助患者使用便器法

1. 准备　便器应保持清洁，气候寒冷时可先用热水冲洗，携至床旁，必要时屏风遮挡，帮患者脱裤、屈膝。
2. 安置便器　护士一手抬起患者腰和骶尾部，另一手将便盆置于臀下，便盆扁平一端朝向患者头部（图 10-15）；如患者不能配合，应先帮助患者侧卧，再把便盆对着患者臀部，护士一手紧按便盆，另一手帮助患者转回至便盆上（图 10-16），注意不可强塞、硬拉。
3. 协助排便　将手纸及呼叫器放在易取处，护士可离开在门外等候片刻。排便完毕，放平床头，嘱患者双脚蹬床，抬起臀部，擦净、取出便盆。
4. 观察　协助患者穿裤，整理床单位。必要时需观察排泄物性状，留取标本送检，做好记录。
5. 用物整理　及时倒掉排泄物，用冷水洗净便器，放回原处，协助患者洗手，开窗通风。

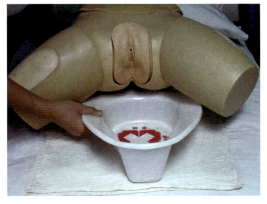

图 10-15　扁平端朝床头

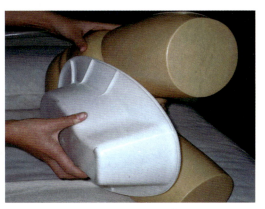

图 10-16　侧卧给便盆法

目标检测

A_1 型题

1. 为禁食患者进行口腔护理的主要目的是
   A. 促进口腔血液循环,增加食欲
   B. 保持口腔清洁湿润,使患者舒适
   C. 维护患者自尊、自信
   D. 协助临床诊断
   E. 进行心理护理和卫生宣教,满足患者身心需要

2. 淋浴和盆浴的注意事项正确的是
   A. 饭后需过半小时才能进行沐浴
   B. 妊娠 5 个月以上的孕妇禁止盆浴
   C. 妊娠 7 个月以上的孕妇禁止沐浴
   D. 传染病患者禁止沐浴
   E. 患心脏病需卧床休息的患者不宜盆浴

3. 床上擦浴的目的不包括
   A. 促进血液循环
   B. 增强皮肤排泄
   C. 清洁舒适
   D. 观察病情
   E. 预防过敏性皮炎

4. 患者沐浴时,下列哪项不妥
   A. 室温调节至 28℃
   B. 进食后 1 小时内不宜进行
   C. 入室时间过长应予以询问
   D. 浴室不能闩门以防意外
   E. 教给患者调节水温的方法

5. 长期卧床患者发生压疮最主要的力学因素是
   A. 水平压力　　　　B. 垂直压力
   C. 摩擦力　　　　　D. 剪切力
   E. 阻力

6. 预防压疮的护理措施中,能够有效避免局部理化因素刺激的是
   A. 使用便器时,应抬起患者腰骶部,避免强塞硬拉
   B. 定期按摩受压部位
   C. 正确使用夹板和绷带
   D. 改善营养状况
   E. 协助患者经常更换卧位

7. 为预防长期卧床患者发生压疮,错误的方法是
   A. 鼓励常翻身
   B. 受压处多按摩
   C. 骨隆突处可垫水褥

   D. 夹板的固定一定要紧
   E. 保持皮肤清洁干燥

A_2 型题

8. 患者,女性,65 岁。护士为其做口腔护理时,发现患者有活动义齿,取下后如暂时不用,应存放在
   A. 热水中　　　　　B. 乙醇中
   C. 冷开水中　　　　D. 清洗消毒液中
   E. 朵贝尔漱口液中

9. 患者,女性,52 岁,发热待查入院。护士在观察其口腔时,发现一处感染溃烂,此时应选用的口腔护理溶液是
   A. 0.9% 氯化钠
   B. 1% 醋酸溶液
   C. 0.02% 氯己定溶液
   D. 1%～3% 过氧化氢溶液
   E. 1%～4% 碳酸氢钠溶液

10. 患者,男性,34 岁,现经口气管插管,口腔 pH 值中性。护士选用 0.02% 呋喃西林溶液为患者进行口腔护理的作用是
    A. 遇有机物放出氧分子杀菌
    B. 改变细菌生长的酸碱环境
    C. 清洁口腔,广谱抗菌
    D. 防腐生新,促进愈合
    E. 使蛋白质凝固变性

11. 患者,男性,21 岁,大面积皮肤烧伤合并呼吸道烧伤,怀疑有铜绿假单胞菌感染。为该患者实施口腔护理时应选用的溶液是
    A. 0.1% 醋酸溶液
    B. 复方硼酸溶液
    C. 0.02% 呋喃西林溶液
    D. 2%～3% 硼酸溶液
    E. 0.9% 氯化钠

12. 患者,女性,68 岁,因交通事故导致昏迷入院。护士在为其进行口腔护理时应特别注意
    A. 压舌板轻轻撑开颊部
    B. 擦净口腔及牙齿各面
    C. 血管钳夹紧棉球,蘸水不可过多
    D. 操作动作要轻
    E. 观察口腔黏膜

13. 患者,女性,30 岁,患有精神分裂症,头部长有虱子。护士为其灭虱方法不正确的是

A. 选用药液为 30% 含酸百部酊

B. 护士穿隔离衣,戴手套

C. 动员患者剪短头发

D. 反复揉搓涂抹了药液的头发 10 分钟

E. 涂抹灭虱药液 4 小时后洗发

14. 患者,女性,75 岁,因股骨骨折行牵引已 2 周。护士在为其床上擦浴过程中,患者突然感到寒战、心慌等,且面色苍白出冷汗,护士应立即

A. 请家属协助擦浴

B. 加快速度,边保暖,边完成擦浴

C. 边擦洗,边通知医生

D. 鼓励患者做张口呼吸

E. 停止操作让患者平卧,吸氧,立即通知医生

15. 患者,女性,57 岁,因交通事故导致左上肢和右下肢骨折,石膏固定。护士为其床上擦浴时,错误的操作是

A. 为其脱衣裤时,先脱健肢,后脱患肢

B. 先洗脸部,由外眦向内眦依次擦拭

C. 室温 24℃ 左右,水温可按患者习惯而定

D. 避免暴露,注意保护患者隐私

E. 洗后迅速擦干,避免患者着凉

16. 患者,女性,50 岁,住院期间生活可自理。护士应告知其自行沐浴时水温不宜太高,以免产生

A. 晕厥   B. 休克

C. 昏迷   D. 疲劳

E. 高血压

17. 患者,女性,60 岁,因病长期卧床。护士为其进行床上擦浴,描述错误的是

A. 先用小毛巾涂浴皂擦洗

B. 再用湿毛巾擦净皂液

C. 然后用清洗后的毛巾再擦洗

D. 最后用浴巾边按摩边擦干

E. 应选用清洁力强的碱性浴皂

18. 护士甲在为某患者翻身时,其家属询问患者更换卧位间隔时间的根据,请你指出最合适的解释

A. 患者的要求,最长不超过 1 小时

B. 患者的病情及局部受压情况

C. 护士工作时间的安排来决定

D. 家属的意见,随时进行

E. 皮肤疾患的程度

19. 患者,男性,72 岁。患者卧床多日,臀部红肿、硬化,起小水疱伴上皮剥落,有时有渗液,诉疼痛。判断患者局部皮肤属于压疮

A. 淤血红润期   B. 炎性浸润期

C. 浅度溃疡期   D. 深度溃疡期

E. 局部皮肤感染

20. 患者,女性,67 岁,因脑血管意外导致右侧肢体瘫痪。患者说话口齿不清,体质瘦弱,大小便失禁。近日发现其骶尾部皮肤呈紫红色,皮下可触硬结,为减轻骨骼隆突处的压力可用物品置于身体空隙处,不可选用

A. 气垫   B. 水褥

C. 羊皮垫   D. 海绵垫

E. 塑料垫

21. 患者,男性,65 岁,3 周前因脑血管意外导致左侧肢体瘫痪。患者神志清楚,说话口齿不清,大小便失禁。护士协助患者更换卧位后,在身体空隙处垫软枕的作用是

A. 促进局部血液循环

B. 减少皮肤受摩擦刺激

C. 增加空隙处所受压强

D. 降低局部组织所承受的压力

E. 防止排泄物对局部的直接刺激

22. 患者,男性,80 岁,截瘫,长期坐轮椅。该患者最易发生压疮的部位是

A. 坐骨结节处   B. 骶尾部

C. 股骨大转子处   D. 肩胛骨

E. 第 7 颈椎

23. 患者,女性,78 岁,截瘫,长期卧床,近日发现其骶尾部皮肤出现红肿,解除压力后无法恢复原来肤色。此期的护理措施不正确的是

A. 定时翻身   B. 防止局部受潮

C. 用红外线灯光照射   D. 加强营养

E. 若出现小水疱,将小水疱用厚滑石粉包扎

24. 患者,男性,65 岁,因摔跤导致右侧股骨干骨折,卧床治疗。为防止发生压疮,如病情许可,应给予的膳食是

A. 高蛋白质、高脂肪

B. 高糖类、高维生素

C. 高蛋白质、高维生素

D. 高糖类、高脂肪

E. 高脂肪、高维生素

25. 患者,男性,75 岁,因脑血管意外导致偏瘫卧床。近日护士发现患者骶尾部皮肤出现压疮,根据皮肤表现判断为炎性浸润期,不应作为判断此期表现的是

A. 皮肤呈紫色

B. 皮下结节

C. 有大小水疱

D. 水疱表皮剥脱露出湿润的创面

E. 创面上有脓性分泌物

26. 患者,女性,40 岁,在工地干活时不慎摔伤,导致右侧股骨和腓骨骨折,需使用骨牵引和石膏固定。在卧床治疗期间,下列不属于压疮诱发因素的是

A. 石膏夹板内衬垫放置不当

B. 皮肤受汗液、尿液等潮湿刺激

C. 局部组织长期受压

D. 肌肉萎缩

E. 全身营养缺乏

A₃/A₄ 型题

(27 ~ 30 题共用题干)

患者,女性,82 岁。昏迷,卧床 4 天。近日发现骶尾部皮肤出现红、肿、热,但皮肤表面无破损。

27. 该期属于压疮的

A. 淤血红润期　　　B. 炎性浸润期

C. 浅度溃疡期　　　D. 深度溃疡期

E. 坏死期

28. 此期的护理措施正确的是

A. 每 4 ~ 6 小时翻身一次

B. 定时用乙醇按摩

C. 0.9% 氯化钠冲洗受压部位

D. 给予低盐、低糖、低蛋白饮食

E. 避免潮湿、摩擦等刺激,保持局部干燥

29. 若置患者于侧卧位,下列哪个部位易发生压疮

A. 枕骨粗隆处　　　B. 肋骨

C. 肩胛　　　　　　D. 肘部

E. 膝前部

30. 若患者骶尾部皮肤组织出现坏死,有脓液流出,并伴有臭味。此期的护理要点是

A. 改善全身营养状况

B. 保护皮肤,避免感染

C. 清洁创面,去腐生新

D. 积极采取预防措施,勤翻身

E. 定时用乙醇局部按摩,促进血液循环

第十一章　生命体征的评估与护理

生命体征是指体温、脉搏、呼吸、血压的总称,是机体内在活动的一种客观反映,是衡量机体身心状况的重要指标。正常情况下,生命体征在一定范围内相对稳定,变化较小;而在病理情况下,其变化就会非常敏感。医护人员通过对生命体征的观察,可以了解疾病的发生、发展与转归,为预防、诊断、治疗和护理提供依据。因此,生命体征的评估与护理是护士应掌握的护理技能之一。

第一节　体温的评估与护理

体温也称体核温度,是指身体内部胸腔、腹腔和中枢神经的温度,其特点是相对稳定且较皮肤温度高。皮肤温度也称体表温度,可受环境温度和衣着等情况的影响且低于体核温度。

案例11-1

患者,女性,58 岁,发热 5 天,体温持续在 39~40℃,以"发热待查"入院。入院时测量体温 39.5℃,脉搏 110 次/分,呼吸 26 次/分,患者神志清楚,面色潮红、口唇干燥、精神较差。

问题:1. 患者入院时的发热程度是什么? 该患者为何种热型?

　　　2. 为患者测量体温时应注意什么?

一、正常体温与生理变化

(一) 正常体温

1. **体温的形成**　体温是由三大营养物质糖、脂肪、蛋白质氧化分解而产生。三大营养物质在体内氧化时所释放的能量,其总量的 50% 以上迅速转化为热能,以维持体温,并且不断地散发到体外;其余不足 50% 的能量储存于三磷腺苷(ATP)内,供机体利用,最终仍转化为热能散发到体外。 **考点:**正常体温及生理性变化

2. **产热与散热**

(1) 产热过程:人体主要的产热器官是肝脏和骨骼肌,机体的产热过程是细胞新陈代谢的过程。

(2) 散热过程:人体最主要的散热器官是皮肤,经呼吸、排泄也散发部分热量,人体的散热方式有辐射、传导、对流、蒸发四种。当外界温度低于人体皮肤温度时,机体大部分热量可通过辐射、传导、对流及部分蒸发方式散发,当外界温度等于或高于人体皮肤温度时,蒸发就成为人体唯一的散热形式。

3. **体温调节**　包括自主性(生理性)体温调节和行为性体温调节两种方式。自主性体温调节是在下丘脑体温调节中枢控制下,机体受内外环境温度刺激,通过一系列生理反应,调节机体的产热和散热,使体温保持相对恒定的体温调节方式。行为性体温调节是人类有意识的行为活动,通过机体在不同环境中的姿势和行为改变而达到目的。因此,行为性体温调节以自主性体温调节为基础,是对自主性体温调节的补充。

4. **正常体温**　正常体温不是指某一具体的数值,而是指一定的温度范围。临床上常以口

腔、直肠及腋窝等处的温度为标准,其中直肠温度最接近于人体深部温度,口腔、腋下温度测量更为常用、方便。

温度可用摄氏温度(℃)和华氏温度(℉)来表示,摄氏温度和华氏温度的换算公式为:

$$1℃ = (1℉ - 32) \times 5/9$$

$$1℉ = 1℃ \times 9/5 + 32$$

正常体温的平均值及范围见表11-1。

表 11-1　成人体温平均值及正常范围

部位	平均温度	正常范围
口温	37.0℃(98.6℉)	36.3~37.2℃(97.3~99.0℉)
肛温	37.5℃(99.5℉)	36.5~37.7℃(97.7~99.9℉)
腋温	36.5℃(97.7℉)	36.0~37.0℃(96.8~98.6℉)

(二) 生理变化

体温可随昼夜、年龄、性别、活动、药物、运动等出现生理性变化,但其变化的范围很小,一般不超过0.5~1.0℃。

1. 昼夜差异　正常人体温在24小时内呈周期性波动,清晨2~6时最低,午后2~8时最高。这种规律性的变化与机体昼夜活动的生物节律有关。

2. 年龄差异　不同年龄由于基础代谢水平不同,体温也不同。儿童体温略高于成年人,老年人体温又略低于成年人。新生儿尤其是早产儿,由于体温调节功能尚未发育完善,调节功能差,因而其体温易受环境温度的影响而变化,因此对新生儿应做好防寒保暖护理。

3. 性别差异　女性体温平均比男性高0.3℃,女性的基础体温随月经周期出现规律性的变化,即排卵日体温最低,排卵后体温上升,这与体内孕激素水平周期性变化有关,孕激素具有升高体温的作用。

4. 运动状态　剧烈肌肉活动(劳动或运动)可使骨骼肌紧张并强烈收缩,代谢增强,产热增加,导致体温升高。因此应在患者安静状态下测量体温。

5. 药物影响　麻醉药物可抑制体温调节中枢或影响传入路径的活动并能扩张血管,增加散热,故对患者术中、术后要注意保暖;有些药物可通过抑制汗腺分泌而使体温升高。

此外,情绪激动、紧张、进食、环境温度的变化等都会对体温有影响,在测量体温时,应加以考虑。

二、体温计的种类

(一) 体温计的种类及构造

1. 玻璃体温计　又称水银体温计,为临床最常用的体温计。它是一根表面有刻度的真空毛细玻璃管,玻璃管末端为储汞槽,储汞槽受热后,汞膨胀沿毛细管上升,上升高度与受热程度成正比,在毛细管和储汞槽之间有一凹陷,可防止汞柱遇冷时下降,以便检视温度。摄氏温度计的温度范围为35~42℃,每一度之间分成10个小格,每小格为0.1℃,在0.5℃和1℃的刻度处以红线标记,以示醒目。根据测量部位不同,体温计分为口表、肛表、腋表三种(图11-1)。口表和肛表的玻璃管似棱镜片状,腋表的玻璃管呈扁平状。口表和腋表的球部较细长,有助于测温时扩大接触面;肛表的球部较粗短,可防止插入肛门时折断或损伤黏膜。

考点:玻璃体温计的构造及消毒检测方法

2. 电子体温计　采用电子感温探头来测量体温,测得的温度直接由数字显示,直观读数,使用方便,有笔式(图11-2)、奶嘴式等,以适应不同需要。

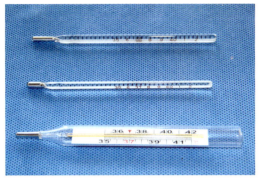

图 11-1　水银温度计

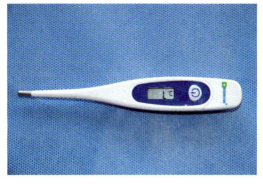

图 11-2　笔式电子体温计

3. 可弃式体温计　为一次性使用的体温计,适用于口腔测温,利用含有对热敏感的化学指示点薄片,测温时点状薄片即随机体的温度而变色,当颜色点从白色变成蓝色,最后的蓝点位置即为所测温度。

4. 远红外线测温仪　利用远红外线的感应功能,快速的测试人体体温。测试原理是利用红外透镜组成的光学系统原理,将被测目标辐射的红外线汇集在高灵敏的红外探测器上,再对探测器输出的电信号放大、处理、校准成被测目标的体温值。远红外线测温仪具有快速、安全、减少传染的优点,常用于人群聚集处,需快速检测体温的情况下,如车站、机场等快速检测旅客的体温时使用。

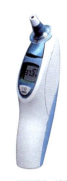

图 11-3　耳道红外测温仪

远红外线测温仪有多种类型,目前使用较多的是耳道红外测温仪(图 11-3),测温仪伸入耳道,轻按按钮,1 秒即可测出正确的体温。也可选用额温仪(图 11-4),但不及耳道红外测温仪准确率高。

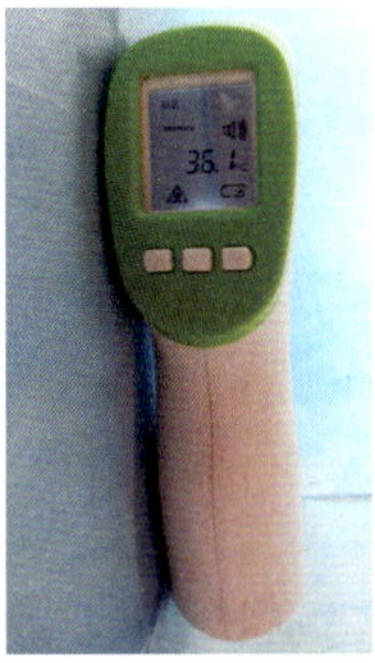

5. 感温胶片　对体温敏感的胶片,可置于前额或腹部,根据其颜色的改变而知体温的变化,但不能显示具体的体温数值,只能用于判断是否在正常范围。

图 11-4　额温仪

(二) 体温计的消毒与检测

1. 体温计的消毒　为防止交叉感染,用过的体温计应进行消毒处理。常用的消毒溶液有 70% 乙醇、1% 过氧乙酸、碘伏、含氯消毒剂等。消毒液应定期更换,容器和离心机定期消毒。

(1) 口表、腋表消毒法:使用后浸泡于消毒液中,5 分钟后取出,清水冲洗,擦干,放于另一消毒液中浸泡 30 分钟,取出后用冷水冲洗,擦干,用离心机或腕部力量甩至 35℃以下,存放于清洁盒内备用。

(2) 肛表消毒法:先用消毒液纱布擦净,再按上述方法单独进行消毒。

2. 体温计检查法　体温计使用前要检查体温计或使用后也要定期检查体温计,保证其准确性。方法:将全部体温计的水银柱甩至 35℃以下,于同一时间放入已测好的 36~40℃的水中,3 分钟后取出检视,凡误差在 0.2℃以上、玻璃管有裂痕、水银柱自动下降等,不能再使用。合格体温计用纱布擦干,放入容器内备用。

三、体温的测量

【目的】

1. 判断体温有无异常。

2. 动态检测体温变化,分析热型,协助诊断。

3. 为预防、治疗、康复、护理提供依据。

【评估】

1. 患者年龄、病情、意识、治疗等情况。

2. 患者30分钟内有无影响体温准确性的因素。

3. 患者的心理状态及合作程度。

【计划】

1. 护士准备　衣帽整洁、修剪指甲、洗手、戴口罩。

2. 用物准备　治疗盘内备已消毒的体温计(检查是否完好,水银柱是否在35℃以下)、消毒液纱布、弯盘(内垫纱布)、秒表、记录本、笔。若测肛温,另备润滑油、棉签、卫生纸。

3. 环境准备　病室安静整洁、光线充足、温度湿度适宜,必要时拉上床帘。

【实施】　见表11-2。

表11-2　体温测量法

操作步骤	要点说明
1. 核对解释　备齐用物,携至床旁,核对床号、姓名,解释操作目的及配合方法	确认患者,取得合作
2. 选择方法　根据患者情况选择合适的测量部位	根据患者年龄、病情、意识状态
口温测量法:将口表水银端放于舌下热窝处(图11-5),嘱患者闭口,用鼻呼吸,勿咬体温计,测量时间3分钟	舌下热窝靠近舌动脉,是口腔中温度最高的部位 避免体温计被咬碎,造成损伤
肛温测量法:患者取侧卧位、俯卧位或屈膝仰卧位,暴露测温部位,润滑肛表水银端,插入肛门3~4cm,测量时间3分钟	避免擦伤或损伤肛门及直肠黏膜
腋温测量法:擦干腋窝汗液,将体温计水银端放于腋窝处(图11-6),体温计紧贴皮肤,屈臂过胸,夹紧体温计,测量时间10分钟	腋下有汗液,影响体温准确性 不能合作者应协助完成
3. 检视读数　取出体温计,用消毒液纱布擦拭,检视读数	测量肛温先用卫生纸擦净体温计再用消毒液纱布擦拭
4. 记录　记录测量结果	
5. 整理归位　协助患者取舒适体位,清理用物,体温计浸泡于消毒液中	防止交叉感染
6. 绘制　洗手后绘制体温单	

考点:体温的测量方法及注意事项

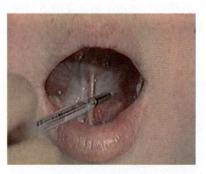

图 11-5　口温测量法

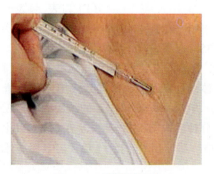

图 11-6　腋温测量法

【注意事项】

1. 测量体温前认真清点体温计的数量,并检查体温计是否完好,水银柱是否在 35℃以下。

2. 根据病情选择合适的测量方法。精神异常、昏迷、婴幼儿、口腔疾患、口鼻手术、张口呼吸的患者不宜测口温;直肠、肛门疾患及手术、腹泻、心肌梗死患者不宜测肛温,以免刺激肛门引起迷走神经反射,导致心动过缓;腋下有创伤、手术或炎症、腋下出汗较多、肩关节受伤或消瘦夹不紧体温计者不宜测腋温。

3. 如患者测温前进食、吸烟、冷热饮、冷热敷、坐浴或灌肠,应 30 分钟后再测量相应部位的体温情况。

4. 患者咬破体温计时,嘱患者勿用牙咬体温计,如不慎咬破需立即清除玻璃碎屑,以免损伤唇、舌、口腔、食管、胃肠道黏膜;口服蛋清或牛奶以延缓汞的吸收;若病情允许,可食粗纤维食物,以加速汞的排出。

5. 为婴幼儿、危重患者及躁动的患者测体温时,应专人守护,以防发生意外。

6. 体温与病情不符时,应在床旁守护重新监测,必要时做肛温和口温的对照复查。

四、异常体温的评估与护理

(一) 体温过高

考点: 发热的程度及过程、热型及发热的护理

体温过高又称发热,指机体在致热原的作用下,使体温调节中枢的调定点上移或各种原因引起体温调节中枢功能紊乱,使产热增加而散热减少,导致体温超过正常范围。发热是临床常见症状,导致发热原因分为两类,即感染性发热和非感染性发热。感染性发热较多见,主要由各种病原体感染引起;非感染性发热由病原体以外的各种原因引起,如变态反应性发热、无菌性坏死性物质的吸收热、体温调节中枢功能失调引起的中枢性发热等。

1. 发热程度的判断　以口腔温度为例,发热程度可划分为如下。

低热:37.3~38.0℃(99.1~100.4℉)。

中等热:38.1~39.0℃(100.6~102.2℉)。

高热:39.1~41.0℃(102.4~105.8℉)。

超高热:>41.0℃(105.8℉)。

2. 发热过程

(1) 体温上升期:此期特点是产热大于散热,主要表现是皮肤苍白、畏寒、寒战、无汗、伴全身疲乏不适。体温上升可有两种方式:骤升和渐升。骤升是体温突然升高,在数小时内升至高峰,多见于肺炎球菌肺炎、疟疾等。渐升是指体温逐渐升高,数日内达高峰,一般不伴有寒战,多见于伤寒等。

(2) 高热持续期:此期特点是产热和散热在较高水平上趋于平衡。主要表现是皮肤潮红、灼热、口唇、皮肤干燥,呼吸深而快,心率加快,头痛、头晕、食欲不振、全身不适、软弱无力,尿量减少,严重者可出现谵妄、昏迷。

(3) 退热期:此期特点是散热大于产热,体温恢复至正常水平。主要表现是大量出汗、皮肤湿冷。退热方式可有骤退和渐退两种。骤退是指体温在数小时内降至正常,见于大叶性肺炎、疟疾等,体温骤退时由于大量出汗,体液大量丧失,易出现血压下降、脉搏细速、四肢厥冷等虚脱或休克现象;渐退是指体温在数天内降至正常,见于伤寒、风湿热等。

3. 常见热型　将每次测得的体温值绘制在体温单上并连接成体温曲线,该曲线的形态称为热型。不同发热性疾病具有独特的热型,加强观察有助于对疾病的诊断。但须注意,由于目前抗生素的广泛使用及解热药、肾上腺皮质激素等药物的应用,使热型变为不典型。常

见热型(图 11-7)。

(1) 稽留热:体温持续在 39 ~ 40℃,达数天或数周,24 小时波动范围不超过 1℃。多见于肺炎球菌性肺炎、伤寒等。

(2) 弛张热:体温在 39℃ 以上,24 小时内温差达 1℃ 以上,体温最低时仍高于正常水平。多见于败血症、风湿热、化脓性疾病等。

(3) 间歇热:体温骤升至 39℃ 以上,持续数小时或更长,然后下降至正常或正常以下,经过一个间歇,又反复发作,即高热期和无热期交替出现,常见于疟疾等。

(4) 不规则热:发热无一定规律,且持续时间不定,常见于流行性感冒、癌性发热等。

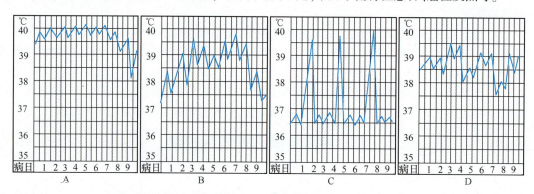

图 11-7　常见热型
A. 稽留热;B. 弛张热;C. 间歇热;D. 不规则热

4. 体温过高的护理措施

(1) 降低体温:可采用物理降温或药物降温的方法。物理降温有局部和全身冷疗两种方法,如体温超过 39℃ 可用冰袋冷敷头部,体温超过 39.5℃ 可用温水(或乙醇)拭浴。根据医嘱给予药物降温时应注意药物剂量,防止退热时大量出汗引起虚脱或休克。降温 30 分钟后应测量体温并记录,做好交接班。

(2) 病情观察:定时测量体温,一般每日测量 4 次,高热时应每 4 小时测量一次,待体温恢复正常 3 天后,改为每日 1 ~ 2 次。同时注意观察呼吸、脉搏、血压、发热程度及出汗情况。此外,还应注意观察是否有淋巴结肿大、出血、肝脾大、结膜充血、关节肿痛等伴随症状。

(3) 补充营养和水分:给予高热量、高蛋白、高维生素、易消化的流质或半流质食物,注意食物的色、香、味,以促进食欲,鼓励少量多餐,以补充高热的消耗,提高机体的抵抗力。鼓励患者多饮水,每日 2500 ~ 3000ml,必要时根据医嘱静脉补充液体,以补充高热消耗的大量水分,并促进毒素和代谢产物的排出。

(4) 休息:高热者应绝对卧床休息,低热者可酌情减少活动,因休息可减少能量的消耗,有利于机体康复。同时提供患者合适的休息环境,如室温适宜、环境安静、空气流通等。

(5) 促进舒适:发热患者由于唾液分泌减少,口腔黏膜干燥,且抵抗力下降,有利于病原体生长、繁殖,易出现口腔感染。因此,应在晨起、餐后、睡前协助患者做好口腔护理,保持口腔清洁。对出汗较多的患者应及时擦干汗液,更换衣服和床单,保持皮肤的清洁干燥。对长期高热卧床患者,应注意防止压疮、肺炎等并发症的发生。

(6) 心理护理:患者在发热的各个阶段出现不同的临床症状,如体温上升期,患者突然出现畏寒、寒战、面色苍白,会产生紧张、不安、害怕等心理反应。护士应经常探视患者,耐心解答各种问题,尽量满足患者的需要,给予精神安慰。

（二）体温过低

体温低于正常范围称为体温过低。若体温低于35℃称为体温不升。体温过低是一种危险信号，常提示疾病的严重程度和不良预后。

1. 原因

（1）散热过多：长时期暴露在低温环境中，使机体散热过多、过快；在寒冷环境中大量饮酒，使血管过度扩张，热量散失。

（2）产热减少：重度营养不良、极度衰竭等，使机体产热减少。

（3）体温调节中枢受损：中枢神经系统功能不良，如颅脑外伤、脊髓受损；药物中毒，如麻醉剂、镇静剂；重症疾病，如败血症、大出血等。

（4）体温调节中枢发育不完善：新生儿尤其是早产儿，体温调节中枢发育不完善，产热不足，再加上体表面积相对较大，散热较多，导致体温不升。

2. 分期

轻度：32.1~35.0℃（89.8~95.0°F）。

中度：30.0~32.0℃（86.0~89.6°F）。

重度：<30.0℃（86.0°F）。

致死温度：23.0~25.0℃（73.4~77.0°F）。

3. 临床表现　患者体温不升、皮肤苍白、四肢冰冷、呼吸减慢、脉搏细弱、血压下降、感觉和反应迟钝、意识障碍、甚至昏迷。

4. 护理措施

（1）保暖措施：首先应提高室温，保持室温在24~26℃；其次采取保暖措施，如给予毛毯、棉被、电热毯、热水袋、添加衣服，防止体热散失，给予热饮，提高机体温度。新生儿置于保温箱内。

（2）病情观察：密切观察患者的生命体征，加强体温的监测，至少每小时测量一次，直至体温恢复至正常且稳定。

（3）病因治疗：去除引起体温过低的原因，使体温恢复正常。

（4）心理护理：经常巡视患者，了解其感受，给予精神安慰。

第二节　脉搏的评估与护理

案例11-2

患者，男性，65岁，因胸闷、心悸、头晕、乏力入院，诊断为"心房颤动"。查体：脉搏90次/分，心率110次/分，心率快慢不一，心音强弱不等。

问题：1. 患者脉搏出现了什么异常情况？

　　　2. 应如何为患者测量脉搏？如何记录测量结果？

在每一个心动周期中，由于心脏的收缩和舒张，动脉内的压力也发生周期性的变化，导致动脉管壁产生有节律的搏动，称为动脉脉搏，简称为脉搏。

一、正常脉搏与生理变化

（一）正常脉搏

1. 脉搏的产生　心脏窦房结发出冲动致使心脏收缩，当心脏收缩时，左心室将血射入主

考点：正常脉搏与生理变化

动脉,主动脉内压力骤然升高,动脉管壁随之扩张。当心脏舒张时,动脉管壁弹性回缩。这种动脉管壁随着心脏的舒缩而出现周期性的起伏搏动,形成动脉脉搏。

2. 正常脉搏

(1)脉率:脉率是每分钟脉搏搏动的次数。正常成人在安静状态下脉率为 60～100 次/分。

(2)脉律:脉律是指脉搏的节律性。它反映了左心室的收缩情况,正常脉搏搏动均匀规则,间隔时间相等。但正常小儿、青年和一部分成年人中,可见到吸气时增快,呼气时减慢,称为窦性心律不齐,一般无临床意义。

(3)脉搏的强弱:它是触诊时血液流经血管的一种感觉。正常情况下每搏强弱相同。脉搏的强弱取决于动脉充盈度和周围血管的阻力,即与心搏量和脉压大小有关。

(4)动脉壁的情况:触诊时可感觉到的动脉壁性质。正常动脉管壁光滑、柔软、且有弹性。

(二)生理变化

1. 年龄　新生儿、幼儿的脉率较快,随着年龄的增长而逐渐减低,到高龄时轻度增加(表 11-3)。

表 11-3　各年龄段的平均脉率

年龄组	平均脉率(次/分)	年龄组	平均脉率(次/分)
1～11 个月	120	14 岁	80
1～2 岁	116	20～40 岁	70
4～6 岁	100	80 岁以上	75
8～10 岁	90		

2. 性别　同龄女性脉搏比男性稍快,平均脉率相差 5 次/分。

3. 体型　身材细高者常比矮壮者的脉率慢。

4. 活动与情绪　运动、兴奋、恐惧、愤怒、焦虑使脉率增快;休息、睡眠则使脉率减慢。

5. 其他　进食、使用兴奋剂、饮浓茶或咖啡能使脉率增快;禁食、使用镇静剂、洋地黄类药物能使脉率减慢。

二、脉搏的测量

(一)测量部位

凡浅表且靠近骨骼的大动脉均可作为测量脉搏的部位。常用的测量部位(图 11-8),临床上最常选择的诊脉部位是桡动脉。

(二)测量方法

【目的】

1. 判断脉搏有无异常。

2. 动态监测脉搏变化,间接了解心脏状况。

考点:脉搏的测量方法及注意事项

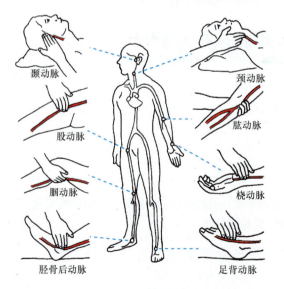

颞动脉

颈动脉

肱动脉

股动脉

桡动脉

腘动脉

胫骨后脉

足背动脉

图 11-8　常用诊脉部位

3. 协助诊断,为预防、治疗、康复、护理提供依据。

【评估】

1. 患者年龄、病情、治疗等情况。

2. 患者在 30 分钟内有无影响脉搏测量的因素。

3. 患者心理状态、合作程度。

【计划】

1. 护士准备　衣帽整洁,修剪指甲、洗手、戴口罩。

2. 用物准备　秒表、记录本、笔,必要时备听诊器。

3. 环境准备　病室安静整洁、光线充足、温度湿度适宜。

【实施】　见表 11-4。

表 11-4　脉搏测量法

操作步骤	要点说明
1. 核对解释　备齐用物,携至床旁,核对床号、姓名,解释操作目的及配合方法	确认患者,取得合作
2. 安置卧位　卧位或坐位,手腕伸直,手臂放于舒适位置	
3. 正确测量　以示指、中指、无名指的指端按压桡动脉处(图 11-9),按压力量以能清楚触及脉搏为宜,正常脉搏测 30 秒,乘 2,即为脉率,异常脉搏、危重患者应测 1 分钟	压力过大,阻断动脉搏动;压力过小,感觉不到动脉搏动
4. 绌脉测量　应由 2 名护士同时测量,一人听心率,另一人测脉率,由听心率者发出"开始"、"停止"的口令,计数 1 分钟(图 11-10)	心脏听诊部位在左锁骨中线内第 5 肋间隙
5. 记录　记录测量值(次/分),再绘制在体温单上	绌脉的记录方式:心率/脉率/分如 100/70 次/分
6. 整理归位　协助患者取舒适体位,整理床单位,致谢,清理用物,归置原处	
7. 绘制　洗手后绘制在体温单上	

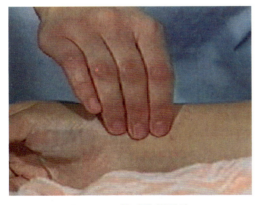
图 11-9　桡动脉测量法

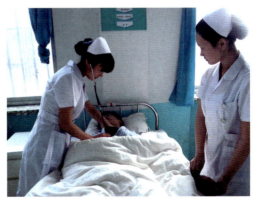
图 11-10　脉搏短绌测量法

【注意事项】

1. 测量前患者有剧烈运动、紧张、恐惧、哭闹等情况,应让其安静休息 20 ~ 30 分钟再测。

2. 不可用拇指诊脉,因拇指小动脉搏动较强,易与患者的脉搏相混淆。

3. 为偏瘫患者诊脉,应选择健侧肢体测量。

4. 测量脉搏时,应同时注意脉搏节律、强弱、动脉管壁的弹性、紧张度等情况。

5. 当脉搏细弱难以测量时,可用听诊器测心率 1 分钟。

三、异常脉搏的评估与护理

(一) 异常脉搏

1. 脉率异常

（1）心动过速（速脉）：成人在安静状态下脉率超过 100 次/分。常见于发热、甲状腺功能亢进、心力衰竭、血容量不足等。一般体温每升高 1℃,成人脉率增加 10 次/分,儿童增加 15 次/分。

考点：异常脉搏

（2）心动过缓（缓脉）：成人在安静状态下脉率少于 60 次/分,称为心动过缓。常见于颅内压增高、房室传导阻滞、甲状腺功能减退等。

2. 节律异常

（1）间歇脉：在一系列正常规则的脉搏中,出现一次提前而较弱的脉搏,其后有一较正常延长的间歇（代偿间歇）,称间歇脉。如每隔一个或两个正常搏动后出现一次期前收缩,前者称二联律,后者称三联律,常见于各种器质性心脏病。发生机制是心脏异位起搏点过早地发生冲动而引起的心脏搏动提早出现。

（2）脉搏短绌：在单位时间内脉率少于心率,称为脉搏短绌。其特点是心律完全不规则,心率快慢不一,心音强弱不等。发生机制是由于心肌收缩力强弱不等,有些心输出量少的搏动可产生心音,但不能引起周围血管的搏动,造成脉率低于心率。常见于心房纤颤的患者。

3. 强弱异常

（1）洪脉：当心输出量增加,周围动脉阻力较小,动脉充盈度和脉压较大时,则脉搏强而大,称为洪脉。常见于高热、甲状腺功能亢进、主动脉瓣关闭不全等。

（2）细脉或丝脉：当心输出量减少,周围动脉阻力较大,动脉充盈度降低时,脉搏弱而小,扪之如细丝,称细脉。常见于心功能不全、大出血、休克、主动脉瓣狭窄等。

（3）交替脉：指节律正常,而强弱交替出现的脉搏。主要由于心室收缩强弱交替出现而引起,为心肌损害的一种表现,是左心室衰竭的重要体征。常见于高血压心脏病、冠心病等。

（4）水冲脉：脉搏骤起骤降,急促而有力,如潮水涨落样称水冲脉。主要由于收缩压偏高,舒张压偏低使脉压增大所致。常见于主动脉瓣关闭不全、甲状腺功能亢进等。触诊时,如将患者手臂抬高过头并紧握其手腕掌面,就可感到急促有力的冲击。

（5）奇脉：吸气时脉搏明显减弱或消失称为奇脉。奇脉的产生主要与左心室搏出量的变化有关。正常人吸气时肺循环血容量增加,使循环血液向右心的灌注量亦相应地增加,因此肺循环向左心回流的血液量无明显改变。在病理情况下,吸气时肺循环血容量有所增加,但由于心脏受束缚,致体循环向右心回流的血量不能相应地增加,结果使肺静脉血液流入左心室的量较正常时减少,左心室搏出量减少,所以脉搏变弱甚至不能触及。常见于心包积液和缩窄性心包炎,是心包填塞的重要体征之一。

4. 动脉壁异常　正常动脉用手指压迫时,其远端动脉管不能触及,若仍能触到者,提示动脉硬化。早期动脉硬化,表现为动脉壁变硬,失去弹性,呈条索状;严重时则动脉迂曲甚至有结节。原因为动脉壁的弹力纤维减少,胶原纤维增多,使动脉管壁变硬,呈条索、迂曲状,触诊时有紧张条索感,如按在琴弦上。常见于动脉硬化的患者。

(二) 异常脉搏的护理

1. 病情观察　观察患者脉搏的频率、节律、强弱及动脉壁情况,并注意有无伴随症状。

2. 休息与活动　根据病情指导患者适量活动,必要时增加卧床时间,以减少心肌耗氧量。

3. 急救准备　各种急救物品齐全,抢救仪器处于良好的备用状态。

4. 心理护理　进行有针对性的心理护理,以缓解患者恐惧、紧张心理。

5. 健康教育　让患者保持情绪稳定、戒烟限酒;教会患者及家属检测脉搏的方法及简单的急救方法。

第三节　呼吸的评估与护理

案例 11-3

患者,男性,62 岁,慢性支气管炎 15 年。因咳嗽、咳痰加剧,活动后心悸、气促、发绀,以"肺源性心脏病"入院。

问题:1. 患者出现了呼吸异常,如何观察患者的呼吸?

　　　2. 如何正确测量患者的呼吸?

机体在新陈代谢过程中,需要不断地从外界环境中摄取氧气,并把自身产生的二氧化碳排出体外,这种机体与环境之间进行气体交换的过程,称为呼吸。呼吸是维持机体新陈代谢和其他功能活动所必需的基本生理过程之一,一旦呼吸停止,生命也将终结。

一、正常呼吸与生理变化

(一) 正常呼吸

正常呼吸　正常成人在安静状态下呼吸频率为 16～20 次/分,节律规则,呼吸运动均匀无声且不费力。男性及儿童以腹式呼吸为主,女性以胸式呼吸为主。

考点:正常呼吸的次数

(二) 生理变化

1. 年龄　年龄越小,呼吸频率越快。如新生儿呼吸约为 44 次/分。

2. 性别　同年龄的女性呼吸比男性稍快。

3. 活动　剧烈运动可使呼吸加深加快,休息和睡眠时呼吸减慢。

4. 情绪　强烈的情绪变化,如紧张、恐惧、愤怒、悲伤、害怕等刺激呼吸中枢,引起呼吸加快或屏气。

5. 其他　环境温度升高或海拔增高,可使呼吸加深加快。

二、呼吸的测量

【目的】

1. 判断呼吸有无异常。

2. 动态监测呼吸变化,了解患者呼吸功能情况。

3. 协助诊断,为预防、治疗、康复、护理提供依据。

【评估】

1. 患者年龄、病情、意识、治疗等情况。

2. 有无影响呼吸测量的因素。

3. 患者心理状态、合作程度。

【计划】

1. 护士准备　衣帽整洁、修剪指甲、洗手、戴口罩。

2. 用物准备　秒表、记录本、笔、必要时备棉花。

3. 环境准备　病室安静整洁、光线充足、温度湿度适宜。

【实施】　见表 11-5。

表 11-5　呼吸测量法

考点：呼吸的测量方法及注意事项

操作步骤	要点说明
1. 核对解释　备齐用物，携至床旁，核对床号、姓名，解释操作目的及配合方法	确认患者，取得合作
2. 安置体位　协助患者取舒适体位	避免引起患者紧张
3. 正确测量　护士保持诊脉手势，观察患者胸部或腹部的起伏，一起一伏为一次呼吸，正常呼吸测量 30 秒乘 2，即为呼吸频率。异常呼吸或婴幼儿测 1 分钟，呼吸微弱或危重者，可用少许棉花置于鼻孔前，观察棉花被吹动的次数，计数 1 分钟	女性以胸式呼吸为主，男性和儿童以腹式呼吸为主
4. 记录　将测量数值记录在记录本上	
5. 整理归位　协助患者取舒适体位，整理床单位，致谢，清理用物，归置原处	
6. 转抄　洗手后将数值转抄至体温单上	

三、异常呼吸的评估与护理

考点：异常呼吸及护理

（一）异常呼吸

1. 频率异常

（1）呼吸过速：成人安静状态呼吸频率超过 24 次/分称为呼吸过速。常见于发热、疼痛、甲状腺功能亢进等。一般体温每升高 1℃，呼吸频率增加 3～4 次/分。

（2）呼吸过缓：成人安静状态呼吸频率低于 10 次/分称为呼吸过缓。常见于颅内压增高、巴比妥类药物中毒等。

2. 深度异常

（1）深度呼吸：又称库斯莫呼吸，是一种深而规则的大呼吸。见于糖尿病酮症酸中毒和尿毒症酸中毒等。

（2）浅快呼吸：是一种浅表而不规则的呼吸，有时呈叹息样，可见于呼吸肌麻痹、肺与胸膜疾病、濒死患者。

3. 节律异常

（1）潮式呼吸：又称陈-施呼吸，是一种周期性的呼吸异常，其特点是呼吸由浅慢逐渐变为深快，然后再由深快转为浅慢，再经一段呼吸暂停（5～30 秒）后，又开始重复以上的周期性变化，其形态就如潮水起伏（表 11-6），潮式呼吸的周期可长达 30～120 秒。产生机制是由于呼吸中枢的兴奋性降低，只有当缺氧严重，二氧化碳积聚到一定程度，才能刺激呼吸中枢，使呼吸恢复或加强，当积聚的二氧化碳呼出后，呼吸中枢又失去有效的兴奋，呼吸又再次减弱继而暂停，从而形成了周期性变化。多见于中枢神经系统疾病，如脑炎、脑膜炎、颅内压增高及巴比妥类药物中毒。

（2）间断呼吸：又称毕奥呼吸，表现为有规律的呼吸几次后，突然停止呼吸，间隔一个短时间后又开始呼吸，如此反复交替（表 11-6）。即呼吸和呼吸暂停现象交替出现，其产生机制同潮式呼吸，但比潮式呼吸更为严重，预后更差，常在临终前发生。

表 11-6　正常和异常呼吸

呼吸名称	呼吸形态	特点
正常呼吸	吸气　呼气	规则、平稳
呼吸增快		规则、快速
呼吸减慢		规则、缓慢
深度呼吸		深而大
潮式呼吸		潮水般起伏
间断呼吸		呼吸和呼吸暂停交替出现

4. 声音异常

(1) 蝉鸣样呼吸:表现为吸气时产生一种极高的似蝉鸣样音响,产生机制是由于声带附近阻塞,使空气吸入发生困难。常见于喉头水肿、痉挛、喉头异物等。

(2) 鼾声呼吸:表现为呼吸时发出一种粗大的鼾声,由于气管或支气管内有较多的分泌物积蓄所致。多见于昏迷患者。

5. 形态异常

(1) 胸式呼吸减弱,腹式呼吸增强:正常女性以胸式呼吸为主,由于肺、胸膜或胸壁的疾病,如肺炎、胸膜炎、肋骨骨折、肋骨神经痛等产生剧烈的疼痛,均可使胸式呼吸减弱,腹式呼吸增强。

(2) 腹式呼吸减弱,胸式呼吸增强:正常男性及儿童以腹式呼吸为主,如由于腹膜炎、大量腹水、肝脾极度大、腹腔内巨大肿瘤等,使膈肌下降受限,造成腹式呼吸减弱,胸式呼吸增强。

6. 呼吸困难　是呼吸频率、深度、节律的异常。患者主观上感到空气不足、胸闷,客观上表现为呼吸费力,可出现发绀、鼻翼扇动、端坐呼吸,辅助呼吸肌参与呼吸活动。临床上可分为:

(1) 吸气性呼吸困难:其特点是吸气困难,吸气时间延长,有明显的三凹征(胸骨上窝、锁骨上窝、肋间隙凹陷)。由于上呼吸道部分梗阻,气流不能顺利进入肺,吸气时呼吸肌收缩,肺内负压极度增高所致。常见于气管阻塞、气管异物、喉头水肿等。

(2) 呼气性呼吸困难:其特点是呼气费力,呼气时间延长。由于下呼吸道部分梗阻,气流呼出不畅所致。常见于支气管哮喘、阻塞性肺气肿等。

(3) 混合性呼吸困难:其特点是吸气、呼气均感费力,呼吸频率增加。由于广泛性肺部病变使呼吸面积减少,影响换气功能所致。常见于重症肺炎、广泛性肺纤维化、大片肺不张、大量胸腔积液等。

(二) 异常呼吸的护理

1. 病情观察　密切观察患者呼吸频率、节律、深浅度的变化,观察有无咳嗽、咳痰、咯血、发绀的症状和体征。

2. 改善环境　调节室内温度和湿度,保持空气清新,湿润,以减少呼吸道不适感;提供安静环境以利于患者休息,减少耗氧量。

3. 休息与活动　根据病情采取适当的体位,如半卧位或端坐位,必要时设置跨床小桌让患者伏桌休息,减轻呼吸困难。病情好转则适当增加活动,以不感到疲劳为度。

4. 保持呼吸道通畅　及时清除呼吸道分泌物,指导患者有效咳嗽,进行体位引流,对痰液黏稠者给予雾化吸入,必要时吸痰。

5. 协助治疗　根据医嘱给药,给予氧气吸入或使用呼吸机,改善呼吸困难。

6. 心理护理　消除患者紧张、恐惧心理,使其情绪稳定,主动配合治疗与护理。

7. 健康教育　讲解呼吸监测及保持呼吸道通畅的重要性,教会患者有效咳嗽的方法,指导患者戒烟限酒,进餐不宜过饱,避免食用产气食物,以免膈肌上抬,影响呼吸。

第四节　血压的评估与护理

 案例 11-4

患者,男性,63 岁,因头疼、头晕入院。查体:体温 36.5℃,脉搏 76 次/分,呼吸 18 次/分,血压 150/100mmHg。

问题:1. 该患者血压正常吗?

　　　2. 如何为患者测量血压?测量血压时应注意什么?

血压是血管内流动的血液对血管壁的侧压力,一般所说的血压是指体循环的动脉血压。在一个心动周期中,动脉血压随着心室的收缩和舒张而发生规律性的波动。在心室收缩时,动脉血压上升达到的最高值称为收缩压。在心室舒张末期,动脉血压下降达到的最低值称为舒张压,收缩压与舒张压之差称为脉压。在一个心动周期中,动脉血压的平均值称为平均动脉压。

一、正常血压与生理变化

考点:正常血压及生理性变化

(一) 正常血压

测量血压,一般以肱动脉为标准。正常成人安静状态下的血压范围为收缩压 90 ～ 139mmHg,舒张压 60 ～ 89mmHg,脉压 30 ～ 40mmHg。血压的计量单位有 kPa 和 mmHg 两种,它们之间的换算关系:1mmHg=0. 133kPa;1kPa=7. 5mmHg

(二) 生理变化

1. 年龄　随年龄的增长,收缩压和舒张压均有逐渐增高的趋势,但收缩压的升高比舒张压的升高更为显著(表 11-7)。

表 11-7 各年龄组的平均血压

年龄	平均血压(mmHg)	年龄	平均血压(mmHg)
1 个月	84/54	14~17 岁	120/70
1 岁	95/65	成年人	120/80
6 岁	105/65	老年人	(140~160)/(80~90)
10~13 岁	110/65		

2. 性别 青春期前男女血压差别不明显,女性在更年期前,血压低于男性,更年期后,血压升高,差别较小。

3. 昼夜和睡眠 一般凌晨 2~3 时血压最低,然后逐渐升高,上午 6~10 时及下午 4~8 时各有一个高峰。睡眠不佳或过度劳累血压可稍升高。

4. 环境 寒冷环境,由于末梢血管收缩,血压可略有升高;高温环境,由于皮肤血管扩张,血压可略下降。

5. 体型 高大、肥胖者血压较高。

6. 体位 立位血压高于坐位血压,坐位血压高于卧位血压,这与重力引起的代偿机制有关。对于长期卧床或使用某些降压药物的患者,若由卧位改为立位时可出现头晕、眩晕、血压下降等体位性低血压的表现。

7. 部位 一般右上肢高于左上肢 10~20mmHg,这与左、右肱动脉的解剖部位有关。下肢血压高于上肢 20~40mmHg,这与股动脉的管径较肱动脉粗,血流量大有关。

此外,情绪激动、紧张、恐惧、兴奋、剧烈运动、吸烟可使血压升高,饮酒、摄盐过多、药物对血压也有影响。

二、血压的测量

(一) 血压计的种类与构造

1. 血压计种类 主要有水银血压计(立式和台式两种)、无液血压计、电子血压计三种(图 11-11)。

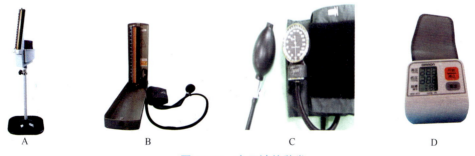

图 11-11 血压计的种类
A. 立式水银血压计;B. 台式水银血压计;C. 无液血压计;D. 电子血压计

2. 血压计的构造 主要由以下三部分组成。

(1)输气球和调节空气压力的阀门。

(2)袖带为长方形扁平的橡胶袋,长 24cm、宽 12cm、外层布套长 48cm。小儿袖带宽度要求为:新生儿长 5~10cm,宽 2.5~4cm;婴儿长 12~13.5cm,宽 6~8cm;儿童长 17~22.5cm,宽 9~10cm。袖带宽度一定要合适。如袖带太窄,须加大力量才能阻断动脉血流,测得数值偏高；袖带太宽，大段血管受阻，测得数值偏低。橡胶袋上有两根橡胶管，一根与加压气球相连，另一根与压力表相通。

（3）血压计

1）水银血压计：由玻璃管、标尺、水银槽三部分组成。在血压计盒盖内面固定一根玻璃管，管面上标有双刻度 0～300mmHg（0～40kPa），每小格相当于 2mmHg（0.5kPa），玻璃管上端盖以金属帽与大气相通，玻璃管下端和水银槽（贮有水银 60g）相通。水银血压计的优点是测得数值准确可靠，但较笨重且玻璃管部分易破裂，水银溢出造成污染。

2）无液血压计：又称弹簧式血压计、无液血压计。外形呈圆盘状，正面盘上标有刻度，盘中央有一指针提示血压数值。其优点是携带方便，但可信度差。

3）电子血压计袖袋内有一换能器，有自动采样电脑控制数字运算，自动放气程序。数秒钟内可得到收缩压、舒张压、脉搏数值。其优点是操作方便，排除听觉不灵敏，噪音干扰等造成的误差，但准确性较差。

考点：血压
测量的方法
及注意事项

（二）血压的测量方法

【目的】

1. 判断血压有无异常。
2. 动态监测血压变化，间接了解循环系统的功能状况。
3. 协助诊断，为预防、治疗、康复、护理提供依据。

【评估】

1. 患者年龄、病情、治疗等情况。
2. 有无影响血压测量的因素。
3. 患者心理状态、合作程度。

【计划】

1. 护士准备 衣帽整洁，修剪指甲、洗手、戴口罩。
2. 用物准备 血压计、听诊器、记录本、笔。
3. 环境准备 病室安静整洁、光线充足、温湿度适宜。

【实施】 见表 11-8。

表 11-8 血压的测量方法

操作步骤	要点说明
▲ 上肢肱动脉测量法	
1. 核对解释 备齐用物携至床旁，核对床号、姓名，解释操作目的及配合方法	确认患者，取得合作
2. 安置卧位 坐位或仰卧位，坐位时平第四肋软骨，仰卧位平腋中线	血压计"0"点应与肱动脉、心脏在同一水平
3. 缠绕袖带 卷袖露臂，手掌向上，肘部伸直，放平血压计于上臂旁，驱尽袖带内空气，将袖带橡胶管向下正对肘窝，平整地缠于上臂中部，袖带下缘距离肘窝 2～3cm，松紧以能放一指为宜（图 11-12）	必要时脱去衣袖，以免衣袖过紧影响血压的准确性 袖带松紧适宜
4. 注气 触摸肱动脉搏动，再将听诊器胸件置于搏动最明显处，关闭气门，均匀充气至肱动脉搏动音消失再升高 20～30mmHg	胸件不能塞入袖带内，充气不能过快过猛，以免水银溢出
5. 放气 以每秒 4mmHg 的速度缓慢放气，注意肱动脉搏动音与水银柱刻度变化，视线应与水银柱所指刻度保持同一高度	视线低于水银柱所指刻度，读数偏高，反之偏低

续表

操作步骤	要点说明
6. 判断血压值　当听到第一声搏动音时水银柱所指的刻度为收缩压,当搏动音突然减弱或消失,此时水银柱所指的刻度为舒张压	WHO 规定,以动脉搏动音消失作为判断舒张压的标准
7. 整理归位　测量后驱尽袖带内余气,整理袖带放入盒内,将血压计右倾 45°,使水银全部流入槽内,关闭血压计盒盖。协助患者整理衣服,取舒适体位,整理床单位,清理用物	水银全部进入水银槽,避免水银外溢
8. 记录　分数式表示:收缩压/舒张压 mmHg	如变音和消失音之间有差异时,两个读数都要记录,方法为:收缩压/变音/消失音 mmHg
9. 传记　洗手后将血压值转抄至体温单上	
▲ 下肢腘动脉测量法　患者取俯卧位,卷裤,将下肢袖带缠于大腿下部,其下缘距离腘窝 3～5cm,将听诊器胸件置于腘动脉搏动处,其余操作同肱动脉血压测量	记录时注明是下肢血压

【注意事项】

1. 测量血压前,如有运动、情绪激动、吸烟、进食等活动,应安静休息 20～30 分钟再测量。

2. 需密切监测血压者应做到四定,即定时间、定部位、定体位、定血压计。

3. 为偏瘫、肢体外伤或手术的患者测血压应选择健侧肢体测量。

4. 排除影响血压的因素　①袖带过宽、橡胶管过长、水银量不足等,测得的血压值偏低。②袖带过紧,未充气前血管已受压,测得的血压值偏低,袖带过松,充气后呈球状,有效测量面积变窄,测得的血压值偏高。③被测肢体高于心脏,测得的血压值偏低;被测手臂位置低于心脏,测得的血压值偏高。④放气速度太快,不易看清数值,读数不准,放气太慢,静脉充血时间长,测得的血压值偏高。⑤视线高于水银柱所指刻度,测得的血压偏低;反之偏高。

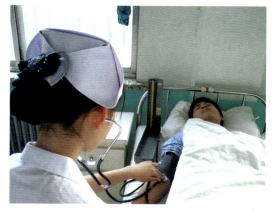

图 11-12　肱动脉血压测量法

5. 发现血压异常或听不清时,应重新测量。重测时,应先将袖带内空气驱尽,水银柱降到"0"点,休息片刻后再测量。必要时双侧对照。

三、异常血压的评估与护理

(一) 异常血压

1. 高血压　根据中国高血压防治指南(2010 年修订版)高血压定义为收缩压≥140mmHg 和(或)舒张压≥90mmHg。血压分类标准(表 11-9)。

考点: 异常血压

表 11-9　中国高血压分类标准(2010 年修订版)

分类	收缩压(mmHg)	舒张压(mmHg)
正常血压	<120	<80
正常高值	120～139	80～89
高血压	≥140	≥90

续表

分类	收缩压(mmHg)	舒张压(mmHg)
1 级高血压(轻度)	140～159	90～99
2 级高血压(中度)	160～179	100～109
3 级高血压(重度)	≥180	≥110
单纯收缩期高血压	≥140	<90

注:若患者收缩压和舒张压属于不同级别时,则以较高的分级为准。

2. 低血压　血压低于 90/60mmHg 称为低血压。当血压低于正常范围时,患者有明显的血容量不足的表现,如脉搏细速、头晕、心悸等。常见于大量失血、休克、急性心力衰竭等。

3. 脉压变化

(1)脉压增大:脉压>40mmHg 为脉压增大。常见于主动脉硬化、主动脉瓣关闭不全、甲状腺功能亢进等。

(2)脉压减小:脉压<30mmHg 为脉压减小。常见于心包积液、缩窄性心包炎、末梢循环衰竭等。

(二)异常血压的护理

1. 监测血压　发现血压有异常时,应加强监测,及时了解血压变化,同时密切观察伴随症状。

2. 注意休息　根据血压情况合理安排休息与活动,血压较高时应嘱其卧床休息,按医嘱给予降压药物;如血压过低,应迅速安置平卧位,并针对病因给予紧急处理。

3. 心理护理　有针对性地进行心理指导,消除患者的紧张、恐惧心理,积极配合治疗与护理。

4. 健康教育　让患者建立良好的生活方式,戒烟限酒、生活规律、情绪稳定、保持大便通畅,学会监测血压及紧急情况的处理方法。指导患者进食低脂肪、低胆固醇、高维生素、富含纤维素的食物,避免辛辣等刺激性食物,根据血压的情况适当限制盐的摄入。

 目 标 检 测

A₁ 型题

1. 高热患者退热期提示可能发生虚脱的症状是

　A. 皮肤苍白、寒战

　B. 头晕、出汗、疲倦

　C. 面部潮红、头晕

　D. 脉搏细速,四肢湿冷,血压下降

　E. 大量出汗、脉速、呼吸减慢

2. 疟疾患者最常见的热型是

　A. 稽留热　　　　B. 间歇热

　C. 弛张热　　　　D. 不规则热

　E. 回归热

3. 伤寒患者的热型是

　A. 稽留热　　　　B. 间歇热

　C. 弛张热　　　　D. 不规则热

　E. 波状热

4. 高热是指口腔温度在

　A. 37.5～38.0℃　　　B. 38.1～38.5℃

　C. 38.6～39.0℃　　　D. 39.1～41.0℃

　E. 41.0℃以上

5. 体温上升期的特点是

　A. 产热大于散热

　B. 散热大于产热

　C. 散热增加而产热趋于正常

　D. 产热和散热趋于平衡

　E. 散热和产热在较高水平上平衡

6. 脉压增大可见的疾病是

　A. 心包积液　　　　B. 甲状腺功能亢进

　C. 缩窄性心包炎　　D. 心力衰竭

　E. 心肌梗死

7. 脉压减小可见的疾病是

　A. 主动脉瓣关闭不全

B. 主动脉瓣狭窄

C. 主动脉硬化

D. 高血压

E. 风湿性心脏病

8. 护士在临床工作中为患者测量脉搏,首选的动脉是
   A. 桡动脉　　　　　　B. 股动脉
   C. 颈动脉　　　　　　D. 肱动脉
   E. 足背动脉

9. 脉搏短绌常见于
   A. 窦性心动过速　　　B. 阵发性心动过速
   C. 心房颤动　　　　　D. 心室颤动
   E. 一度房室传导阻滞

10. 代谢性酸中毒患者的呼吸表现为
    A. 叹息样呼吸
    B. 呼吸费力
    C. 深大而规则的呼吸
    D. 蝉鸣样呼吸
    E. 间断呼吸

11. 蝉鸣样呼吸见于
    A. 颅内感染　　　　　B. 喉头异物
    C. 肺炎　　　　　　　D. 安眠药中毒
    E. 呼吸中枢衰竭

12. 取坐位测量血压时,应使肱动脉
    A. 平第二肋软骨,与心脏在同一水平
    B. 平第三肋软骨,与心脏在同一水平
    C. 平第四肋软骨,与心脏在同一水平
    D. 平腋前线,与心脏在同一水平
    E. 平腋后线,与心脏在同一水平

A₂型题

13. 吴先生,20 岁,醉酒后受凉,次日出现发热入院治疗,诊断:肺炎球菌性肺炎。该患者口腔温度 38.9℃,表现畏寒、寒战、皮肤苍白、无汗,其发热程度为
    A. 低热　　　　　　　B. 中度热
    C. 高热　　　　　　　D. 超高热
    E. 以上都不是

14. 丁先生,入院 7 天,体温一直持续在 39.5 ~ 40.0℃,其热型是
    A. 间歇热　　　　　　B. 弛张热
    C. 波浪热　　　　　　D. 稽留热
    E. 不规则热

15. 王先生,诊断为肺炎球菌性肺炎,测口温为 40.0℃,脉搏为 120 次/分,口唇干燥,下列措施中不妥的是

A. 卧床休息

B. 每四小时测量体温一次

C. 鼓励患者多饮水

D. 冰袋放于头颅,足底处

E. 每日口腔护理一次

16. 朱先生在测量口腔温度时,不慎咬碎体温计,护士为患者清除口腔内玻璃碎后,应采取的措施是
    A. 口服蛋清液　　　　B. 催吐
    C. 洗胃　　　　　　　D. 灌肠
    E. 服用缓泻剂

17. 患者,女性,66 岁,结肠癌住院 2 个月,现出现大量腹水,全身水肿,呼吸急促,近 1 周出现癌性发热。请判断该患者可能出现的热型为
    A. 稽留热　　　　　　B. 弛张热
    C. 回归热　　　　　　D. 间歇热
    E. 不规则热

18. 患者,男性,23 岁,在高温环境下工作,突然体温升高达 40.5℃,持续近 4 小时,面色潮红,皮肤灼热,无汗,呼吸和脉搏增快。该患者此时的临床表现属于
    A. 低热上升期　　　　B. 高热上升期
    C. 高热持续期　　　　D. 中度热上升期
    E. 过高热持续期

19. 患者,男性,30 岁,因中暑体温上升到 40.5℃,面色潮红,皮肤灼热,无汗,呼吸脉搏增快,护士为其进行物理降温处理,应复测体温的时间是
    A. 10 分钟后　　　　B. 20 分钟后
    C. 30 分钟后　　　　D. 40 分钟后
    E. 1 小时后

20. 患者,女性,以"发热待查"入院,体温 39.0℃ 以上,高低不一,日差在 2.0℃ 左右,持续 5 天不退,患者的体温热型属于
    A. 不规则热　　　　　B. 弛张热
    C. 稽留热　　　　　　D. 回归热
    E. 间歇热

21. 李先生,60 岁,因"心房颤动"收入院,出现心音强弱不等,心率不规则,心率快慢不一,脉搏细速。同时测心率、脉率,发现心率 125 次/分,脉率 118 次/分,患者目前脉搏为
    A. 心室期前收缩　　　B. 脉搏短绌
    C. 间歇脉　　　　　　D. 三联律
    E. 二联律

22. 患者,女性,39 岁,诊断为甲状腺功能亢进,该

患者脉搏可常表现为

A. 间歇脉   B. 二联律

C. 三联律   D. 短绌脉

E. 洪脉

23. 患者,女性,55岁,因心悸来诊。护士测量脉搏时发现每隔2个正常搏动出现一次过早的搏动,考虑此脉搏为

A. 间歇脉   B. 二联律

C. 三联律   D. 短绌脉

E. 心律失常

24. 患者,男性,68岁,脑出血。入院时意识不清,左侧肢体偏瘫,护士为其测量体温和血压,正确的操作是

A. 测肛温,测上肢血压

B. 测口温,测上肢血压

C. 测腋温,测右上肢血压

D. 测腋温,测左下肢血压

E. 测肛温,测左上肢血压

25. 患者,女性,54岁,因"风湿性二尖瓣狭窄、心房颤动"入院。患者心律极不规则,心音强弱不等。护士为其测量心率和脉搏,方法是

A. 一名护士先测心率,后测脉搏

B. 一名护士先测脉率,后测心率

C. 两名护士同时测量,一人听心率,另一人数脉率

D. 两名护士分别测脉率和心率,然后取平均值

E. 两名护士分别测脉率和心率3次,求平均值

26. 患儿,3岁,误吸一粒花生米入气管,目前出现三凹征,其呼吸困难类型是

A. 浅表性呼吸困难

B. 混合性呼吸困难

C. 呼气性呼吸困难

D. 节律性呼吸困难

E. 吸气性呼吸困难

27. 患者,呼吸由浅慢逐渐加快加深,后又逐渐变浅变慢,然后暂停数秒,又出现上述状态呼吸,周而复始,该患者呼吸为

A. 潮式呼吸   B. 浅快呼吸

C. 深度呼吸   D. 间断呼吸

E. 深度呼吸

28. 患者,男性,66岁,高血压,左侧肢体偏瘫,医嘱每日测血压4次,下列不妥的是

A. 固定血压计

B. 必须固定专人测量

C. 测右上肢血压

D. 卧位测量,使肱动脉平腋中线

E. 定时测量血压

A_3/A_4 型题

(29~31题共用题干)

患者,患肺炎,测口温39.5℃,脉率120次/分,颜面潮红、皮肤灼热,伴有尿量减少。

29. 该患者发热程度为

A. 正常体温   B. 中度热

C. 高热   D. 超高热

E. 低热

30. 该患者目前处于

A. 体温上升期   B. 退热期

C. 恢复期   D. 高热持续期

E. 恶化期

31. 对于该患者的护理措施不适当的是

A. 保持皮肤清洁

B. 等渗盐水口腔护理

C. 鼓励患者多饮水

D. 每小时测量体温1次

E. 酌情给予乙醇拭浴

(32~34题共用题干)

患者,男性,70岁,因"头痛、头晕"入院就诊。在平静状态下测其血压为170/100mmHg,其他检查结果完全正常。

32. 该患者最有可能的诊断为

A. 脑瘤   B. 冠心病

C. 脑膜炎   D. 脑出血

E. 高血压

33. 为该患者测量血压时哪项不妥

A. 每次测量使用固定的血压计

B. 测量血压时体位固定

C. 选取一侧上肢固定测量

D. 每天固定时间测量

E. 若听不清,应立即重测

34. 为该患者做健康宣教,下列内容不妥的是

A. 用药将血压控制得越低越好

B. 适度的体育锻炼

C. 多吃含纤维素的食物,预防便秘

D. 规律服用降压药物

E. 无盐低钠饮食

第十二章　饮食护理

案例 12-1

患者,女性,42 岁,因"高血压、脑出血"入院,患者入院后一直处于昏迷状态。医嘱:鼻饲营养液。

问题:1. 请问对该患者插管时应特别注意什么?

2. 证实胃管在胃内的方法有哪些?

民以食为天,饮食是人们赖以生存的物质基础。而对于医院的患者来说,由于疾病原因各异,病情轻重不同,不同程度影响患者的消化吸收功能,所以必须按不同病情和治疗需要供给不同的饮食,做到既符合病情需要,又满足机体康复对营养的要求。均衡合理的饮食不但能满足人的生理需求,而且也是协助临床诊断、治疗,促进疾病康复的有效手段。因此,护士应掌握饮食与营养方面的相关知识,正确地评估患者的饮食与营养状况,制订并实施有效的护理措施,满足患者的饮食需要,促进患者早日康复。

第一节　饮食护理概述

营养是指机体摄取、消化、吸收和利用食物中的营养物质以维持生命活动的综合过程。人体为了维持生命与健康,保证正常的生长发育和从事劳动,每天必须从食物中获得营养物质。这些食物中能够被人体消化、吸收利用的有机和无机物质称为营养素。

营养素包括碳水化合物、脂肪、蛋白质、无机盐、维生素和水。人体热能的主要来源是:糖类、脂肪、蛋白质三大营养物质,它们产热量分别为糖类 16.7kJ/g(4kcal/g)、脂肪 37.6kJ/g(9kcal/g)、蛋白质 16.7kJ/g(4kcal/g),这些营养素在体内的主要作用是供给能量,构成及修补组织,调节生理功能。

人体对热能的需要视年龄、职业、劳动强度等因素而异,按我国营养学会的推荐标准,我国成年男子的每日热能供给量为 10.0 ~ 17.5MJ,成年女子的每日热能供给量为 9.2 ~ 14.2MJ。合理的饮食要求三大营养素之间有适当的比例,一般碳水化合物占 60% ~ 70%、脂肪占 20% ~ 25%、蛋白质占 10% ~ 15%。

第二节　医院饮食

为适应不同病情的需要,医院饮食分为三大类:基本饮食、治疗饮食和试验饮食。

一、基 本 饮 食

基本饮食(表 12-1)包括:普通饮食、软质饮食、半流质饮食和流质饮食四种。

表 12-1　医院基本饮食

饮食种类	适用范围	饮食原则	用法
普通饮食	病情较轻或疾病恢复期，消化功能正常及不需限制饮食者	营养均衡，易消化、无刺激性的食物，限制油煎、强烈调味品及易胀气食物	进餐 3 次/天，蛋白质 70 ~ 90g/d，总热量 9.5 ~ 11MJ/d
软质饮食	老人、幼儿、口腔疾患、手术后和消化道疾患恢复期的患者	营养均衡，软烂，易于咀嚼消化的食物，如面条、软饭、菜和肉应切碎、煮烂	进餐 3 ~ 4 次/天，蛋白质 70g/天，总热量 8.5 ~ 9.5MJ/d
半流质饮食	发热、体弱、消化道疾患、口腔疾患、咀嚼不便、手术后等患者	食物呈半流质状，少食多餐，无刺激性，易于咀嚼及吞咽；膳食纤维含量少；如粥、面条、馄饨、蒸鸡蛋、肉末、豆腐等	进餐5 ~ 6 次/天，300ml/次，蛋白质 50 ~ 70g/d，总热量 6.5 ~ 8.5MJ/d
流质饮食	急性消化道疾患、口腔疾患、咀嚼及吞咽困难、高热、各种大手术后及其他重症或全身衰竭等患者	食物呈液体状，如乳类、豆浆、米汤、稀藕粉、肉汁、菜汁、果汁等。因含热能和营养素不足，故只能短期使用	进餐6 ~ 7 次/天，2 ~ 3 小时/次，200 ~ 300ml/次，蛋白质 40 ~ 50g/d，总热量 3.5 ~ 5.0MJ/d

二、治疗饮食

　　治疗饮食（表 12-2）是在基本饮食的基础上，增加或减少某种营养素从而适应病情的需要，以达到治疗或辅助治疗的目的饮食方法。

表 12-2　治疗饮食

饮食种类	适用范围	饮食原则及用法
高热量饮食	热能消耗较高的患者，如甲状腺功能亢进、大面积烧伤、结核病及产妇等	在基本饮食的基础上加餐 2 次，可进食牛奶、豆浆、鸡蛋、蛋糕、巧克力及甜食等。总热能约 12.5MJ/d
高蛋白饮食	长期消耗性疾病，如结核、恶性肿瘤；甲状腺功能亢进、营养不良、贫血、大面积烧伤、低蛋白血症及大手术后等患者	在基本饮食的基础上增加含蛋白质丰富的食物，如肉类、鱼类、蛋类、乳类、豆类等。蛋白质供给量为 1.5 ~ 2g/（kg·d），每日蛋白质总量不超过 120g/d，总热量 10.5 ~ 12.5MJ/d
低蛋白饮食	必须限制蛋白质摄入的患者，如急性肾炎、尿毒症、肝性脑病等患者	蛋白质不超过 40g/d，视病情可酌情减少至 20 ~ 30g/d，肾功能不全的患者应摄入动物性蛋白，忌用豆制品，而肝性脑病的患者应以植物性蛋白为主
低脂肪饮食	肝、胆、胰疾病，高脂血症、动脉硬化、冠心病、肥胖症及腹泻等患者	食物清淡、少油，尤其要限制动物脂肪的摄入，如忌食肥肉、奶油、油炸食物等。成人脂肪量<50g/d，肝胆胰疾患的患者<40g/d
低胆固醇饮食	高胆固醇血症、高脂血症、动脉硬化、冠心病、糖尿病、高血压等患者	胆固醇的摄入量<300mg/d，禁用或少用含胆固醇高的食物，如动物内脏和脑、鱼子、鱿鱼、蛋黄、肥肉及动物油等
低盐饮食	心脏病、急慢性肾炎、肝硬化腹水、高血压及各种原因所致的水钠潴留的患者	成人进食氯化钠<2g/d（含钠 0.8g），但不包括食物内自然存在的氯化钠。禁食腌制品，如咸菜、皮蛋、咸肉、虾米等
无盐低钠饮食	适用范围同低盐饮食，但水肿较重者	无盐饮食，除食物内自然含钠量外，烹调时不放食盐。低钠饮食，除无盐外，还需控制摄入食物中自然存在的含钠量（<0.5g/d），两者均禁用腌制食物。对需无盐及低钠饮食者，还应禁用含钠多的食物和药物，如含碱食品（油条、挂面、苏打饼干等）、碳酸氢钠药物等

续表

饮食种类	适用范围	饮食原则及用法
高纤维素饮食	便秘、肥胖、高脂血症、糖尿病等患者	选择含纤维素多的食物,如韭菜、芹菜、竹笋、菠菜、香蕉、粗粮等
少渣饮食	胃肠道疾病如伤寒、痢疾、肛门疾病、腹泻、肠炎,食管胃底静脉曲张、咽喉部及消化道手术后等患者	少吃含纤维素多的食物,如粗粮、竹笋、韭菜、芹菜等;不用刺激性强的调味品和坚硬的食物;肠道疾患的患者少用油

三、试 验 饮 食

试验饮食(表12-3)又称诊断饮食,在特定时间内,通过对饮食内容的调整以协助疾病的诊断和提高试验检查结果准确性的一种饮食。

表12-3　试验饮食

考点:试验饮食的种类、适用范围、食用方法及注意事项

饮食种类	适用范围	方法及注意事项
潜血试验饮食	用于诊断有无消化道出血或无明显原因引起的贫血	①试验前3天禁食肉类、肝脏、血类食品、含铁剂药物及大量绿色蔬菜等,以免产生假阳性结果。可食牛奶,豆制品、白菜、冬瓜、土豆、白萝卜、菜花、山药等非绿色蔬菜及米饭、面条、馒头等。②第4天开始留取粪便作潜血检查
胆囊造影饮食	用于需要进行造影检查胆囊、胆管、肝胆管有无结石、慢性炎症及其他疾病的患者	①检查前一日中午进食高脂肪饮食,以刺激胆囊收缩和排空,有助于显影剂进入胆囊。晚餐进无脂肪、低蛋白高碳水化合物饮食,晚餐后口服造影剂,禁食、禁水、禁烟至次日上午。②检查当日早晨禁食,第一次摄X线片后,如胆囊显影良好,可进食高脂肪餐(如油煎荷包蛋2只,脂肪量≥50g),30分钟后,第二次拍片观察胆囊收缩情况
肌酐试验饮食	用于协助检查、测定肾小球的滤过功能	①试验期为3天。前2天为预备期,第3天开始为试验期。②试验期间禁食肉类、禽类、鱼类,忌饮茶和咖啡,全日主食在300g以内,蛋白质供给量<40g/d,以排除外源性肌酐的影响。蔬菜、水果、植物油不限,热量不足可添加藕粉和含糖的点心等。③第3天测尿肌酐清除率及血浆肌酐含量
尿浓缩功能试验饮食(亦称干饮食)	用于检查肾小管的浓缩功能,做尿浓缩功能试验	试验期为1天。控制全天饮食中水分总量在500~600ml,可进食含水少的食物,如米饭、馒头、面包、炒鸡蛋、土豆等,烹调时尽量不加水或少加水;避免食用过甜或过咸的食物;蛋白质供给量为1g/(kg·d);禁饮水及食用含水量高的食物,如汤类、粥、水果、白菜、冬瓜等
吸碘试验饮食	用于协助检查甲状腺功能,甲状腺[131]I试验	试验期2周。试验期间,禁食含碘量高的食物,如海带、海蜇、紫菜、鱼、虾、加碘食盐等,禁用碘酊消毒皮肤,2周后作[131]I功能测定

第三节　一般饮食护理

一、饮食与营养的评估

(一)影响因素的评估

1. 生理因素

(1) 年龄:年龄不同,对食物的选择和需求不同,饮食自理能力也不同。如处在生长发育期的儿童、青少年所需热能及营养素量明显增多,而老年人由于新陈代谢减慢,其热能及营养素的需要

量却逐渐减少。婴幼儿及老年人的饮食自理能力也较一般人低,在进行饮食调配时应加以注意,如老年人咀嚼及消化功能减退,应供给一些柔软易于消化的食物,注意补充含钙丰富的食物。

（2）体格和活动量:一般情况下,体格高大强壮的人所需的热能及营养素量较高。活动量不同,对营养的需求也不同,一般活动量大时所需的热能及营养素较高。

（3）特殊生理状况:如女性在妊娠和哺乳期对营养素的需求量明显增加,并且可能有饮食习惯的改变。

2. 心理因素　　不良的情绪状态如焦虑、忧郁、恐惧、痛苦、悲哀都会使机体的食欲减退、进食量减少甚至厌食;色、香、味俱全的美食,优雅的进食环境,悠扬的音乐能提高食欲;愉快、轻松的心理状态也会促进食欲,但激情状态如过于兴奋、激动会抑制食欲。

3. 社会文化因素

（1）饮食习惯:指个体或群体在一定生活环境中逐渐形成的、自己特定的选择食物、进餐时间和方式等习惯。饮食习惯受文化背景、宗教信仰、地理位置、长期生活方式的影响。有些不良的饮食习惯长期影响会导致疾病的发生,如有的人喜食肥肉易患脂肪肝,青少年喜饮碳酸饮料牙齿明显受蚀。

（2）营养知识:具备一定的营养知识,有助于人们正确的获取平衡饮食和营养。当营养知识缺乏时,食物搭配不合理,可导致营养障碍。

4. 病理因素

（1）疾病:各种疾病均可影响机体对饮食和营养需要发生改变,疾病还会导致摄取、消化、吸收、排泄功能的障碍,进食型态的异常,焦虑、悲哀等不良情绪以及疼痛等因素对食欲的影响。某些患者对某种特定的食物会发生过敏反应或不耐受。如对虾、蟹等海产品过敏,可引起腹泻、哮喘、荨麻疹等。

（2）治疗因素:如治疗儿童多动症的苯丙胺、哌甲酯(利他林),可使儿童食欲不振,纳食呆滞而使营养摄入下降。抗肿瘤药氮芥类可引起患者严重恶心、呕吐、厌食;红霉素、林可霉素等抗生素也有明显抑制食欲作用。

（二）饮食状态的评估

患者食欲变化与进餐情况,包括每日进餐次数、用餐时间、进食方式、摄入食物与液体的种类及量等;同时评估其热量及各种营养素是否能满足机体的需要,有无特殊喜好与厌恶的食物,有无进食补品、有无食物过敏及烟酒嗜好,有无其他影响营养需要和饮食摄入的因素等。

（三）身体状态的评估

1. 营养评估　　通过对机体营养状况的评估,如评估毛发、皮肤、指甲、骨骼、肌肉等方面的情况(表12-4)。可以及时准确地了解患者的营养状况,对促进康复具有重要的意义。

表 12-4　不同营养状况身体特征

项目	营养良好	营养不良
外貌	精神状态良好、有活力、发育良好	精神委靡、疲劳、消瘦、发育不良
毛发	浓密、有光泽	缺乏自然光泽、干燥稀疏
牙齿	光亮、无蛀牙、无疼痛	灰色、棕色或黑色斑点;蛀牙常脱落
皮肤	皮肤有光泽、弹性良好	无光泽、干燥、弹性差、肤色过淡或过深
指甲	粉色、坚实	指甲粗糙、无光泽、易断裂
肌肉和骨骼	肌肉结实、皮下脂肪丰满而有弹性	肌肉松弛无力、皮下脂肪菲薄、肋间隙凹陷、锁骨上窝凹陷、肩胛骨和髂骨嶙峋突出

2. 身高、体重、皮褶厚度的评估

（1）身高、体重

常用公式为：（实测体重−标准体重）/标准体重×100%

百分数在±10%之内为正常，增加 10%～20% 为过重，超过 20% 为肥胖，减少 10%～20% 为消瘦，低于 20% 为明显消瘦。

我国常用的标准体重计算公式为 Broca 公式的改良式：

男性：标准体重（kg）＝ 身高（cm）−105

女性：标准体重（kg）＝ 身高（cm）−105−2.5

（2）皮褶厚度：皮褶厚度可反映人体皮下脂肪的厚度，最常用来测量皮褶厚度的部位是三头肌部，成人标准值：男 12.5mm，女 16.5mm。

（四）生化评估

生化评估包括血、尿、粪常规检查血清蛋白质水平、氮平衡试验、免疫功能测定、血糖、血脂、血液凝滞度等，测量血、尿中营养素或其他代谢产物的含量是评价人体营养状况的客观指标。

二、一般饮食的护理

在为患者进行营养评估的基础上，对患者进行良好的饮食护理，可帮助患者摄入充足、合理的营养素，促进康复。

（一）病区的饮食管理

1. 入院后的饮食通知　患者入院后，由病区医生开出饮食医嘱，确定患者所需饮食的种类，护士填写入院饮食通知单，送交营养室，并填写在病区的饮食单上，同时在患者的床尾或床头注上相应的标记，作为分发饮食的依据。

2. 更改或停止饮食通知　因病情需要更改患者饮食时，或因手术要求禁食者，由医生开出医嘱，护士按医嘱填写"饮食更改通知单"或"饮食停止通知单"，送交营养室，由营养室及时变更处理。

3. 治疗饮食　应用治疗饮食的患者，原则上不得食用自备食物。

4. 健康教育　护士应根据患者入院确定的饮食种类，对患者进行健康教育，说明进食此类饮食的意义，介绍医院饮食管理方法与要求，以取得患者的配合，保证饮食计划顺利执行。

（二）患者的饮食护理

1. 促进患者食欲

（1）祛除干扰因素：餐前暂停非急需的治疗和护理。如有疼痛者，必要时在餐前半小时给予止痛剂；注意患者的心理状态，做好心理护理，尽可能减轻患者焦虑、抑郁等不良情绪，以提高食欲。

（2）尊重患者的饮食习惯：在不违反原则的情况下，尽可能照顾到患者的口味、饮食习惯，提供多样化的食物，做到色、香、味俱全。

（3）营造和谐舒适的进食环境：患者进食环境应以整洁及轻松愉快的气氛为原则。如条件许可，同室患者尽量一起进餐或鼓励病情轻的患者到病区餐厅与其他患者共同进餐。

2. 协助患者进餐

（1）进餐前

1）提供整洁、愉悦的进食环境：①进食前半小时通知患者，作必要地准备，开窗通风，移去便器,收拾床旁桌椅及床上不需要的物品;②如同病室有危重患者应以屏风遮挡,病情允许可安排在餐厅进餐,因集体进餐病友间可相互交流,使患者在和谐的环境中愉快进食,提高食欲;③进食前暂停非紧急治疗、检查和护理操作。

　　2)维持患者身心良好状态:①对焦虑、忧郁的患者给予心理疏导,去除不良情绪的影响;疼痛者于进食前半小时遵医嘱给止痛剂,高热者适时降温等。②督促并协助患者洗手、漱口,病情严重者给予口腔护理,以促进食欲。③协助患者采取舒适的进食体位,如不能下床者,协助取坐位或半坐位,放好床上小桌;或协助卧床患者取侧卧位或仰卧位(头偏向一侧),并给予适当支托等。④经患者同意,将餐巾纸(或代用品)围于患者胸前,以保持衣服与被单清洁,嘱患者做好进餐准备。

　　3)检查自备食物:对家属或访客带来的食物,护士应检查是否适合患者食用。

　　(2)进餐时

　　1)正确分发:护士应掌握当日当餐的特殊饮食要求,督促并协助配餐员及时将热饭、菜正确无误地分送给每一位患者。

　　2)观察检查:观察患者进餐情况,检查治疗饮食、试验饮食的实施情况,鼓励患者进食。

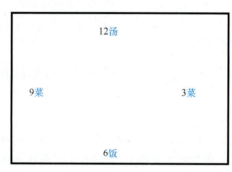

图 12-1　饭菜放置位置时钟平面示意图

　　3)给予帮助:①对能自行进食但需协助的患者,护士应将食物、餐具等放在患者易取放的位置,给予必要的帮助,协助进食。②对不能自行进食的患者,护士应给予(或指导家属)喂食,并应根据患者的进食习惯、进食的次序与方法等耐心喂食,每次喂食适量、速度适中,温度适宜,以便咀嚼和吞咽。饭和菜、固体和液体食物应轮流喂食。③对双目失明或双眼被遮盖的患者,除遵守上述喂食要求外,还应在喂食前告之食物名称以增加兴趣,促进消化液分泌。如患者要求自己进食,可设置时钟平面图放置食物,告知方法及食物名称,以利于顺序摄取。如 6 点处放饭,12 点处放汤,9 点处和 3 点处放菜(图 12-1)。

　　4)健康教育:护士应创造轻松愉快的进餐环境,在协助患者进餐的同时,选择适当的时机、有目的地向患者进行有关营养与饮食知识的健康宣教。帮助患者纠正不良饮食习惯及违反医疗原则的饮食行为,使患者明确饮食的意义,理解并愿意遵循饮食计划。

　　(3)进餐后

　　1)及时撤去餐具,督促协助患者洗手、漱口或做口腔护理,扶助躺卧舒适。

　　2)根据需要做好记录,如进食的时间、量、食物内容、食欲情况,进食后反应等,以评价患者的饮食是否满足营养需要。

　　3)对暂禁食或延迟进食的患者做好交接班。

　　4)经常征求患者对医院饮食管理的意见,并及时反馈给相关部门,以便改进工作,最大限度地满足患者住院期间的饮食要求。

考点:鼻饲法的概念、目的、操作要点和注意事项

第四节　特殊饮食护理

　　对于病情危重、昏迷、消化道、口腔等疾病不能经口进食、拒绝进食的患者,为了保障其正常的能量供给,促进康复,运用不同形式特殊饮食护理,临床上多采用经胃肠供给营养。

一、管 饲 饮 食

管饲饮食是指通过导管供给不能由口进食或拒绝进食的患者以营养丰富的流质饮食或营养液,以保证患者摄入所需的营养物质和水分。

管饲饮食根据其导管插入的途径可分为:①鼻胃管:导管经一侧鼻腔插入胃内,为管饲饮食中最常见的一种方法;②口胃管:导管经口腔插入胃内,适用于短时间留置,鼻中隔偏曲等无法通过鼻孔的患者;③鼻肠管:导管由鼻腔插入小肠的鼻肠管;④胃造瘘管:导管经胃造瘘管插入胃内;⑤空肠造瘘管:导管经空肠造瘘管插入空肠内。下面以鼻胃管为例,介绍鼻饲的操作方法。

鼻饲法是将胃管经一侧鼻腔插入胃内,从管内灌注流质饮食、水分和药物的方法。

【目的】 各种原因不能由口进食的患者,通过鼻胃管供给食物、水分和药物,以维持患者营养和治疗的需要。适用于以下几种患者。

1. 不能由口进食者,如昏迷、口腔疾患、食管狭窄、食管-气管瘘、口腔手术后。

2. 拒绝进食的患者,如精神病患者;不能张口的患者,如破伤风患者。

3. 早产儿、病情危重者或晚期肿瘤的患者。

【评估】

1. 患者病情、意识状态、活动能力。

2. 患者的心理状态与合作程度。

3. 患者鼻腔局部情况,如鼻黏膜是否肿胀、炎症,有无鼻中隔偏曲、鼻息肉等。

4. 有无插管经历和相关知识。

【计划】

1. 护士准备 衣帽整洁,洗手、戴口罩。

2. 用物准备

(1) 治疗车上层备:①无菌鼻饲包(治疗碗、弯盘、压舌板、血管钳或镊子、纱布、治疗巾)、治疗盘、胃管、50ml注射器、手套、棉签、胶布、夹子或橡胶圈、听诊器、手电筒、液状石蜡、水温计、适量温开水、流质饮食200ml(38～40℃);②拔管时备:治疗盘、弯盘、纱布、松节油、棉签、手套等;③手消毒液。

(2) 治疗车下层备:医用垃圾桶、生活垃圾桶。

3. 环境准备 病室光线充足、安静整洁,必要时屏风遮挡。

【实施】 见表12-5。

表 12-5 鼻饲法

操作步骤	要点说明
▲ 插管	
1. 核对解释 携用物至床边,核对、解释	确认患者,取得合作
2. 安置卧位 取下活动义齿,协助患者采取半坐位或坐位,无法坐起者取右侧卧位,适当抬高床头。昏迷患者取去枕平卧位,头向后仰	防止义齿脱落、误咽 半坐卧位可减轻插管时的不适 头向后仰可避免误入气管
3. 铺治疗巾 颌下铺治疗巾,弯盘置方便取用处	保护患者衣服和床单
4. 清洁鼻腔 用湿棉签清洁一侧鼻腔,准备胶布	观察鼻腔,选择通畅的一侧
5. 检查胃管 用注射器向胃管内注入空气	检查胃管通畅

操作步骤	要点说明
6. 测量长度　测量插管长度,做一标记插管长度成人(45~55cm)	鼻尖经耳垂至胸骨剑突处的距离或前额发际至胸骨剑突处
7. 润滑胃管　用液状石蜡润滑胃管前段	可减少插管阻力
8. 插入胃管　①一手持纱布托住胃管,另一手持镊子夹住胃管头端,沿选定的一侧鼻腔轻轻插入,当插至咽部时(10~15cm),嘱患者做吞咽动作,当患者吞咽时,顺势将胃管推进,直至预定长度;②在插管过程中,如患者出现恶心,可暂停片刻,嘱患者做深呼吸,缓解后再插入。如遇插入不畅,嘱患者张口,检查胃管是否盘在口中;③如发现患者出现剧烈呛咳、呼吸困难、发绀等,表明胃管误入气管,应迅速拔出胃管,休息片刻后再重新插入;④给昏迷患者插管时,由于其吞咽及咳嗽反射消失,胃管易误入气管,故插管前应先去枕平卧,头向后仰,当胃管插入14~16cm(大约在会厌部)时,左手将患者头部托起,使下颌靠近胸骨柄,将胃管徐徐插入至预定长度。	插入动作应轻稳,避免损伤鼻腔黏膜 吞咽动作可助胃管迅速插入 下颌靠近胸骨柄,可增大咽后壁的弧度,提高插管的成功率
9. 验证胃管　确定胃管在胃内的方法有三种:①接注射器回抽有胃液抽出;②将听诊器置于胃部,用注射器快速注入10ml空气,在胃部能听到气过水声;③将胃管末端放入水杯中无气泡逸出	
10. 固定胃管　证实胃管在胃内后,用胶布固定胃管于鼻翼及面颊部	防止胃管移动或滑出
11. 灌注　①注射器连接胃管末端,先回抽,见有胃液抽出,再注入少量温开水以湿润管腔;②缓慢灌注流质饮食或药液;③鼻饲完毕后,再次注入少量温开水以冲洗胃管	每次鼻饲量不超过200ml,间隔时间大于2小时 将管内鼻饲液完全冲入胃内,以避免食物黏附在管壁上变质、发酵,造成胃肠炎或管腔堵塞等
12. 处理胃管末端　将胃管末端反折,用纱布包好,再用橡皮圈或用夹子夹紧,妥善固定	
13. 做好标识　管路标识注明管道名称、插管日期和时间、操作者姓名、插管长度	管路标识贴于胃管下1/3段,确保患者安全
14. 整理　协助患者取舒适卧位,最好维持原体位20~30分钟,整理床单位	维持原卧位有助于防止呕吐
15. 记录　鼻饲种类、量及患者反应	
▲ 拔管	用于停止鼻饲或长期鼻饲需要更换胃管
1. 拔管前准备　置弯盘于患者颌下,揭去胶布,将胃管末端夹紧	
2. 拔除胃管　用纱布包裹近鼻孔处的胃管,嘱患者做深呼吸,呼气时拔管,并边拔管边用纱布擦净胃管,到咽喉处迅速拔出	以免液体滴入气管
3. 操作后整理　清洁患者口鼻、面部,擦去胶布痕迹,协助患者漱口,取舒适卧位,整理床单位,清理用物	
4. 洗手、记录　记录拔管时间和患者反应	用松节油等去除胶布痕迹

【注意事项】

1. 插管前应进行有效沟通,取得患者及家属的理解,使其愿意合作。

2. 插管时,当胃管通过食管的三个狭窄处,即环状软骨水平处、平气管分叉处、食管通过膈肌处时,动作要轻、稳、慢,以免损伤食管黏膜。

3. 插管后必须证实胃管在胃内方可灌注食物。

4. 通过鼻饲管给药时,应先核对药物,将药片研碎、溶解后再灌入。

5. 长期鼻饲的患者,应每日进行 2 次口腔护理。胃管每周(月)更换,更换时,晚上最后一次鼻饲后拔出胃管,第二天早晨再由另一侧鼻孔插入。

6. 凡上消化道出血、食管静脉曲张或梗阻,鼻腔、食管手术后的患者禁用鼻饲法。

二、要素饮食

又称要素膳、化学膳、元素膳,由人工配制,含有人体所需易于吸收的营养成分,即游离氨基酸、单糖、主要脂肪酸、维生素、无机盐类和微量元素,无须经过消化过程,可直接被肠道吸收的无渣饮食。

(一)目的

要素饮食通过提高危重患者的能量及氨基酸的摄入,促进伤口愈合,改善营养状况,达到治疗及辅助治疗目的。适用于下列患者:

1. 不能经口进食者,如消化道瘘患者。

2. 低蛋白血症、急性胰腺炎、短肠综合征。

3. 克罗恩病等肠道炎症患者。

4. 严重烧伤患者或大手术后胃肠功能紊乱者。

5. 严重感染、肿瘤及重度营养不良、消化吸收不良患者。

(二)使用方法

要素饮食可经口服、鼻饲、经胃或空肠造瘘管滴入等方式摄入。

1. 口服法　口服剂量由 50ml/次,逐渐增加至 100ml/次,依病情可 6 ~ 8 次/天,因口味欠佳,患者常不易耐受,故可加入适量调味剂,如果汁、菜汁、肉汤等,开始浓度不宜过高,量也不宜太大,温度在 37℃ 左右。

2. 分次注入　将配制好的要素饮食或现成制品用注射器通过鼻胃管注入,4 ~ 6 次/天,250 ~ 400ml/次。此法优点是操作方便,费用低廉。缺点是较易引起恶心、呕吐、腹胀、腹泻等消化道症状。

3. 间歇滴入　将配制好的要素饮食或现成制品放入输液瓶内,经输注管缓慢注入,4 ~ 6 次/天,400 ~ 500ml/次,最快不宜超过 150ml/h,每次输注持续时间为 30 ~ 60 分钟。此法反应少,多数患者能耐受。

4. 连续滴注　装置与间歇滴注同,在 12 ~ 24 小时内持续滴入,或用输液泵恒定滴速,多用于经空肠造瘘的危重患者。

(三)使用的注意事项

1. 根据患者的具体病情,配制合适的要素饮食浓度和剂量。一般原则是由低、少、慢开始,逐步增加,待患者耐受后,再稳定配餐标准、用量和速度。

2. 配制要素饮食,应严格执行无菌操作,所有配制用具均需消毒灭菌。配制好的溶液应放在 4℃ 的冰箱中保存,并在 24 小时内用完,防止放置时间过长,被细菌污染而变质。

3. 要素饮食的口服温度一般为 37℃,鼻饲、经造瘘口注入的温度为 41 ~ 42℃。

4. 要素饮食滴注前后应用温开水冲净管腔,以防食物积滞在管腔中而腐败变质。

5. 滴注过程中应经常巡视观察患者,如出现恶心、呕吐、腹胀、腹泻等症状,应及时查明原因并作相应处理。

6. 停用要素饮食须逐渐减量,防止骤停引起低血糖反应。

7. 应用要素饮食期间,定期检查血糖、肝功能、肾功能等指标,做好营养评估。

8. 要密切观察病情变化及疗效,并作详细记录。

目标检测

1. 下列不属于治疗饮食的是
   A. 流质饮食
   B. 高热量饮食
   C. 低盐饮食
   D. 低胆固醇饮食
   E. 高蛋白饮食

2. 在护理肝硬化严重腹水的患者时,其饮食应注意给予
   A. 无盐低钠饮食
   B. 低脂饮食
   C. 低蛋白饮食
   D. 高蛋白饮食
   E. 高热量饮食

3. 诊断胃肠有无出血,可作大便潜血试验。试验前三天禁吃的食物是
   A. 肝
   B. 豆制品
   C. 菜花
   D. 马铃薯
   E. 白菜

4. 在为下列哪类疾病患者进行饮示指导时应告诉其多进食高蛋白食物
   A. 肝炎
   B. 胆囊炎
   C. 高血压
   D. 贫血
   E. 肾衰竭

5. 选用低蛋白饮食的患者,每日饮食中蛋白质供应量
   A. 不超过 15g
   B. 不超过 40g
   C. 不超过 50g
   D. 不超过 60g
   E. 不超过 70g

6. 为昏迷患者插胃管时至 15cm 处要托起患者头部,目的是
   A. 加大患者咽喉部通道的弧度
   B. 减轻患者痛苦
   C. 避免损伤食道黏膜
   D. 避免出现恶心
   E. 使患者喉部肌肉放松

7. 管喂饮食时,胃管插入深度为
   A. 30～35cm
   B. 35～40cm
   C. 45～55cm
   D. 50～55cm
   E. 55～60cm

8. 低盐饮食每日食盐摄入量不超过
   A. 1g
   B. 2g
   C. 3g
   D. 4g
   E. 5g

9. 对长期鼻饲的患者,在护理过程中,以下哪种做法是错误的

   A. 每日所有鼻饲用物应消毒一次
   B. 患者需每日做口腔护理
   C. 每次灌食前检查胃管是否在胃内
   D. 鼻饲间隔时间不少于 2 小时
   E. 胃管应每日更换消毒

10. 患者,男性,60 岁。食管-气管瘘,为补充营养给予鼻饲饮食,护士在护理时哪一项不妥
    A. 插管时动作要轻柔
    B. 每次鼻饲量不超过 300ml
    C. 每天协助患者做好口腔护理
    D. 新鲜果汁与牛奶应分别灌入
    E. 每次鼻饲完毕注入少量温开水

11. 赵先生,54 岁,不明原因消瘦,欲行大便隐血试验。试验期间宜选用的菜谱是
    A. 菠菜粉丝汤
    B. 西湖牛肉羹
    C. 大蒜炒猪肝
    D. 蛋白炒银鱼
    E. 蒜苗炒羊血

12. 俞先生,56 岁。因外伤致昏迷,需长期鼻饲,为昏迷患者插胃管,当胃管插至会厌部时,要将患者头部托起,其目的是
    A. 减轻患者的痛苦
    B. 以免损伤食管黏膜
    C. 避免患者恶心
    D. 增大咽喉部通道的弧度
    E. 使喉管肌肉舒张,便于插入

13. 陈先生,32 岁,消化性溃疡手术后进流质饮食。护士应告诉患者不宜长期使用流质饮食的原因
    A. 影响患者食欲
    B. 影响消化吸收
    C. 增加护士工作负担
    D. 增加营养室工作负担
    E. 所含热量及营养素不足

(14～16 题共用题干)

患者,女性,52 岁,因"消瘦、烦躁 3 个月"主诉入院,诊断为"甲状腺功能亢进"。

14. 患者入院后应给予的饮食为
    A. 低脂肪饮食
    B. 低热量饮食
    C. 低蛋白饮食
    D. 高热量饮食
    E. 高纤维素饮食

15. 若患者需要进一步做^{131}I 试验,则患者在试验前应禁食的食物是
    A. 蔬菜
    B. 巧克力及甜食
    C. 肉类
    D. 海带
    E. 动物血

16. 若患者行甲状腺大部切除术治疗,麻醉清醒后患者应用
    A. 禁饮食
    B. 流质饮食
    C. 半流质饮食
    D. 软质饮食
    E. 普通饮食

(17、18 题共用题干)

患者,男性,50 岁,风心病伴心功能不全,双下肢及身体下垂部位严重水肿。

17. 该患者每日饮食中应控制
    A. 食盐量不超过 5g
    B. 食盐量不超过 2g
    C. 食盐量不超过 0.5g
    D. 含钠量不超过 2g
    E. 含钠量不超过 0.5g

18. 该患者可进食下列哪种食物
    A. 馒头
    B. 米饭
    C. 挂面
    D. 油条
    E. 汽水

第十三章　排泄护理

排泄是人体的基本生理需要之一,是机体将新陈代谢所产生的废物排出体外的生理活动过程。人体排泄废物的途径有皮肤、呼吸道、消化道及泌尿道,其中消化道和泌尿道是主要的排泄途径。许多因素可影响人体的排泄功能,而个体的排泄状态又各有差异。护士应掌握与排泄有关的护理知识和技术,帮助和指导人们维持正常的排泄功能,使之满足人体基本需要并保持舒适状态。

第一节　排尿护理

 案例13-1

患者,女性,50岁,行肝肿瘤切除术后10小时未排尿。患者自述下腹胀痛,有尿意但排尿困难。体检可见耻骨上膨隆,扪及囊样包块,叩诊实音有压痛。

问题:1. 请问患者发生了什么情况?
2. 护士应该采取哪些护理措施?

肾脏是形成尿液的主要器官,正常排尿不仅可将人体代谢终产物、有毒物质等排出体外,同时还能调节水、电解质及酸碱平衡,维持人体内环境的相对稳定。因此护理人员在工作中要密切观察患者的排尿状况,及时发现排尿异常并提供有效的护理措施,解除患者的痛苦,促进其身心健康。

一、排尿的评估

考点:排尿
状态的评估

(一)排尿状态的评估

正常情况下,排尿受意识控制,无痛苦、无障碍,自主随意进行。

1. 排尿次数及量　一般成人白天排尿3～5次,夜间0～1次。正常情况下每次尿量200～400ml,24小时的尿量1000～2000ml,平均约1500ml。

2. 颜色　正常新鲜尿液呈淡黄色或深黄色,因尿液中含有尿胆原和尿色素所致。当尿液浓缩时尿的颜色呈深黄色。尿液的颜色还受食物或药物的影响。在病理情况下,尿的颜色可有以下变化。

(1) 血尿:尿颜色的深浅与尿液中所含红细胞量的多少有关,尿液中含红细胞量多时呈洗肉水样。血尿常见于急性肾小球肾炎、输尿管结石、泌尿系结核及肿瘤等患者。

(2) 血红蛋白尿:由于各种原因导致大量红细胞在血管内被破坏所致。隐血试验阳性,一般尿液呈浓茶色、酱油色。常见于血型不合所致的溶血、恶性疟疾和阵发性睡眠性血红蛋白尿。

(3) 胆红素尿:一般尿液呈深黄色或黄褐色,振荡尿液后泡沫也呈黄色。见于阻塞性黄疸和肝细胞性黄疸。

(4) 乳糜尿:尿液中含有淋巴液,排出的尿液呈乳白色。见于丝虫病。

3. 透明度　正常新鲜尿液澄清透明,放置后因磷酸盐的析出可出现微量絮状沉淀物,加热后尿盐溶解,尿液即可澄清。当泌尿系统感染时,尿液中含有大量的脓细胞、红细胞、上皮细胞、细菌或炎性渗出物、黏液、管型等,排出的新鲜尿液即呈白色絮状浑浊,此种尿液在加热后,其浑浊度不变。

4. 酸碱性 正常人尿液呈弱酸性,一般尿液 pH 5~7,平均为6。尿液的酸碱性受饮食种类的影响。如进食大量蔬菜时,尿液可呈碱性,进食大量肉类时,尿液可呈酸性。酸中毒患者的尿液可呈强酸性,严重呕吐患者的尿液可呈强碱性。

5. 比重 尿比重的高低主要取决于肾脏的浓缩功能。成人在正常情况下,尿比重波动于1.015~1.025,一般尿比重与尿量成反比。若尿比重经常固定于1.010,提示肾功能严重障碍。

6. 气味 正常尿液气味来自尿内的挥发性酸,久置后因尿素分解产生氨,故有氨臭味;新鲜尿也有氨臭味常见于泌尿道感染;糖尿病酮症酸中毒时,因尿中含有丙酮,故有烂苹果气味。

(二) 排尿异常

1. 多尿 指24小时尿量超过2500ml者。正常情况下常见于饮用大量液体、妊娠;病理情况下常见于糖尿病、尿崩症、急性肾功能不全(多尿期)等患者。

2. 少尿 指24小时尿量少于400ml或每小时尿量少于17ml者。常见于发热、液体摄入过少、休克及心脏、肾脏、肝脏功能衰竭患者。

3. 无尿或尿闭 指24小时尿量少于100ml或12小时内无尿。常见于严重休克、急性肾衰、药物中毒等患者。

4. 膀胱刺激征 主要表现为尿频、尿急、尿痛。尿频是指单位时间内排尿次数增多。尿急是指患者突然有强烈尿意,不能控制需立即排尿。尿痛是指排尿时膀胱区及尿道有疼痛感。产生膀胱刺激征的原因主要有膀胱、尿道炎症和机械性刺激所致。膀胱刺激征时常伴有血尿。

5. 尿潴留 指大量尿液存留在膀胱内而不能自主排出。尿潴留时膀胱高度膨胀,容积可达3000~4000ml,可至脐部。患者主诉下腹胀痛,排尿困难。体检可见耻骨上膨隆,扪及囊样包块,叩诊呈实音。

常见原因:膀胱颈部或尿道有梗阻性病变,如前列腺肥大或肿瘤压迫尿道,造成排尿困难;各种原因引起的不能用力排尿或不习惯卧床排尿;某些心理因素,如焦虑、窘迫等。

6. 尿失禁 指排尿失去意识控制,尿液不自主地流出。尿失禁可分为:

(1) 真性尿失禁:膀胱处于空虚状态,完全不能贮存尿液,发生持续滴尿的现象。常见于昏迷、截瘫,或因手术、分娩所致的膀胱括约肌损伤或支配括约肌的神经损伤等。

(2) 假性尿失禁(充溢性尿失禁):即膀胱内贮存部分尿液,当膀胱充盈达到一定压力时,不自主有尿液溢出。当膀胱内压力降低时,排尿即停止,但膀胱仍呈胀满状态而不能排空。常见于脊髓初级排尿中枢活动受抑制时发生。

(3) 压力性尿失禁:即当腹内压升高时如咳嗽、打喷嚏或运动时不自主地排出少量尿液,多见于中老年女性。

(三) 影响排尿因素

1. 心理因素 心理因素对正常排尿有很大的影响,当个体处于过度焦虑和紧张的情形下,有时会出现尿频、尿急,有时也会出现尿潴留。任何听觉、视觉或其他身体感觉的刺激均可诱发排尿,如有些人听见流水声便产生尿意或听见口哨声尿意更加强烈等。

2. 个人习惯 大多数人会形成一些排尿时间的习惯,如晨起或晚上就寝前要排空膀胱。

考点: 排尿异常

另外,排尿的姿势、时间是否充裕及环境是否合适也会影响排尿的完成。

3. 环境问题　排尿应该在隐蔽的场所进行。当个体在缺乏隐蔽的环境时,就会产生许多压力,而影响正常的排尿。

4. 液体和饮食的摄入　如果其他影响体液的因素不变,液体的摄入量将直接影响尿量的多少。摄入液体的种类也影响排尿,如咖啡、茶、酒类饮料,有利尿作用。含水量多的水果、蔬菜等可增加液体摄入量,使尿量增多。摄入含盐较高的饮料或食物则会造成水钠潴留,使尿量减少。

5. 气候变化　夏季炎热,身体大量出汗,体内水分减少,血浆晶体渗透压升高,抗利尿激素分泌增多,促进肾脏的重吸收,导致尿液浓缩和尿量减少;冬季寒冷,外周血管收缩,循环血量增加,抗利尿激素分泌减少,导致尿量减少。

6. 治疗及检查　外伤或手术可导致失血、失液,若补液不足,尿量减少。手术中使用麻醉药可干扰排尿反射,改变患者的排尿形态。某些诊断性检查前要求患者禁食禁水,也影响尿量。某些药物直接影响排尿,如利尿药可使尿量增加,止痛药、镇静药影响神经传导而干扰排尿。

7. 疾病　泌尿系统的肿瘤、结石或狭窄也可导致排尿障碍,出现尿潴留。老年男性前列腺肥大压迫尿道,可出现排尿困难。神经系统的损伤和病变会使排尿反射的神经传导和排尿的意识控制发生障碍,出现尿失禁。肾脏的病变会使尿液的生成发生障碍,出现少尿或无尿。

8. 其他因素　妇女在妊娠时,可因子宫增大压迫膀胱致使排尿次数增多。老年人因膀胱肌肉张力减弱,出现尿频。婴儿因大脑发育不完善,其排尿不受意识控制,2~3岁后才能自我控制。

二、排尿异常的护理

(一) 尿潴留患者的护理

1. 心理护理　安慰患者,消除其焦虑、急躁和紧张情绪。鼓励患者树立战胜疾病的信心。

2. 提供隐蔽的排尿环境　关闭门窗,遮挡屏风,拉起围帘。请无关人员回避。

3. 调整体位和姿势　尽可能使患者以习惯姿势排尿。病情允许的情况下让患者抬高上身或坐起排尿。对需绝对卧床休息或某些手术患者,应事先有计划地训练床上排尿,以免因不适应排尿姿势的改变而导致尿潴留。

4. 诱导排尿　如听流水声或用温水冲洗会阴;下腹部热敷;针刺三阴交或曲骨穴;艾灸关元、中极穴等方法,刺激排尿;病情允许可用手按压膀胱协助排尿,不可强力按压以防膀胱破裂。

5. 健康教育　指导患者养成定时排尿的习惯。

6. 药物治疗　必要时根据医嘱肌内注射卡巴胆碱等。

7. 经上述处理仍不能解除尿潴留时,可采用导尿术。

(二) 尿失禁患者的护理

1. 心理护理　尿失禁患者有很大的心理压力。如自卑、忧郁、苦闷等。他们期望得到他人的理解和帮助。医护人员应尊重和理解患者,给予安慰、开导和鼓励,使其积极配合治疗和护理,树立恢复健康的信心。

2. 皮肤护理　经常用温水清洗会阴部皮肤,定时更换潮湿用物,保持皮肤清洁干燥。床上铺橡胶单和中单,必要时穿纸尿裤。根据皮肤情况,定时按摩受压部位的皮肤,预防压疮。

3. 外部引流　必要时应用接尿装置引流尿液。男患者可用尿壶接尿,也可用阴茎套连接集尿袋接尿,但此法不宜长期使用。女患者可用女式尿壶紧贴外阴部接尿。

4. 重建正常的排尿功能

(1) 尿失禁的患者不愿多喝水,结果可能导致尿路感染加重病情。护士应向患者说明饮水的重要性,在病情允许条件下,指导患者每日饮入液体 2000～3000ml。尽量在白天完成,减少夜间排尿。以免影响患者睡眠。

(2) 定时使用便器,建立规则的排尿习惯。刚开始每 1～2 小时使用便器一次,以后间隔时间可以逐渐延长,以促进排尿功能的恢复。使用便器时,用手按压膀胱,协助排尿。

(3) 指导患者进行盆底肌的锻炼,增强患者控制排尿的能力。方法是取坐、卧位或站位,试作排尿或排便动作,先慢慢收紧盆底肌肉,再缓慢放松,每次 10 秒左右,连续 10 次,每日进行数次,以不觉疲乏为宜。

5. 留置导尿　对长期尿失禁的患者,可行留置导尿术,避免尿液浸渍皮肤。并定时夹闭和引流尿液,锻炼膀胱壁肌肉张力,重建膀胱正常功能。

三、与排尿有关的护理技术

(一) 导尿术

导尿术是指在严格无菌操作下,将无菌导尿管经尿道插入膀胱引流尿液的方法。导尿术容易引起医源性感染,所以操作过程中必须严格遵守无菌操作原则,以免造成泌尿系统的感染及黏膜损伤。

考点:导尿术操作方法及注意事项

【目的】

1. 为尿潴留患者引流尿液,减轻痛苦。

2. 协助临床诊断,如测量膀胱压力、容量及残余尿量;留取尿标本作细菌培养;进行尿道或膀胱造影等。

3. 为膀胱肿瘤患者进行膀胱内化疗。

【评估】

1. 评估患者的病情、意识状态、合作程度、膀胱充盈度、会阴部皮肤黏膜情况、心理状况、生活自理能力。

2. 向患者及家属解释有关导尿术的目的、方法、配合要点和注意事项。

【计划】

1. 护士准备　衣帽整洁,剪指甲,洗手,戴口罩。

2. 用物准备

(1) 外阴初步消毒用物:治疗碗 1 个(内盛消毒液棉球 10 余个),血管钳或镊子 1 把,一次性手套,弯盘(图 13-1)。

(2) 无菌导尿包:内有治疗碗、弯盘各 1 个,小药杯 1 个(内盛 4 个棉球),导尿管 2 根(10、12 号各 1 根),血管钳 2 把,液状石蜡棉球瓶 1 个、标本瓶 1 个、洞巾、治疗巾各 1 条。也可使用一次性导尿包:包括初步消毒、再次消毒和导尿用物。

(3) 其他:无菌持物钳和容器 1 套,小

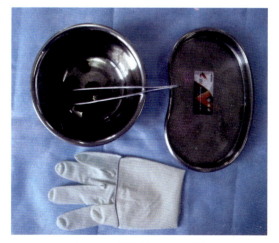

图 13-1　外阴初步消毒用物

橡胶单和治疗巾 1 套(或一次性尿垫),消毒溶液,无菌手套 1 双,浴巾 1 条,便器及便器巾,治疗车 1 辆,屏风。男患者需另备无菌纱布 2 块。

导尿管的种类:一般分为单腔导尿管(用于一次性导尿)、双腔导尿管(用于留置导尿)、三腔导尿管(用于膀胱冲洗或向膀胱内滴药)三种。其中双腔导尿管和三腔导尿管均有一个气囊,以达到将尿管头端固定在膀胱内防止脱落的目的。

3. 环境准备　酌情关闭门窗,设置隐蔽环境,调节室温,光线充足。

【实施】　见表 13-1。

表 13-1　导尿术

操作步骤	要点说明
1. 核对解释　携用物至患者床旁,核对患者床号、姓名。解释操作目的及注意事项取得合作	解除患者紧张和窘迫的心理,以取得配合
2. 环境准备　酌情关闭门窗,设置隐蔽环境,调节室温,光线充足	保护患者隐私
▲ 女患者导尿术	
(1)患者准备:护士站在患者一侧,将便器放于同侧床尾床旁椅上,打开便器巾,松开床尾盖被,协助患者脱去对侧裤腿盖在近侧腿部并盖上浴巾,对侧腿用盖被遮盖	便于操作,节省时间,防止患者受凉
(2)安置体位:协助患者取屈膝仰卧位,两腿略外展,暴露外阴;臀下垫小橡胶单和治疗巾	
(3)初步消毒:弯盘置于近会阴处,治疗碗置弯盘后,护士左手戴手套,右手持血管钳夹取消毒棉球初步消毒阴阜、大阴唇;左手分开大阴唇,消毒小阴唇和尿道口;污棉球置于弯盘内,脱下手套置弯盘内,治疗碗及弯盘移至床尾处	每个棉球限用一次 消毒顺序为由外向内,自上而下,先对侧后近侧
(4)打开导尿包:在患者两腿之间,打开无菌导尿包外层包布,再用无菌持物钳打开导尿包内层包布;用无菌持物钳显露小药杯,倒消毒溶液于杯内,浸湿棉球	嘱患者勿动肢体,保持安置体位避免污染
(5)铺巾润管:戴无菌手套,铺洞巾,使洞巾和内层包布形成一较大无菌区;按操作顺序整理好用物,选择一根型号合适的导尿管,用液状石蜡棉球润滑导尿管前段	扩大无菌区,避免污染 成人一般选 10～12 号导尿管,儿童选 8～10 号导尿管
(6)再次消毒:弯盘置于近外阴处,小药杯置弯盘后;左手拇指、示指分开并固定小阴唇,右手持血管钳夹消毒棉球,分别消毒尿道口、两侧小阴唇、尿道口;污染棉球、小药杯及血管钳置于弯盘内妥善移至床尾	再次消毒顺序为内→外→内,自上而下每个棉球限用一次 消毒尿道口时稍停片刻,使消毒液充分发挥消毒效果
(7)插管导尿:左手继续固定小阴唇,右手将无菌治疗碗置洞巾口旁;嘱患者深呼吸,用另一血管钳夹持导尿管对准尿道口轻轻插入尿道 4～6cm,见尿液流出再插入 1cm 左右(图 13-2),松开左手接着固定导尿管,将尿液引入治疗碗内	
▲ 男患者导尿术	
(1)准备患者:护士站在患者一侧,将便器放于同侧床尾床旁椅上,打开便器巾。协助患者脱裤至膝部,暴露外阴	便于操作,节省时间
(2)安置体位:协助患者取仰卧位,两腿平放略分开;臀下垫小橡胶单和治疗巾	

续表

操作步骤	要点说明
(3) 初步消毒:弯盘置于患者两腿之间,治疗碗置于弯盘后方,护士左手戴手套,右手持血管钳夹取消毒棉球进行初步消毒;顺序依次为阴阜、阴茎、阴囊;左手用无菌纱布裹住阴茎将包皮向后推暴露尿道口,自尿道口向外向后旋转擦拭尿道口、龟头及冠状沟;污棉球、纱布置于弯盘内;脱下手套置弯盘内,治疗碗及弯盘移至床尾	自阴茎根部向尿道口消毒 每个棉球限用一次
(4) 打开导尿包:在患者两腿之间,打开无菌导尿包外层布,再用无菌持物钳打开导尿包内层包布;用无菌持物钳显露小药杯,倒消毒溶液于杯内,浸湿棉球	嘱患者勿动肢体,保持安置体位,避免污染无菌区域
(5) 铺巾润管:戴无菌手套,铺洞巾,使洞巾和内层包布形成一较大无菌区;按操作顺序整理好用物,选择一根型号合适的导尿管,用石蜡油棉球润滑导尿管前段	
(6) 再次消毒:左手用纱布包住阴茎将包皮向后推,暴露尿道口。右手持血管钳夹消毒棉球再次消毒尿道口、龟头及冠状沟。污染棉球、小药杯及血管钳置于弯盘内妥善移至床尾	由内向外,每个棉球限用一次,避免已消毒部位污染
(7) 插管导尿:左手用无菌纱布固定阴茎并提起,使之与腹壁成60°角;嘱患者深呼吸,用另一血管钳持导尿管对准尿道口轻轻插入尿道20~22cm,见尿液流出再插入1~2cm,将尿液引入治疗碗内(图13-3、图13-4)	男性尿道有两个弯曲:耻骨下弯、耻骨前弯。提起阴茎60°角使耻骨前弯消失,利于插管 动作轻柔,男性尿道有三个狭窄(尿道内口、膜部和尿道外口),切忌用力过快过猛而损伤尿道黏膜
3. 夹管倒尿　当治疗碗内盛2/3满尿液,用血管钳夹闭导尿管,将尿液倒入便器内,再打开导尿管继续放尿	
4. 留取标本　如需留取尿培养标本,用无菌标本瓶接取中段尿5ml,盖好瓶盖,放于合适处	避免污染
5. 拔导尿管　导尿毕,夹闭导尿管,轻轻拔出置治疗碗内,擦净外阴	
6. 安置患者　撤下洞巾,脱手套,撤去导尿包,撤出患者臀下的小橡胶单和治疗巾放于治疗车下层。协助患者穿好裤子,整理床单位	
7. 整理用物　清理用物,尿培养标本贴标签后及时送检	
8. 洗手记录　洗手,记录导尿时间、导出尿量、尿液性状及患者反应	

【注意事项】

1. 严格执行无菌技术操作原则。

2. 在操作过程中注意保护患者隐私,并采取适当措施防止患者受凉。

3. 对膀胱高度膨胀且又极度虚弱的患者,第一次导尿量不得超过1000ml。大量放尿可使腹腔内压突然降低,大量血液滞留在腹腔血管内,导致血压下降而虚脱;另外膀胱内压突然降低,还可导致膀胱黏膜急剧充血,引起血尿。

4. 为女患者导尿时,如导尿管误入阴道,应立即拔出,更换无菌导尿管,重新消毒尿道口后插管。

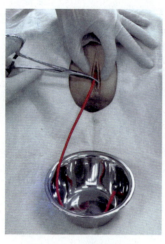

图 13-2　女患者导尿

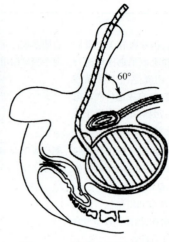

图 13-3　男患者插管角度

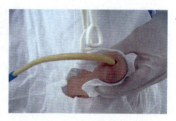

图 13-4　男患者导尿

（二）留置导尿术

留置导尿是在导尿后，将导尿管保留在膀胱内以引流尿液的方法。

【目的】

1. 为尿失禁或会阴部有伤口的患者引流尿液，保持会阴部的清洁、干燥，并进行膀胱功能训练。

2. 盆腔手术前留置导尿管，使膀胱在术中保持空虚状态，避免术中误伤膀胱。

3. 某些泌尿系统疾病手术后留置导尿管，便于引流和冲洗，并减轻手术切口的张力，保护外阴部创面清洁，促进切口的愈合。

4. 抢救休克或危重患者时，便于正确记录每小时尿量、测量尿比重，以观察患者的病情变化。

【评估】

1. 患者的病情、意识状态、合作程度。

2. 患者的膀胱充盈度、会阴部皮肤黏膜情况、心理状况、生活自理能力。

【计划】

1. 护士准备　衣帽整洁，剪指甲，洗手，戴口罩。

2. 用物准备

（1）一次性无菌导尿包（图 13-5 和图 13-6）。

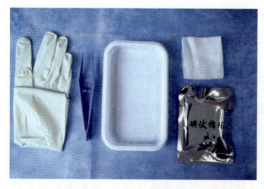

图 13-5　初次消毒用物

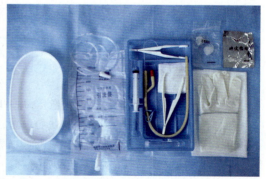

图 13-6　导尿用物

（2）另备浴巾 1 条，治疗车 1 辆，屏风。

3. 环境准备　酌情关闭门窗，设置隐蔽环境，调节室温，光线充足。

【实施】　见表 13-2。

表 13-2　留置导尿术

操作步骤	要点说明
1. 核对解释　同导尿术	
2. 安置卧位　同导尿术	
3. 消毒　同导尿术	
4. 连接润管　检查导尿管气囊通气情况,将导尿管与集尿袋连接,润滑前段	
5. 插入并固定尿管　插入导尿管,见尿液流出后再插入 7～10cm;根据导尿管上注明的气囊容积向气囊内注入等量的无菌溶液。撤下洞巾,脱下手套(图 13-7 和图 13-8)	将导尿管向外轻拉至有阻力感,证明导尿管已固定于膀胱内 膨胀的气囊不宜卡在尿道内口,以免压迫膀胱壁造成损伤
6. 固定集尿袋　将集尿袋妥善固定于床单上,低于膀胱高度,开放导尿管	防止尿液逆流造成泌尿系统感染
7. 安置患者　协助患者穿好裤子,取舒适卧位	
8. 整理用物　清理用物,整理床单位	
9. 洗手记录　洗手,记录留置导尿的时间、引流尿量、患者的反应等	

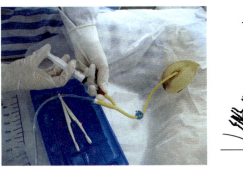
图 13-7　留置导尿管的固定

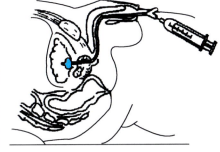
图 13-8　留置导尿气囊固定法

【注意事项】

1. 向患者及家属解释留置导尿的目的及护理方法,鼓励其主动参与护理。

2. 说明病情允许下,摄取足够水分和适当活动的重要性,每天尿量应维持在 2000ml 以上,达到自然冲洗尿道,预防尿路结石形成的目的。

3. 保持尿液引流通畅,引流管妥善安置,避免受压、扭曲、堵塞等导致引流不畅。

4. 离床活动时,注意引流管的固定、通畅;集尿袋不得高于膀胱高度并避免受到挤压,防止尿液反流,导致逆行感染的发生。

【留置导尿管患者的护理】

1. **防止逆行感染**

(1) 保持尿道口清洁:女患者用消毒液棉球擦洗外阴及尿道口,男患者用消毒液棉球擦拭尿道口、龟头及包皮,每日 2 次。

(2) 集尿袋的更换:每日定时更换,排空集尿袋,记录尿量。

（3）尿管的更换：每周更换 1 次，硅胶导尿管可酌情延长更换时间。

（4）鼓励患者多饮水：病情允许时，多饮水可增加尿量，达到自然冲洗尿道的目的。

2. 训练膀胱反射功能　可采用间歇式夹管方式，夹闭导尿管阻断引流，每 3～4 小时开放 1 次，使膀胱定时充盈排空，促进膀胱功能的恢复。

3. 密切观察尿液情况　注意倾听患者的主诉并观察尿液情况，若发现尿液浑浊、沉淀、出现结晶时，应及时处理并送检尿标本；每周检查尿常规 1 次。

（三）膀胱冲洗

膀胱冲洗是利用三通的导尿管，将溶液灌入到膀胱内，再应用虹吸原理将灌入的液体引流出来的方法（图 13-9）。

【目的】

1. 留置导尿患者保持尿液引流通畅。

2. 清除膀胱内的血凝块、黏液、细菌等异物，预防发生感染。

3. 治疗某些膀胱疾病，如膀胱炎、膀胱肿瘤等。

【评估】

1. 患者的病情、意识状态、心理状况、合作程度。

2. 患者的会阴部皮肤黏膜情况。

【计划】

1. 护士准备　衣帽整洁，剪指甲，洗手，戴口罩。

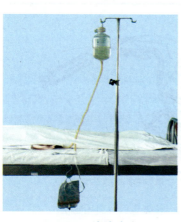

图 13-9　膀胱冲洗

2. 用物准备

（1）治疗盘内备：无菌膀胱冲洗器 1 套、治疗碗 1 个、血管钳、镊子各 1 把、75% 的乙醇棉球数个。

（2）启瓶器、输液架、瓶套、输液调节器、便器及便器巾。

（3）常用冲洗溶液：0.9% 氯化钠溶液、0.02% 呋喃西林溶液、3% 硼酸溶液、0.1% 新霉素溶液。

（4）灌入溶液的温度：38～40℃。若为前列腺肥大摘除术后患者，用 4℃ 左右的 0.9% 氯化钠灌洗。

3. 环境准备　酌情关闭门窗，屏风遮挡，设置隐蔽环境，调节室温，光线充足。

【实施】见表 13-3。

表 13-3　膀胱冲洗术（密闭式）

操作步骤	要点说明
1. 核对解释　携用物至患者床旁，核对、解释	
2. 导尿、固定　按留置导尿术插好并固定导尿管，排空膀胱	便于冲洗液顺利滴入膀胱。有利于药液与膀胱壁充分接触，并保持有效浓度
3. 冲洗膀胱	
（1）用开瓶器启开冲洗液瓶铝盖中心部分，常规消毒瓶塞，打开膀胱冲洗器，将冲洗导管针头插入瓶塞，将冲洗液瓶倒挂于输液架上，排气后关闭导管	
（2）分离并消毒导尿管口和引流管接头，将导尿管和引流管分别与"Y"形管的两个分管相连接，"Y"形管的主管连接冲洗导管	"Y"形管：主管与膀胱冲洗器连接，一个分管与导尿管连接，一个分管与引流管连接。应用三腔管导尿时，可免用"Y"形管

续表

操作步骤	要点说明
4. 冲洗膀胱 （1）关闭引流管，开放冲洗管，使溶液滴入膀胱，调节滴速。待患者有尿意或滴入溶液 200～300ml 后，关闭冲洗管，打开引流管。将冲洗液全部引流出来后，再关闭引流管。 （2）根据需要如此反复冲洗。冲洗过程中，密切观察患者反应及引流液形状	瓶内液面距床面约 60cm，使液体能够顺利滴入膀胱 滴速一般为 60～80 滴/分，滴速不宜过快，以免引起患者强烈尿意 若患者出现不适或有出血情况，立即停止冲洗，并立即通知医生
5. 连接并固定导尿管　冲洗完毕，取下冲洗管，消毒导尿管口和引流管接头并连接，固定好导尿管	
6. 整理用物　协助患者取舒适卧位。清理用物，整理床单位	
7. 洗手记录　洗手，记录冲洗溶液名称、冲洗量、引流量、引流液性质、冲洗过程中患者反应等	

【注意事项】

1. 严格执行无菌技术操作原则。

2. 避免用力回抽造成黏膜损伤。若引流量少于冲洗量，应考虑是否有血块或脓液阻塞，可增加冲洗次数或更换导尿管。

3. 冲洗时嘱患者深呼吸、放松，以减少疼痛。若患者出现腹痛，腹胀、膀胱剧烈收缩等情况，应暂停冲洗。

4. 冲洗后如出血较多或血压下降，应立即报告医生，并准确记录冲洗量及性状。

5. 注入药物时，药物必须在膀胱内保留 30 分钟后再引流。

第二节　排便护理

 案例 13-2

患者，男性，23 岁。因踢球时摔伤急诊入院，诊断为右侧胫腓骨骨折，给予石膏固定。近 3 天来，患者一直未排便，自诉腹部胀痛、食欲不佳、乏力，触诊腹部较硬实且紧张，肛诊可触及粪块。

问题：1. 该患者出现了什么情况？

2. 可采取哪些措施帮助患者解除痛苦？

当食物进入消化道经胃和小肠的消化吸收后，剩余残渣贮存于大肠内，经细菌发酵和腐败作用后形成粪便排出体外。排便活动受大脑皮质的控制，意识可以促进或抑制排便。如果个体经常有意识抑制便意，会使直肠渐渐失去对粪便压力刺激的敏感性，加之粪便在大肠内停留时间过久，水分被吸收过多，造成排便困难，这是产生便秘最常见的原因之一。护理人员通过对患者排便活动及粪便的观察和评估，可以及早发现和鉴别消化道疾患，并制订有效的护理措施，协助患者维持正常的排便功能。

一、排便的评估

考点：排便状态的评估

（一）排便状态的评估

1. 排便次数　排便次数因人而异。一般成人每日排便 1～3 次，婴幼儿每日可 3～5 次。成人每天排便超过 3 次或每周少于 3 次，应视为排便异常。

2. 排便量　每日排便量与膳食的种类、量及消化器官的功能有关。正常成人每日排便量100～300g。进食少纤维、肉类等精细食物者粪便量少而细腻。进食大量蔬菜、水果等粗粮者粪便量较多。当消化器官功能出现紊乱时,排便量也会发生改变。

3. 粪便的性状

(1) 颜色:正常成人的粪便因含胆色素呈黄褐色。婴儿粪便呈黄色或金黄色。摄入食物或药物种类的不同,粪便颜色也发生变化,如食用大量绿叶蔬菜,粪便可呈暗绿色;摄入动物血、含铁制剂或肝类食物,粪便可呈无光样黑色。病理情况下,如柏油样便提示上消化道出血,陶土色便提示胆道梗阻;暗红色血便提示下消化道出血;果酱样便常见于肠套叠、阿米巴痢疾;粪便表面粘有鲜红色血液常见于痔疮或肛裂;白色"米泔水"样便常见于霍乱、副霍乱。

(2) 形状与软硬度:正常人的粪便为成形、软便。栗子样便见于便秘患者;稀便或水样便常见于消化不良或急性肠炎;扁条形或带状便常见于肠道部分梗阻或直肠狭窄。

(3) 气味:粪便气味是由蛋白质经细菌分解发酵后产生,摄食种类不同气味也有所不同。严重腹泻患者因未消化的蛋白质与腐败菌作用,粪便呈恶臭味;下消化道溃疡、恶性肿瘤患者粪便呈腐败臭;上消化道出血者粪便呈腥臭味;消化不良者粪便呈酸败臭。

(4) 内容物:正常的粪便由食物残渣、细菌、脱落的肠上皮细胞以及机体代谢后的废物构成。正常粪便混有少量黏液,肉眼不易察见。粪便中若混入大量肉眼可见的黏液,常见于肠道炎症;伴有血液者常见于痢疾、肠套叠等患者;脓血便常见于痢疾、肛门周围脓肿及直肠癌患者;肠道寄生虫感染粪便中可见寄生虫虫卵、虫体节片等。

(二) 排便异常

1. 便秘　便秘指正常的排便形态改变,次数减少,排出过干过硬的粪便,且排便不畅、困难。

(1) 原因:排便习惯不良;排便习惯改变或排便受限制;某些器质性病变;神经系统功能障碍;各类直肠、肛门手术;某些药物不合理的使用;饮食结构不合理,饮水量不足;强烈的情绪反应等均可导致便秘的发生。

(2) 症状和体征:常伴有腹胀、腹痛、食欲不佳、消化不良、乏力、舌苔变厚、头痛等全身症状。另外,由于粪便干硬,触诊腹部有时可触及包块,肛诊可触及粪块。

2. 粪便嵌塞　粪便嵌塞指粪便持久堆积滞留在直肠内,坚硬不能排出。常发生于慢性便秘的患者。

(1) 原因:便秘未能及时解除,粪便滞留在直肠内,水分被持续吸收而又有粪便不断加入,最终使粪块变得又大又硬不能排出,发生粪便嵌塞。

(2) 症状和体征:患者有排便冲动,腹部胀痛,直肠肛门疼痛,肛门处有少量液化的粪便渗出,却不能排出粪便。

3. 腹泻　腹泻指排便次数增多,排便形态改变,频繁排出松散稀薄不成形或水样的粪便。短时腹泻是一种保护性反应,可以帮助机体排出有害物质。但是,持续严重的腹泻,可使机体丢失大量的水分及胃肠液,导致水、电解质和酸碱平衡紊乱。长期腹泻还会导致营养不良。

(1) 原因:消化系统发育不成熟;紧张焦虑;饮食不当或使用泻剂不当;腹部受凉;某些内分泌疾病如甲亢等均可导致肠蠕动增加,发生腹泻。

(2) 症状和体征:腹痛、恶心、呕吐、疲乏、肠痉挛、肠鸣、有急于排便和难以控制的感觉。粪便稀薄松散或呈液体样。

4. 排便失禁　排便失禁指肛门括约肌不受意识的控制而不自主地排便。

(1) 原因:神经肌肉系统的病变或损伤;精神障碍、情绪失调;胃肠道疾患等。

(2) 症状和体征:患者排便不受意识控制,不自主地排出粪便。

5. 肠胀气　肠胀气指胃肠道内有过量气体积聚而不能排出,肠壁牵张膨胀。正常情况下,胃肠道内约有 150ml 的气体。一部分可以通过口腔嗳出,一部分被小肠吸收,其余可通过肛门排出,一般不会导致不适。

(1) 原因:吞入大量空气;肠道手术后;食入产气食物过多;肠蠕动减慢。

(2) 症状和体征:患者表现腹胀、呃逆、痉挛性疼痛、肛门排气过多。腹部膨隆,叩诊呈鼓音、当肠胀气压迫膈肌和胸腔时,可出现气急、呼吸困难。

(三) 影响排便因素的评估

1. 心理因素   心理因素是影响排便的重要因素之一。情绪紧张、焦虑、愤怒时导致迷走神经兴奋,肠蠕动增快而导致腹泻。精神抑郁时可导致身体活动量减少,肠蠕动减慢而导致便秘。

2. 年龄   年龄可影响个体对排便的控制能力。婴幼儿神经肌肉系统发育不完善,故不能控制排便;老年人随年龄增加,腹壁肌肉张力降低,胃肠蠕动减慢,盆底肌和肛门括约肌松弛从而导致排便功能异常。

3. 排便习惯   在日常生活中,很多人都有自己的排便习惯。比如排便姿势、固定的排便时间、使用固定的便器、排便时阅读等。当这些习惯因环境或疾病无法维持时就可能影响正常排便。

4. 社会文化因素   社会的文化教育影响个人的排便习惯。排便是一种隐私行为,当患者因排便问题而伤害自尊时,个体就会压抑排便的需要而造成排便异常。

5. 饮食与活动

(1) 食物与液体摄入:每日均衡饮食与足量的液体摄入是维持正常排便的重要因素。摄入富含膳食纤维的食物可保证必要的粪便容积,刺激肠蠕动,减少水分在大肠内的再吸收,使大便柔软而易于排出。每日摄入足量液体,可以液化肠内容物使食物能顺利通过。当摄食量过少、食物缺乏纤维素或摄入液体量不足时,导致粪便变硬、排便减少而发生便秘。

(2) 活动:活动可刺激肠道蠕动,有助于正常排便。各种原因所致的长期卧床或运动缺少的患者,可导致排便困难或便秘。

6. 与疾病有关的因素

(1) 疾病:肠道病变或其他系统的病变均可影响正常排便。如肠炎、结肠癌等可使排便次数增加;神经系统的损伤如脊髓损伤、脑中风等可致排便失禁。

(2) 药物:有些药物能治疗便秘,如缓泻药可软化大便,刺激肠蠕动促进排便;但是如过量使用会产生依赖性。有些药物则可能会导致腹泻,如长时间服用抗生素,使肠道菌群失调而导致腹泻;麻醉药或止痛药,可减弱胃肠活动而导致便秘。

(3) 治疗和检查:某些治疗和检查会影响个体的排便活动,如腹部、肛门手术,服用钡餐等。

二、排便异常的护理

(一) 便秘患者的护理

1. 提供适宜的排便环境   为患者提供单独隐蔽的环境及充足的排便时间,如拉上围帘或用屏风遮挡,请探视者暂时离开,避开治疗、护理、查房和进餐时间,使患者思想放松,消除紧张情绪。

2. 协助患者选取适宜的排便姿势   病情许可时让患者去厕所排便。床上使用便器时,病情允许最好采用坐姿,利用重力作用增加腹压促进排便。对绝对卧床患者,术前应有计划地训练其在床上使用便器的能力。

3. 腹部环形按摩   排便时用手沿结肠解剖位置自右向左作环行按摩,可促使降结肠的内容物向下移动,并可增加腹内压,促进排便。

4. 遵医嘱口服缓泻药物   缓泻药可增加粪便中的水分,刺激肠蠕动,加速肠内容物的运行,而起到导泻的作用。对于老人、儿童应选择作用缓和的泻药,慢性便秘的患者可选用蓖麻油、番泻叶、酚酞(果导)等泻药。但应注意长期使用缓泻剂易于造成慢性便秘的发生。

5. 正确使用简易通便剂　常用开塞露、甘油栓等。可软化粪便,润滑肠壁,刺激肠蠕动从而促进排便。

6. 健康教育　①向患者及家属解释正常排便的重要性,并给予正确的排便指导。②帮助患者重建正常的排便习惯。指导患者选择适宜的排便时间,每天固定时间排便,不随意使用缓泻药及灌肠等方法。③合理安排膳食,多摄入可促进排便的食物和饮料。如多食用蔬菜、水果、粗粮等富含膳食纤维的食物;多饮水,病情许可时每日液体摄入不少于2000ml;适当食用油脂类食物。餐前提供开水、热饮料,促进肠蠕动。④鼓励患者适当运动,根据个人需要制订适宜可行的活动计划并协助患者运动,如打太极拳、散步等。卧床患者可进行床上活动或被动运动。此外,还应指导患者进行增强腹肌及盆底部肌肉力量的运动,以增加肠蠕动促进排便。

7. 以上方法均无效时,遵医嘱给予灌肠。

(二) 粪便嵌塞患者的护理

1. 早期可使用栓剂、口服缓泻药来润肠通便。

2. 必要时先行油类保留灌肠,2~3小时后再做清洁灌肠。

3. 人工取便　通常在清洁灌肠无效后遵医嘱执行。具体方法为:操作者戴手套,将涂润滑剂的示指慢慢插入患者直肠内,触到粪块时感觉其硬度及大小,然后机械地破碎粪块后再慢慢掏出。操作时应注意保护患者隐私,动作轻柔,避免损伤患者直肠黏膜。心脏病、脊椎受损者慎用人工取便,因容易刺激迷走神经。操作中如患者出现心悸、头晕等症状时应立刻停止操作。

4. 健康教育　向患者及家属讲解有关排便的知识,协助患者建立并维持正常的排便习惯,形成合理的膳食结构,防止便秘的发生。

(三) 腹泻患者的护理

1. 去除病因,如肠道感染应遵医嘱给予抗生素治疗,并停止进食引起腹泻的食物或饮品。

2. 心理支持　腹泻患者常感到焦虑和痛苦,护士应给予鼓励和耐心的解释并给予患者细心的护理,提高患者战胜疾病的自信心。

3. 卧床休息　腹泻患者应卧床休息,减少肠蠕动。还应注意腹部保暖,减少体力消耗。

4. 合理饮食　鼓励患者饮水,酌情给予清淡少渣的流质或半流质食物,避免油腻、辛辣、粗纤维食物。严重腹泻时应暂时禁食。

5. 肛周护理　每次便后用软纸轻擦肛门后用温水清洗,并在肛门周围涂油膏保护皮肤,特别是婴幼儿、老人、身体衰弱者更应注意保护皮肤。

6. 防治水电解质紊乱　遵医嘱给予止泻药、口服补盐液或静脉输液补充水分及电解质。

7. 密切观察病情　记录排便的次数及性质,必要时留取粪便标本送检。密切观察患者病情,如疑为传染病则按肠道隔离原则护理。

8. 健康教育　向患者讲解有关腹泻的知识,指导患者注意饮食卫生,养成良好的饮食及卫生习惯。

(四) 排便失禁患者的护理

1. 心理护理　排便失禁的患者常感到自卑,焦虑和紧张,期望得到别人的谅解和帮助。护理人员应给予心理鼓励与支持,理解尊重患者,帮助其树立信心,积极配合治疗和护理。

2. 保护皮肤　保持皮肤清洁干燥,床上铺橡胶单和中单或一次性垫巾或使用纸尿裤等,每次排便后用温水洗净肛门周围及臀部皮肤。肛门周围涂擦软膏保护皮肤。注意观察骶尾部皮肤变化,预防压疮的发生。

3. 帮助患者重建排便能力　仔细观察患者排便规律,定时给予便器,使患者自己排便;遵医嘱使用导泻栓剂或灌肠,以刺激排便建立排便反射;指导患者进行肛门括约肌及盆底肌功能锻炼。方法为:患者取立、坐或卧位,试作排便动作。先慢慢收缩肌肉,然后再慢慢放松,每次 10 秒左右,连续 10 次,每次锻炼 20～30 分钟,每日数次,以患者不感觉疲乏为宜。

4. 摄入液体　如无禁忌,保证患者每天摄入足量的液体。

5. 保持室内空气清新　定时开窗通风,及时清除粪便并更换污染的衣裤及被服,去除不良气味。

(五) 肠胀气患者的护理

1. 去除引起肠胀气的原因　如勿食易产气食物及饮品,如豆类、糖类食物、碳酸饮料;积极治疗肠道疾病并养成细嚼慢咽的习惯等。

2. 鼓励患者适当活动　协助患者下床活动如散步,卧床患者可做床上活动或变换体位,促进肠蠕动,从而减轻肠胀气。

3. 减轻肠胀气　可行腹部热敷或按摩、针刺疗法。必要时,遵医嘱给予药物治疗或行肛管排气。

4. 心理护理　给予患者耐心的解释和照顾,减轻患者焦虑。

三、与排便有关的护理技术

灌肠法是将一定量的液体通过肛管,从肛门经直肠灌入结肠,以帮助患者排便、排气、清洁肠道或经肠道供给药物,达到治疗疾病、缓解症状的目的。

根据灌肠的目的可分为不保留灌肠和保留灌肠。根据灌入的液体量又可将不保留灌肠分为大量不保留灌肠和小量不保留灌肠。如为了达到清洁肠道的目的,反复使用大量不保留灌肠,则为清洁灌肠。

(一) 大量不保留灌肠

【目的】

1. 解除便秘、肠胀气。

2. 清洁肠道,为某些手术、检查、分娩作准备。

3. 稀释或清除肠道内的有害物质,减轻中毒。

4. 为高热患者降温。

【评估】

1. 患者的年龄、意识状态、诊断、排便情况及灌肠的目的。

2. 患者的生命体征、心理状况、合作程度。

3. 患者肛周部位的皮肤、黏膜情况。

【计划】

1. 护士准备　衣帽整洁,剪指甲,洗手,戴口罩。

2. 用物准备

(1) 治疗车上层:灌肠筒一套(橡胶管全长约 120cm、玻璃接管、筒内盛灌肠液)或采用一次性灌肠包,肛管,血管钳(或液体调节开关),棉签,润滑剂,卫生纸或纱布,手套,橡胶或塑料单,治疗巾,弯盘,水温计。

考点:大量不保留灌肠的目的、操作方法及注意事项

（2）治疗车下层：便器和便器巾。

（3）输液架。

（4）灌肠溶液：常用 0.9% 氯化钠溶液和 0.1% ~ 0.2% 的肥皂液。成人每次用量为 500 ~ 1000ml，老人 500 ~ 800ml，小儿 200 ~ 500ml。溶液温度一般为 39 ~ 41℃，降温时为 28 ~ 32℃，中暑用 4℃ 的 0.9% 氯化钠溶液。

3. 环境准备　酌情关闭门窗，屏风遮挡患者，保持适宜的室温，采光充足。

【实施】　见表 13-4。

表 13-4　大量不保留灌肠

操作步骤	要点说明
1. 核对解释　携用物至患者床旁，核对患者床号、姓名及灌肠溶液，并解释操作目的和配合方法	严格执行查对制度 正确选用灌肠溶液，掌握溶液的温度、浓度和量。
2. 准备体位　协助患者取左侧卧位，双膝屈曲，退裤至膝部，臀部移至床沿	乙状结肠、降结肠处于下方，利用重力作用使灌肠液顺利流入 只暴露臀部，保暖，维护患者隐私
3. 垫巾　垫橡胶单和治疗巾于臀下。置弯盘于臀旁	不能自我控制排便的患者可取仰卧位，臀下垫便器
4. 挂筒　将灌肠筒挂于输液架上，筒内液面距肛门 40 ~ 60cm，戴手套	保持一定灌注压力和速度，压力过大，液体流速过快，不易保留且易造成肠道损伤。
5. 润管排气　连接并润滑肛管前段，排尽管内气体，夹管	防止气体进入直肠
6. 插肛管　左手垫卫生纸分开肛门，嘱患者深呼吸，右手将肛管轻轻插入直肠 7 ~ 10cm。固定肛管（图 13-10）	使患者放松，便于插入肛管 勿太用力，以防损伤肠黏膜，如插入受阻，可退出少许，旋转后缓缓插入。小儿插入深度 4 ~ 7cm
7. 灌液　开放管夹，使液体缓缓流入	
8. 观察　密切观察筒内液面下降速度和患者的情况（图 13-11 和图 13-12）	如液体流入受阻，可移动肛管或挤捏肛管，使堵塞管孔的粪便脱落 如患者主诉腹胀或有便意，可嘱患者张口深呼吸，放松腹部肌肉，并降低灌肠筒的高度以减慢流速，减轻腹压 如患者出现脉速、剧烈腹痛、面色苍白、大汗、心慌气促，则可能发生肠道剧烈痉挛或出血，须立即停止灌肠，与医生联系及时处理
9. 拔管　待灌肠液即将流尽时夹管，用卫生纸或纱布包裹肛管轻轻拔出，分离肛管放入弯盘内，擦净肛门	避免拔管时空气进入肠道及灌肠液和粪便随管流出
10. 保留灌肠液　协助患者取舒适的卧位，嘱其尽量保留 5 ~ 10 分钟后再排便	使粪便充分软化。降温灌肠，液体要保留 30 分钟，排便后 30 分钟，测量体温并记录
11. 排便　对不能下床的患者，给予便器，将卫生纸、呼叫器放于易取处。能下床的患者可协助自行排便	
12. 操作后处理 （1）整理用物：排便后及时取出便器，整理床单位，开窗通风 （2）采集标本：观察大便性状，必要时留取标本送检 （3）按相关要求处理用物 （4）洗手，记录灌肠结果	保持病房的整齐，去除异味 灌肠后排便一次为 1/E。灌肠后无大便记为 0/E

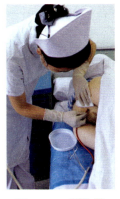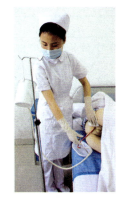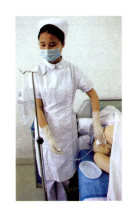

图 13-10　插肛管　　　图 13-11　观察液面 图 13-12　一次性灌肠袋灌肠

【注意事项】

1. 根据医嘱正确选择灌肠液：充血性心力衰竭患者禁用0.9%氯化钠溶液灌肠，以免加重水钠潴留，增加心脏负担；肝性脑病患者禁用肥皂水灌肠，以减少氨的产生和吸收。

2. 妊娠、急腹症、消化道出血、严重心血管疾病的患者禁忌灌肠。

3. 伤寒患者灌肠时灌肠液量不得超过500ml，灌肠筒内液面高度不得超过肛门30cm。

4. 准确掌握灌肠溶液的浓度、温度、压力、量及流速。

5. 灌肠时患者如有腹胀或便意时，应嘱患者做深呼吸，以减轻不适。

6. 灌肠过程中应随时密切观察患者的病情变化，如发现脉速、面色苍白、心慌气急、剧烈腹痛时，应立即停止灌肠并及时与医生联系，采取急救措施。

（二）小量不保留灌肠

【目的】

1. 为年老体弱、小儿、孕妇、危重、腹部及盆腔手术患者解除便秘。

2. 排除肠道内的气体，减轻腹胀。

【评估】

1. 患者的病情、临床诊断、灌肠的目的。

2. 患者的意识状态、生命体征、心理状况和排便情况。

3. 患者肛周皮肤、黏膜情况。

4. 患者对灌肠的理解程度、配合能力。

【计划】

1. 护士准备　衣帽整洁，剪指甲，洗手，戴口罩。

2. 用物准备

（1）治疗车上层备：注洗器，量杯或小容量灌肠筒，肛管，温开水5～10ml，遵医嘱准备灌肠液、血管钳、润滑剂、棉签、弯盘、卫生纸或纱布、橡胶单、治疗巾、手套、水温计、一次性手套等。

（2）治疗车下层备：便器和便器巾。

（3）常用灌肠液："1、2、3溶液"（50%硫酸镁30ml、甘油60ml、温开水90ml）；油剂（甘油50ml加等量温开水）；植物油120～180ml。溶液温度为38℃。

3. 环境准备　同大量不保留灌肠。

【实施】　见表13-5。

考点：小量不保留灌肠的目的、操作方法及注意事项

表 13-5　小量不保留灌肠

操作步骤	要点说明
1. 核对解释　携用物至患者床旁,核对患者床号、姓名及灌肠溶液,并解释操作目的和配合方法	严格执行查对制度 正确选用灌肠溶液,掌握溶液的温度、浓度和量。
2. 环境准备　酌情关闭门窗,设置隐蔽环境,调节室温,光线充足	保护患者隐私
3. 连接、润管、排气　戴手套,将弯盘置于臀边,用注洗器抽吸灌肠液,连接肛管,润滑肛管前段,排气,夹管	减少插管时的阻力和对黏膜的刺激
4. 插管　左手垫卫生纸分开肛门,暴露肛门。嘱患者深呼吸,右手将肛管轻轻插入直肠 7～10cm	使患者放松,便于插入肛管
5. 注入灌肠液　固定肛管,松开血管钳,缓缓注入溶液,注毕夹管。取下注洗器再吸取溶液,松夹后再行灌洗。如此反复直至灌肠溶液注入完毕(图 13-13、图 13-14)	注入速度不得过快,以免刺激肠黏膜,引起排便反射 如用小容量灌肠筒,液面距肛门不能超过 30cm 注意观察患者反应
6. 拔管　血管钳夹肛管尾端或反折肛管尾端,用卫生纸包住肛管轻轻拔出,放入弯盘,擦净肛门	避免拔管时空气进入肠道及灌肠液和粪便随管流出
7. 安置患者　取下手套,协助患者取舒适的卧位,嘱其尽量保留 10～20 分钟后排便对不能下床的患者,给予便器,将卫生纸、呼叫器放于易取处。能下床的患者可协助自行排便	充分软化粪便,利于排便
8. 操作后处理 (1) 整理床单位,清理用物 (2) 洗手,并做好记录	记录灌肠时间,灌肠液的种类、量,患者的反应

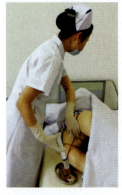
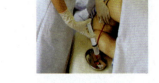
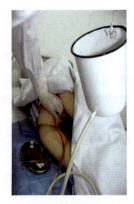

图 13-13　小量不保留灌肠(注洗器)　　图 13-14　小量不保留灌肠(灌肠筒)

【注意事项】

1. 灌肠时插管深度为 7～10cm,压力宜低,注入灌肠液的速度不得过快。

2. 每次抽吸灌肠液时应反折肛管尾端,防止空气进入肠道,引起腹胀。

考点:保留灌肠的操作方法及注意事项

(三) 保留灌肠

将药液通过肛管灌入到直肠或结肠内,通过肠黏膜吸收达到治疗疾病的目的。

【目的】

1. 镇静、催眠。

2. 治疗肠道感染。

【评估】

1. 患者的病情、肠道病变部位、临床诊断。

2. 患者的意识状态、生命体征、心理状况。

3. 患者合作理解程度、配合能力。

【计划】

1. 护士准备 衣帽整洁,剪指甲,洗手,戴口罩。

2. 用物准备

（1）同小量不保留灌肠。选择较细的肛管,另备小垫枕以抬高臀部。

（2）常用溶液:①镇静、催眠常用10%水合氯醛;②肠道感染常用2%小檗碱,0.5%~1%新霉素或其他抗生素溶液。药物及剂量遵医嘱准备,灌肠溶液量不超过200ml,温度38℃。

3. 环境准备 同大量不保留灌肠。

【实施】 见表13-6。

表 13-6 保留灌肠

操作步骤	要点说明
1. 核对解释 携用物至患者床旁,核对患者床号、姓名及灌肠溶液,并解释操作目的和配合方法	严格执行查对制度 保留灌肠以晚上睡眠前灌肠为宜,此时活动减少,药液易于保留吸收
2. 体位 根据病情选择不同的卧位	慢性细菌性痢疾,病变部位多在乙状结肠和直肠,取左侧卧位。阿米巴痢疾病变多在回盲部,取右侧卧位。
3. 抬高臀部 垫小垫枕、橡胶单和治疗巾,臀部抬高约10cm	抬高臀部,防止药液溢出
4. 插管 戴手套,润滑肛管前段,排气后,轻轻插入直肠15~20cm,缓慢注入药,注入完毕,再注入温开水5~10ml,抬高肛管尾端,使溶液全部注入	使药液充分被吸收,达到治疗目的 注意观察患者反应
5. 拔管 拔出肛管,擦净肛门,取下手套,嘱患者保留药液在1小时以上再排便	注入速度不得过快,以免刺激肠黏膜,引起排便反射 如用小容量灌肠筒,液面距肛门不能超过30cm 注意观察患者反应
6. 操作后处理 （1）整理床单位,清理用物 （2）洗手,并做好记录	记录灌肠时间,灌肠液的种类、量,患者的反应

【注意事项】

1. 肛门、直肠、结肠手术的患者及大便失禁的患者,均不宜作保留灌肠。

2. 保留灌肠时,应选择稍细的肛管并且插入要深,灌肠液量不宜过多,灌入速度宜慢,压力要低,使灌入的药液能保留较长时间,利于肠黏膜吸收。

3. 保留灌肠前应了解保留灌肠目的和病变部位,以确定患者的卧位和插入肛管的深度。

4. 保留灌肠前嘱患者排尿排便,肠道排空有利于药液吸收。

链 接

口服高渗溶液清洁肠道

高渗溶液在肠道内形成高渗环境,使肠道内水分大量增加,软化粪便并增加肠内容物的容积,刺激肠蠕动,加速排便从而达到清洁肠道的目的。适用于术前肠道准备、直肠、结肠检查等。常用溶液有甘露醇、硫酸镁。

1. 甘露醇法　患者术前3天进半流质饮食,术前1天进流质饮食,术前1天下午2:00~4:00口服甘露醇溶液1500ml(20%甘露醇500ml+5%葡萄糖1000ml混匀即可)。一般服用后15~20分钟即反复自行排便。

2. 硫酸镁法　患者术前3天进半流质饮食,每晚口服50%硫酸镁10~30ml。术前1天进流质饮食。术前1天下午2:00~4:00口服25%硫酸镁200ml(50%硫酸镁100ml+5%葡萄糖盐水100ml)后再口服温开水1000ml。一般服后2~3h内可排便2~5次。

(四) 清洁灌肠

清洁灌肠即反复多次的大量不保留灌肠。

【目的】　彻底清除滞留在结肠中的粪便,为手术或直肠、结肠X线摄片做准备。

【方法】　同大量不保留灌肠。第一次用0.1%~0.2%的肥皂液,以后用0.9%氯化钠灌肠多次,直至排出的液体清洁无粪质为止。

【注意事项】　灌肠时压力要低,每次灌肠后让患者休息片刻。

(五) 简易通便法

简易通便法是一种简单、经济而有效的帮助患者解除便秘的措施,适用于年老体弱及久病卧床的便秘患者。

1. 开塞露法　开塞露用甘油或山梨醇制成。使用时将封口端剪去,先挤出少许液体润滑开口处。嘱患者取左侧卧位,放松肛门括约肌,轻轻插入肛门后将药液全部挤入直肠内(图13-15),嘱患者保留5~10分钟后排便。

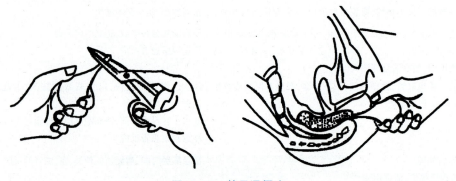

图 13-15　简易通便法

2. 甘油栓法　甘油栓是用甘油和明胶制成的栓剂。操作时,护士戴手套,一手捏住甘油栓底部,轻轻插入肛门至直肠内,抵住肛门处轻轻按摩,嘱患者保留5~10分钟排便。

3. 肥皂栓法　将普通肥皂削成圆锥形(底部直径约1cm、长3~4cm),护士戴手套后将肥皂栓蘸热水后将前端轻轻插入肛门。如有肛裂、肛门剧痛、肛门黏膜溃疡者,则不宜使用肥皂栓通便。

(六) 肛管排气

肛管排气将肛管从肛门插入直肠,以排除肠腔内积气的方法。

考点: 肛管排气法的注意事项

【目的】　帮助患者排除肠道积气,减轻腹胀。

【评估】

1. 患者的腹胀情况、临床诊断。

2. 患者的意识状态、生命体征、心理状况。

3. 患者合作理解程度、配合能力。

【计划】

1. 护士准备　衣帽整洁,剪指甲,洗手,戴口罩。

2. 用物准备

(1) 治疗盘内备:肛管,玻璃接头,橡胶管,玻璃瓶(内盛水 3/4 满,瓶口系带)。

(2) 治疗盘外备:清洁手套、润滑油、棉签、胶布(1cm×15cm)。

3. 环境准备　同大量不保留灌肠。

【实施】　见表 13-7。

表 13-7　肛管排气

操作步骤	要点说明
1. 核对解释　携用物至患者床旁,再次核对患者床号、姓名,解释操作目的和配合方法	严格执行查对制度
2. 体位　协助患者取左侧卧位,注意遮盖和保暖,暴露肛门	此体位有利于肠腔内气体排出 保暖,保护患者隐私、维护患者自尊
3. 连接排气装置　将玻璃瓶系于床边,橡胶管一端插入玻璃瓶液面下,另一端将与肛管相接	防止空气进入直肠内,加重腹胀。观察气体排出的情况
4. 插管　戴手套,润滑肛管前段,嘱患者深呼吸,将肛管轻轻插入直肠 15～18cm,用胶布将肛管固定于臀部,再将橡胶管固定在床单上(图 13-16)	减少肛管对直肠的刺激 橡胶管留出足够长度以利于翻身,防止肛管脱落
5. 观察　如排气不畅,协助患者更换体位或按摩腹部	若有气体排出,可见瓶内有气泡逸出 变换体位或按摩腹部可以促进排气
6. 拔管　保留肛管不超过 20 分钟,拔出肛管,清洁肛门,取下手套	
7. 操作后整理 (1) 协助患者取舒适的体位,并询问患者腹胀有无减轻 (2) 整理床单位,清理用物 (3) 洗手,记录	记录排气时间及效果,患者的反应

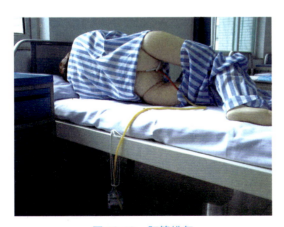

图 13-16　肛管排气

【注意事项】

1. 操作方法和步骤正确、熟练。

2. 肛管保留时间一般不超过 20 分钟,长时间置管会降低肛门括约肌的反应,甚至肛门括约肌永久性松弛。必要时可间隔 2 ~ 3 小时重复排气。

3. 勿过多暴露患者,保护患者隐私。

 目 标 检 测

A₁ 型题

1. 少尿是指 24 小时排尿量少于
   A. 600ml B. 400ml
   C. 200ml D. 100ml
   E. 50ml

2. 护理留置导尿的患者,以下护理措施不当的是
   A. 集尿袋两天更换一次
   B. 每日定时更换集尿袋一次
   C. 每周更换尿管一次
   D. 记录每次倾倒的尿量
   E. 集尿袋位置应低于耻骨联合

3. 血红蛋白尿颜色是
   A. 洗肉水样 B. 浓茶色
   C. 深黄色 D. 白色
   E. 鲜黄色

4. 为男患者行导尿术插管时,使阴茎与腹壁成60°角的目的是使
   A. 耻骨前弯变小 B. 耻骨前弯消失
   C. 耻骨下弯消失 D. 耻骨下弯变大
   E. 耻骨前弯变大

5. 长期留置导尿后,尿液出现浑浊、结晶及沉淀,护士应
   A. 让患者经常变换体位
   B. 膀胱内滴药
   C. 热敷下腹部
   D. 反复清洁尿道口
   E. 多饮水并进行膀胱冲洗

6. 上消化道出血患者的粪便呈
   A. 米泔样便 B. 鲜血便
   C. 柏油样便 D. 陶土样便
   E. 果酱样便

7. 阿米巴痢疾患者的粪便呈
   A. 米泔样便 B. 鲜血便
   C. 柏油样便 D. 陶土样便
   E. 果酱样便

8. 保留灌肠时药液的量应不超过
   A. 500ml B. 400ml
   C. 300ml D. 200ml
   E. 100ml

9. 对严重腹泻的患者护理措施错误的是
   A. 高热量、高维生素、多纤维素饮食
   B. 注意水电解质的补充
   C. 注意保护肛周皮肤
   D. 按医嘱选用止泻药
   E. 必要时留取粪便标本送检

10. 为肝性脑病患者灌肠时,不宜选用肥皂水为灌肠液,其原因是
    A. 防止发生腹胀
    B. 防止对肠黏膜的刺激
    C. 减少氨的产生及吸收
    D. 以免引起顽固性腹泻
    E. 防止发生酸中毒

11. 肛管排气时,肛管插入肛门的长度为
    A. 7 ~ 10cm B. 10 ~ 15cm
    C. 15 ~ 20cm D. 15 ~ 18cm
    E. 10 ~ 20cm

A₂ 型题

12. 患者,女性,32 岁,今晨在腰麻下行子宫肌瘤切除术,术前护士为其插导尿管,该护士向患者解释插导尿管的主要目的是
    A. 引出尿液,以防术后尿潴留
    B. 避免术中出现尿失禁
    C. 便于手术进行
    D. 避免术中误伤膀胱
    E. 术后冲洗尿道,以防感染

13. 患者,女性,53 岁,诊断为尿毒症,精神萎靡,食欲差,24 小时尿量80ml,下腹部无胀满,无胀痛,护士诊断患者目前的排尿状况是
    A. 尿潴留 B. 蛋白尿
    C. 少尿 D. 无尿
    E. 多尿

14. 患者,男性,60 岁,前列腺肥大。饮酒后患者排尿困难,腹痛,18 小时未排尿。护士为患者采取的最恰当的措施是

A. 更换体位协助排尿

B. 温水冲洗会阴

C. 行导尿术

D. 听流水声

E. 下腹部热毛巾热敷

15. 患者,女性,20 岁,慢性阿米巴痢疾,拟行 2% 黄连素灌肠治疗。灌肠操作不正确的是

    A. 每次灌肠量<200ml

    B. 液面距肛门<30cm

    C. 灌肠时患者取左侧卧位

    D. 肛管插入肛门 15～20cm

    E. 灌入液体保留 1 小时以上

16. 患者,女性,50 岁,体温持续 39℃以上,医嘱给予 0.9% 氯化钠大量不保留灌肠降温。护士为其实施灌肠操作中,不正确的操作要点是

    A. 为患者置左侧卧位

    B. 灌肠液 800ml,温度 35℃

    C. 插管深度 7～10cm

    D. 液面距肛门 40cm

    E. 嘱患者 5～10 分钟后排便

17. 患者,女性,36 岁,阑尾炎切除术后。术后 3 天患者无排气,腹胀明显。护士采取的最简单有效的措施是

    A. 鼓励患者下床活动

    B. 胃肠减压

C. 腹部热敷

D. 肛管排气

E. 腹部环形按摩

18. 患者,女性,52 岁。术前医嘱:清洁灌肠,在灌肠过程中出现面色苍白、出冷汗、剧烈腹痛、脉速、心慌气急,护士应该采取的措施是

    A. 嘱患者张口呼吸,减轻腹压

    B. 立即停止灌肠并通知医生

    C. 分散患者的注意力

    D. 减慢灌肠液的流速

    E. 降低灌肠筒高度,减轻压力

A_3/A_4 型题

(19、20 题共用题干)

患者,女性,50 岁,膀胱高度膨胀,行导尿术。

19. 为该患者导尿初次消毒尿道口及小阴唇的顺序为

    A. 自上而下,由内向外

    B. 自上而下,由外向内

    C. 自下而上,由内向外

    D. 自下而上,由外向内

    E. 尿道口外螺旋式消毒 2 次

20. 该患者首次导尿时,放出尿量不应超过

    A. 500ml   B. 800ml

    C. 1000ml   D. 1500ml

    E. 2000ml

第十四章 冷、热疗法

案例14-1

患者,女性,20岁,学生,踝关节扭伤2小时,局部疼痛、肿胀,来医院就诊。

问题:1. 应采用冷疗还是热疗,为什么?

    2. 2天以后,又该如何处理? 为什么?

冷热疗是通过低于或高于人体温度的物质作用于体表,引起皮肤及内脏器官血管的收缩或舒张,从而达到止血、镇痛、消炎、降温和增进舒适的目的,是临床上常用的物理治疗方法。冷热疗技术应用时可使机体产生一系列生理反应,在一定时间内机体的反应随治疗时间增加而增强,但是超过1小时,会出现相反的作用,成为继发效应。因此,冷热疗技术以10～30分钟为宜。

第一节 冷 疗 法

一、冷疗概述

(一) 冷疗的影响因素

考点:冷疗的影响因素

1. **冷疗的方式** 有干冷和湿冷两种方式,湿冷法比干冷法效果好,所以干冷法的温度应比湿冷法低一些。

2. **冷疗的部位** 皮肤较薄的部位对冷一般更为敏感。另外,在腋下、腹股沟等体表大血管流经处,因血液循环良好,冷疗效果更好。

3. **冷疗面积** 冷疗面积大效果强,冷疗面积小效果弱。但需要注意的是,冷疗面积越大,机体的耐受性越差,越易引起不适。

4. **冷疗时间** 冷疗的效应需要一定的时间才能产生,并随着时间的延长而增强,一般用冷时间为15～30分钟。时间过长会引起继发性效应,不但抵消治疗效果,还可引起相反的作用。

5. **温度差** 冷疗的温度与体表温度相差越大,机体反应越强,反之则越弱。

6. **个体差异** 患者一般状况、精神状态、年龄及性别不同,对冷疗的耐受性不同,反应也不相同。如年老患者,因各方面功能减退,对冷疗刺激反应比较迟钝;婴幼儿因体温调节中枢未发育完善,对冷疗反应较为强烈;女性患者对冷的感受较男性敏感等。

(二) 冷疗的适应证

考点:冷疗的适应证

1. **炎症早期** 用冷血管收缩,血流速度减慢,细菌和细胞的代谢降低,可防炎症的扩散。

2. **止血** 用冷血管收缩,血流速度减慢,血液黏稠度增强,可减少局部的出血。适用于软组织损伤的初期(48小时内)、扁桃体摘除术后、鼻出血者。

3. **减轻组织肿胀、减轻疼痛** 用冷一方面使神经末梢敏感性降低,减轻疼痛;另一方面用冷血管收缩,毛细血管通透性降低,减少出血,减轻肿胀,减轻疼痛。适应于压痛、烫伤、急性损伤早期。

4. **降低体温** 适应于高热、中暑者降低体温和降低脑外伤、脑缺氧者脑细胞耗氧量。

(三) 冷疗的禁忌证

考点:冷疗的禁忌证

1. **组织受损、血液循环障碍者** 因为循环不良时,如用冷,会使血管收缩,血液流动速度减慢,致局部组织缺血缺氧,最终导致伤口难于愈合或循环障碍加重。

2. 慢性炎症或深部化脓性病灶 因用冷可使血管收缩,血流速度减慢,局部血流量减少,影响炎性物质的吸收。

3. 水肿部位禁用冷疗 因为冷疗可使血管收缩,血流减少,影响组织间液的吸收。

4. 对冷过敏者忌用。

5. 冷疗禁用部位 ①枕后、耳郭、阴囊处忌用,由于皮肤薄,血液循环量小,易引起冻伤;②心前区忌用,防出现反射性心率减慢及房室传导阻滞;③腹部忌用,防出现腹泻;④足心忌用,防反射性末梢血管收缩,影响散热或引起一过性冠状动脉收缩。

二、冷疗应用

考点:局部及全身冷疗的方法及注意事项

(一)局部冷疗

干冷 冰袋(图 14-1)、冰囊(图 14-2)、冰帽(图 14-3)

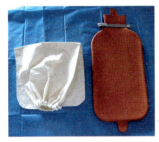
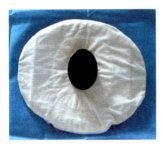
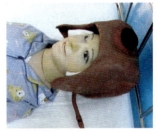

图 14-1 冰袋 　　　图 14-2 冰囊 　　　图 14-3 冰帽

【目的】 降温、止血、镇痛、消炎,颅脑损伤者用冰帽可降低脑组织的耗氧量,增强脑组织对缺氧的耐受性。

【评估】

1. 患者的病情、治疗情况及合作程度。

2. 患者的全身循环及局部皮肤情况。

【计划】

1. 护士准备 衣帽整洁,剪指甲,洗手,戴口罩。

2. 用物准备 冰袋或冰囊或冰帽、冰块、木槌、脸盆、布袋、毛巾、海绵、不脱脂棉球、凡士林纱布、水桶、肛表、手消毒液。

3. 环境准备 整洁、宽敞,温度适宜。

【实施】 见表 14-1。

表 14-1 冰袋、冰囊、冰帽的使用

操作步骤	要点说明
1. 准备冰袋	
(1)准备冰块:用木槌敲碎冰块,把砸碎的小冰块放入凉水盆中,溶去冰块棱角	防止棱角刺破冰袋
(2)装袋:检查冰袋、冰囊、冰帽无破损,装袋约 1/2~2/3 满	
(3)排气:缓慢放平冰袋使液体接近冰袋口,排出冰袋(冰帽)内的气体后夹紧冰袋口或旋紧冰帽口	
(4)套布袋 擦干,检查无漏水后套上布袋	

操作步骤	要点说明
2. 核对并解释　说明操作的目的和配合方法	确认患者,取得合作
3. 冷敷　放置冰袋于所需部位。高热降温置于前额、头顶及体表大血管分布处;扁桃体摘除术后置于颈前颌下;鼻出血者悬吊于鼻根部;冰帽则戴于头上,耳郭、枕后需放置棉垫(使用冰槽需在耳内塞不脱脂棉球,双眼盖凡士林纱布)	避免压迫局部组织,阻碍血液循环防止水流入耳内,保护后颈及角膜
4. 观察　冷疗过程中注意观察患者的反应,降温患者若体温降至39℃以下,取下冰袋	患者主诉不适或皮肤出现苍白、青紫、肛温低于30℃等,均应立即停止用冷,防止室颤等
5. 操作后处理　敷毕,取下冰袋,整理床单位,冰袋或冰帽内液体倒空,倒挂晾干备用	吹入少量空气,置于阴凉处保存
6. 记录　洗手后记录用冷的时间、部位、患者反应	

【注意事项】

1. 使用冰袋过程中,每10分钟观察用冷部位皮肤情况,若有苍白、青紫、麻木等须立即停止使用。

2. 随时观察冰袋、冰囊、冰帽有无漏水,如有应立即更换。

3. 冰融化后,应及时更换;使用时间应在30分钟以内或遵医嘱执行。

　链　接

医 用 冰 袋

内含制冷剂的冰袋,使用前先把冰袋放在水里,用手揉,使其膨胀到1cm左右,膨胀好后拿出来把表面的水分擦干,然后放在冰箱里冷冻就可以用了,可以用在需要的位置(图14-4),并且可以反复使用。

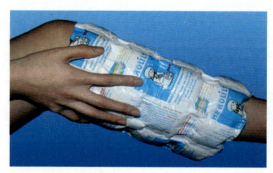

图 14-4　医用冰袋

冷湿敷

【目的】　降温、止血、镇痛、消炎。

【评估】

1. 患者的病情、治疗情况及合作程度。

2. 患者全身循环及局部皮肤情况。

【计划】

1. 护士准备:衣帽整洁,剪指甲,洗手,戴口罩。

2. 用物准备:冰水置于盆或桶内、卵圆钳2把,敷布2块、凡士林、纱布、棉签、橡胶单、治疗巾、手消毒液。

3. 环境准备：整洁、宽敞、明亮符合操作要求。

【实施】 见表14-2。

表14-2 冷湿敷

操作步骤	要点说明
1. 核对解释 备用物至床旁,核对患者,解释操作目的及配合方法,取舒适体位	确认患者,取得合作
2. 冷敷 暴露患处,将橡胶单及治疗巾垫入所敷部位下,湿敷部位涂抹凡士林后盖上一层纱布,将敷布浸于冰水或冷水中,用敷料钳拧至不滴水为宜,敷于患处,每3~5分钟更换1次,持续15~20分钟	开放性伤口需遵无菌原则,且敷后换药 敷布须浸透并及时更换
3. 观察 冷敷过程中注意观察患者的反应	
4. 整理 敷毕,取下敷布,整理床单位	
5. 记录 洗手后记录使用的时间、部位、患者的反应	冷疗30分钟后应测量体温,并记录

【注意事项】

1. 冷敷前,局部应涂凡士林,保护皮肤。

2. 冷敷时注意观察局部皮肤的颜色及患者的主诉,以免发生冻伤。

（二）全身冷疗

全身冷疗是利用乙醇或温水接触身体皮肤,通过乙醇或温水的蒸发、传导作用增加机体散热,达到降温目的。

【目的】 为高热患者降温。

【评估】

1. 患者的病情、治疗情况及合作程度。

2. 拭浴前体温及皮肤情况。

【计划】

1. 护士准备 衣帽整洁,剪指甲,洗手,戴口罩。

2. 用物准备 治疗碗内盛32~34℃温水或25%~35%乙醇200~300ml、小毛巾2块、大毛巾、冰袋、热水袋及套、手消毒液,必要时备衣裤、便器、屏风。

3. 环境准备 整洁、宽敞、明亮,调节室温至符合操作要求。

【实施】 见表14-3。

表14-3 乙醇拭浴(温水擦浴)

操作步骤	要点说明
1. 核对解释 核对患者,解释操作的目的及配合方法,排空膀胱,取舒适体位	确认患者并取得合作
2. 准备 关闭门窗,置冰袋于头顶,热水袋于足底	保护隐私,头顶放冰袋可防止头部充血而致头痛;足底放热水袋可促进足底血管扩张减轻头部充血,并使患者舒适
3. 拭浴	以离心方向进行拍拭,因摩擦产热
(1) 协助患者脱去衣裤,露出肢体,下垫大毛巾,将小毛巾拧至半干缠在手上成手套状,轻轻拍拭	时间15~20分钟

续表

操作步骤	要点说明
（2）拭浴顺序　双侧上肢→背部、臀部→双侧下肢	每侧肢体及背臀部个拍拭3分钟
1）双上肢	擦至腋窝、肘窝、腹股沟、腘窝处延长拍拭时间
①颈外侧→肩→上臂外侧→手背	
②侧胸→腋窝→上臂内侧→前臂内侧→手心	
2）腰背部：患者侧卧，从颈下肩部→臀部	
3）双下肢	
①外侧：髂骨→下肢外侧→足背	
②内侧：腹股沟→下肢内侧→内踝	
③后侧：股下→大腿后侧→腘窝→足跟	
4. 观察　患者有无寒战、面色苍白、脉搏呼吸异常	有异常应立即停止，及时处理
5. 操作后处理	
（1）操作毕，取下冰袋，协助穿好衣裤，整理床单位	
（2）30分钟后测体温，若低于39℃取下冰袋	
6. 记录　洗手后记录降温的时间、患者的反应及疗效等	

【注意事项】

1. 擦浴中应观察患者情况，如有寒战、面色苍白，或脉搏、呼吸异常或主诉不适时，应立即停止操作，并报告医生。

2. 擦至腋窝、肘窝、腹股沟、腘窝等大血管丰富处，应延长拍拭时间以增强疗效。

3. 禁擦枕后、心前区、阴囊、腹部、足底。擦浴时间为15～20分钟。有出血倾向者及婴幼儿全身降温不宜选用乙醇，而应选择没有刺激性的温水。

第二节　热　疗　法

一、热疗概述

考点：热疗的影响因素

（一）热疗的影响因素

1. **方法**　用热方法不同，效果不同，通常有湿热与干热两种。由于水是热的良导体，因此湿热效果优于干热。

2. **时间**　用热需要有一定的时间才能达到预期效果。在一定时间内，随着时间的延长，效果越强。但若应用时间过长，敏感性降低，且会发生继发性效应，甚至还会引起不良反应，如烫伤等。

3. **温度**　用热的温度与体表的温度相差愈大，机体对热刺激的反应愈强烈，反之，则愈小。其次，环境温度也会影响热效应，如室温越高，则散热越慢。

4. **面积**　用热产生的效果与应用面积有关。用热面积越大，产生的反应越强，效果越显著。反之，用热面积越小，效果就会越弱。

5. **部位**　用热部位不同，产生的热效应也不同。

6. **个体差异**　由于机体的状态、年龄、性别、神经系统的调节功能以及过去的经验等不同对热的耐受力会有所差异，同一温度的刺激会产生不同的效应。

考点：热疗的适应证

（二）热疗的适应证

1. **促进炎症的消散及局限**　热疗可使局部血管扩张，血流速度加快，利于组织中毒素的排出；同时促进血液循环，增加血流量，加快新陈代谢，增强白细胞的吞噬功能。因而在炎症早期用热可促进炎性渗出物的吸收;在炎症后期用热,可因白细胞释放蛋白溶解酶,溶解坏死组织,从而有助于坏死组织的清除及组织修复,使炎症局限。

2. 缓解疼痛 热疗能降低痛觉神经的兴奋性,改善血液循环,减轻炎性水肿,加速致痛物质的排出及渗出物的吸收,从而减轻局部肿胀对神经末梢的压迫。热疗还可使肌肉、肌腱和韧带等组织放松,可缓解因肌肉痉挛、关节强直而引起的疼痛。常用于腰肌劳损者。

3. 减轻深部组织充血 热疗可使局部血管扩张,体表血流增加,因而可相对减轻深部组织充血。

4. 保暖 热疗可使局部血管扩张,促进血液循环,使患者感到温暖舒适。可用于危重、年老体弱、小儿及末梢循环不良患者的保暖。

（三）热疗的禁忌证

1. 未明确诊断的急腹症 热疗能够减轻疼痛导致掩盖病情真相而贻误诊断和治疗。

2. 面部危险三角区感染 因面部危险三角区血管丰富又无静脉瓣,且与颅内海绵窦相通,热疗导致细菌和毒素进入血循环进入颅内,造成颅内感染。

3. 各种脏器内出血 因热疗可使局部血管扩张,增加脏器的血流量和血管的通透性,而加重出血。

4. 软组织损伤早期(48小时内) 软组织损伤,如挫伤、扭伤或砸伤等早期,忌用热疗。因热疗可促进局部血循环,从而加重皮下出血、肿胀及疼痛。

5. 急性炎症反应 如牙龈炎、中耳炎、结膜炎等,用热可使局部温度升高,有利于细菌繁殖,炎症扩散,加重病情。

6. 其他 金属移植物部位因为金属是热的良导体,易造成烫伤;心、肝、肾疾患,孕妇,恶性肿瘤患者应慎用。

考点:热疗的禁忌证

二、热疗应用

（一）干热疗法

1. 热水袋的使用

〖目的〗保暖、消炎、镇痛、解痉。

〖评估〗

（1）患者的病情、治疗情况、合作程度及用物。

（2）患者的局部皮肤情况,有无伤口及感觉障碍。

〖计划〗

（1）护士准备:衣帽整洁,剪指甲,洗手,戴口罩。

（2）用物准备:热水袋(图14-5)及布套,水罐内盛热水,水温计,毛巾、手消毒剂。

考点:全身、局部热疗的方法及注意事项

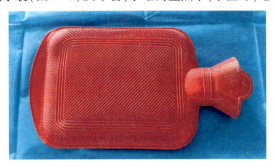

图 14-5 热水袋

（3）环境准备：整洁、宽敞，温度适宜，酌情关闭门窗。

〖**实施**〗　见表 14-4。

表 14-4　热水袋的使用

操作步骤	要点说明
1. 测量水温　调节温度在 60～70℃	昏迷、麻痹、麻醉未清醒、小儿、老人，水温应不超过 50℃
2. 灌水　平放热水袋，去塞，一手持热水袋口边缘，一手灌水，一边灌一边提高热水袋，使水不溢出，灌至热水袋容积的 1/2～2/3	
3. 套布袋　将热水袋放平，排出袋内空气，拧紧塞子，擦干，然后倒提热水袋并轻挤一下，检查无漏水后装入布套中，系紧袋口	排尽空气，防影响导热 避免橡胶制品直接接触皮肤
4. 核对解释　带用物至患者床旁，核对并解释操作目的及配合方法、注意事项	确认患者，取得合作
5. 放置热水袋　将热水袋置于所需位置，时间不超过 30 分钟	防止继发效应，影响疗效
6. 观察　效应与反应，热水温度等	如皮肤潮红、疼痛，应停止使用并在局部涂凡士林保护皮肤
7. 操作后整理　热疗结束，取回热水袋，整理床单位，处理用物	将水倒净，倒挂晾干后吹入空气，拧紧塞子，阴凉处晾干；布袋洗净备用
8. 记录　洗手，记录使用的时间、部位、疗效等	做好交接班

〖**注意事项**〗

（1）必须加强责任心，严格交接班制度，严防烫伤。

（2）小儿、老年、昏迷及局部知觉麻痹者，水温不超过 50℃，热水袋用大毛巾包裹，避免直接接触皮肤引起烫伤，并密切观察皮肤的颜色。

（3）发现局部皮肤潮红时，应立即停止使用，并立即局部涂凡士林。

2. 烤灯　常用的有红外线和鹅颈灯。

〖**目的**〗　消炎、解痉、镇痛、促进创面干燥结痂和促使肉芽组织生长。

〖**评估**〗　患者的病情、治疗情况、合作程度及局部皮肤情况。

〖**计划**〗

（1）护士准备：衣帽整洁，剪指甲，洗手，戴口罩。

（2）用物准备：红外线灯或鹅颈灯、手消毒液，必要时备有色眼镜或眼罩、屏风。

（3）环境准备：整洁、宽敞，明亮，必要时屏风遮挡，保护患者隐私。

〖**实施**〗　见表 14-5。

表 14-5　烤灯的使用

操作步骤	要点说明
1. 核对解释　带用物至患者床旁，核对并解释操作目的及配合方法、注意事项，暴露治疗部位	确认患者，取得合作，必要时保护隐私
2. 准备烤灯　根据治疗部位选择烤灯功率并检查烤灯的性能	手、足用 250W 灯泡，胸、腹、腰、背部等可用 500～1000W 的灯泡
3. 照射　调节照射剂量以温热感为宜（一般灯距为 30～50cm），每次照射时间 20～30 分钟	照射颜面部时应保护好眼睛，可戴有色眼镜

操作步骤	要点说明
4. 观察　使用过程中注意观察局部的患者情况,如有皮肤异常或主诉不适及时处理	局部皮肤出现均匀红斑为照射剂量合适,若出现紫红色表示过量,应立即停止照射并在局部涂抹凡士林以保护皮肤
5. 用物处理　照射毕,关电源,移烤灯,协助患者取舒适卧位并整理床单位	照射毕,休息15分钟后再离开,防受凉
6. 记录　洗手后记录使用的时间、部位、疗效等	做好交接班

〖注意事项〗

(1) 照射过程中必须保持体位舒适和稳定。

(2) 颜面部照射时应注意保护患者的眼睛,一般戴有色的眼镜或用纱布遮挡。

(3) 意识障碍、局部感觉障碍、血液循环障碍者治疗时应加大灯距,防止烫伤。

(二) 湿热疗法

1. 湿热敷　起消炎、消肿、解痉、镇痛的作用。热敷时局部及周边涂凡士林并盖上单层纱布,水温应为50~60℃,每3~5分钟更换敷料1次,时间为15~20分钟,敷后应休息15分钟再外出,防受凉。具体操作同冷湿敷。

2. 局部浸泡　水温40~45℃,浸泡时间15~20分钟。常用于消炎、消肿、镇痛等。

3. 热水坐浴

〖目的〗　消炎、消肿、止痛、促进引流。常用于直肠或会阴部疾病及手术后。

〖评估〗　患者的病情、治疗情况、合作程度、局部皮肤及伤口情况。

〖计划〗

(1) 护士准备:衣帽整洁,剪指甲,洗手,戴口罩。

(2) 用物准备:坐浴椅及坐浴盆、温水、水温计、药液、毛巾、无菌纱布、手消毒液,必要时备屏风及换药用物。

(3) 环境准备:关闭门窗、调节室温,必要时用屏风遮挡患者。

〖实施〗　见表14-6。

表14-6　热水坐浴

操作步骤	要点说明
1. 核对、解释　带用物至患者床旁,核对并解释操作的目的、方法及注意事项	确认患者并取得合作
2. 坐浴　将坐浴盆放在椅上,倒入溶液至1/2满,测量水温,一般为40~50℃,患者排空大小便,协助将臀部坐入盆中,浸泡15~20分钟	保护患者隐私,中途加热水应嘱患者离开浴盆防继发效应
3. 观察　坐浴过程中观察患者的反应,听取主诉,如有异常及时处理	患者有任何不适应立即停止坐浴
4. 操作后处理　坐浴毕,擦干局部,协助穿好衣服,整理床单位,进行健康指导	女患者经期或阴道出血、妊娠后期、产后2周,盆腔急性炎症期禁忌坐浴
5. 记录　洗手后记录使用的时间、部位及患者的反应	坐浴毕,嘱休息15分钟后离开,防受凉

〖注意事项〗

(1) 女性患者月经期、阴道出血、妊娠后期、产后2周内和盆腔急性炎症期禁忌热水坐浴。

（2）局部有伤口者,应按无菌要求完成坐浴,坐浴后立即换药。

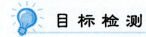

目 标 检 测

A₁ 型题

1. 下列哪一项不是热疗的目的
   A. 缓解疼痛
   B. 减轻深部组织充血
   C. 促进炎症的消散和局限
   D. 保暖
   E. 制止炎症扩散或化脓

2. 不宜热水坐浴的患者是
   A. 肛瘘手术后　　　B. 会阴部充血
   C. 血栓性外痔　　　D. 痔疮手术后
   E. 盆腔急性炎症

3. 扁桃体术后预防出血最好的方法是
   A. 颈部放置冰囊　　B. 头部置冰槽内
   C. 局部用止血药　　D. 肌内注射止血药物
   E. 患者取半坐卧位

A₂ 型题

4. 患者,女性,因走路不慎扭伤踝关节 3 小时,正确的处理是
   A. 冷敷　　　　　　B. 热敷
   C. 绷带包扎　　　　D. 按摩
   E. 用热水泡脚

5. 患者,女性,回病房后神志不清,四肢冰凉,给予热水袋,水温应调至
   A. 90℃　　　　　　B. 70℃
   C. 60℃　　　　　　D. 50℃
   E. 80℃

6. 患者,男性,28 岁,因腹痛难忍,面色苍白,出冷汗来院就诊。在未确诊之前,护士不应采取的措施是
   A. 询问病史　　　　B. 测量生命体征
   C. 与医生联系　　　D. 给予热水袋止痛
   E. 备好急救物品

A₃/A₄ 型题

（7～10 题共用题干）

患者,男性,30 岁,流感,高热,体温40℃,呼吸急促,脉快,医嘱进行乙醇擦浴降温。

7. 擦浴的乙醇浓度应为
   A. 25%～30%　　　B. 40%～50%
   C. 50%～60%　　　D. 70%～75%
   E. 95%

8. 擦拭上肢的顺序错误的是
   A. 颈外→上肢外侧
   B. 侧胸→腋窝
   C. 上肢内侧→手掌
   D. 手掌→腋窝
   E. 上肢外侧→手背

9. 擦浴时冰袋不宜放置在患者的
   A. 前额　　　　　　B. 腋下
   C. 腹股沟　　　　　D. 足底
   E. 头顶部

10. 足底部位用冷敷后可引起
    A. 冻伤　　　　　　B. 皮下出血
    C. 末梢血管收缩　　D. 血管扩张
    E. 一过性冠状动脉收缩

第十五章 给 药

给药即药物治疗,是目前临床最常用的一种治疗手段。给药的目的包括预防疾病、协助诊断、治疗疾病、减轻症状以及维持正常的生理功能。在临床护理工作中,护士是药物治疗的实施者和监护者。为了合理、准确、安全、有效地给药,护士必须了解患者的用药史、过敏史、家族史,了解药物的用途、剂量、给药途径、配伍禁忌和不良反应,熟练掌握正确的给药方法和技术,及时评价患者用药后的疗效与反应,指导患者安全正确地接受药物治疗,使药物治疗达到最佳效果。

第一节 给药的基本知识

一、药物的种类、领取和保管

（一）药物的种类

依据给药途径可分为:

1. 内服药 分为固体剂型和液体剂型,前者包括片剂、胶囊、丸剂、散剂等,后者包括溶液、酊剂和合剂等。

2. 注射药 溶液、粉剂、混悬液、油剂和结晶等。

3. 外用药 软膏、溶液、粉剂、搽剂、酊剂、洗剂、滴剂、栓剂、涂膜剂等。

4. 新型制剂 粘贴敷片、胰岛素泵、植入慢溶药片等。

（二）药物的领取

药物的领取方法各医院的规定不一,一般凭医生医嘱和处方领取。

1. 口服药 由中心药房负责配药,每日病区护士核对后领回,再次核对无误后再发药。

2. 病区备用药 由指定人员负责领取一定数量的药物,存放在病区药柜备用,由专人根据消耗量填写领药本,经护士长签名后到药房领取补充。

3. 特殊药物 患者专属贵重药物和特殊药物凭医生的处方领取;剧毒药和麻醉药(如吗啡、哌替啶等)病区有固定基数,凭医生的处方和空安瓿领取,补充原基数,设专人保管,做到班班交班,并定期清点核对。

考点:剧毒药、麻醉药的领取和保管

（三）药物的保管

1. 药柜保存药物 放置在通风、干燥、光线明亮处,避免阳光直射。药柜保持整洁,专人负责,定期检查药品质量。若发现有变质或过期的药物,要及时退回药房处理。

2. 药品分类放置 药品应按内服、外用、注射、剧毒等分类放置。按有效期先后顺序使用,以防失效。贵重药、麻醉药、剧毒药应有明显标记,加锁保管,专人负责,使用专本登记,并实行严格交班制度。

3. 药瓶标签清晰 药瓶应有明显标签,应标明药名(中、英文对照)、浓度、剂量。标签颜色为内服药用蓝色边、外用药用红色边、剧毒药用黑色边配置,标签脱落或辨认不清应禁止使用。

考点:药物保管

4. 确保药物质量　使用药物前应认真检查药物质量、有效期。如有沉淀、混浊、异味、潮解、霉变等现象,应立即停止使用。

5. 根据药物的特性,选择合适的保管方法。

（1）对易挥发、潮解或风化的药物:应装瓶、盖紧,如乙醇、过氧乙酸、碘酊、糖衣片等。

（2）对易氧化和遇光易变质的药物:应装在有色密闭瓶中,或放在黑纸遮光的纸盒内,放于阴凉处,如维生素 C、氨茶碱、盐酸肾上腺素等。

（3）对易被热破坏的某些生物制品和抗生素:根据其性质和对贮藏条件的要求,分别置于干燥阴凉处或冷藏于冰箱 2 ~ 10℃处保存,如抗毒血清、疫苗、胎盘球蛋白等。

（4）对易燃易爆的药物:应单独存放,密闭瓶盖置于阴凉处,并远离明火,如乙醇、乙醚、环氧乙烷等。

（5）患者专用药物应单独存放,注明床号、姓名。

二、给药的原则

考点: 给药的原则

给药原则是一切用药的总则,在执行药疗时必须严格遵守。

1. 按医嘱准确给药　医嘱必须清楚、准确,护士在执行时必须严格执行。如对医嘱有疑问时,应及时向医生提出并核实无误后方可用药,切不可盲目执行,也不可擅自更改医嘱。

2. 严格执行查对制度　护士在执行药疗时,务求做到给药的"五个准确",即准确的药物、剂量、途径、时间和患者,做好"三查七对",要求双人核对医嘱和药物。

（1）三查:指操作前、操作中、操作后查（查七对的内容）。

（2）七对:对床号、姓名、药名、浓度、剂量、方法、时间。

（3）检查药物的质量:药物使用前要认真检查药品的质量和有效期。对超过有效期、已变质和疑有变质的药物,应立即停止使用。

3. 安全正确用药　合理掌握给药的次数和时间,掌握正确的给药方法和技术。药物备好后及时分发使用,避免久置后引起药物污染或药效降低。给药前应向患者解释,以取得合作,并给予相应的用药指导,提高患者自我合理用药能力。对易发生过敏反应的药物,使用前应询问用药史、过敏史、家族史,按要求做过敏试验,结果阴性方可使用。

4. 密切观察反应　给药后要注意观察药物疗效和不良反应,并处理记录。护士要监测患者的病情变化,动态评价药物疗效,及时向医生汇报,以便调整用药方案,保证患者安全用药。

三、给药的途径

给药途径通常根据药物的性质、剂型、机体组织对药物的吸收情况和治疗需要而定。常用的给药途径有口服、舌下含服、吸入、外敷、直肠给药以及注射（皮内、皮下、肌内、静脉注射）等。

不同的给药途径吸收速度不同。除动、静脉注射药液直接进入血液循环外,其他药物均有一个吸收过程,吸收顺序依次为:静脉>吸入>舌下>肌内>皮下>直肠>口服>皮肤。

四、给药的次数与时间

给药次数与时间取决于药物的半衰期,以能维持药物在血液中的有效浓度为最佳选择,同时考虑药物的特性及人体的生理节奏。医院常用给药的外文缩写与中文意译（表 15-1）和临床一般药物的给药时间安排（表 15-2）。

表 15-1　常用外文缩写及中文意译

外文缩写	中文意译	外文缩写	中文意译
qh	每 1 小时一次	st	立即
q2h	每 2 小时一次	DC	停止
q4h	每 4 小时一次	Po	口服
q6h	每 6 小时一次	ID	皮内注射
qd	每天一次	H	皮下注射
bid	每日两次	IM 或 im	肌内注射
tid	每日三次	IV 或 iv	静脉注射
qid	每日四次	IVgtt	静脉滴注
qod	隔日一次	OD	右眼
biw	每周两次	OS	左眼
qn	每晚一次	OU	双眼
qm	每晨一次	AD	右耳
am	上午	AS	左耳
pm	下午	AU	双耳
12n	中午 12 点	aa	各
12mn	午夜 12 点	gtt	滴
ac	饭前	prn	需要时(长期)
pc	饭后		
hs	睡前	sos	必要时(限用一次,12 小时内有效)

考点:常用外文缩写及中文意译

表 15-2　医院常用给药次数和时间安排

给药次数缩写	给药时间安排
qm	6am
qd	8am
bid	8am,4pm
tid	8am,12n,4pm
qid	8am,12n,4pm,8pm
q2h	6am,8am,10am,12n…
q4h	8am,12n,4pm,8pm…

五、影响药物作用的因素

每种药物都具有各自的药理作用特点,同时药物疗效会受到个体差异以及机体内外各种因素的影响而出现不同程度的差异。为了保证每个患者都能达到最佳的效果和最小的不良反应,护士必须掌握可能影响药物作用的各种因素。

(一) 药物因素

1. 药物剂量　药物的剂量大小与效应强弱之间呈一定关系,药物必须达到一定的剂量才能产生效应。在一定范围内,药物剂量增加,其效应相应增加;剂量减少,药效减弱。当剂量超过一定限度时,若继续加大药物剂量,其疗效不会增加,反而会产生中毒反应。使用安全范围小的药物时,如洋地黄类药物,护士应特别注意观察其中毒反应情况。有些药物,如氯化钾溶液,必须控制单位时间内进入机体的药量,过快时会造成单位时间内进入体内的药量过大,引起毒性反应。

2. 药物剂型　不同剂型的药物吸收量与速度不同,从而影响药物作用的快慢和强弱。以注射剂为例,水溶液比混悬液、油剂吸收快,因而产生作用也较快;在口服制剂中,溶液比片剂、胶囊容易吸收。

3. 给药途径　不同的给药途径能影响药效的强弱和起效快慢,在某些情况下还会产生质的不同。如口服硫酸镁作用是导泻和利胆,注射硫酸镁产生镇静和催眠作用。

4. 给药时间　合理安排给药时间对药疗起重要的影响,为了提高疗效和降低毒副作用,不同药物各自有不同的用药时间。如抗生素类药物给药的次数与间隔时间由药物的半衰期决定,以维持药物在血中的有效浓度为最佳选择。

5. 联合用药　联合用药指为了达到治疗目的而采取的两种或两种以上药物同时或先后应用。多种药物合用可产生药物之间或机体与药物之间的相互作用,导致药物的吸收、分布、生物转化、排泄及作用效应等各方面的相互干扰,从而改变药物的效应和毒性。合理联合用药可以增加疗效,降低毒性。如异烟肼和乙胺丁醇合用能增强抗结核作用,乙胺丁醇还可以延缓异烟肼耐药性的产生。不合理的联合用药会降低疗效,加大毒性,应予以注意。如庆大霉素若与依他尼酸钠和呋塞米配伍,可致永久性耳聋;若与阿米卡星、链霉素配伍可导致肾功能损害、神经性耳聋等。因此药物的相互作用已成为合理用药内容的组成部分,护士应根据用药情况,从药效学、药动学及机体情况等方面分析,判断联合用药是否合理,并指导患者安全用药。

(二) 机体因素

1. 生理因素

(1) 年龄与体重:一般来说,药物用量与体重呈正比。但老人和儿童对药物的反应与成人不同,除体重因素外,还与生长发育和机体的功能状态有关。老年人器官,尤其是肝、肾功能的减退也影响到药物的代谢、排泄,因而对药物的耐受性降低;小儿的神经系统、内分泌系统以及许多脏器发育尚未完善,新陈代谢又特别旺盛,因此儿童对药物的敏感性比成人高。故儿童和老年人的用药剂量应适当减少。

(2) 性别:男女性别不同对药物的反应一般无明显的差异,但值得注意的是女性的"三期",即月经期、妊娠期和哺乳期对药物作用的影响。在月经期和妊娠期子宫对泻药、子宫收缩药及刺激性较强的药物较敏感,容易造成月经量过多、早产或流产。妊娠期用药需特别注意,禁用某些致畸胎的药物,如甲氨蝶呤易引起流产、胎儿畸形(无脑儿、腭裂)。在哺乳期,某些药物可通过乳汁排出进入婴儿体内引起中毒。因此妇女在"三期"应用药物要特别谨慎。

2. **病理状态** 在病理因素中,肝肾功能具有特别的意义。肝功能不良时肝药酶活性降低,使药物代谢速度变慢,造成药物作用延长或增强,半衰期延长。因此,如地西泮、苯巴比妥、洋地黄毒苷等主要在肝脏代谢的药物要减量、慎用或禁用。同样,肾功能不良时,药物排泄减慢,半衰期也会延长,某些主要经肾脏排泄的药物如氨基糖苷类抗生素、头孢唑林等应减少剂量或适当延长给药间隔时间,避免引起蓄积中毒。

3. **心理行为因素** 心理行为因素在一定程度上可影响药物的效应,其中以患者的情绪、对药物的信赖程度、对药疗的配合程度、医护人员的语言及暗示作用等最为重要。患者情绪愉快、乐观,则药物较易发挥治疗效果,如安慰剂的疗效正是心理因素影响的结果。

(三) 饮食因素

1. **干扰药物吸收和降低疗效** 服用钙剂时不宜同时吃菠菜,因菠菜中含有大量的草酸。草酸与钙结合成不易吸收的草酸钙,影响钙的吸收。

2. **促进药物吸收与增加疗效** 酸性食物可增加铁剂的溶解度,促进铁剂的吸收;粗纤维食物促进肠道蠕动增加驱虫药的疗效。

3. **改变尿液的 pH 影响药物疗效** 食物的酸碱度都会影响尿液的 pH,从而影响药物疗效。如呋喃妥因、氨苄西林在酸性尿液中杀菌力最强,因此使用这类药物治疗泌尿系感染时,宜多吃荤菜,使尿液呈酸性,增加杀菌效果。应用磺胺类、氨基苷类、头孢菌素类药物时,应选用素食,以碱化尿液,增强药效。

第二节　口服给药法

案例 15-1

患者,女性,63 岁。因发热、咳嗽 3 天入院,体温 39.2℃。医嘱给予维生素 C 0.1g,口服,tid;维生素 B_1 10mg,口服,tid;止咳糖浆 10ml 口服,tid。

问题:护士如何指导患者正确服药?

口服给药法是药物经口服后被胃肠道吸收入血液循环,从而达到局部治疗和全身治疗的目的,是最常用、最方便又比较安全的给药方法。但因口服给药吸收慢,故不适用于急救,另外对意识不清、呕吐不止、禁食等患者也不宜用此法给药。

考点:口服给药的实施和注意事项

【目的】 治疗疾病、减轻症状、维持正常生理功能、协助诊断和预防疾病。

【评估】

1. 患者的病情、病史以及用药史、过敏史、家族史,治疗情况,肝肾功能。

2. 患者的意识状态、药物相关知识,对给药计划的了解、认识和合作程度。

3. 患者有无口腔、食道疾患,有无吞咽困难及呕吐,服药的自理能力。

【计划】

1. **护士准备** 衣帽整齐,修剪指甲,洗手,戴口罩。

2. **用物准备** 常用药物、服药本、发药车、小药卡、药盘、药杯、药匙、量杯、滴管、研钵、湿纱布、包药纸、吸水管、治疗巾、水壶(内盛温开水)。

3. **环境准备** 干燥整洁、宽敞明亮、安静,方便操作。

【实施】 见表 15-3。

表 15-3　口服给药法

操作步骤	要点说明
1. 严格核对　核对医嘱、药卡与服药本,按床号顺序将小药卡插入药盘内,放好药杯	严格执行"三查七对"制度 如小药卡字迹不清,需重写
2. 规范配药　对照服药本上床号、姓名、药名、浓度、剂量、时间进行配药。根据药物剂型的不同,采用不同的取药方法	一个患者的药摆好后,再摆第二个患者的药,以免混淆
(1) 固体药:一手取药瓶,瓶签朝向自己,另一手用药匙取出所需药量,放入药杯;粉剂、含化片用纸包好,放入药杯	先备固体药,然后备水剂与油剂 使用单一剂量包装的药品,则在发药给患者时拆开包装,以保证剂量准确
(2) 液体药:摇匀药液打开瓶盖,手持量杯,拇指置于所需刻度,并使其刻度与视线平齐。另一手将药瓶有瓶签的一面朝上,倒药液至所需刻度处(图 15-1)。油剂、按滴计算的药液或药量不足 1ml 时在药杯内倒入少许温开水,用滴管吸取药液以免药液附着杯壁,影响剂量。不同的药液应倒入不同的药杯内,配另一种药液时,洗净量杯,以免更换药液时发生化学变化。倒药完毕用湿纱布擦净,将药瓶放回原处	防止倒药时沾污瓶签 1ml 以 15 滴计算,吸药时勿将药液吸入橡皮球内,滴药时滴管稍稍倾斜,保证药量准确
3. 再次核对　将物品放回原处,并根据服药本重新核对,盖上治疗巾	
4. 发药　发药前须请另一护士再次核对,以确保准确无误 (1) 洗手,在规定时间内携带服药本、药盘、温开水,送药至患者床前	每一患者的所有药物应一次取出药盘,不同患者的药不可同时取出,以免发生差错
(2) 核对床号、姓名、药名、浓度、剂量、时间、方法,呼唤患者名字,得到准确应答后才发药。如患者提出疑问,应重新核对后再发药	如患者不在或因故暂不能服药,应将药物带回保管,适时再发或交班
(3) 让患者取舒适体位,按需要解释服药目的及 注意事项	患者尽量把头部和上身抬高,使咽喉高于食道有利于药物咽下
(4) 协助患者服药,确认服下后方可离开。对危重患者及不能自行服药患者应喂药,鼻饲患者须将药物碾碎,用水溶解后,从胃管注入,再用少量温开水冲净胃管	保证患者服下药物
(5) 药杯浸泡消毒后清洁,再消毒备用,一次性药杯集中消毒后销毁,清洁药盘和药车	
(6) 随时观察患者服药后的反应,若有异常,及时与医生联系,给予处理	防止交叉感染
5. 记录　洗手、记录	

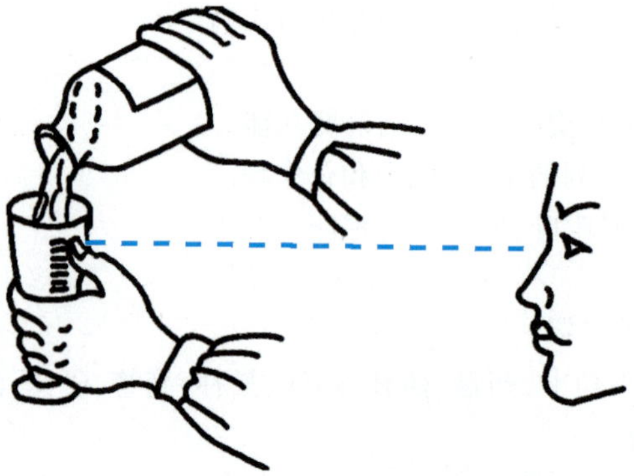

图 15-1　倒药液法示意图

【注意事项】

1. 需吞服的药物通常用 40～60℃温开水送下,不可用茶水服药。

2. 缓释片、肠溶片、胶囊吞服时不可嚼碎,舌下含片应放于舌下或两颊黏膜与牙齿之间待其溶化。

3. 对牙齿有腐蚀作用或使牙齿染色的药物,如酸类和铁剂,应用吸管吸服后漱口以保护牙齿。

4. 健胃药和增进食欲的药物宜在饭前服,以刺激味觉感受器,使胃液分泌增多,增强食欲;助消化药及对胃黏膜有刺激性的药物宜在饭后服,减少药物对胃黏膜的刺激,减轻胃肠道的不良反应。

5. 抗生素及磺胺类药物应准时服用,以保证有效的血药浓度。

6. 服用对呼吸道黏膜起安抚作用的药物后不宜立即饮水,如止咳糖浆。同时服用多种药物时,止咳糖浆应最后服用。

7. 服磺胺类药物和解热药物应多饮水。磺胺药物由肾脏排出,尿少时易析出结晶堵塞肾小管,阻塞肾小管损伤肾脏功能;解热药多饮水以增加发汗,有利于降温。

8. 服强心苷类药物时应先测脉率(心率)及心律,脉率低于60次/分或节律不齐时应暂停服用,并报告医生处置。

第三节 注射给药法

案例 15-2

患者,男性,70岁,2型糖尿病。给予胰岛素治疗。近半个月来,患者出现左侧前臂疼痛,皮肤有轻度麻木感。经检查是糖尿病并发周围神经病变。医嘱:维生素 B_{12} 0.5mg,im,qd。

问题:1. 护士如何合理执行给药?

　　　2. 护士为患者注射药物应遵守哪些操作规程?

注射给药法是将无菌药液或生物制剂注入体内的方法。注射给药的主要特点是药物吸收快,血药浓度迅速升高,适用于需要药物迅速发生作用,或因各种原因不宜口服给药的患者。但注射给药会造成一定程度的组织损伤,可引起疼痛及潜在并发症的发生。另外,因药物吸收快,某些药物的不良反应出现迅速,处理相对困难。根据患者治疗的需要,注射给药法分为皮内注射、皮下注射、肌内注射、静脉注射及动脉注射。

一、注射原则

注射原则是注射给药的总则,护士必须严格遵守。

1. **严格执行查对制度** 做好"三查七对"。仔细检查药物质量,如发现药液变质、变色、混浊、沉淀、过期或安瓿有裂痕等现象,不可使用;如同时注射多种药物,应检查药物有无配伍禁忌。

2. **严格遵守无菌操作原则** 注射前护士必须修剪指甲,洗手,衣帽整洁,戴好口罩;注射时按要求进行注射部位的皮肤消毒,并保持无菌,皮肤常规消毒方法:用棉签蘸取 2% 碘酊,以注射点为中心向外螺旋式旋转涂擦,直径在 5cm 以上,待干(20 秒)后,用 75% 乙醇以同法脱碘,或用 0.5% 碘伏或安尔碘原液以同法涂擦消毒两遍,无须脱碘;注射后按要求再次洗手。

3. **选择合适的注射器和针头** 根据药物剂量、黏稠度和刺激性的强弱选择注射器和针头。注射器应完整无损、不漏气,针头锐利、无钩、不弯曲、型号合适。注射器和针头衔接紧密。一次性注射器包装须密封,须在有效时间内使用。

4. **选择合适的注射部位** 注射部位应避开神经、血管处(动、静脉注射除外),不可在炎症、瘢痕、硬结、皮肤受损处进针。对需长期注射的患者,应经常更换注射部位。

5. **药液现配现用** 药液在规定注射时间内临时抽取、现配现用、及时注射,防止药效降低或被污染。

6. **注射前排尽空气** 注射前必须排尽注射器内空气,排气时防止药液浪费。特别是动、静脉注射,以防气体进入血管形成栓塞。

7. **注药前检查回血** 进针后、推注药液前,抽动注射器活塞,检查有无回血。动、静脉注射必须见有回血后方可注入药物。皮下、肌内注射如有回血,须拔出针头重新进针,不可将药液注入血管内。

考点:注射原则

8. 选择合适的进针角度和深度　各种注射法分别有不同的进针角度和深度要求。进针时不可将针梗全部刺入注射部位,以防不慎断针时增加处理的难度。

9. 应用减轻患者疼痛的注射技术　解除患者思想顾虑,分散其注意力,取合适体位,便于进针。注射时做到"二快一慢加匀速",即进针、拔针快,推药速度缓慢并均匀。注射刺激性较强的药物时,应选用细长针头,进针要深。如需同时注射多种药物,一般先注射无刺激性药物,再注射弱刺激性的药物,最后注射强刺激性的药物,以减轻疼痛。

10. 严格执行消毒隔离制度　注射时做到一人一套物品,包括注射器、针头、止血带、小垫巾。所用物品须按消毒隔离制度处理,对一次性物品应按规定处理,不可随意丢弃。

二、注射前准备

(一) 用物准备

1. 治疗车上层备　基础注射盘,常规放置以下物品:

(1) 无菌持物镊:浸泡于消毒液内或盛放于灭菌后的干燥容器内。

(2) 皮肤消毒液:2% 碘酊、75% 乙醇;也可备 0.5% 碘伏或安尔碘。

(3) 其他:无菌纱布、无菌棉签、砂轮、启瓶器、弯盘等,静脉注射另备止血带、小垫巾。

(4) 速干手消毒剂。

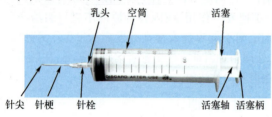

图 15-2　注射器和针头的构造

2. 注射器及针头(图 15-2)　注射器由空筒和活塞组成。空筒前端为乳头,空筒表面有刻度,活塞后部为活塞轴、活塞柄。针头由针尖、针梗和针栓三部分组成。常用注射器规格和针头型号有多种(表 15-4)。注射器空筒的内壁、活塞、乳头和针头的针梗、针尖、针栓内壁必须保持无菌。

表 15-4　各种注射法选用注射器和针头规格

注射法	注射器	针头
皮内注射	1ml	4～5 号
皮下注射	1ml、2ml	5～6 号
肌内注射	2ml、5ml	6～7 号
静脉注射	5、10、20、30、50 或 100ml	6～9 号(或头皮针)

3. 注射药液　按医嘱准备。常用的注射药物剂型有:溶液、粉剂、油剂、混悬液、结晶(粉剂和结晶溶解后使用)。

4. 注射本或注射卡　根据医嘱准备注射本或注射卡,作为注射给药的依据。

5. 治疗车下层备　锐器盒、医用垃圾桶、生活垃圾桶。

(二) 抽吸药液

药液抽吸应严格按照查对制度和无菌操作原则进行。

【目的】　遵医嘱准确抽吸药液,为各种注射作准备。

【评估】　给药目的、药物性能及给药方法。

【计划】

1. 护士准备　衣帽整齐,修剪指甲,洗手,戴口罩。

2. 用物准备 基础注射盘、注射器、针头、注射卡,按医嘱备药。

3. 环境准备 操作环境清洁干燥,宽敞明亮,符合无菌操作原则。

【实施】 见表 15-5。

表 15-5 药液抽吸法

操作步骤	要点说明
1. 洗手,戴口罩,查对药物	严格执行无菌操作原则和查对制度
2. 吸取药液	
▲ 自安瓿内吸取药液	
(1) 消毒及折断安瓿:将安瓿尖端药液弹至体部,用消毒液消毒安瓿颈部和砂轮后,在安瓿颈部划一锯痕,重新消毒后,拭去细屑,折断安瓿	安瓿颈部若有蓝色标记,则不须划痕,消毒颈部后折断安瓿
(2) 抽吸药液:持注射器,将针头斜面向下置入安瓿内的液面下,持活塞柄,抽动活塞,吸取药液(图 15-3A、B 和图 15-4)	针头不可触及安瓿外口,针尖斜面向下,利于吸药。抽药时不可触及活塞体部,以免污染药液
▲ 自密封瓶内吸取药液	
(1) 除去铝盖中心部分,常规消毒瓶塞,待干	抽吸青霉素皮试液时,只用75%乙醇消毒待干以增加瓶内压力,利于吸药
(2) 注射器内吸入与所需药液等量的空气,将针头插入瓶内(图 15-5A),注入空气	将针的斜面朝下,针头与瓶盖成直角从瓶盖中央扎入瓶中,防止瓶盖的橡胶进入针头
(3) 倒转药瓶,使针头在液面下,吸取药液至所需量(图 15-5B),以示指固定针栓,拔出针头(图 15-5C)	如注射器乳头偏向一边,排气时,使注射器乳头向上倾斜,使气泡集中于乳头根部,驱出气体
3. 排尽空气 将针头垂直向上,轻拉活塞,使针头内的药液流入注射器,并使气泡集于乳头口,轻推活塞,驱出气体(图 15-6)	
4. 保持无菌 排气毕,将安瓿或药瓶套在针头上,再次查对	
5. 洗手	

考点:药液抽吸方法

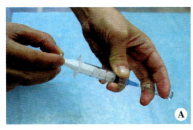
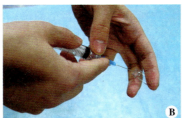
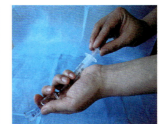

图 15-3 自小安瓿内吸取药液
A. 抽吸药液;B. 按住针栓拔出针头

图 15-4 自大安瓿内吸取药液

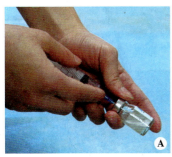
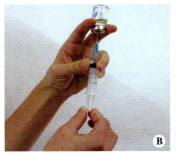
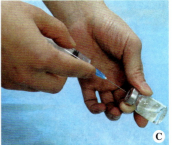

图 15-5 自密闭瓶内吸取药液
A. 插入针头;B. 倒转药瓶抽吸药液;C. 固定针栓拔出针头

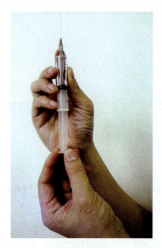

图 15-6　排气

【注意事项】

1. 严格执行查对制度和无菌操作原则。

2. 根据药液的性质抽取药液。混悬剂摇匀后立即吸取;吸取结晶、粉剂药物时,用无菌 0.9% 氯化钠或注射用水或专用溶媒将其充分溶解后吸取;油剂可稍加温或双手对搓药瓶(药液遇热易破坏者除外)后,用稍粗针头吸取。

3. 吸药时手只能触及活塞柄、活塞轴及针栓,不可触及活塞体、针尖和针梗;针栓不可插入安瓿内,以防污染药液。

4. 针头在进出安瓿口时,不可触及安瓿口外缘。

5. 排气时示指固定针栓,不可浪费药液以免影响药量的准确性。

三、常用注射法

考点:皮内注射的目的、部位、步骤及注意事项

(一) 皮内注射法

皮内注射法(ID)是将少量药液或生物制剂注射于表皮与真皮之间的方法。

【目的】

1. 进行药物过敏试验,以判断有无过敏反应。

2. 预防接种。

3. 局部麻醉的先驱步骤。

【部位】

1. 药物过敏试验　常选用前臂掌侧下段,因该处皮肤较薄,易于注射,且易辨认局部反应。

2. 预防接种　常选用上臂三角肌下缘。

3. 局部麻醉的先驱步骤　选择需要局部麻醉的部位。

【评估】

1. 患者病情、治疗情况、用药史、过敏史、家族史。

2. 患者意识状态、心理状态、对用药的认知及合作程度。

3. 患者注射部位的皮肤状况。

【计划】

1. 护士准备　衣帽整齐,修剪指甲,洗手,戴口罩。

2. 用物准备　基础注射盘、1ml 注射器、4 1/2 号针头、注射卡,按医嘱备药。如为药物过敏试验,另备 0.1% 盐酸肾上腺素和 2ml 注射器。

3. 环境准备　环境清洁、安静,宽敞明亮。

【实施】　见表 15-6。

表 15-6　皮内注射法

操作步骤	要点说明
1. 备药　按医嘱及注射卡,检查药液质量并吸取药液	严格执行查对制度和无菌操作原则
2. 核对解释　携用物至患者床旁,核对患者床号、姓名,解释目的	确认患者 做皮试患者再次核对有无药物过敏史

续表

操作步骤	要点说明
3. 选择注射部位	
4. 消毒 皮肤用75%乙醇消毒皮肤	忌用碘酊消毒,以免影响对局部反应的观察
5. 再次核对,排尽空气	操作中查对
6. 穿刺注射 左手绷紧局部皮肤,右手持注射器,针头斜面向上,与皮肤成5°角刺入皮内(图15-7A)。待针头斜面完全进入皮肤内后,放平注射器。用绷紧皮肤的左手拇指固定针栓,右手注入药液0.1ml,使局部隆起形成一皮丘(图15-7B)	注入的剂量要准确 进针角度不能过大,否则会刺入皮下 操作过程中与患者沟通,以了解患者的反应 皮丘呈半球状,皮肤变白并显露毛孔
7. 拔针 注射完毕,迅速拔出针头,勿按压针眼	患者勿按揉局部,以免影响结果的观察,15～20分钟后观察局部反应,作出判断
8. 再次核对	操作后查对
9. 操作后处置 (1)协助患者取舒适卧位 (2)交代患者注意事项,致谢 (3)清理用物,洗手 (4)记录 将皮试结果记录在病历或注射卡,阳性用红笔标记"+",阴性用蓝笔或黑笔标记"-"	按消毒隔离原则处理用物 若需作对照试验,则用另一注射器及针头,在另一前臂相应部位注入0.1ml 0.9%氯化钠

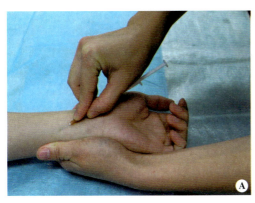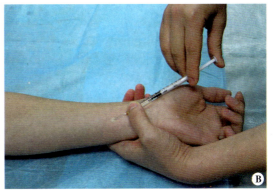

图15-7 皮内注射

A. 进针;B. 推药

【注意事项】

1. 严格执行查对制度和无菌操作原则。

2. 做药物过敏试验前,护士应详细询问患者的用药史、过敏史及家族史。如患者对需要注射的药物有过敏史,则不可作皮试,应及时与医生联系,更换其他药物。

3. 在为患者做药物过敏试验前,要备好急救药品,以防发生意外。

4. 做药物过敏试验消毒皮肤时忌用碘酊、碘伏,以免影响对局部反应的观察。

5. 进针角度以针尖斜面能全部进入皮内为宜,进针角度过大易将药液注入皮下,会影响结果的观察和判断。

(二) 皮下注射法

皮下注射法(H)是将少量药液或生物制剂注入皮下组织的方法。

【目的】

1. 注入小剂量药物,用于不宜口服给药而需在一定时间内发生药效时。

考点:皮下注射的目的、部位、步骤及注意事项

2. 预防接种。

3. 局部麻醉用药。

【部位】

常选用上臂三角肌下缘,也可选用腹部、后背、大腿前侧和外侧(图 15-8)。

【评估】

1. 患者病情、治疗情况、用药史、过敏史、家族史。

2. 患者意识状态、肢体活动能力、对用药计划的了解及合作程度。

3. 患者注射部位的皮肤及皮下组织状况。

【计划】

1. 护士准备   衣帽整齐,修剪指甲,洗手,戴口罩。

2. 用物准备   基础注射盘、1~2ml 注射器、5~6 号针头、注射卡,按医嘱备药。

3. 环境准备   环境清洁、安静,宽敞明亮。必要时用屏风遮挡患者。

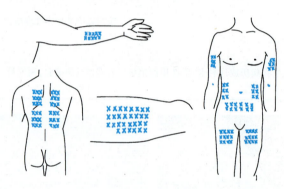

图 15-8   皮下注射部位

【实施】   见表 15-7。

表 15-7   皮下注射法

操作步骤	要点说明
1. 备药 按医嘱及注射卡,检查药液质量并吸取药液	严格执行查对制度和无菌操作原则
2. 核对解释 携用物至患者床旁,核对患者床号、姓名,解释目的	确认患者
3. 选择注射部位	按注射目的选择注射部位
4. 消毒 常规皮肤消毒,待干	
5. 再次核对,排尽空气	操作中查对
6. 穿刺 左手绷紧局部皮肤,右手持注射器,以示指固定针栓,针头斜面向上,与皮肤成 30°~40°角,快速刺入皮下(图 15-9A)	进针不宜过深以免刺入肌层 一般进针深度为针梗的 1/2~2/3,勿全部刺入,以免不慎断针增加处理的难度
7. 推药 松开绷紧皮肤的手,抽动活塞,如无回血,缓慢推注药液	确保针头未刺入血管内
8. 拔针按压 注射毕,用无菌棉签轻压穿刺处,快速拔针后按压片刻(图 15-9B)	压迫至不出血为止 操作后查对
9. 再次核对	严格按消毒隔离原则处理用物
10. 操作后处理 (1)协助取舒适卧位,整理床单位 (2)交代患者注意事项 (3)清理用物,洗手 (4)记录	记录注射时间、患者的反应、护士签名等

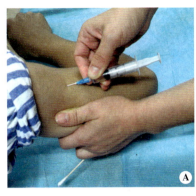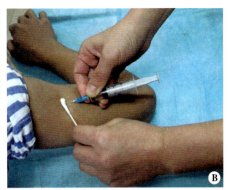

图 15-9　皮下注射

A. 进针;B. 拔针

【注意事项】

1. 严格执行查对制度和无菌操作原则。

2. 对皮肤有刺激的药物和剂量较大的药物一般不作皮下注射。

3. 注射药液少于 1ml,必须使用 1ml 注射器,以保证注入剂量准确。

4. 对过于消瘦者,护士可捏起局部组织,适当减小穿刺角度,进针角度不宜超过 45°,以免刺入肌层。

5. 对长期注射者,建立轮流交替注射部位的计划,以促进药物的充分吸收。

(三) 肌内注射法

肌内注射是将一定量药液注入肌肉组织的方法。注射部位一般选择肌肉丰厚且距大血管及神经较远处。其中最常用的部位为臀大肌,其次为臀中肌、臀小肌、股外侧肌及上臂三角肌。

【目的】

考点:肌内注射的目的、部位、方法及注意事项

1. 注入药物,用于不宜或不能口服或静脉注射,且要求比皮下注射更快发生疗效的药物。

2. 药物刺激性较强或药量较多,不宜皮下注射者。

【部位】

1. 臀大肌注射定位法　臀大肌起自髂后上棘与尾骨尖之间,肌纤维平行向外下方止于股骨上部。坐骨神经起自骶丛神经,自梨状肌下孔出骨盆至臀部,在臀大肌深部,约在坐骨结节与大转子之间中点处下降至股部,其体表投影为自大转子尖至坐骨结节中点向下至腘窝。注射时注意避免损伤坐骨神经。臀大肌注射的定位方法有两种。

(1) 十字法:从臀裂顶点向左侧或向右侧划一水平线,然后从髂嵴最高点作一垂线,将一侧臀部分为四个象限,其外上象限避开内角(髂后上棘与股骨大转子连线)为注射区(图 15-10)。

(2) 连线法:从髂前上棘至尾骨作一联线,其外上 1/3 处为注射部位(图 15-11)。

2. 臀中肌、臀小肌注射定位法

(1) 构角法:以示指尖和中指尖分别置于髂前上棘和髂嵴下缘处,在髂嵴、示指、中指之间构成一个三角形区域,其示指与中指构成的内角为注射区(图 15-12)。

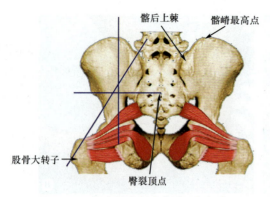

图 15-10　臀大肌注射定位法(十字法)　　图 15-11　臀大肌注射定位法(连线法)

（2）三横指法：髂前上棘外侧三横指处(以患者的手指宽度为准)。

3. 股外侧肌注射定位法　取大腿中段外侧。一般成人可取髋关节下 10cm 至膝关节上 10cm 的范围,宽约 7. 5cm(图 15-13)。此处大血管、神经干很少通过,且注射范围较广,可供多次注射,尤适用于 2 岁以下幼儿。

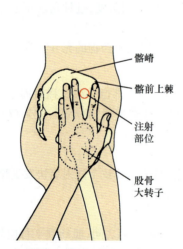

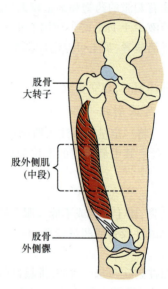

图 15-12　臀中肌、臀小肌注射定位法　　图 15-13　股外侧肌注射定位法

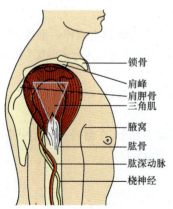

图 15-14　上臂三角肌注射定位法

4. 上臂三角肌注射定位法　上臂外侧,肩峰下 2 ~ 3 横指处(图 15-14)。此处肌肉较薄,只可作小剂量注射。

【评估】

1. 患者病情及治疗情况。

2. 患者意识状态,肢体活动能力,对给药计划的了解、认识程度及合作程度。

3. 患者注射部位的皮肤及肌肉组织状况。

【计划】

1. 护士准备　衣帽整齐,修剪指甲,洗手,戴口罩。

2. 用物准备　基础注射盘、2 ~ 5ml 注射器、6 ~ 7 号针头、注射卡,按医嘱备药。

3. 环境准备 环境清洁、安静,宽敞明亮。必要时用屏风遮挡患者。

【实施】 见表15-8。

表 15-8 肌内注射法

操作步骤	要点说明
1. 备药 按医嘱及注射卡,检查药液质量并吸取药液	严格执行查对制度和无菌操作原则
2. 核对解释 携用物至患者床旁,核对患者床号、姓名,解释目的	确认患者
3. 协助患者取合适体位,选择注射部位	按注射原则选择注射部位
4. 消毒 常规消毒皮肤、待干	
5. 再次核对,排尽空气	操作中查对
6. 穿刺 左手拇、示指绷紧局部皮肤(图15-15A),右手持注射器,中指固定针栓,用前臂带动腕部的力量,将针头垂直90°迅速刺入肌肉,一般刺入2.5~3cm(图15-15B)	切勿将针头全部刺入,以防针梗从根部衔接处折断,难以取出
7. 推药 松开绷紧皮肤的手,抽动活塞(图15-15C),如无回血,缓慢推注药液(图15-15D)	消瘦者及患儿进针深度酌减 确保未注入血管内,避免患者疼痛 注入药液过程中,注意观察患者的反应
8. 拔针 按压注射毕,用无菌棉签轻压穿刺处,快速拔针后按压片刻(图15-15E)	
9. 再次核对	操作后查对
10. 操作后处理 (1) 协助取舒适卧位,整理床单位 (2) 交代患者注意事项,致谢 (3) 清理用物,洗手 (4) 记录	 严格按消毒隔离原则处理用物 记录注射的时间、患者反应、护士签名等

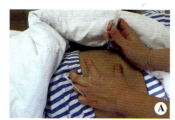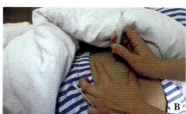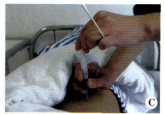
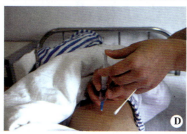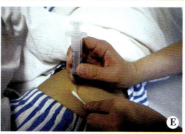

图 15-15 肌内注射
A. 绷紧皮肤;B. 垂直进针;C. 抽取回血;D. 推注药液;E. 快速拔针

【注意事项】

1. 严格执行查对制度和无菌操作原则。

2. 两种药物同时注射时,注意配伍禁忌。

3. 对 2 岁以下婴幼儿不宜选用臀大肌注射,因其臀大肌尚未发育好,注射时有损伤坐骨神经的危险,一般选择臀中肌和臀小肌注射。

4. 臀部肌内注射时,为使臀部肌肉放松,减轻疼痛与不适,可嘱患者取侧卧位、俯卧位、仰卧位或坐位。患者侧卧位时上腿伸直,下腿稍弯曲;俯卧位时足尖相对,足跟分开,头偏向一侧。

5. 对需长期注射者,应交替更换注射部位,并选用细长针头,以避免或减少硬结的发生。如因长期多次注射出现局部硬结时,可采用热敷、理疗等方法予以处理。

6. 勿将针梗全部刺入,以免发生断针。若针梗折断,应先稳定患者情绪,并嘱患者保持原位不动,固定局部组织,以防断针移位,同时尽快用无菌血管钳夹住断端取出。如断端全部埋入肌肉,应速请外科医生处理。

考点:静脉
注射的目的、
部位、步骤及
注意事项

(四) 静脉注射法

静脉注射(Ⅳ)是将一定量无菌药液自静脉注入体内的方法。药液直接进入血液循环,是发挥药效最快的给药方法。

【目的】

1. 注入药物,用于药物不宜口服、皮下、肌内注射,或需迅速发挥药效时。

2. 静脉输液、输血或静脉高营养治疗。

3. 作某些诊断性检查时,由静脉注入造影剂,如对肝、肾、胆囊造影检查。

【部位】

1. 四肢浅静脉　上肢常用肘部浅静脉(贵要静脉、肘正中静脉、头静脉)、腕部及手背静脉。下肢常用大隐静脉、小隐静脉、足背静脉(图 15-16)。

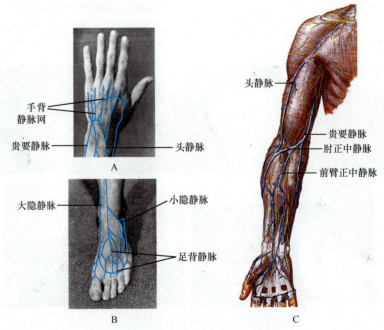

图 15-16　四肢浅静脉分布图

A. 手背部静脉;B. 足背部静脉;C. 肘部线静脉

2. 头皮静脉　小儿头皮静脉极为丰富,分支甚多,互相沟通交错成网且静脉表浅易见,易于固定,方便患儿肢体活动,故患儿静脉注射多采用头皮静脉。临床常用的头皮静脉有:颞浅静脉、额静脉、耳后静脉和枕后静脉(图15-17)。

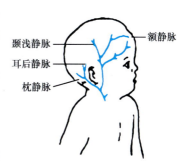

图15-17　小儿头皮静脉分布

3. 股静脉　股静脉位于股三角区,在股神经和股动脉的内侧(图15-18)。

【评估】

1. 患者病情及治疗情况。

2. 患者意识状态、肢体活动能力,对给药计划及血标本采集的了解、认识程度及合作程度。

3. 患者穿刺部位的皮肤状况、静脉充盈度及管壁弹性。

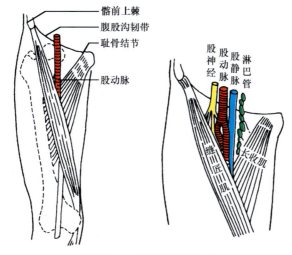

图15-18　股静脉解剖位置

【计划】

1. 护士准备　衣帽整齐,修剪指甲,洗手,戴口罩。

2. 用物准备　基础注射盘、注射器(规格视药量而定)、6~9号针头或头皮针、无菌纱布、止血带、小垫巾、胶布、注射卡及药液(按医嘱准备)。

3. 环境准备　环境清洁、安静,宽敞明亮。必要时用屏风遮挡患者。

【实施】　见表15-9至表15-11。

表15-9　四肢静脉注射法

操作步骤	要点说明
1. 备药　按医嘱及注射卡,检查药液质量并吸取药液	严格执行查对制度和无菌操作原则
2. 核对解释　携用物至患者床旁,核对患者床号、姓名,解释目的	确认患者
3. 选择血管　协助患者取合适体位,选择粗直、弹性好、易于固定的静脉,避开关节和静脉瓣,以手指探明静脉走向及深浅	对需长期注射者,应有计划地由小到大、由远心端到近心端选择静脉
4. 垫小垫巾　在穿刺部位的下方垫小垫巾	止血带末端向上,以防污染无菌区域
5. 系止血带　在穿刺部位上方(近心端)约6cm处扎紧止血带	
6. 消毒　常规消毒皮肤、待干	

操作步骤	要点说明
7. 再次核对,排尽空气	操作中查对
8. 穿刺　以左手拇指绷紧静脉下端皮肤,使其固定。右手持注射器,示指固定针栓,针头斜面向上,与皮肤成 15°～30° 角(图 15-19A),自静脉上方或侧方刺入皮下,再沿静脉走向滑行刺入静脉。见回血,可再沿静脉进针少许,松开止血带,让患者松拳,固定针头(如为头皮针,用胶布固定)。	穿刺时应沉着,切勿乱刺,一旦出现局部血肿,立即拔出针头,按压局部,另选其他静脉重新穿刺
9. 推药　松开绷紧皮肤的手,缓慢推注药液(图 15-19B)	根据患者年龄、病情及药物性质,掌握注药速度,并随时听取患者主诉,观察局部情况及病情变化
10. 拔针按压　注射毕,用无菌棉签轻放穿刺处,快速拔针后按压至不出血	注射对组织有强烈刺激性的药物,应另备抽有 0.9% 氯化钠的注射器和头皮针,注射穿刺成功后,
11. 再次核对	先注入少量 0.9% 氯化钠,证实针头确在静脉内,再
12. 操作后处理	换上抽有药液的注射器进行推药,以免药液外溢而
(1) 协助取舒适卧位,整理床单位	致组织坏死
(2) 交代患者注意事项,致谢	操作后查对
(3) 清理用物,洗手	严格按消毒隔离原则处理用物
(4) 记录	记录注射的时间、患者的反应、护士签名等

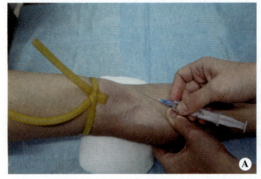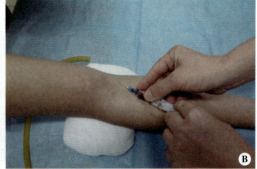

图 15-19　静脉注射

A. 进针;B. 注射药

表 15-10　小儿头皮静脉注射法

操作步骤	要点说明
1. 同四肢静脉注射 1～2	严格执行查对制度和无菌操作原则
2. 协助患儿取合适体位,选择血管	患儿取仰卧或侧卧位,必要时剃去注射部位毛发
3. 同四肢静脉注射 6～7	操作中查对
4. 由助手固定患儿头部,术者左手拇、示指固定静脉两端,右手持头皮针小翼,沿静脉向心方向平行刺入,见回血后推药少许。如无异常,用胶布固定针头	注射过程中注意约束患儿,防止其抓拽注射部位注药过程中要试抽回血,以检查针头是否仍在静脉内
5. 缓慢推注药液	
6. 注射毕,拔出针头,按压局部	
7. 同四肢静脉注射 11～12	

表 15-11　股静脉注射法

操作步骤	要点说明
1. 同四肢静脉注射 1~2	
2. 体位　协助患者取仰卧位,下肢伸直略外展外旋	
3. 消毒　按常规消毒局部皮肤,消毒术者左手示指和中指	
4. 再次核对,排尽空气	
5. 确定穿刺部位　用左手示指、中指扪及腹股沟股动脉搏动最明显部位并予固定	
6. 穿刺　右手持注射器,针头和皮肤成 90°或 45°,在股动脉内侧 0.5cm 处刺入,抽动活塞见有暗红色回血,提示针头已进入股静脉	如抽出血液为鲜红色,提示针头进入股动脉,应立即拔出针头,用无菌纱布紧压穿刺处 5~10 分钟,直至不出血,以免引起出血或形成血肿
7. 固定针头,注入药液	
8. 拔针　按压注射毕,拔出针头。局部用无菌纱布加压止血 3~5 分钟,然后用胶布固定	
9. 同四肢静脉注射 11~12	

【静脉注射失败的常见原因】

1. 针头未刺入血管内　刺入过浅,或因静脉滑动,针头未刺入血管,表现为抽吸无回血,推注药液局部隆起、疼痛(图 15-20A)。此时如果肿胀不明显,可沿静脉走向继续进针;若肿胀过度,应拔出针头,重新选择血管穿刺。

2. 针头斜面嵌在血管壁上　针头斜面刺入静脉过少,部分在血管外,抽吸虽有回血,但推药时药液溢至皮下,局部隆起并有痛感(图 15-20B)。此时应沿静脉走向再进针少许,试抽有回血,患者无疼痛感,方可注药。

3. 针头斜面一半穿破对侧血管壁　抽吸有回血,推注少量药液,局部可无隆起,但因部分药液渗出至深层组织,患者有痛感(图 15-20C)。此时应拔出针头,重新选择血管穿刺。

4. 针头穿透对侧血管壁　抽吸无回血,注入药物局部无隆起,主诉疼痛(图 15-23D)。此时应拔出针头,重新选择血管穿刺。

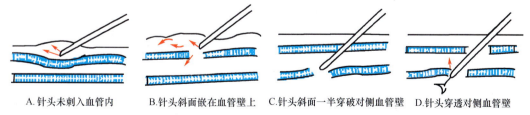

A.针头未刺入血管内　　B.针头斜面嵌在血管壁上　C.针头斜面一半穿破对侧血管壁　D.针头穿透对侧血管壁

图 15-20　静脉穿刺失败的常见原因

【特殊患者的静脉穿刺要点】

1. 肥胖患者　肥胖者皮下脂肪较厚,静脉位置较深,难以辨认,但相对固定,注射时,在摸清血管走向后由静脉上方进针,进针角度稍加大(30°~40°)。

2. 水肿患者　皮下组织积液,静脉难以辨认。可沿静脉解剖位置,用手按揉局部,以暂时驱散皮下水分,使静脉充分显露后再行穿刺。

3. 脱水患者　血管充盈不良,穿刺困难。注射前可在局部从远心端向近心端方向反复推揉、按摩,或局部热敷,待静脉充盈后再穿刺。

4. 老年患者　老人皮下脂肪较少,静脉易滑动且脆性较大,针头难以刺入或易穿破血管对侧。注射时,用手指分别固定穿刺段静脉上下两端,在静脉的上方进针,角度稍减小,同时注意穿刺不可过猛,以防血管破裂。

（五）动脉注射法

动脉注射是将无菌药液注入动脉的方法。常用动脉有股动脉、桡动脉。作区域性化疗时,头面部疾患选用颈总动脉;上肢疾患选用锁骨下动脉,下肢疾患选用股动脉。

【目的】

1. 加压输入血液,以迅速增加有效血容量,用于抢救重度休克患者。

2. 注入造影剂,用于施行某些特殊检查,如脑血管造影。

3. 注射抗癌药物作区域性化疗。

【评估】

1. 患者病情及治疗情况。

2. 患者意识状态,肢体活动能力,对动脉注射的认知和合作程度。

3. 患者穿刺部位的皮肤及血管状况。

【计划】

1. 护士准备　衣帽整齐,修剪指甲,洗手,戴口罩。

2. 用物准备　基础注射盘、注射器(规格视药量而定)、6~9号针头、无菌纱布、无菌手套(必要时)、注射卡及药液(按医嘱准备)。

3. 环境准备　环境清洁、安静,宽敞明亮。必要时用屏风遮挡患者。

【实施】　见表15-12。

表15-12　动脉注射法

操作步骤	要点说明
1. 备药　按医嘱及注射卡,检查药液质量并吸取药液	严格执行查对制度和无菌操作原则
2. 核对解释　携用物至患者床旁,核对患者床号、姓名,解释操作目的	确认患者
3. 体位　协助患者取适当体位,暴露穿刺部位	股动脉穿刺点在腹股沟股动脉搏动明显处。穿刺时,患者取仰卧位,下肢伸直略外展外旋,以充分暴露穿刺部位
4. 消毒　常规消毒皮肤,直径范围大于5cm;消毒术者左手示指和中指或戴无菌手套	
5. 再次核对,排尽空气	操作中查对
6. 进针　用左手示指和中指固定所选动脉,右手持注射器,在两指间垂直或与动脉走向成40°角刺入动脉	
7. 推药　见有鲜红色血液涌进注射器,即以右手固定穿刺针的方向和深度,左手推注药液	
8. 拔针　加压注射毕,迅速拔出针头,局部用无菌纱布加压止血5~10分钟	直至无出血为止
9. 再次核对	操作后查对
10. 操作后处理	
（1）协助患者取舒适卧位,整理床单位	
（2）交代患者注意事项,致谢	
（3）清理用物,洗手	
（4）记录	记录注射的时间、患者反应、护士签名

考点: 动脉注射的目的、部位、方法及注意事项

【注意事项】

1. 严格执行查对制度和无菌操作原则。
2. 新生儿宜选择桡动脉穿刺,因股动脉穿刺垂直进针时易伤及髋关节。
3. 推注药液过程中应注意观察患者局部情况与病情变化。
4. 拔针后局部用无菌纱布或砂袋加压止血,以免出血或形成血肿。

 链　接

无针注射

您听到过"打针不用针"吗?这就是目前悄然兴起的"温柔注射"。无针注射又称射流注射,指是利用机械装置(如高压气体或弹簧)产生的瞬间高压,推动药剂(液体或冻干粉)经过一个很细的喷嘴,形成高压射流,高速穿过皮肤弥散到皮下组织中。其射流速度极快,对神经末梢的刺激很小,因此,一般不像有针注射器那样有明显的刺痛感;同时,注射的药物能在一定范围内呈弥散状分布。因而具有无针、无痛、无交叉感染、便捷、微量、高效、安全、使用方便等优点。特别适合于长期自我给药治疗的患者(如糖尿病、慢性肝炎、肿瘤患者)和儿童的日常给药。

第四节　吸入给药法

 案例 15-3

患者,男性,32岁,咳嗽、咳痰、咽喉肿痛来院就诊,诊断为上呼吸道感染。医嘱:庆大霉素16U,α-糜蛋白酶5mg,0.9%氯化钠溶液30ml,超声波雾化吸入,bid。

问题:1. 超声波雾化吸入的作用是什么?
　　　 2. 超声波雾化吸入应注意什么?

雾化吸入疗法是将药液以气雾状喷出,由呼吸道吸入以达到局部或全身治疗的方法。由于雾化吸入法的药物除对呼吸道局部产生作用外,还可通过肺组织吸收而产生全身性疗效,具有奏效快、药物用量小、不良反应轻的优点,临床应用广泛。常用的有超声波雾化吸入法、氧气雾化吸入法、手压式雾化器雾化吸入法和压缩雾化吸入法四种。

一、超声波雾化吸入法

超声波雾化吸入法是应用超声波声能将药液变成细微的气雾,再由呼吸道吸入的方法。

1. 超声波雾化吸入器构造　①超声波发生器:通电后可输出高频电能,其面板上有电源和雾量调节开关,指示灯及定时器。②水槽与晶体换能器:水槽盛冷蒸馏水,其底部有一晶体换能器,接收发生器输出的高频电能,并将其转化为超声波声能。③雾化器与透声膜:雾化罐盛药液,其底部是一半透明的透声膜,声能可透过此膜与罐内药液作用,产生雾滴喷出。④螺纹管和口含嘴(或面罩)。

2. 超声波雾化吸入器作用原理　超声波发生器通电后输出的高频电能通过水槽底部晶体换能器转换为超声波声能,声能震动并透过雾化罐底部的透声膜作用于罐内的药液,使药液表面张力破坏而成为细微雾滴,通过导管在患者深吸气时进入呼吸道。

3. 超声波雾化作用特点　①雾量大小可以调节。②雾滴小而均匀(直径通常在5μm),药液可随深而慢的吸气到达终末支气管和肺泡。③雾化器电子部分产热,能对雾化液轻度加温,使患者吸入温暖、舒适的气雾。

考点:超声波雾化吸入法的目的、常用药液和方法

【目的】

1. 湿化气道 常用于呼吸道湿化不足、痰液黏稠、气道不畅者,也可作为气管切开术后常规治疗手段。

2. 预防、控制呼吸道感染 消除炎症,减轻呼吸道黏膜水肿,稀释痰液,帮助祛痰。常用于咽喉炎、支气管扩张、肺炎、肺脓肿、肺结核及胸部手术前后等患者。

3. 改善通气功能 解除支气管痉挛,保持呼吸道通畅。常用于支气管哮喘等患者。

4. 治疗肺癌 应用抗肿瘤药物治疗肺癌。

【评估】

1. 患者病情、治疗情况、用药史、所用药物的药理作用。

2. 患者意识状态,对治疗计划的了解,心理状态及合作程度。

3. 患者呼吸道是否感染、通畅,有无支气管痉挛、呼吸道黏膜水肿、痰液等;面部及口腔黏膜有无感染、溃疡等。

【计划】

1. 护士准备 衣帽整齐,修剪指甲,洗手,戴口罩。

2. 用物准备

(1) 超声波雾化吸入器、水温计、弯盘、冷蒸馏水、0.9% 氯化钠。

(2) 药液:①控制呼吸道感染,消除炎症:常用庆大霉素、卡那霉素等抗生素。②解除支气管痉挛:常用氨茶碱、沙丁胺醇等。③稀释痰液,帮助祛痰:常用 α-糜蛋白酶等。④减轻呼吸道黏膜水肿:常用地塞米松等。

3. 环境准备 环境清洁、安静、光线适宜,温湿度适宜。

【实施】 见表 15-13。

表 15-13 超声波雾化吸入法

操作步骤	要点说明
1. 检查连接 检查雾化器装置,连接雾化器主件与附件	使用前检查雾化器各部件是否完好,有无松动、脱落等异常情况
2. 水槽装水 加冷蒸馏水于水槽内	水量按不同类型的雾化器而定,要求浸没雾化罐、底部的透声膜
3. 罐内加药 将药液用 0.9% 氯化钠稀释至 30~50ml 倒入雾化罐内,检查无漏水后,将雾化罐放入水槽,盖紧水槽盖	水槽和雾化罐内切忌加温水或热水,水槽无水时,不可开机,以免损坏机器
4. 核对解释 携用物至患者处,核对患者床号、姓名,解释目的	确认患者
5. 开始雾化 (1) 协助患者取舒适卧位:取卧位或坐位接受雾化治疗 (2) 接通电源,打开电源开关(指示灯亮),预热 3~5 分钟 (3) 调整定时开关至所需时间 (4) 打开雾化开关,调节雾量 (5) 将口含嘴放入患者口中(也可用面罩),指导患者做深呼吸(图 15-21)	一般每次设定 15~20 分钟 水槽内须保持有足够的冷水,如发现水温超过 50℃或水量不足,应关机,更换或加入冷蒸馏水 连续使用雾化器时,中间需间隔 30 分钟 患者紧闭口唇做深吸气、鼻呼气
6. 结束雾化 (1) 治疗毕,取下口含嘴 (2) 关雾化开关,再关电源开关	防止损坏仪器
7. 操作后处理 (1) 擦干患者面部,协助其取舒适卧位,整理床单位 (2) 清理用物,放掉水槽内的水,擦干水槽。将口含嘴、雾化罐、螺纹管浸泡于消毒液内 1 小时,再洗净晾干备用 (3) 洗手,记录	记录雾化开始时间及持续时间,患者的反应及效果等

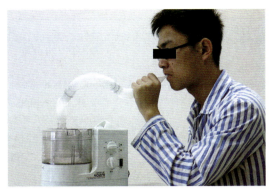

图 15-21　超声波雾化吸入法

【注意事项】

1. 护士应熟悉雾化器性能,水槽内应保持足够的水量(虽有缺水保护装置,但不可在缺水状态下长时间开机),水温不宜超过 50℃。

2. 注意保护雾化罐底部的透声膜及水槽底部晶体换能器,因透声膜及晶体换能器质脆易破碎,在操作及清洗过程中,动作要轻,防止损坏。

3. 观察患者痰液排出是否困难,若因黏稠的分泌物经湿化后膨胀致痰液不易咳出时,应予以拍背以协助痰排出,必要时吸痰。

二、氧气雾化吸入法

氧气雾化吸入法是借助高速氧气气流,使药液形成雾状,再由呼吸道吸入的方法。

氧气雾化吸入器由输气管、喷嘴、储液瓶、T 型接头,吸嘴等组成(图 15-22),基本原理是借助高速气流通过毛细管并在管口产生负压,将药液由接邻的小管吸出,所吸出的药液又被毛细管口高速的气流撞击成细小的雾滴,呈气雾喷出。

【目的】　同超声雾化吸入法。

【评估】　同超声雾化吸入法。

【计划】

1. 护士准备　衣帽整齐,修剪指甲,洗手,戴口罩。

2. 用物准备　氧气雾化吸入器、氧气装置一套、弯盘、药液。

3. 环境准备　环境清洁、安静、光线适宜,温度湿度适宜。

【实施】　见表 15-14。

表 15-14　氧气雾化吸入法

操作步骤	要点说明
1. 检查　氧气雾化吸入器,遵医嘱将药液稀释至 5ml,注入雾化器的药杯内	使用前检查雾化吸入器连接是否完好,有无漏气
2. 核对解释　携用物至患者床旁,核对患者床号、姓名,解释操作目的	确认患者
3. 连接　连接雾化器的接气口与氧气装置的橡皮管口	氧气湿化瓶内勿放水,以免液体进入雾化吸入器内使药液稀释
4. 调节氧气雾量	氧气流量一般为 6～8L/分钟

考点：氧气雾化吸入法的特点、原理和注意事项

续表

操作步骤	要点说明
5. 开始雾化 （1）协助患者取舒适卧位取卧位或坐位接受雾化治疗 （2）指导患者手持雾化器,将吸管放入口中紧闭嘴唇深吸气,用鼻呼气,如此反复,直至药液吸完为止	一般为 15～20 分钟 深长吸气,使药液充分到达细支气管和肺内,屏气 1～2 秒,再轻松呼气,可提高治疗效果 如患者感到疲劳,可关闭氧气,休息片刻,再行吸入
6. 结束雾化　取出雾化器,关闭氧气开关	操作中,严禁接触烟火和易燃品
7. 操作后处理 （1）协助清洁口腔,取舒适卧位,整理床单位 （2）清理用物,洗手 （3）记录	一次性雾化吸入器用后按规定消毒处理备用 记录雾化开始时间及持续时间,患者的反应及效果等

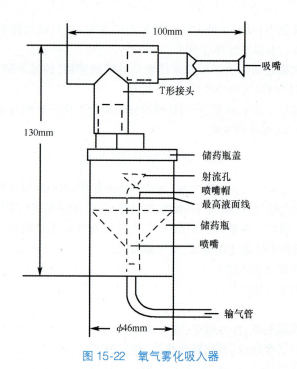

图 15-22　氧气雾化吸入器

【注意事项】

1. 正确使用供氧装置　注意用氧安全,室内应避免火源;氧气湿化瓶内勿盛水,以免液体进入雾化器内使药液稀释影响疗效。

2. 观察及协助排痰　注意观察患者痰液排出情况,如痰液仍未咳出,可予以拍背、吸痰等方法协助排痰。

三、手压式雾化吸入法

手压式雾化吸入法是利用拇指按压雾化器颈部,使药液从喷嘴喷出,形成雾滴作用于口腔及咽部气管、支气管黏膜而被其吸收的治疗方法。

【目的】　主要通过吸入拟肾上腺素类药、氨茶碱或沙丁胺醇等支气管解痉药,改善通气功能,适用于支气管哮喘、喘息性支气管炎的对症治疗。

【评估】　同超声雾化吸入法。

【计划】

1. 护士准备　衣帽整齐,修剪指甲,洗手,戴口罩。

2. 用物准备　准备手压式雾化器(内含药物)。

3. 环境准备　环境清洁、安静、光线适宜,温湿度适宜。

【实施】　见表15-15。

表15-15　手压式雾化吸入法

操作步骤	要点说明
1. 检查　按医嘱准备手压式雾化吸入器,使用前检查雾化器是否完好	
2. 核对解释　携用物到患者床旁,核对患者床号、姓名,解释操作目的	确认患者
3. 取下雾化器保护盖,充分摇匀药液	
4. 开始雾化　协助患者取舒适卧位,将雾化器倒置,接口端放入双唇间,平静呼气,吸气开始时按压气雾瓶顶部,使之喷药,深吸气、屏气、呼气,反复1～2次(图15-23)	尽可能延长屏气时间,最好能坚持10秒左右
5. 结束雾化　取出雾化器	
6. 操作后处理	喷雾器使用后晾在阴凉处(30℃以下)保存。其塑料外壳应定期用温水清洁
(1) 协助患者清洁口腔,取舒适卧位,整理床单位	
(2) 清理用物,洗手	
(3) 记录	记录内容同超声波雾化吸入法

【注意事项】

1. 使用前检查雾化器各部件是否完好,有无松动、脱落等异常情况。

2. 药液随着深吸气的动作经口腔吸入,尽可能延长屏气时间,然后呼气。

3. 每次1～2喷,两次使用间隔时间不少于3～4小时。不随意增加或减少用量或缩短用药间隔时间,以免加重不良反应。

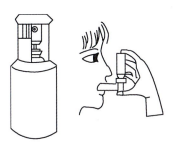

图15-23　手压式雾化吸入

4. 喷雾器使用后应放置阴凉处保存,外壳定期清洁。

四、压缩雾化吸入法

　　压缩雾化吸入法是利用压缩空气将药液变成细微的气雾使药物直接被吸入呼吸道的治疗方法。

　　1. 压缩雾化吸入器装置构造(图15-24)　①空气压缩机:通电后可将空气压缩。其面板上有电源开关、过滤器及导管接口。②喷雾器:其下端有空气导管接口与压缩机相连,上端可安装进气活瓣(如使用面罩,则不用安装进气活瓣),中间部分为药皿,用以盛放药液。③口含器:带有呼气活瓣。

　　2. 压缩雾化吸入器装置作用原理　空气压缩机通电后输出的电能将空气压缩,压缩空气作用于喷雾器内的药液,使药液表面张力破坏而形成细微雾滴,通过口含器随患者的呼吸

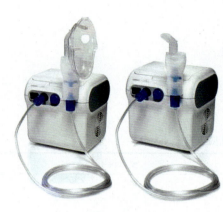

图 15-24　压缩雾化吸入器

进入呼吸道。

【目的】　同超声波雾化吸入法。

【评估】　同超声波雾化吸入法。

【计划】

1. 护士准备　衣帽整齐,修剪指甲,洗手,戴口罩。

2. 用物准备　压缩雾化吸入器装置、药液、纱布、治疗巾、弯盘、电源插座。

3. 环境准备　环境清洁、安静、光线适宜,温湿度适宜。

【实施】　见表 15-16。

表 15-16　压缩雾化吸入法

操作步骤	要点说明
1. 检查连接　连接压缩机空气导管,取下喷雾器的上半部分和进气活瓣,注入药液 2～8ml 后再安装好,喷雾器与压缩机上空气导管相连接	使用前检查雾化器各部件是否完好,以免意外发生
2. 核对解释　携用物至患者床旁,查对患者床号、姓名,解释操作目的	确认患者
3. 开始雾化	
（1）协助患者取舒适卧位	一般为 15～20 分钟
（2）接通电源,打开压缩机开关	
（3）将口含嘴放入患者口中,患者紧闭双唇含住口含嘴,指导患者做深呼吸	喷雾器冒出的雾气变得不规则时,立即停止治疗
4. 结束雾化　治疗毕,取下口含嘴。关电源开关,拔下空气导管	观察雾化吸入的治疗效果
5. 操作后处理	
（1）擦干患者面部,协助其取舒适卧位,整理床单位	协助患者翻身叩背,促进痰液排出
（2）清理用物,拆开压缩雾化器的所有部件,将口含嘴浸泡于消毒液内 1 小时,再洗净晾干备用	严格按消毒隔离原则清理用物
（3）洗手,记录	记录内容同超声波雾化吸入法

【注意事项】

1. 使用前检查电源电压是否与压缩机吻合。定期检查压缩机的空气过滤器内芯,喷雾器要定期清洗,发现喷嘴堵塞,应反复清洗或更换。

2. 压缩机放置在平稳处,勿放于地毯或毛织物上,防止粗糙的表面堵塞压缩机底部的通风口。

3. 治疗过程中密切观察患者的病情变化,出现不适可做适当休息或平静呼吸。如有痰液嘱患者咳出,不可咽下。

4. 指导患者雾化后正确的咳嗽,以促进痰液的排出,减轻呼吸道感染。

第五节　药物过敏试验法

 案例 15-4

　　患者曹某,女性,23 岁,诊断大叶性肺炎。医嘱肌内注射青霉素 80 万 U,bid。

　　护士首先询问了患者的用药史、过敏史、家族史,无异常,给患者进行青霉素过敏试验。

　　刚注射完约 5 分钟,患者出现了皮肤瘙痒、胸闷气促、面色苍白、口唇发绀、脉搏细弱、血压下降、呼之不应。

问题:1. 患者发生了什么情况?

　　2. 如何抢救患者?

　　3. 如何正确配制青霉素皮试液?

　　药物过敏反应是异常的免疫反应,仅发生于少数人。药物过敏反应的发生与人的过敏体质有关,与所用药物的药理作用及用药的剂量无关。临床表现可有发热、皮疹、血管神经性水肿、血清病综合征等,严重者可发生过敏性休克而危及生命。为防止过敏反应,在使用致敏性高的药物前,应详细询问患者"三史",即用药史、过敏史、家族史,并作药物过敏试验。因此,护士必须熟练掌握药物过敏试验的配置及试验方法,准确判断实验结果,严密观察患者反应,预防过敏反应的发生,一旦发生过敏性休克能正确采取急救措施。

一、青霉素过敏试验法

　　青霉素主要用于敏感的革兰阳性球菌、阴性球菌和螺旋体感染。青霉素的毒性较低,最常见的不良反应是过敏反应,其发生率在各种抗生素中最高,为 3%~6%。多发生于多次接受青霉素治疗者,偶见初次用药的患者。

(一) 青霉素过敏反应的机制

　　青霉素本身不具有抗原性,其降解产物青霉噻唑酸和青霉烯酸为半抗原,进入机体后与蛋白质或多肽分子结合而发挥完全抗原的作用,有些个体在此作用下能产生相当量的 IgE 类抗体,IgE 能与肥大细胞和嗜碱性粒细胞结合。当再次接触相同的变应原时,变应原与上述细胞表面的 IgE 特异性地结合,所形成的变应原 IgE 复合物能激活肥大细胞和嗜碱性粒细胞,使之脱颗粒。从排出的颗粒中及从细胞内释出的一系列生物活性介质,如组胺、缓激肽、白三烯等,引起毛细血管扩张、血管壁通透性增加、平滑肌收缩和腺体分泌增多。临床上可表现为荨麻疹、哮喘、喉头水肿;严重时可引起窒息、血压下降或过敏性休克(图 15-25)。至于初次注射青霉素引起的过敏性休克,则很可能与患者在以往生活中,通过其他方式接触过与青霉素有关的变应原成分有关。此外,半合成青霉素(如阿莫西林、氨苄西林、羧苄西林等)与青霉素之间有交叉过敏反应,用药前同样要做皮肤过敏试验。

考点:导致青霉素过敏反应的抗体

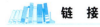 **链　接**

弗莱明与青霉素

　　1928 年的一天,英国细菌学家弗莱明度假返回实验室,发现工作台上的葡萄球菌培养皿因未盖好,长出一团团青绿色霉花,令他惊讶的是,在青霉花的周围出现一圈空白,原来生长茂盛的葡萄球菌不见了。这个偶然的发现吸引了他,经过多次试验证明葡萄球菌的克星是青霉素。次年,弗莱明报告了他的发现,但未引起重视。1935 年,英国牛津大学的病理学家弗洛里和生物化学家钱恩对弗莱明的发现大感兴趣。他们共同进行了青霉素的抗菌效果和药物纯化研究,提炼出高纯度的青霉素,并在第二次世界大战中用于治疗伤口感染化脓的士兵,挽救了成千上万名战士的生命。为表彰这一造福人类的贡献,1945 年,弗莱明、弗洛里和钱恩共同获得诺贝尔医学和生理学奖。

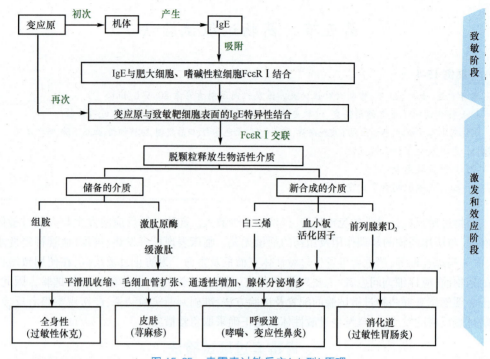

图 15-25　青霉素过敏反应(Ⅰ型)原理

(二)青霉素过敏试验法

【目的】通过青霉素过敏试验,确定患者对青霉素是否过敏,以作为临床应用青霉素治疗的依据。

【评估】

1. 患者用药史、过敏史及家族史,如有青霉素过敏史者应停止该项试验。有其他药物过敏史或变态反应疾病史者应慎用。

2. 患者病情、治疗情况、用药情况。

3. 患者心理状态、意识状态,对青霉素过敏试验的认识程度、合作态度。

【计划】

1. 护士准备　衣帽整齐,修剪指甲,洗手,戴口罩。

2. 用物准备

(1)基础注射盘、1ml 和 5ml 注射器、青霉素药液、0.9% 氯化钠溶液、注射治疗卡。

(2)抢救用物:0.1% 盐酸肾上腺素,地塞米松、呼吸兴奋剂、氧气及其他急救器械。

3. 环境准备　环境清洁、安静、光线适宜,温湿度适宜。

【实施】

1. 试验液的配制　以每毫升含青霉素 200～500U 的皮内试验液为标准(表 15-17)。注入剂量为 20～50U(0.1ml)。

考点:青霉素过敏试验液的配制方法和皮试结果的判断

表 15-17　青霉素皮肤试验液的配制(以青霉素钠 80 万 U 为例)

步骤	青霉素 G	加 0.9% 氯化钠	药物浓度	要求
溶解药液	80 万 U/瓶	4ml	20 万 U/ml	充分溶解
第 1 次稀释	取上液 0.1ml	至 1ml	2 万 U/ml	混匀

续表

步骤	青霉素 G	加 0.9% 氯化钠	药物浓度	要求
第 2 次稀释	取上液 0.1ml	至 1ml	2000U/ml	混匀
第 3 次稀释	取上液 0.1～0.25ml	至 1ml	200～500U/ml	混匀

2. 试验方法　确定患者无青霉素过敏史,于患者前臂掌侧下段皮内注射青霉素皮试溶液 0.1ml(含青霉素 20～50U),20 分钟后观察、判断并记录试验结果。

3. 试验结果判断

(1) 阴性:局部皮丘无改变,周围不红肿,全身无自觉症状。

(2) 阳性:局部皮丘隆起,并出现红晕硬块,直径大于 1cm,或红晕周围有伪足、痒感,严重时可出现过敏性休克。

4. 记录结果　按要求正确记录实验结果和青霉素的批号。

【注意事项】

1. 青霉素过敏试验前详细询问患者的用药史、过敏史及家族史。

2. 凡初次用药、停药 3 天后继续使用及在应用中更换青霉素批号时,均须按常规做过敏试验。

考点:青霉素过敏试验的注意事项

3. 皮肤试验液必须现用现配,浓度与剂量必须准确。

4. 严密观察患者　首次注射后须观察 30 分钟,注意局部和全身反应,倾听患者主诉,并做好急救准备工作。

5. 皮试结果阳性者不可使用青霉素,并在体温单、医嘱单、病历、床头卡和注射本上醒目注明,同时将结果告知患者及其家属。

6. 如对皮试结果有怀疑,应在对侧前臂皮内注射 0.9% 氯化钠 0.1ml,以作对照,确认青霉素皮试结果为阴性方可用药。使用青霉素治疗过程中要继续严密观察反应。

(三) 青霉素过敏性反应的临床表现

1. 过敏性休克　青霉素过敏性休克属Ⅰ型变态反应,发生率为 5～10/万,特点是反应迅速、强烈、消退快。既可发生于皮内试验过程中,也可发生于初次肌内注射或静脉注射时(皮内试验结果阴性)。还有极少数患者发生于连续用药过程中。其临床表现主要包括如下几个方面。

考点:青霉素过敏性休克的临床表现

(1) 呼吸道阻塞症状:由喉头水肿、支气管痉挛、肺水肿引起,可表现为胸闷、气促、哮喘与呼吸困难,伴濒死感。

(2) 循环衰竭症状:由于周围血管扩张导致有效循环血量不足,而表现为面色苍白、出冷汗、发绀、脉搏细弱、血压下降。

(3) 神经系统症状:因脑组织缺氧可表现为面部及四肢麻木、意识丧失、抽搐或大小便失禁等。

(4) 皮肤过敏反应:表现为皮肤瘙痒、荨麻疹及其他皮疹。

呼吸道症状和皮肤过敏反应是青霉素过敏性休克的早期表现,因此必须认真倾听患者主诉。

2. 血清病样反应　一般发生于用药后的 7～14 天,临床表现和血清病相似,如皮肤发痒、荨麻疹、发热、关节肿痛、全身淋巴结肿大、腹痛等症状。

3. 各器官或组织的过敏反应

(1) 皮肤过敏反应:瘙痒、荨麻疹,严重者可发生剥脱性皮炎。

(2) 呼吸道过敏反应:可引起哮喘或诱发原有哮喘发作。

（3）消化系统过敏反应：可出现过敏性紫癜，以腹痛和便血为主要表现。

（四）青霉素过敏性休克的处理

1. 停药就地抢救　立即停药，协助患者平卧，报告医生，就地抢救，注意保暖。

2. 注射首选药物　立即皮下注射 0.1% 盐酸肾上腺素 1ml，小儿剂量酌减。症状如不缓解，可每隔半小时皮下或静脉注射该药 0.5ml，直至脱离危险期。盐酸肾上腺素是抢救过敏性休克的首选药物，具有收缩血管、增加外周阻力、提升血压、兴奋心肌、增加心排出量以及松弛支气管平滑肌等作用。

考点：青霉素过敏性休克的急救措施

3. 改善呼吸功能　给予氧气吸入，改善缺氧症状。呼吸受抑制时，应立即进行口对口人工呼吸，并肌内注射尼可刹米、洛贝林等呼吸兴奋药。喉头水肿时施行气管插管或气管切开。

4. 按医嘱给药　①静脉注射地塞米松 5～10mg 或将琥珀酸钠氢化可的松 200～400mg 加入 5%～10% 葡萄糖溶液 500ml 内静脉滴注；②应用抗组胺类药物，如肌内注射盐酸异丙嗪 25～50mg 或苯海拉明 40mg；③维护循环功能，静脉滴注 10% 葡萄糖溶液或平衡溶液扩充血容量。如血压仍不回升，可按医嘱加入多巴胺或去甲肾上腺素静脉滴注；④纠正酸中毒，给予 5% 碳酸氢钠静点。

5. 心肺复苏术　若发生呼吸心搏骤停，立即进行复苏抢救。如施行体外心脏按压，气管内插管或人工呼吸等急救措施。

6. 观察记录　密切观察病情，记录患者生命体征、神志和尿量等病情变化，患者未脱离危险前不得搬动转移。继续评价治疗与护理的效果，为进一步处置提供依据。

二、链霉素过敏试验

（一）链霉素过敏反应的机制

链霉素主要对革兰阴性细菌及结核杆菌有较强的抗菌作用。引起链霉素过敏反应的原因是它本身的毒性作用及所含杂质（链霉素胍和二链霉胺）具有释放组胺的作用，可引起过敏反应和中毒反应。除了导致发热、荨麻疹、血管性水肿等过敏症状，还因链霉素本身具有毒性作用，主要损害第八对脑神经。过敏性休克发生率虽较青霉素低，但死亡率很高，故使用链霉素时，应做皮肤过敏试验。

考点：链霉素过敏试验液配制方法和中毒反应处理

（二）链霉素过敏试验法

试验用物准备除链霉素制剂、5% 氯化钙或 10% 葡萄糖酸钙外，其他用物同青霉素过敏试验法。

1. 试验液的配制　以每 1ml 试验液含链霉素 2500U 为标准配制（表 15-18）。

表 15-18　链霉素皮内试验液的配制

步骤	链霉素	加 0.9% 氯化钠	药物浓度	要求
溶解药液	100 万 U/瓶	3.5ml	25 万 U/ml	充分溶解
第 1 次稀释	取上液 0.1ml	至 1ml	2.5 万 U/ml	混匀
第 2 次稀释	取上液 0.1ml	至 1ml	2500U/ml	混匀

2. 试验方法　在患者前臂掌侧下段皮内注射链霉素皮试溶液 0.1ml（含 250U），20 分钟后观察、判断并记录试验结果。

3. 试验结果判断　同青霉素过敏皮内试验法。

4. 记录结果　同青霉素过敏皮内试验法。

5. 过敏反应的临床表现及处理　链霉素过敏反应的临床表现及处理与青霉素过敏反应基本相同。一旦出现过敏反应，除采取青霉素过敏反应，还应静脉注射葡萄糖酸钙或氯化钙，因链霉素与钙离子进行结合，使中毒症状减轻。如出现肌肉无力、呼吸困难者，遵医嘱皮下注射新斯的明 0.5～1mg，必要时给予 0.25mg 静脉注射。

三、破伤风抗毒素过敏试验法（TAT）

（一）TAT 过敏反应的机制

破伤风抗毒素是用破伤风类毒素免疫马血清经物理、化学方法精制而成，是一种特异性抗体，能中和患者体液中的破伤风毒素。常在救治破伤风患者时应用，有利于控制病情发展；并常用于有潜在破伤风危险的外伤伤员，作为被动免疫的预防注射。

TAT 对于人体是一种异种蛋白，具有抗原性，注射后可引起过敏反应。主要表现为发热、速发型或迟缓型血清病。反应一般不严重，但偶尔可见过敏性休克，抢救不及时可导致死亡。故首次使用 TAT 前，必须作过敏试验，结果阴性，方可把所需剂量一次注射完。

TAT 是一种特异性抗体，没有可以代替的药物，皮试结果即使阳性，仍需考虑使用。但要采用脱敏注射法，注射过程要密切观察。如发现异常，立即采取有效的处理措施。

（二）TAT 过敏试验法

1. TAT 皮试液配制　用 1ml 注射器吸取 TAT 药液（1500IU/ml）0.1ml，加 0.9% 氯化钠稀释至 1ml（1ml 内含 150IU），即可供皮试使用。

2. 皮内试验方法　取上述皮试液 0.1ml（内含 TAT，15IU）作皮内注射，20 分钟后判断皮试结果。

阴性：局部无红肿、全身无异常反应。

阳性：皮丘红肿，硬结直径大于 1.5cm，红晕范围直径超过 4cm，有时出现伪足或有痒感，全身过敏性反应表现与青霉素过敏反应相类似，以血清病样反应多见。

如皮试结果为阴性，可把所需剂量一次肌内注射。如结果为阳性，需采用脱敏注射法。

考点：TAT 过敏试验液配制方法和试验结果的判断

（三）TAT 脱敏注射法

考点：TAT 脱敏注射法

脱敏注射法是将所需要的 TAT 剂量分多次少量注入体内（表 15-19）。脱敏的基本原理是将 TAT 小剂量注射时变应原所致生物活性介质的释放最少，不至于引起临床症状；短时间内连续多次药物注射可以逐渐消耗体内已经产生的 IgE，最终可以全部注入所需药量而不致发病。但这种脱敏只是暂时的，经过一定时间后，IgE 再产生而重建致敏状态。故日后如再用 TAT，还需重做皮内试验。

TAT 皮试结果阳性，而患者确实需要应用 TAT 时应采用脱敏注射，预先按抢救过敏性休克的需要准备好急救物品。

表 15-19　破伤风抗毒素脱敏注射法

次数	TAT	加 0.9% 氯化钠	注射途径
1	0.1ml	至 1ml	肌内注射
2	0.2ml	至 1ml	肌内注射
3	0.3ml	至 1ml	肌内注射
4	余量	至 1ml	肌内注射

按上表，每隔 20 分钟肌内注射 TAT 一次，直至完成总剂量注射（TAT 1500IU）。在脱敏注

射过程中,应密切观察患者的反应。如发现患者有面色苍白、发绀、荨麻疹及头晕、心慌等不适,或过敏性休克时,应立即停止注射并配合医生进行抢救。如过敏反应轻微,可待症状消退后,酌情将剂量减少、注射次数增加,在密切观察患者情况下,使脱敏注射顺利完成。

四、头孢菌素类药物过敏试验法

头孢菌素类药物是一类高效、低毒、广谱的抗生素,因可致过敏反应,故用药前需做皮肤过敏试验。此外,应注意头孢菌素类和青霉素之间可呈现不完全的交叉过敏反应,对青霉素过敏者约有 10%~30% 对头孢菌素过敏,而对头孢菌素过敏者绝大多数对青霉素过敏。

1. 方法　以头孢唑林为例,皮试液以含头孢唑啉 $500\mu g/ml$ 的 0.9% 氯化钠溶液为标准,皮试注入剂量为 0.1ml(含头孢唑啉 $50\mu g$)。皮试液配制方法如下(表 15-20)。

表 15-20　头孢唑啉皮肤试验液的配制

步骤	头孢唑啉	加 0.9% 氯化钠	药物浓度	要求
溶解药液	0.5g/瓶	2ml	250mg/ml	充分溶解
第 1 次稀释	取上液 0.2ml	至 1ml	50mg/ml	混匀
第 2 次稀释	取上液 0.1ml	至 1ml	5mg/ml	混匀
第 3 次稀释	取上液 0.1ml	至 1ml	$500\mu g/ml$	混匀

2. 试验方法　在患者前臂掌侧下段皮内注射头孢唑啉皮试溶液 0.1ml(含 $50\mu g$),20 分钟后观察、判断并记录试验结果。

3. 试验结果判断　同青霉素过敏皮内实验法。

4. 记录结果　同青霉素过敏皮内实验法。

5. 注意事项　同青霉素过敏皮内实验法。

五、碘过敏试验法

临床上常用碘化物造影剂作支气管、脑血管、心血管、胆囊、肾脏、膀胱等脏器造影,此类药物也可发生过敏反应。凡首次用药者应在碘造影前 1~2 天做过敏试验,结果为阴性时方可做碘造影检查。

1. 过敏试验方法

(1) 口服法:口服 5%~10% 碘化钾 5ml,每日 3 次,共 3 天,观察结果。

(2) 皮内注射法:皮内注射碘造影剂 0.1ml,20 分钟后观察结果。

(3) 静脉注射法:静脉注射碘造影剂(30% 泛影葡胺)1ml,5~10 分钟后观察结果。在静脉注射造影剂前,必须先作皮内注射,然后再行静脉注射,结果阴性时方可进行碘剂造影。

2. 结果判断

(1) 口服法:有口麻、头晕、心慌、恶心、呕吐、流泪、流涕、荨麻疹等症状为阳性。

(2) 皮内注射法:局部有红肿、硬块,直径超过 1cm 为阳性。

(3) 静脉注射法:有血压、脉搏、呼吸及面色等改变为阳性。

有少数患者虽过敏试验阴性,但在注射碘造影剂时也会发生过敏反应,故造影时仍需备好急救药品。过敏反应的处理同青霉素过敏反应的处理。

六、普鲁卡因过敏试验法

普鲁卡因是局部麻醉药,少数患者用药后可发生过敏反应。凡首次应用普鲁卡因,均须做过敏试验。

1. 过敏试验方法　皮内注射 0.25% 普鲁卡因溶液 0.1ml,20 分钟后观察试验结果并记录。

配制方法一:抽取 1% 普鲁卡因溶液 0.25ml 加 0.9% 氯化钠稀释至 1ml 即可。

配制方法二:抽取 2% 普鲁卡因溶液 0.1ml 加 0.9% 氯化钠稀释至 0.8ml 即可。

2. 结果的判断和过敏反应的处理　同青霉素过敏试验及过敏反应的处理。

七、细胞色素 C 过敏试验法

细胞色素 C 是一种细胞呼吸激活剂,常作为组织缺氧治疗的辅助用药。偶见过敏反应发生,用药前须做过敏试验。过敏试验常用方法有两种:

1. 皮内试验　取细胞色素 C 溶液(每支 2ml,内含 15mg)0.1ml 加 0.9% 氯化钠至 1ml(内含 0.75mg),皮内注射 0.1ml(含 0.075mg)。20 分钟后观察结果。局部发红、直径大于 1cm,出现丘疹者为阳性。

2. 划痕试验　在前臂下段内侧,用 75% 乙醇常规消毒皮肤。取细胞色素 C 原液(每 1ml 含 7.5mg)1 滴,滴于皮肤上,用无菌针头在表皮上划痕两道,长度约 0.5cm,深度以不出血为度。20 分钟后观察结果,结果判断同青霉素过敏皮内试验法。

 目 标 检 测

A₁ 型题

A₁ 型题

1. 药物的保管原则不正确的一项是
   A. 药柜宜放在阳光充足的地方
   B. 内服药、外用药、注射药应分类放置
   C. 药瓶上应有明显标签
   D. 由专人负责,定期检查
   E. 剧毒药、麻醉药要加锁保管

2. 应放在 4℃ 冰箱内保存的药物是
   A. 乙醇　　　　　B. 苯巴比妥
   C. 细胞色素 C　　D. 丙种球蛋白
   E. 硫酸亚铁

3. 不属于"三查"、"七对"的内容是
   A. 床号、姓名　　B. 药名、浓度
   C. 剂量、方法、时间　D. 查用药后反应
   E. 操作前查、操作中查

4. biw 的中文含意是
   A. 每日 2 次　　　B. 每晚 1 次
   C. 每周 2 次　　　D. 必要时
   E. 隔日 1 次

5. 倒取药液的方法,不正确的是
   A. 取不足 1ml 药液用滴管
   B. 药瓶标签应放于掌心
   C. 取水剂前将药液摇匀
   D. 倒药液入量杯,视线高于拇指所指量杯刻度
   E. 两种药液应分别放置

6. 发药时,如果患者提出疑问应
   A. 考虑不用
   B. 报告护士长
   C. 弃去药物,重新配药
   D. 重新核对,确认无误解释后再给药
   E. 报告医生

7. 指导患者服药的方法错误的是
   A. 服铁剂,忌饮茶
   B. 服酸类药物,可用饮水管吸入,服后漱口
   C. 发汗药服后多饮水
   D. 助消化药饭前服
   E. 对胃有刺激的药物饭后服

8. 不属于超声波雾化吸入器的特点是
   A. 雾量可以调节
   B. 雾滴直径在 5μm 以下,且均匀
   C. 药液可吸到肺泡
   D. 温度接近体温
   E. 利用高速气流喷出

9. 氧气雾化吸入时,调节氧流量为
   A. 2~4L/分　　　B. 4~5L/分
   C. 6~10L/分　　 D. 12~14L/分
   E. 11~13L/分

10. 注射原则叙述不正确的是
    A. 严格遵守无菌操作
    B. 发现药液过期、变质不可使用

C. 选择合适的注射部位

D. 注射前,注射器内空气要排尽

E. 注射时做到进针、推药要快,拔针要慢

11. 手可接触无菌注射器及针头的

A. 活塞、针梗

B. 空筒、针尖

C. 乳头、针栓

D. 活塞轴、针梗

E. 活塞柄、针栓

12. 各种注射目的有错的是

A. 皮内:药物过敏试验

B. 皮下:注射刺激性较强的药物

C. 肌内:注射药量较大的药物

D. 静脉:输液

E. 股静脉:采集血标本

13. 接种卡介苗正确的部位和方法是

A. 前臂掌侧下段:皮内注射

B. 三角肌下缘:皮内注射

C. 三角肌下缘:皮下注射

D. 三角肌外缘:肌内注射

E. 大腿外侧方:皮下注射

14. 皮下注射错误的是

A. 药液量少于1ml,须用1ml注射器抽吸

B. 注射部位要常规消毒

C. 持针时,右手示指固定针栓

D. 针头和皮肤呈20°角刺入

E. 抽吸无回血即可推药

15. 臀大肌注射的连线定位法是

A. 髂嵴和尾骨连线的外上 1/3 处

B. 髂嵴和尾骨连线的中 1/3 处

C. 髂前上棘和尾骨连线的外上 1/3 处

D. 髂前上棘和尾骨连线的中 1/3 处

E. 髂前上棘和尾骨连线的下 1/3 处

16. 给患者静脉注射时,推药有阻力,抽之有回血,无肿胀,但患者有痛感,可能是

A. 针头部位阻塞

B. 针头滑出血管外

C. 针头斜面部分穿透下面血管壁

D. 静脉痉挛

E. 针头斜面紧贴血管壁

17. 股静脉的穿刺部位在

A. 股动脉外侧　　　B. 股动脉内侧

C. 股神经外侧　　　D. 股神经内侧

E. 股神经与股动脉之间

18. 禁忌静脉推注的药物是

A. 10% 葡萄糖酸钙

B. 50% 葡萄糖

C. 30% 泛影葡胺

D. 10% 氯化钾

E. 氨茶碱

19. 青霉素皮试结果:局部皮肤红肿,直径 1.1cm,无自觉症状,提示

A. 可以注射青霉素

B. 暂停该药,下次使用重做试验

C. 在对侧肢体做对照试验

D. 禁用青霉素

E. 可以注射青霉素,但剂量要减少,准备急救药品

20. 不属于过敏性休克的临床表现是

A. 胸闷、气急

B. 面色苍白、冷汗、血压下降

C. 头晕眼花、四肢麻木

D. 瘙痒、有荨麻疹

E. 全身淋巴结肿大

21. 抢救过敏性休克患者的措施错误的是

A. 立即停药,送抢救室抢救

B. 立即皮下注射 0.1% 盐酸肾上腺素 0.5～1mg

C. 氧气吸入

D. 根据医嘱给予抗过敏药物

E. 密切观察,注意保暖

22. 再次使用破伤风抗毒素须重做皮试,是指停药超过

A. 1 天　　　　　B. 3 天

C. 7 天　　　　　D. 14 天

E. 21 天

23. 青霉素过敏性休克,最早出现的症状是

A. 中枢神经系统症状　　B. 循环衰竭症状

C. 呼吸道症状　　　　　D. 消化道症状

E. 泌尿道症状

24. 细胞色素 C 皮内试验液,每毫升含量是

A. 0.075mg　　　　B. 0.75mg

C. 7.5mg　　　　　D. 15mg

E. 75mg

25. 普鲁卡因皮内试验液的浓度是

A. 1%　　　　　　B. 2%

C. 0.5%　　　　　D. 0.25%

E. 2.5%

A_2 型题

26. 患者,男性,68 岁,慢性支气管炎,近几天咳嗽

加剧,痰液黏稠,不易咳出,作雾化吸入首选药液是

A. 沙丁胺醇　　　　B. 氨茶碱

C. 地塞米松　　　　D. α-糜蛋白酶

E. 青霉素

27. 小张为李女士静脉穿刺时,不妥的操作是

A. 选择手臂静脉

B. 在穿刺点上方 6cm 处扎止血带

C. 针头与皮肤呈 20°角

D. 从静脉侧面进针

E. 见回血注药

28. 小刘为张女士进行健康教育不恰当的内容是

A. 糖尿病发生的原因

B. 应用胰岛素及进食的时间

C. 低血糖的处理方法

D. 青霉素过敏性休克发生的原因

E. 大叶性肺炎的病理变化

29. 患者,女性,62 岁,慢性支气管炎,肺气肿,痰液黏稠,不易咳出,用超声雾化吸入,下述错误的是

A. 药物用 α-糜蛋白酶

B. 稀释药物至 30ml,放入雾化罐内

C. 水槽内放热水 250ml

D. 先开电源开关,再开雾化开关

E. 治疗时间 20 分钟

30. 患儿,18 个月,首次肌内注射青霉素,下述操作过程正确的是

A. 注射前不做青霉素皮试

B. 选用 5ml 注射器及 7 号针头

C. 注射部位选用髂前上棘与尾骨连线的外 1/3 处

D. 注射部位皮肤用 2% 碘酊及 70% 乙醇消毒

E. 进针时将针梗全部刺入

31. 患者,女性,66 岁,患慢性心功能不全,医嘱地高辛 0.25mg po qd,护士发药前应首先

A. 了解心理反应　　B. 测脉率及脉律

C. 观察意识状态　　D. 测量血压

E. 检查瞳孔

32. 封先生,2 型糖尿病,医嘱皮下注射胰岛素 8U,执行时间是

A. 早上 8：00　　　B. 晚上 8：00

C. 临睡前　　　　　D. 饭前

E. 必要时

33. 患者,女性,铁锈钉刺破脚,需注射破伤风抗毒素,皮试为阳性,脱敏注射的第一次剂量为

A. 15 IU　　　　　B. 50 IU

C. 100 IU　　　　D. 150 IU

E. 200 IU

34. 患者,男性,45 岁,因外伤需注射破伤风抗毒素,皮试结果局部皮丘红肿,硬结 1.7cm,痒感,其正确处理方法是

A. 禁用破伤风抗毒素

B. 将全量分 3 次肌内注射

C. 将全量平均分 4 次注射

D. 将全量分 4 次注射,剂量递增

E. 将全量分 4 次注射,剂量递减

35. 患者,注射青霉素 9 天后,出现发热、关节肿痛、皮肤瘙痒、全身淋巴结肿大、腹痛,应考虑为

A. 皮肤过敏反应

B. 消化系统过敏反应

C. 血清病样反应

D. 流行性感冒

E. 注射时感染所致

A₃/A₄ 型题

(36 ~ 38 题共用题干)

患者,女性,52 岁,因患宫颈癌需行子宫切除术。

36. 术前准备做青霉素皮试时,错误的是

A. 如青霉素过敏需做皮试

B. 停用青霉素超过 3 天重做皮试

C. 青霉素试验液应现配现用

D. 青霉素更换批号重做皮试

E. 皮试前应准备急救药物

37. 做皮试 2 分钟后,赵女士面色苍白、冷汗、发绀,脉搏 120 次/分,血压 70/45mmHg,四肢麻木,烦躁不安,护士应立即给患者注射

A. 盐酸异丙嗪　　　B. 苯丙肾上腺素

C. 异丙肾上腺素　　D. 盐酸肾上腺素

E. 去甲肾上腺素

38. 患者出现上述表现的原因考虑是

A. 过敏体质　　　　B. 抵抗力差

C. 药液污染　　　　D. 毒性反应

E. 剂量过大

第十六章 静脉输液和输血

静脉输液与输血是临床治疗和抢救的重要措施之一。正常情况下,人体内水、电解质及酸碱度均保持在恒定的范围内,维持机体内环境的稳定,保持机体正常的生理功能。但在疾病和创伤时,机体的内环境遭到破坏,水、电解质及酸碱平衡失调。通过静脉输液和输血,可以迅速及时、有效地补充机体丧失的体液和电解质,增加血容量,改善微循环,维持血压,使内环境保持稳定。同时,通过静脉输注药物,达到治疗疾病的目的。因此,护士必须熟练掌握有关静脉输液和输血的理论知识和操作技能,正确评估患者的身心状况,及时发现和处理各种输液和输血反应,使患者获得安全有效的治疗,促进康复。

第一节 静脉输液

案例 16-1

患者,男性,58 岁,农民。诊断:肺心病。因"呼吸困难伴喘息加重"急诊入院。入院后遵医嘱给予静脉输液,在静脉输液过程中,患者突然出现胸闷、咳嗽、咳粉红色泡沫样痰,听诊两肺布满湿啰音,心率快且节律不齐。

问题:1. 患者发生了什么情况?

    2. 护士如何护理患者?

    3. 护士应如何调节静脉输液的点滴速度?

一、静脉输液的原理及目的

(一) 静脉输液的原理

考点:静脉输液的原理及目的

静脉输液是利用大气压和液体静压形成的输液系统内压高于人体静脉压的原理,将液体输入静脉内。

(二) 静脉输液的目的

1. 纠正水、电解质和酸碱平衡失调　常用于各种原因引起的脱水、酸碱平衡失调等,如腹泻、剧烈呕吐的患者。

2. 补充血容量,改善微循环,维持血压　常用于抢救大出血、休克、大面积烧伤等患者。

3. 补充营养,供给热能　常用于禁食、大手术后、慢性消耗性疾病、胃肠道吸收障碍及不能由口进食的患者。

4. 输入药物,治疗疾病　根据患者病情的需要,输入相应的药物治疗各种感染、中毒、脑及组织水肿等。如输入抗生素控制感染,输入解毒药达到解毒的作用,输入脱水剂降低颅内压等。

二、静脉输液的常用溶液及作用

临床常用溶液有晶体溶液、胶体溶液、静脉高营养液三类。

（一）晶体溶液

晶体溶液的特点：分子量小，在血管内存留时间短，对维持细胞内外水分的相对平衡，纠正体内水、电解质平衡失调效果显著。常用的晶体溶液包括：

1. 葡萄糖溶液　用于补充水分和热量。临床常用 5% 葡萄糖溶液和 10% 葡萄糖溶液。

2. 等渗电解质溶液　用于补充水分和电解质，维持体液容量和渗透压平衡。

临床常用的等渗电解质溶液有 0.9% 氯化钠溶液、复方氯化钠（林格）溶液、5% 葡萄糖氯化钠溶液。

3. 碱性溶液　用于纠正酸中毒，维持酸碱平衡。

（1）碳酸氢钠溶液：其优点是补碱迅速，且不易加重乳酸血症。碳酸氢钠进入人体后，解离成钠离子和碳酸氢根离子，碳酸氢根离子可以和体液中过剩的氢离子结合生成碳酸，最后以二氧化碳和水的形式排出体外，二氧化碳经肺呼出，因此呼吸功能不全的患者使用受限。临床常用 5% 或 1.4% 碳酸氢钠溶液。

（2）乳酸钠溶液：乳酸钠进入人体后，解离成钠离子和乳酸根离子，钠离子在血液中与碳酸氢根离子结合形成碳酸氢钠，乳酸根离子与氢离子结合生成乳酸。因此休克、肝功能不全、缺氧、右心衰竭患者或新生儿，对乳酸的利用能力差，易加重乳酸血症，不宜使用。临床常用 11.2% 或 1.84% 乳酸钠溶液。

4. 高渗溶液　可迅速提高血浆渗透压，回收组织水分进入血管内，消除水肿，用于利尿脱水；同时可降低颅内压，改善中枢神经系统的功能。临床常用的溶液有 20% 甘露醇、25% 山梨醇、25% 或 50% 葡萄糖溶液。

（二）胶体溶液

胶体溶液的特点：分子量大，在血液内存留时间长，能有效维持血浆胶体渗透压，增加血容量，改善微循环，提高血压。临床常用的胶体溶液包括：

1. 右旋糖酐　有中分子右旋糖酐和低分子右旋糖酐。中分子右旋糖酐有提高血浆胶体渗透压和扩充血容量的作用；低分子右旋糖酐有降低血液黏稠度，减少红细胞凝集，改善微循环和防止血栓形成的作用。

2. 代血浆　作用与低分子右旋糖酐相似，其扩容效果良好，输入后循环血量和心排血量均增加，且较少发生过敏反应，急性大出血时可与全血共用。临床常用的代血浆有羟乙基淀粉（706 代血浆）、氧化聚明胶、聚维酮。

3. 血液制品　可提高胶体渗透压，扩大和增加循环血容量，补充蛋白质和抗体，纠正低蛋白血症，有助于组织修复和增强机体免疫力。临床常用的血液制品有 5% 清蛋白和血浆蛋白。

（三）静脉高营养液

静脉高营养液主要用于供给患者热能，补充蛋白质，维持正氮平衡，补充各种维生素和矿物质。其主要成分有氨基酸、脂肪酸、维生素、矿物质、高浓度葡萄糖、右旋糖酐及水分。凡不能经消化道供给营养或营养摄入不足的患者都可通过静脉输注高营养液。临床常用静脉高营养液有复方氨基酸、脂肪乳剂。

在临床工作中，静脉输液的溶液是根据患者体内水、电解质及酸碱平衡紊乱的程度来确定，一般遵循"先晶后胶，先盐后糖，先快后慢，宁酸勿碱，宁少勿多"及补钾"四不宜"［不宜过浓，不宜过快，不宜过多，不宜过早（见尿补钾）］的原则。

三、常用输液部位

1. 周围浅静脉　周围浅静脉是指分布于肢体末端的静脉。上肢常用浅静脉有肘正中静

考点：静脉输液的常用溶液及作用

考点：常用输液部位

脉、头静脉、贵要静脉、手背静脉网。手背静脉网是成人输液时的首选部位；肘正中静脉、贵要静脉和头静脉可以用来采集血液标本、静脉推注或作为经外周中心静脉置管（PICC）穿刺部位。下肢常用的浅静脉有大隐静脉、小隐静脉和足背静脉网。但下肢静脉一般不作为静脉输液的首选部位，因为下肢静脉有静脉瓣，易引起血栓性静脉炎。

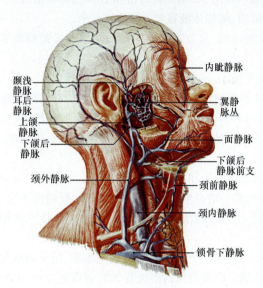

图 16-1　头颈部静脉

2. 头皮静脉　适宜小儿静脉输液，因为小儿头皮静脉分支较多，互相沟通，交错成网，表浅易见，不易滑动，便于固定。较大的头皮静脉有颞浅静脉、额静脉、枕静脉、耳后静脉。

3. 颈外静脉和锁骨下静脉　颈外静脉和锁骨下静脉位于头颈部（图 16-1），常用于进行中心静脉插管。适宜下列患者：需要长期持续输液而周围静脉不易穿刺的患者，长期输入高浓度、刺激性强的药物或需要静脉高营养治疗的患者，需要测中心静脉压而周围循环衰竭的患者。颈外静脉穿刺点定位：下颌角和锁骨上缘中点连线的上 1/3 处（图 16-2）。锁骨下静脉穿刺点定位：胸锁乳突肌的外侧缘与锁骨所形成的夹角平分线上，距顶点 0.5 ~ 1cm 处（图 16-3）。

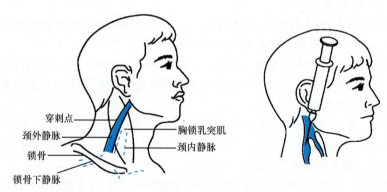

图 16-2　颈外静脉穿刺点定位

四、常用静脉输液方法

　　按照输入的液体是否与大气相通，可以将静脉输液法分为密闭式静脉输液法和开放式静脉输液法。密闭式静脉输液法是将无菌输液器插入原装密闭输液瓶（或袋）中进行输液的方法，污染机会少，故目前临床广泛应用；开放式静脉输液法是将溶液倒入开放式输液容器内进行输液的方法，此法灵活、方便更换和添加药物，但是药液容易被污染，故目前临床较少用。按照进入血管通道器材所到达的位置，可以将静脉输液法划分周围静脉输液法和中心静脉输液法。

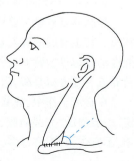

图 16-3　锁骨下静脉穿刺点定位

（一）密闭式周围静脉输液法

【目的】　同"静脉输液的目的"。

【评估】

1. 核对解释　核对患者床号、姓名，向患者或家属解释静脉输液的目的、方法、注意事项及配合要点。

2. 评估患者　①年龄、病情、治疗情况、意识状态。②心理状态，自理能力、配合程度、对静脉输液知识的了解程度。③穿刺部位的皮肤、血管状况及肢体活动度。

【计划】

1. 护士准备　衣帽整洁，剪指甲，洗手，戴口罩。

2. 用物准备

（1）治疗车上层：治疗盘、弯盘、液体及药物（两名护士核对医嘱和药物，做好三查七对）、一次性注射器、一次性输液器、止血带、输液敷贴（或胶布）、一次性治疗巾、瓶套、砂轮、启瓶器、输液卡、输液记录单、手消毒液。静脉留置针输液需另备静脉留置针和封管液（无菌 0.9% 氯化钠或稀释肝素溶液）。

（2）治疗车下层：锐器盒、医用垃圾桶、生活垃圾桶。

（3）输液架、必要时备小夹板、棉垫及绷带、输液泵。

【实施】　见表 16-1。

表 16-1　密闭式周围静脉输液法

操作步骤	要点说明
▲ 头皮针静脉输液	操作前双人查对医嘱和药物，避免差错事故发生
1. 核对医嘱和药物　查对医嘱、瓶贴和输液卡（床号、姓名、药名、浓度、剂量、给药时间、方法）；检查药液的质量	认真检查瓶盖无松动，瓶身无裂痕，药液无沉淀、浑浊、絮状物等
2. 加药　倒贴瓶贴于输液瓶，套瓶套；开启液体瓶盖的中心部分，常规消毒；按医嘱加入药物	输液瓶贴勿覆盖输液瓶标签 消毒范围至瓶颈部
3. 插入输液器　检查输液器质量和有效期，取出输液器，将输液器插头插入瓶塞直至插头的根部	检查输液器包装无破损，并在有效期内，插入时注意保持无菌
4. 核对解释　备齐用物携至患者床旁，核对床号、姓名，向患者或家属解释静脉输液的目的、方法、注意事项及配合要点	操作前核对，避免差错事故
5. 排气　取下输液器的外包装，接紧头皮针和输液管，关闭调节器，将输液瓶倒挂于输液架上；展开输液管，倒置墨菲滴管，打开调节器，使药液下降，当药液平面达到墨菲滴管 1/3～1/2 处时，迅速倒转滴管使药液下降，直至排尽输液管内空气，关闭调节器；准备输液敷贴（或胶布）	排尽输液管和针头内的空气，防止发生空气栓塞
6. 选择穿刺部位　协助患者取舒适卧位，选择静脉，铺一次性治疗巾于穿刺部位下方，在穿刺点上方 6～8cm 处扎止血带	止血带绑扎松紧适度，尾端向上
7. 消毒皮肤　穿刺部位皮肤常规消毒 2 次，直径大于 5cm，待干	保证穿刺点及周围皮肤无菌状态，防止感染
8. 第二次核对　床号、姓名、药名、剂量、浓度、给药时间、方法	操作中查对，避免差错事故发生

操作步骤	要点说明
9. 静脉穿刺　嘱患者握拳,再次排气;取下护针帽,左手绷紧皮肤,右手持针柄,按静脉注射法穿刺,见回血后,将针头平行血管再进少许;一手扶住针柄,嘱患者松拳,同时一手松止血带和调节器,待药液滴入通畅后,用输液敷贴(或胶布)固定穿刺部位	握拳使静脉充盈,再次排气将液体排入弯盘内,确保针头斜面全部进入血管内 穿刺部位固定要牢固,以防针头脱落
10. 调节滴速　根据药液的性质、患者的年龄、病情调节输液速度	一般情况成人40～60滴/分,儿童20～40滴/分(目前临床常用的输液器点滴系数是20,因此成人输液滴数应为55～88滴/分)
11. 再次核对　床号、姓名、药名、剂量、浓度、给药时间、方法	操作后查对,避免差错事故发生
12. 操作后处理　取出止血带和一次性治疗巾,协助患者取舒适卧位,整理床单位;交代注意事项,将呼叫器放在患者易取之处;洗手,记录输液卡并挂于输液架上	规范分类处理用后物品 嘱患者及家属不要随意调节滴速,避免输液管扭曲受压,保持输液通畅 记录输液开始时间、滴速、签全名
13. 加强巡视　认真倾听患者主诉,观察输液部位情况,及时处理输液故障	密切观察患者局部和输液反应情况,并填写在输液卡上
14. 更换液体　如果多瓶液体连续输入时,应及时准备好第二瓶药液接上;更换时,需常规消毒,确认墨菲滴管内液体不少于1/2,迅速拔出第一瓶输液管插头,插入第二瓶药液内;检查确认墨菲滴管内液面高度合适,输液管内无气泡,输液通畅,调整滴速,记录输液卡	及时更换液体,防止空气进入血管,引起空气栓塞 更换输液瓶时,严格无菌操作 24小时连续输液者,应每日更换输液器 记录液体接上时间、滴速、签全名
15. 输液完毕的处理　确认全部液体输入完毕后,关闭调节器,揭开输液敷贴(或胶布),用干棉签或小纱布块轻压穿刺点上方,快速拔针,按压至无出血为止;协助患者取舒适卧位,整理床单位及用物;洗手记录	按压力度不可过大,以免引起疼痛 记录输液结束时间、输入总量、患者局部和全身反应
▲ 静脉留置针输液法 1. 同头皮针静脉输液法1～5	
2. 连接静脉留置针(图16-4)　检查并打开留置针的外包装,将输液器的头皮针与静脉留置针的肝素帽连接,头皮针梗全部插入肝素帽内	检查留置针的有效期、型号、外包装完整
3. 排气　打开调节器,排尽套管针内气体,关闭调节器,准备无菌透明敷贴,并在透明敷贴上注明输液日期和时间	
4. 选择穿刺部位　协助患者取舒适卧位,选择静脉,铺一次性治疗巾于穿刺部位下方,在穿刺点上方8～10cm处扎止血带	绑扎松紧适度,尾端向上
5. 消毒皮肤　穿刺部位皮肤常规消毒,直径大于5cm,待干	保证穿刺点及周围皮肤无菌,防止感染
6. 第二次核对　床号、姓名、药名、剂量、浓度、给药时间、方法	操作中查对,避免差错事故发生
7. 静脉穿刺　戴上无菌手套,取下留置针针套,旋转针芯,松动外套管,调整针尖斜面,再次排尽套管针内的气体;嘱患者握拳,左手绷紧皮肤,右手拇指和示指夹住两翼,在血管的上方针尖斜面向上,与皮肤成15°～30°进针,见回血后,降低穿刺角度,沿静脉走行再进针0.2cm;左手固定留置针,右手将针芯撤出约0.5cm后,将外套管送入静脉内,左手固定两翼,右手迅速将针芯全部撤出,放于锐器盒中,嘱患者松拳,松止血带、松调节器,待药液滴入通畅后用敷贴固定穿刺部位,用胶布固定头皮针	防止套管与针芯粘连 防止空气进入血管内 确保外套管在血管内,避免针芯刺破血管 针芯放入锐器盒中防止医源性损伤

续表

操作步骤	要点说明
8. 同头皮针静脉输液法 10 ~ 14	
9. 封管　确认全部液体即将输入完毕，抽取封管液，输液完毕后，关闭调节器，拔出部分头皮针，将封管液注入头皮针，边注入边退针，直至针头完全退出，保证正压封管	正压封管可以保持静脉输液通道通畅，还将残留的药液冲入血液内，避免对局部血管的刺激 常用封管液有：①无菌 0.9% 氯化钠，每次用 5 ~ 10ml，每隔 6 ~ 8 小时重复冲管一次。②稀释的肝素溶液，每毫升 0.9% 氯化钠含肝素 10 ~ 100U，每次用量 2 ~ 5ml
10. 再次输液的处理　常规消毒肝素帽胶塞，将静脉输液头皮针插入肝素帽内输液	每次输液前后，倾听患者主诉，检查置管部位静脉，如有异常及时拔管，遵医嘱处理局部

【注意事项】

1. 严格执行无菌操作及查对制度，预防感染和差错事故发生。

2. 根据病情需要和治疗原则，应有计划地合理安排输液顺序，达到治疗效果。

3. 正确选择输液部位　①应选择粗直，弹性好，相对固定的静脉，避开关节和静脉瓣；②长期输液的患者，注意保护和合理使用静脉，一般从远端小静脉开始，交替使用；③禁止使用血液透析的端口或瘘管的端口进行静脉输液；④对小儿及昏迷等不合作患者选择的血管应便于固定。

4. 注意药物的配伍禁忌　对刺激性强及特殊药物应确认穿刺成功后再输入体内，如甘露醇、去甲肾上腺素、化疗药物等外溢会造成局部组织坏死，增加患者的痛苦。

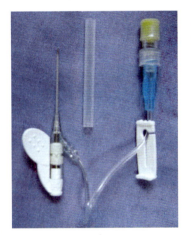

图 16-4　静脉留置针

5. 严格掌握输液速度　一般情况下，根据患者病情、年龄、药物性质调节输液速度或遵医嘱调节滴注速度；对心肺功能不良、年老体弱、婴幼儿或输入刺激性较强的药物如含钾药物、高渗性药物或血管活性药物等，应减慢速度；对严重脱水、血容量不足、心肺功能良好者，输液速度可适当加快。

6. 输液过程中应加强巡视，耐心倾听患者的主诉，严密观察输液情况，如滴入是否通畅，滴速是否合适，穿刺局部有无疼痛、肿胀，针头有无阻塞、脱出，输液管有无漏液、扭曲、受压、有无输液反应等，如出现上述情况须及时处理。

7. 连续输液 24 小时以上者，须每天更换输液器。每次要排尽输液管和针头内的空气，液体输完要及时更换输液瓶或拔针，防止发生空气栓塞。

8. 静脉留置针输液法要严格掌握留置时间，一般可保留 3 ~ 5 天，最多不超过 7 天。留置期间密切观察穿刺局部情况和生命体征变化，注意保护穿刺部位，如有异常及时拔管处理。

(二) 密闭式中心静脉输液法

密闭式中心静脉输液法包括颈外静脉穿刺置管输液法、锁骨下静脉穿刺置管输液法及外周静脉置入中心静脉导管（PICC）输液法。临床上，前两种密闭式中心静脉输液法的操作多由护士配合医生完成，护士的主要职责是术中配合以及插管后输液的护理工作，而 PICC 的操作必须由经过培训教育取得 PICC 穿刺技术资格证护士完成。

五、输液速度与时间的计算

在输液过程中，每毫升溶液的滴数称为该输液器的点滴系数（滴/ml）。目前临床上常用静脉输液器的点滴系数有10、15、20三种。静脉点滴的速度和时间可按下列公式计算。

1. 已知输入液体总量与计划所需用的输液时间，计算每分钟滴数。

$$每分钟滴数 = \frac{液体总量（ml）×点滴系数}{输液时间（分钟）}$$

例1 某患者需要输入液体1000ml，计划4小时输完，输液器点滴系数为20滴/ml，应如何调节滴速？

$$每分钟滴数 = \frac{1000×20}{4×60} = 83（滴/分）$$

2. 已知每分钟滴数与液体总量，计算输液所需时间。

$$输入时间（小时） = \frac{液体总量（ml）×点滴系数}{每分钟滴数×60（分钟）}$$

例2 某患者需要输入液体1500ml，每分钟滴数为50滴，输液器点滴系数为15滴/ml，需用多长时间输完？

$$输液时间（小时） = \frac{1500×15}{50×60} = 7.5（小时）$$

六、常见的输液故障及排除方法

（一）溶液不滴

1. **针头滑出血管外**　药液注入皮下组织，局部组织肿胀，伴有疼痛。处理：应更换针头另选静脉重新穿刺。

2. **针头斜面紧贴血管壁**　捏住输液管下端，轻轻挤压靠近针头的输液管，有回血。处理：可调整针头位置或变换肢体位置，直到点滴通畅为止。

3. **压力过低**　由于输液瓶位置过低或患者肢体抬得过高所致。处理：可抬高输液瓶位置或降低肢体位置。

4. **针头阻塞**　捏住输液管下端，轻轻挤压靠近针头的输液管，感觉有阻力松手又无回血时，表明针头阻塞。处理：应更换针头重选静脉进行穿刺。切忌强行挤压导管或用溶液冲注针头，以免血凝块进入静脉内造成栓塞。

5. **静脉痉挛**　由于穿刺肢体在冷的环境中暴露时间过长或输入的液体温度过低所致。处理：可在穿刺局部进行热敷，可解除痉挛，促进血液循环。

（二）墨菲滴管内液面过高

1. **滴管侧壁有调节孔**　先夹紧滴管上端的输液管，再打开调节孔，待滴管内液体下降至露出液面看到点滴时，可关闭调节孔，松开滴管上端的输液管。

2. **滴管侧壁无调节孔**　可将输液瓶取下，倾斜瓶身，使插入瓶内的针头露出液面，待溶液缓缓流下直至滴管内露出液面看到点滴时，再挂回输液瓶继续点滴。

（三）墨菲滴管内液面过低

1. **滴管侧壁有调节孔**　先夹紧滴管下端的输液管，再打开调节孔，当滴管液面升至所需高度（1/2～2/3滴管高度）时，关闭调节孔，松开滴管下端输液管。

2. **滴管侧壁无调节孔**　可夹住滴管下端的输液管，用手挤压滴管，使液体流下至滴管内，当液面升至所需高度（1/2～2/3滴管高度）时，停止挤压，松开滴管下端输液管。

（四）墨菲滴管内液面自行下降

输液过程中,若滴管内液面自行下降,应检查滴管上端输液管与滴管的衔接是否紧密,滴管有无漏气或裂隙,必要时更换输液器。

七、常见的输液反应及护理

（一）发热反应

1. 原因　由于输入致热物质引起。如输入的液体或药物制品不纯、消毒保存方法不良或超过有效期;输液用物清洁灭菌不彻底或被污染,输液器消毒不严或被污染;输液过程未能严格执行无菌技术操作。

2. 临床表现　一般于输液后数分钟至 1 小时发生,患者表现为发冷、寒战继而发热。轻者体温 38℃ 左右,停止输液后数小时内体温可恢复正常;重者起初寒战继之高热,体温可高达 41℃ 以上,并伴有头痛、恶心、呕吐、脉速等全身症状。

3. 护理

（1）反应轻者:减慢滴速或停止输液,通知医生,严密观察生命体征变化。

（2）反应重者:立即停止输液并通知医生,保留剩余溶液和输液器,根据需要送检,以便查找发热反应的原因。

（3）对症处理:寒战者给予保暖,高热者给予物理降温,必要时遵医嘱给予抗过敏药物或激素治疗。

4. 预防　输液前应认真检查药液的质量、包装的完整性及有效期,输液器的包装及灭菌日期,严格执行无菌技术操作。

（二）循环负荷过重（急性肺水肿）

1. 原因　由于输液速度过快,在短时间内输入过多液体,使循环血容量急剧增加,心脏负担过重而引起;或患者原有心肺功能不良,尤其是左心功能不全患者。

2. 临床表现　在输液过程中,患者突然出现胸闷、呼吸困难、气促、咳嗽、咯粉红色泡沫样痰。严重时痰液可从口、鼻涌出,心前区有压迫感或疼痛,听诊两肺可闻及湿啰音,心率快且节律不齐。

3. 护理

（1）立即停止输液,并通知医生,配合紧急处理,同时安慰患者,减轻患者紧张情绪。

（2）如病情允许协助患者取端坐位,两腿下垂,以减少下肢静脉血回流,减轻心脏负担。

（3）给予高流量氧气吸入,一般氧流量为 6～8L/min,可提高肺泡内氧分压,减少肺泡内毛细血管渗出液的产生,改善低氧血症。同时湿化瓶内盛装 20%～30% 的乙醇,以减低肺泡内泡沫的表面张力,使泡沫破裂消散,改善肺部气体交换,改善缺氧症状。

（4）遵医嘱给予镇静剂、平喘、利尿、强心和扩血管药物,舒张周围血管,加速液体排出,减少回心血量,减轻心脏负担。

（5）必要时进行四肢轮扎,用止血带或血压计袖带适当加压四肢以阻断静脉血回流,减少回心血量。但四肢轮扎时动脉血仍可通过,每 5～10 分钟轮流放松一侧肢体,待症状缓解后再解除止血带。

4. 预防　输液过程中,密切观察患者情况,严格控制输液速度和输液量,尤其对老年人、儿童及心肺功能不全的患者应慎重。

（三）静脉炎

1. 原因　由于长期输入高浓度,强刺激性的药物;静脉内置管时间过长,引起局部静脉壁

考点:四种常见输液反应的原因、临床表现、护理及预防

发生化学炎性反应;在输液过程中未严格执行无菌技术操作。

2. 临床表现 沿着静脉走向出现条索状红线,局部组织发红、肿胀、灼热、疼痛,有时伴有畏寒、发热等全身症状。

3. 护理

(1)停止在炎症部位输液,将患肢抬高并制动。

(2)局部可用95%乙醇或50%硫酸镁进行热湿敷,每日2次,每次20分钟。或用中药外敷,如将如意金黄散加醋调制成糊状,局部外敷,每日2次,有清热、止痛、消肿的作用。

(3)超短波理疗,每日1次,每次15~20分钟。

(4)如合并感染者,根据医嘱给予抗生素治疗。

4. 预防

(1)对血管壁有刺激性的药物应充分稀释后应用,点滴速度宜慢,并防止药物漏出血管外。

(2)静脉留置针置管期间应密切观察输液部位情况,有计划的更换输液部位,以保护静脉。

(3)在输液过程中严格执行无菌技术操作。

(四) 空气栓塞

1. 原因

(1)输液时输液管内空气未排尽或输液管连接不紧密、有漏缝。

(2)加压输液、输血时无人守护,液体输完未及时更换药液或未及时拔针。

(3)拔出较粗的、近胸腔的深静脉导管后,穿刺点封闭不严。

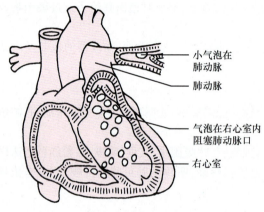

图 16-5 空气在右心室内阻塞肺动脉入口

标注:小气泡在肺动脉、肺动脉、气泡在右心室内阻塞肺动脉口、右心室

进入静脉的空气形成气栓,如果空气量小随着血液首先进入右心房,然后进入右心室,空气随着血液被右心室压入肺动脉并分散至肺小动脉内,最后经毛细血管吸收,对身体损害小。如果空气量大,空气在右心室内阻塞肺动脉入口(图16-5),使血液不能进入肺内,气体交换发生障碍,引起机体严重缺氧导致死亡。

2. 临床表现 患者突然感到心前区异常不适,胸骨后疼痛,出现呼吸困难和严重发绀,并伴有濒死感。听诊心前区可闻及响亮的、持续的"水泡声",心电图呈现心肌缺血和急性肺心病的改变。

3. 护理

(1)立即停止输液并通知医生,积极配合抢救患者。

(2)立即将患者置于左侧卧位和头低足高位,此体位有助于气泡向上漂移到右心室的底部,避开肺动脉的入口,随着心脏的收缩,气泡与血液混成泡沫,分次少量进入肺动脉内,最后逐渐被吸收(图16-6)。

(3)给予高流量氧气吸入,提高患者血氧浓度,纠正缺氧状态。

（4）严密观察患者的病情变化,监测生命体征,如有异常及时对症处理。

（5）有条件者可通过中心静脉导管抽出空气。

4. 预防

（1）输液前排尽输液管内的空气。

（2）输液过程中加强巡视,及时更换输液瓶或添加药液,输液完毕及时拔针,加压输液应专人守护。

（3）拔出较粗的、近胸腔的深静脉导管后,必须严密封闭穿刺点。

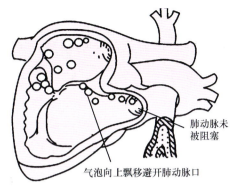

肺动脉未被阻塞

气泡向上飘移避开肺动脉口

图 16-6　左侧并头低足高卧位使空气避开肺动脉口

链　接

无气泡输液器

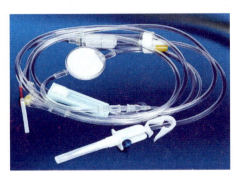

图 16-7　无气泡输液器

无气泡输液器（图 16-7）由瓶塞穿刺器、导管、滴斗、滴管和过滤器等组成,其特征是滴斗内有一支滴管,滴管下端封闭,滴管管壁有排液侧孔。挤压滴斗,药液被吸入时经过滴管从其侧孔流出喷射到滴斗内侧管壁流下,药液的液面累积达到一定高度后,药液经下导管流入输液针的同时,自动驱赶导管内空气至排空空气。药液被吸入滴斗时顺着滴斗内壁流下并在滴斗下端累积,避免了重力冲击而产生气体和液体的混合,因此无气泡形成,达到无气泡的性能。克服了传统输液器在输液过程中容易形成气泡,排气困难的问题,提高了输液的安全性。

八、输　液　微　粒

输液微粒是指输入液体中的非代谢性颗粒杂质,其直径一般为 1 ~ 15μm,少数可达 50 ~ 300μm。输入溶液中微粒的多少,决定着液体的透明度,因此可以判断液体的质量。

输液微粒污染是指在输液过程中,将液体微粒带入人体,对人体造成严重危害过程。

（一）输液微粒的来源

1. 药物生产和制作过程中,工艺不完善,混入异物与微粒,如污染的水、空气、原材料等。

2. 输液瓶不洁净或输液瓶内壁及橡胶塞受到药液长时间的浸泡,腐蚀剥脱形成的微粒。

3. 输液器与加药的注射器不洁净。

4. 输液前准备药液过程污染,如切割安瓿、开启瓶塞未除尘、除屑;反复穿刺输液瓶上的橡胶塞使瓶塞脱落;输液环境不洁净。

（二）输液微粒污染的危害

输液微粒进入人体后,其危害程度取决于微粒的大小、形状、化学性质以及阻塞人体的部位,血流阻断程度及人体对微粒的反应等。其中肺、脑、肝、肾是最容易被微粒损害的部位。

1. 液体中的微粒过多会直接阻塞血管,造成局部血管栓塞、供血不足、组织缺血、缺氧甚至坏死。

2. 红细胞聚集在微粒上,形成血栓,引起血管栓塞和静脉炎。

3. 微粒本身是抗原,可引起过敏反应及出现血小板减少症。

4. 微粒作为异物进入肺毛细血管,可引起巨噬细胞增殖,包围微粒,造成肺内肉芽肿。

(三) 防止微粒污染的措施

1. 药物制剂生产方面

(1) 生产药物制剂的环境应保持空气纯净,安装空气净化装置,防止空气中悬浮尘粒与细菌污染。

(2) 工作人员要穿工作服、工作鞋、戴口罩,必要时戴手套。

(3) 采用先进工艺、提高检验技术确保药液的质量。

2. 输液操作方面

(1) 采用密闭式一次性医用塑料输液(血)器,可以有效防止任何途径污染的输液微粒,也是解决污染微粒危害的关键措施。

(2) 注意输液操作环境的空气净化。可在超净工作台进行输液前准备;在输液器和通气管放置滤膜,阻止空气中微粒进入液体中;对监护病房、手术室、产房、婴儿室应定期进行空气消毒或安装空气净化装置,有条件的医院在一般病室也应安装空气净化装置,减少病原微生物和尘埃的数量,使输液环境洁净。

(3) 输液过程中,应严格无菌技术操作,遵守操作规程。

(4) 认真检查输入液体质量、透明度、溶液瓶有无裂痕、瓶盖有无松动,瓶签字迹是否清晰及有效期。

(5) 输入药液最好现用现配,避免污染。

九、静脉给药辅助装置应用

为了使静脉用药剂量精确、速度均匀,有效控制静脉注入速度的目的,临床常使用静脉给药辅助装置,包括输液泵和微量注射泵的使用。静脉输液泵适用于需要严格控制输入液量和输入药量的情况,如应用于输入升压药物、抗心律失常药物、婴幼儿静脉输液和静脉麻醉等。微量注射泵可用于需要缓慢给药且药量少的患者。

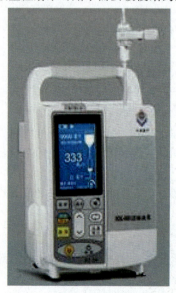

图 16-8　输液泵

(一) 输液泵的使用

1. 方法　输液泵(图 16-8)种类不同,但其主要结构与功能大致相同,现简单介绍输液泵的使用方法。

(1) 使用时将输液泵固定在输液架上,接通电源,打开开关。

(2) 按常规排尽输液管内的空气。

(3) 打开"泵门",将输液管呈"S"形放置在输液泵的管道槽中,关闭"泵门"。

(4) 设定输液速度和输液量,按常规穿刺静脉后,将静脉输液针与输液泵连接,确认输液泵设置无误后,按下"开始"键,启动输液。

(5) 当输液量接近预先设定的值时,"输液量显示"键闪烁,提示输液结束。

(6) 输液结束时,按下"停止"键,停止输液,关闭输液泵,打开"泵门"取出输液管。

2. 注意事项

（1）护士应了解输液泵的原理，熟练掌握其使用方法。

（2）使用过程中，加强巡视，如输液泵出现报警，应查明原因，并及时处理。

（3）嘱患者与家属不要随意搬动输液泵，防止输液泵电源线因牵拉而脱落。

（4）嘱患者肢体不要剧烈活动，防止输液管道被牵拉脱出。

（5）设备维护。

1）清洁消毒：使用输液泵后或外壳被污染时应使沾有凉水或温水的纱布擦拭，禁止使用酒精等有机溶剂；管路通气探测器污染后禁止使用尖锐物品等来清洁，可使用沾有温水的软布擦拭并完全擦干。

2）贮存：禁止贮存在过热或过度潮湿的环境中，防尘，避免阳光和紫外线直射，以防止外壳褪色。

3）定期进行维护检查，确保运行安全，每月至少用蓄电池操作一次，检查蓄电池性能。

（二）微量注射泵的使用

微量注射泵（图16-9）的使用按静脉注射备好物品，另备注射泵、注射泵延长管、抽吸5～10ml 0.9%氯化钠的注射器，操作方法如下：

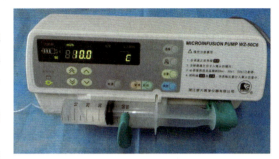

图16-9　微量注射泵

1. 将抽吸好药液的注射器与泵管相连，妥善固定在注射泵上。

2. 接通电源，根据医嘱调整好注射速度和注射时间。

3. 将抽吸0.9%氯化钠的注射器与头皮针相连，穿刺静脉，成功后固定头皮针。

4. 分离注射器和头皮针，将注射泵延长管与头皮针相连，按"开始"键起动注射泵，开始推注药液，在推注药液过程中应注意观察患者情况及药液注入情况。

5. 药液推注完毕，按"停止"键，帮助拔针按压。

6. 关闭注射泵，取下注射器，切断电源，整理用物。

附：植入式静脉输液港

1. 静脉输液港概述　静脉输液港（PORT）是一种完全植入的血管通道系统，它为患者提供长期的静脉血管通道。该装置主要是由一条中央静脉导管和导管末端连接供穿刺用的注射座（由穿刺隔、侧壁和基底、储液槽及缝合孔构成，其中穿刺隔为厚达2cm的硅胶隔，可耐受无损伤穿刺针2000次的穿刺）组成（图16-10）。

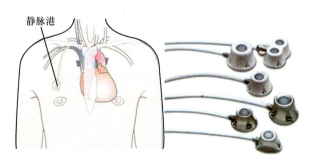

静脉港

图16-10　植入式输液港

2. 静脉输液港植入方法及适应证　利用小手术方法将导管经皮下穿刺置于人体大静脉中,如锁骨下静脉、上腔静脉,部分导管埋藏在皮下组织,将另一端的穿刺座留置在胸壁皮下组织中并缝合固定,手术后皮肤外观只看到一个小的缝合伤口,愈合拆线后患者体表可触摸到一突出圆球,这样就建立了体外与中心静脉间稳定而持久的通道。治疗用药时先定位,将专用无损伤的无菌穿刺针头经皮肤穿刺垂直进入到注射座的储液槽,就可以方便给药,也可以用于长时间连续输液和血液采集。临床适用于刺激性强的化疗药物、完全胃肠外营养、血液制品等输注,或需要长期输液治疗的患者提供可靠的静脉通道。

3. 植入式静脉输液港的优点　①一次植入,减少反复穿刺的难度和患者的痛苦;②操作方法简单,为皮下埋植,降低了感染的风险;③静脉输液港植入后,因为导管末端在大静脉中,能够迅速稀释药物浓度,避免对血管壁的刺激和损伤,使药物输入简便、安全、快捷;④护理简单方便,患者的日常生活、洗澡不受限制,不需换药;⑤静脉输液港使用时间可长达十几年,在非治疗期间只需4周冲管1次,即减少患者往返医院次数及节省支出,既提高了患者的生活质量,又减轻了护士的工作量。植入式静脉输液港,临床应用越来越广泛,是值得推广使用的一项新技术。

4. 植入式静脉输液港的护理　①护士准备:洗手,戴口罩。②操作前准备:用络合碘棉球以输液港为圆心,由内向外螺旋方式擦拭10~12cm,重复消毒三次,将专用无损伤针10ml以上一次性空针的0.9%氯化钠排气,夹闭延长管。③定位及穿刺:戴无菌手套,铺孔巾,用左手的拇指、示指与中指做成三角形,将输液港固定,确定此三指的中点,从输液港中点处垂直插入穿刺隔,直达储液槽的底部。④确认并固定:打开延长管的夹子,抽回血,以确定针头位置无误,用0.9%氯化钠脉冲方式冲洗输液港后,夹住延长管并分离注射器,用无菌敷料覆盖,固定穿刺针,防止脱出。⑤输液处理:输液时,将输液器连接延长管,打开延长管夹子,缓慢注入药物。治疗结束后,用20ml肝素0.9%氯化钠脉冲式冲管、正压封管,夹闭延长管。⑥专用无损伤针留置时间:一般7天更换一次,应注明穿刺针留置的日期,更换时由专人负责。⑦注意:每次输入药液前必须抽回血,证实穿刺针在输液港内方可输注;同时密切观察注射部位有无渗液现象,如发现异常,则立即停止注射并采取相应的措施;禁止在连接有植入式静脉输液港的一侧肢体上进行血流动力学监测和静脉穿刺。

第二节　静脉输血

 案例16-2

患者,男性,18岁,学生,车祸时左季肋部撞伤致脾破裂出血急诊入院。入院时 BP 70/50mmHg,P 130 次/分,R 26 次/分,表情淡漠、面色苍白、出冷汗。判断患者出现了休克。医嘱:输血400ml。

问题:1. 输血前应做哪些准备工作?
　　　2. 此时输血的目的是什么?
　　　3. 当输血 20ml 时,患者出现头胀痛、恶心呕吐、四肢麻木、腰背部剧痛。该患者可能发生了什么情况?应如何处理?

静脉输血是将全血或成分血(血浆、红细胞、白细胞或血小板)等通过静脉输入体内的方法。静脉输血是临床急救和治疗的一项重要措施,为了确保输血安全,护士必须遵循输血原则,熟练掌握输血相关知识和技术,做到准确配血、正确核对,严密监测输血全过程,观察输血反应,一旦发现输血反应能及时正确处理,为临床安全、有效用血提供保障。

一、静脉输血的目的

1. 补充血容量,增加循环血容量,提升血压,促进血液循环。适用于各种原因引起的急性大出血的患者。成人一般出血量在 500ml 以内的不需要输血,机体可自我代偿,当出血量超过 1000ml 者,应及时输血,补充血容量,预防和治疗休克。

2. 纠正贫血,增加红细胞、血红蛋白含量,提高红细胞携氧能力,改善组织器官的缺氧状况。适用于血液系统疾病而引起的严重贫血,以及某些慢性消耗性疾病的患者。

3. 补充血浆蛋白:纠正低蛋白血症,维持胶体渗透压,减少组织渗出和水肿,保证有效循环血量。适用于低蛋白血症的患者,如严重烧伤引起的低蛋白血症。

4. 补充各种凝血因子和血小板,改善凝血功能,有助于止血。适用于凝血机制障碍的患者,如血友病患者。

5. 补充抗体和补体,新鲜血液含有多种抗体及白细胞、血小板,输血后可以增强机体抵抗力。适用于严重感染,如细胞或体液免疫力缺乏的患者,感染性休克的患者。

6. 排除有害物质,改善组织器官的缺氧状况。适用于一氧化碳中毒、输血溶血反应、重症新生儿溶血病。

考点: 静脉输血的目的和临床适用范围

二、血液制品的种类

血液由血细胞和血浆两部分组成,随着输血和血液制作技术的发展,血液制品的种类也不断增加,临床常用血液种类有以下几种。

考点: 不同种类血液的特点及临床应用

(一) 全血

全血是指采集后未经任何加工,而全部保存备用的血液。全血分为新鲜血和库存血两类。

1. **新鲜血**　新鲜血是在 4℃环境下保存不超过 1 周的血液,基本保留了血液原有的各种成分,可以补充各种血细胞、凝血因子和血小板,适用于血液病患者。

2. **库存血**　库存血仅保留红细胞及血浆蛋白,在 4℃环境下冷藏,可保存 2～3 周。库存血虽然含有血液的各种成分,但库存血保存时间越长,血液成分变化越大,即白细胞、血小板、凝血酶原等成分破坏较多,导致酸性增高,钾离子浓度增高,故大量输注库存血时,要注意酸中毒与高钾血症的发生。库存血适用于各种原因引起的大出血。

(二) 成分血

成分血根据血液成分比重不同,将血液成分进行分离,加工成各种血液制品,根据病情需要有针对性地补充。其优点是:①纯度高、体积小、疗效好、副反应少;②成分血比全血含钾、氨、枸橼酸盐低,适用于肝、肾、心功能不全的患者;③稳定性好,便于保存和运输;④一血多用,节约用血。临床常用的成分血类型包括:

1. **血浆**　血浆是全血经分离后所得的液体部分,主要成分是血浆蛋白,不含血细胞,无凝集原,输入时不需要做血型鉴定和交叉配血试验。可用于补充血容量、蛋白质和凝血因子。血浆包括四种:

(1) 新鲜血浆:含正常量的全部凝血因子,适用于凝血因子缺乏的患者,如肝功能不全、DIC 患者。

(2) 保存血浆:适用于低血容量和低血浆蛋白的患者。

(3) 冰冻血浆:需要 -30℃环境下保存,有效期 1 年。应用时在 37℃温水中融化后,于 6 小时内输入。

（4）干燥血浆：将冰冻血浆放在真空装置加以干燥制成的，有效期5年。加适量的0.9%氯化钠溶解后使用。

2. 红细胞　可增加血液的携氧能力，用于贫血、失血多的手术或疾病。也可用于心功能衰竭的患者补充红细胞。一个单位红细胞悬液由200ml全血制备，容积约为125ml，每个单位红细胞可增加血球容积4%。红细胞包括三种：

（1）浓缩红细胞：是新鲜血经离心或沉淀去除血浆后的剩余部分。适用于血容量正常而需补充红细胞的贫血患者。

（2）洗涤红细胞：红细胞经0.9%氯化钠三次洗涤后，再加入适量0.9%氯化钠。含抗体少，适用于免疫性溶血性贫血患者或器官移植术后的患者。

（3）红细胞悬液：即全血经过离心去除血浆后的红细胞加入等量的红细胞保养液制成的。适用于战地急救或中小手术的患者。

3. 白细胞浓缩悬液　新鲜全血经过离心后，取其白膜层的白细胞，4℃环境下保存，48小时内有效。适用于粒细胞减少合并严重感染的患者，一般以25ml为1个单位。

4. 血小板浓缩悬液　全血离心所得，22℃环境下保存，24小时内有效，适用于血小板减少和血小板功能障碍性出血的患者。使用前需先轻摇，使沉淀血小板悬浮于血清中。

（三）其他血液制品

1. 白蛋白制剂　自血浆中提取，可提高机体血浆蛋白和胶体渗透压。适用于低蛋白血症。

2. 抗血友病球蛋白浓缩剂　用于血友病患者。

3. 纤维蛋白原　用于纤维蛋白缺乏症、弥散性血管内凝血（DIC）。

4. 免疫蛋白和转移因子　含多种抗体，可增加机体免疫力。

5. 凝血制剂　如凝血酶原复合物，适用于先天性及获得性凝血因子缺乏的患者。

三、血型及交叉配血试验

（一）血型

血型是指红细胞膜上特异性抗原的类型，由于红细胞膜上特异性抗原能促成红细胞凝集，又称凝集原。根据红细胞所含凝集原不同，将人的血型分为若干类型，与临床关系最密切的是ABO血型系统和Rh血型系统。

1. ABO血型系统　红细胞所含凝集原的种类很多，但主要根据红细胞中是否含有A凝集原和B凝集原将人的血液分为A、B、AB、O四种血型。红细胞膜上仅含有A凝集原者定为A型血；红细胞膜上仅含有B凝集原定为B型血；红细胞膜上同时含有A、B凝集原者定为AB型血；红细胞膜既不含有A凝集原也不含有B凝集原者定为O型血。红细胞中的抗原，在血清中会产生相应的抗体，这种抗体统称为凝集素。A型血的血清中含有抗B凝集素；B型血的血清中含有抗A凝集素；AB型血的血清中不含有抗A和抗B凝集素；O型血的血清中含有抗A和抗B凝集素（表16-2）。

表16-2　ABO血型系统

血型	红细胞内抗原（凝集原）	血清中抗体（凝集素）
A	A	抗B
B	B	抗A
AB	A和B	无
O	无	抗A和抗B

2. Rh血型系统　人类红细胞除含有A、B抗原外，还含有C、c、D、d、E、e六种抗原，称为Rh抗原（也称Rh因子），其中D抗原的抗原性强最受关注，凡是人体血液红细胞膜上有D抗

原的,称为 Rh 阳性,红细胞膜上缺乏 D 抗原的,称为 Rh 阴性。临床上一般用抗 D 血清来鉴定 Rh 血型,若受检者红细胞被抗 D 血清凝集,则受检者为 Rh 阳性,反之不凝集为 Rh 阴性。在我国 Rh 阳性血型约为 99%,Rh 阴性血型约占 1%。Rh 阴性者不能接受 Rh 阳性者血液,因为 Rh 阳性血液中的抗原将刺激 Rh 阴性的人体产生 Rh 抗体,如果再次输入 Rh 阳性血液,即可导致溶血性输血反应,但是,Rh 阳性者可以接受 Rh 阴性者的血液。孕妇红细胞中是否含有 Rh 因子尤为重要,如果 Rh 阴性的孕妇怀有 Rh 阳性的胎儿时,因为母婴之间 Rh 因子不符,可导致新生儿溶血性疾病。

红细胞凝集的实质是抗原-抗体反应,为了确保患者的输血安全,在输血前,献血者和受血者必须进行血型鉴定和交叉配血试验,以免发生红细胞凝集和溶血反应,造成红细胞破坏和溶解,严重者可危及患者的生命。

(二)血型鉴定和交叉配血试验

血型鉴定主要是鉴定 ABO 血型和 Rh 因子,交叉配血试验是检验其他次要的抗原与其相应抗体的反应情况。

1. 血型鉴定

(1) A、B、O、AB 血型的鉴定:通常采用已知的抗 A、抗 B 血清来检查红细胞的抗原,并确定人的血型。若被检血液在抗 A 血清中发生凝集,而在抗 B 血清中不发生凝集,说明被检血液为 A 型;若被检血液在抗 B 血清中发生凝集,而在抗 A 血清中不发生凝集,说明被检血液为 B 型;若被检血液在抗 A 和抗 B 血清中均发生凝集,说明被检血液为 AB 型;若被检血液在抗 A 和抗 B 血清中均不发生凝集,说明被检血液为 O 型(表 16-3)。ABO 血型也可以采用正常人的 A 型和 B 型红细胞作为指示红细胞,检查血清中的抗体来确定血型。

表 16-3 ABO 血型鉴定

血型	与抗 A 血清反应(凝集)	抗 B 血清
A	+	-
B	-	+
AB	+	+
O	-	-

(2) Rh 血型鉴定:主要是用抗 D 血清来鉴定。若受检者的红细胞遇到抗 D 血清后发生凝集,则受检者为 Rh 阳性;若受检者的红细胞遇到抗 D 血清后不发生凝集,则受检者为 Rh 阴性。

2. 交叉配血试验 为了确保输血安全,输血除了做血型鉴定之外,还必须事先将供血者和受血者的血液做交叉配血试验。交叉配血试验是检验受血者与供血者之间有无不相合的抗体,即使在 ABO 血型系统相同的人之间输血也要做交叉配血试验。

将受血者血清和供血者红细胞混合进行直接交叉配血试验,再将供血者的血清和受血者的红细胞混合进行间接交叉配血试验。直接交叉配血试验和间接交叉配血试验结果都无凝集反应,即交叉配血试验阴性,为配血相合,方可进行输血,只要有一项发生凝集,就表示血型不合,不能输血。

输血前做好血型鉴定和交叉配血试验很重要,必须确认无误才能给患者输血,避免发生输血造成溶血反应。

四、静脉输血的方法

(一)输血前准备

1. 备血 根据医嘱认真填写输血申请单,并抽取患者静脉血标本 2ml,将血标本和输血申请单一起送血库做血型鉴定及交叉配血试验。采血时禁止同时采集两个患者的血标本,以免混淆发生差错。

考点:输血的种类、输血前的准备及注意事项

2. 取血　根据输血医嘱,护士凭取血单到血库取血。取血时护士与血库人员共同做好,"三查""八对"工作。

"三查":查血液的有效期、血液的包装和血液的质量。确认血液在有效期内,血袋完整无破损,血液质量分层明显,上层血浆为淡黄色,下层红细胞为暗红色,两层边界清楚,无红细胞溶解;正常血液无凝块、无浑浊、无变色、无气泡、无其他异常物质。

"八对":核对患者姓名、床号、住院号、血瓶(袋)号、血型、交叉配血试验结果、血液种类和血量。

3. 取血后　血液取出后勿剧烈振荡,以免红细胞大量破坏造成溶血。如为库存血,勿加温,在室温中放置15～20分钟后再输入,以免血浆蛋白遇热凝固变性引起输血反应。

4. 核对　输血前与另一名护士再次核对检查,确定无误方可输入。

5. 知情同意　输血前,患者应理解并同意接受输血,签署知情同意书。

(二)输血方法

目前临床上均采用密闭式输血法,包括间接静脉输血法和直接静脉输血法,临床常用间接静脉输血法。

间接静脉输血法:将抽出供血者的血液,按静脉输液法输给患者的方法。

直接静脉输血法:将供血者血液抽出后,立即输给患者的方法。适用于急需输血而又无血库设备或婴幼儿少量输血。

【目的】　详见静脉输血的目的。

【评估】

1. 核对解释　核对患者床号、姓名,解释输血目的、方法、注意事项和配合要点。

2. 评估患者　①病情、年龄、治疗情况、血型、输血史和过敏史;②意识状态,自理能力、合作程度,对输血相关知识的了解程度;③心理状态、接受能力和遵医行为;④穿刺部位皮肤和血管状况:根据病情、输血量、患者的年龄选择静脉,一般采用四肢浅静脉,急需输血时采用肘部静脉,周围循环衰竭时采用颈外静脉和锁骨下静脉。

【计划】

1. 护士准备　衣帽整洁,剪指甲,洗手,戴口罩。

2. 用物准备

(1)间接静脉输血法:除备静脉输液用物外,另备血液制品(根据医嘱备),血型鉴定及交叉配血检验单,0.9%氯化钠、一次性输血器(滴管内有滤网,9号静脉穿刺针)。

(2)直接静脉输血法:同静脉注射用物,另加数只50ml注射器(根据输血量准备),3.8%枸橼酸钠溶液(每50ml血液中加3.8%枸橼酸钠溶液5ml)、血压计袖带,一次性手套等,此法临床少用。

【实施】　见表16-4。

表16-4　密闭式静脉输血法

操作步骤	要点说明
▲ 间接静脉输血法	
1. 认真查对　根据医嘱认真做好"三查八对"	严格执行查对制度,两名护士逐项查对,防止差错
2. 床旁查对　核对床号、姓名,住院号	由两名护士查对,防止差错
3. 做好解释　向患者解释输血的目的及注意事项	
4. 建立通道　按静脉输液方法建立静脉通道,穿刺成功后,先输入少量0.9%氯化钠,确保通畅后再输入血液	输血前输入少量0.9%氯化钠可冲净输血器管道,避免溶血反应发生

续表

操作步骤	要点说明
5. 摇匀血液　确认无误后,以手腕旋转动作将血袋内的血液轻轻摇匀	避免剧烈震荡,防止红细胞破坏
6. 连接血袋　戴手套、打开血袋的封口,常规消毒开口处胶管;将输血器针头从0.9%氯化钠瓶拔出,插入血袋的输血接口内;缓慢将血袋轻轻倒转,挂于输液架上	
7. 再次核对　按"三查""八对"内容核对	
8. 调节滴速　打开输血器调节器,开始输血速度宜慢,少于20滴/分钟;观察15分钟无不良反应再根据病情及年龄调节输血滴速	一般成人40~60滴/分钟,嘱患者不能随意调节输血滴速,以免引起不良反应 年老体弱、严重贫血、心衰患者滴速宜慢
9. 整理用物　整理用物和病床单位,协助患者取舒适卧位,向患者解释输血过程的相关注意事项;将呼叫器置于患者易取处;记录输血时间、速度并签全名	输血过程加强巡视,以免发生不良反应
10. 续血处理　如患者需输入2袋以上的血液时,在第一袋血即将输完时,将输血器针头从第一血袋中拔出,插入0.9%氯化钠瓶,输入少量0.9%氯化钠,然后再连接第二袋血液继续输血	两袋血中间输入0.9%氯化钠,目的是为了避免输入的两袋血之间发生反应
11. 输血完毕处理　输血完毕,再继续输入少量0.9%氯化钠,直至输血器内的血液完全输入到体内后再拔针;整理用物及床单位,协助患者取舒适卧位;洗手、并做好输血记录	输血器针头较粗,拔针后需延长按压时间 输血后的血袋按要求保存(将血袋送回输血科放入4℃冰箱保存)24小时,以备输血后发生输血反应时查明原因; 输血记录内容包括:时间、种类、量、血型、血袋号、滴速、生命体征及输血反应情况

▲ 直接静脉输血法

操作步骤	要点说明
1. 认真查对　根据医嘱认真查对供血者和受血者的姓名、血型及交叉配血结果。	由两名护士同时核对,防止发生差错
2. 做好解释　向供血者和受血者解释目的和操作全过程配合方法	消除患者顾虑以取得配合
3. 安置卧位　请供血者和受血者分别卧于两张相邻的床上,露出供血肢体和受血肢体	
4. 再次核对　再一次查对供血者和受血者的姓名、血型及交叉配血结果	由两名护士同时核对,防止发生差错
5. 抽抗凝剂　在注射器内加入抗凝剂	每50ml血中加入3.8%的枸橼酸钠5ml
6. 选取血管　将血压计的袖带缠于供血者上臂并充气,选择穿刺静脉(选粗大静脉如肘正中静脉),常规消毒皮肤	压力维持在100mmHg左右,保持静脉充盈
7. 抽血和输血　用加有抗凝剂的注射器抽取供血者的血液,立即通过静脉注射给受血者,注意此操作要三人协作,一人采血,一人传递,另一人注入	抽取供血者血液和将血液注入受血者时,速度都不可过快,并注意观察有无不适反应 连续抽血时,可直接更换注射器不必拔出针头,在抽血间期放松袖带,并用手指压迫穿刺点上方,以减少出血
8. 输血完毕处理　输血完毕拔出针头,用小纱布块按压穿刺点至无出血,用纱布覆盖穿刺点,胶布固定;整理用物,协助患者取舒适卧位;洗手,做好输血记录	记录内容包括:输血时间、输入血量、血型、输血反应情况

【注意事项】

1. 严格执行查对制度和无菌技术操作,在取血和输血过程中,必须经过两人同时查对,确认无误后方可输入。

2. 如用库血,需认真查对库血质量。血液从血库取出后,勿剧烈震荡,以免红细胞大量破坏而引起溶血。库血不能加温,以免血浆蛋白凝固而引起反应。取血后血制品在室温下放置 15～20 分钟后再输入,一般应在 4 小时内输完。

3. 血液内不可随意加入其他药物如钙剂、酸性或碱性药、高渗或低渗药,以防血液凝集或溶解,输血前后及两袋血之间需要滴入少量 0.9% 氯化钠,以防发生不良反应。

4. 无论输全血或输成分血,均应采用同型血,患者如果需要再次输血,则必须重新做交叉配血试验,以排除机体已产生抗体。

5. 输血过程中应密切观察患者有无局部疼痛,有无输血反应,如有严重反应,应立即停止输血,并对症处理,保留余血以查明原因。

6. 输血禁忌证　急性肺水肿、肺栓塞、充血性心力衰竭、恶性高血压、真性红细胞增多症等应禁忌输血。对肾功能不全的患者应慎重输血。

(三) 自体输血

自体输血是一种安全的输血方法,是指采集患者体内血液或术中收集患者自体失血,经过洗涤、加工,再回输给患者的方法,即回输自体血。

1. 自体输血的优点　节约血源,不需做血型鉴定及交叉配血试验,不会发生溶血或过敏反应,避免因输血引起的传染病,减少发生输血并发症的危险。

2. 自体输血的分类　包括术前预存自体输血、术前稀释自体输血、术中失血回输。

(1) 术前预存自体输血:术前抽取患者的血液,存放于血库低温保存,待手术时回输给患者。适用于符合自体输血条件的择期手术患者,且估计术中出血量较大且需要输血者。为有利于机体应对因采血引起的失血,尽快恢复正常的血浆蛋白水平,一般于术前 1 个月开始采集自体血,每周或隔周一次,直至手术前 3 日止。同时预存自体血患者术前应注意补充铁剂和营养。

(2) 术前稀释自体输血:指手术日手术开始前从患者一侧手臂静脉采血,同时从另一侧手臂静脉输入采血量 3～4 倍的电解质溶液或血浆代用品,以维持血容量。采血量的多少取决于患者身体状况和术中可能的输血量,采集的血液备术中或术后回输用,手术中失血量超过 300ml 即可开始回输自体血。

(3) 术中失血回输:是利用血液回收装置将收集到的创伤后体腔内积血或手术过程中失血,经过抗凝、过滤、洗涤等处理后,再将血液回输给患者的方法。多用于脾破裂、输卵管妊娠破裂、大动脉瘤破裂、肝移植等。血液流入腹腔 6 小时,无污染、无凝血者,自体输血回输总量应限制在 3500ml 以内,大量回输自体血时,应适量补充新鲜血浆和血小板。

3. 自体输血的禁忌证

(1) 血液受胃肠道内容物、消化液或尿液污染者。

(2) 血液可能受肿瘤细胞污染者。

(3) 有脓毒血症和菌血症者。

(4) 凝血因子缺乏者。

(5) 合并心脏病、阻塞性肺部疾病、肝肾功能不全、贫血者。

(6) 胸腔开放性损伤达 4 小时以上者。

(四) 成分输血

成分输血也称血液成分疗法,是根据血液成分比重不同,使用血液分离技术,将新鲜血液快速分离成各种成分,然后根据患者的需要,输注一种或数种成分。成分输血是现代输血技术发展的产物,因为患者很少需要输入血液的所有成分,根据患者身体状况和病情选择输入需要的血液成分具有十分重要的意义。特定的血液成分如红细胞、血小板、血浆、白细胞、白蛋白和凝血制剂等常被用于血液中缺乏这些成分的患者。成分输血起到一血多用,减少输血反应的作用。

1. 成分输血的特点

(1)成分血中单一成分少而浓度高,除红细胞制品以每袋100ml为一个单位外,其余制品如白细胞、血小板、凝血因子等每袋规格均以25ml为一个单位。

(2)成分输血每次输入量为200~300ml,即需要8~12单位(袋)的成分血,意味着一次给患者输入8~12单位供血者血液。

(3)有的成分血,如白细胞、血小板,存活期短,为确保成分血效果,以新鲜血为宜,必须在24小时内输入体内。

2. 成分输血注意事项

(1)成分输血时,由于一次输入多个供血者的成分血,因此输血前应根据医嘱给予抗过敏药物,以免发生过敏反应。

(2)在输入红细胞前,必须进行血型和交叉配血试验。

(3)成分血如白细胞、血小板浓缩液等存活期短,必须使用专用输血器,在有效期内输完。对需输入全血和成分血的患者,应先输入成分血,后输入全血,以确保成分血的新鲜输入。

五、常见输血反应及护理

输血是有一定危险性的治疗措施,会引起输血反应,重者可危及患者的生命安全。因此,在输血过程中,护士应采取积极有效的预防措施,同时要严密观察患者,发现输血反应症状,并及时处理各种输血反应,保证患者的生命安全。

考点:常见输血反应的原因、临床表现、护理及预防

(一)发热反应

1. 原因

(1)输入致热原引起,如血制品、保养液或输血器被致热原污染。

(2)输血时未严格遵守无菌操作造成污染。

(3)多次输血后,患者血液中产生白细胞抗体和血小板抗体,当再次输血可发生抗原抗体反应,引起发热。

2. 临床表现　在输血过程中或输血后1~2小时内发生,开始患者出现发冷、寒战、继而高热,体温可达38~41℃乃至41℃以上,持续时间不等。有的患者可伴有恶心、呕吐、头痛、皮肤潮红等全身症状。

3. 护理

(1)发热轻者可减慢输血速度,一般症状轻者可自行缓解。发热重者停止输血,并通知医生。

(2)密切观察生命体征及病情变化,对症处理,患者发冷、寒战给予保暖,高热给予物理降温。

(3)根据需要按医嘱用药,给予抗过敏药物、解热镇痛药或肾上腺皮质激素等。

(4)将输血器、余血及输血袋送检,以查明原因。

4. 预防　去除致热源,严格管理血液制品和输血器具,输血过程中严格执行无菌操作原则,防止污染。

(二)过敏反应

1. 原因

(1)患者为过敏体质,容易引起过敏反应。

（2）输入的血液中含有致敏物质，如供血者采血前服用过敏药物或进食致敏食物。

（3）患者多次接受输血后产生过敏性抗体，再次输血时，抗原、抗体相互作用产生过敏反应。

（4）供血者的变态反应性抗体输入患者体内，一旦与相应抗原作用可发生过敏反应。

2. 临床表现　多数患者发生在输血后期或即将结束时。其表现轻重不一，一般症状出现越早，反应越重。轻度反应表现为皮肤瘙痒、荨麻疹；中度反应出现血管神经性水肿，表现为眼睑、口唇水肿，也可出现喉头水肿，支气管痉挛导致呼吸困难，两肺闻及哮鸣音；重度反应可发生过敏性休克。

3. 护理

（1）过敏反应轻者减慢输血速度，重者立即停止输血，并通知医生。

（2）严密观察病情及生命体征的变化，注意观察有无休克症状。

（3）根据医嘱给予异丙嗪、地塞米松、苯海拉明等抗过敏药物治疗，或 0.1% 盐酸肾上腺素 0.5～1ml 皮下注射。

（4）出现呼吸困难者，给予氧气吸入，喉头水肿者可配合气管插管或气管切开。若发生过敏性休克，立即进行抗休克治疗。

4. 预防

（1）加强对供血者选择和管理，如勿选用有过敏史的供血者，供血者在采血前 4 小时内不宜食用高蛋白和高脂肪食物，宜少量清淡饮食或糖水。不宜服用易致敏的药物，以免血中含有致敏物质。

（2）对于有过敏史的患者，输血前根据医嘱给予抗过敏药物，预防过敏反应的发生。

（三）溶血反应

溶血反应是受血者的红细胞与供血者的红细胞发生异常破坏而产生的一系列临床症状，是输血中最严重的一种输血反应。分为血管内溶血反应和血管外溶血反应。

1. 血管内溶血

（1）原因

1）输入异型血：是输血反应中最严重的一种，反应发生快，输入 10～15ml 即可出现症状。

2）输入变质血：输血前红细胞已被破坏溶血，如血液贮存过久、剧烈震荡、被细菌污染、贮存温度过高或血液中加入高渗、低渗、影响血液 pH 的药物等。

（2）临床表现　分为三个阶段。

1）第一阶段：由于患者血浆中的凝集素和输入血中红细胞凝集原发生凝集反应，导致红细胞凝集成团，阻塞部分小血管，造成组织缺血缺氧。患者出现头部胀痛、四肢麻木、腰背剧烈疼痛和胸闷等。

2）第二阶段：由于凝集的红细胞发生溶解，大量的血红蛋白释放入血浆。患者出现黄疸和血红蛋白尿，同时伴有寒战、高热、呼吸困难和血压下降等。

3）第三阶段：由于大量的血红蛋白从血浆进入到肾小管，遇酸性物质变成晶体，从而阻塞肾小管；由于抗原、抗体相互作用，引起肾小管内皮出血、坏死，进一步加重肾小管阻塞，患者出现少尿、无尿、管型及蛋白尿等急性肾衰竭症状，严重者可致死亡。

（3）护理

1）立即停止输血，并通知医生，配合抢救。

2）给予氧气吸入，建立静脉输液通道，遵医嘱用药。

3）将余血与患者的血标本、尿标本一同送化验室进行检验，以查明原因。

4）双侧腰部封闭，用热水袋热敷双侧肾区，解除肾小管痉挛，保护肾脏。

5）静脉注射碳酸氢钠，以碱化尿液，防止血红蛋白结晶阻塞肾小管。

6）对少尿无尿者按急性肾衰处理，出现休克症状时，立即配合抗休克治疗。

7）严密观察病情变化、生命体征和尿量，并做好记录。

8）做好心理护理，安慰患者、消除其紧张、恐惧心理。

（4）预防

1）护士应加强责任心，严格按要求采集血液标本，认真做好血型鉴定和交叉配血试验。

2）严格执行"三查八对"，认真执行操作规程，做好输血前核对，杜绝差错。

3）严格执行血液保存要求，不可采用变质血液。

2. 血管外溶血　多是由于 Rh 因子所致溶血。ABO 血型同型，但因 Rh 因子系统内的抗 D、抗 C、抗 E 不同所致，临床上常见的 Rh 系统血型反应中，绝大多数是由 D 抗原与其相应的抗体反应所致。反应结果是红细胞破坏溶解，释放出游离的血红蛋白转化为胆红素，在肝脏迅速被分解，通过消化道被排出体外。Rh 阴性患者首次输入 Rh 阳性血液时不发生溶血反应，但输血 2～3 周后体内就产生抗 Rh 因子抗体，如果再次输入 Rh 阳性血液时可发生溶血反应。血管外溶血临床较少见，且发生缓慢，一般在输血后数小时或数天才出现，体征较轻，有轻度发热伴乏力、血胆红素升高。对此类患者应查明原因，确诊后尽量避免再次输血。

（四）大量输血后反应

大量输血是指 24 小时内输入血量大于或相当于患者的总血量。与大量输血有关的反应有循环负荷过重、出血倾向、枸橼酸钠中毒、酸中毒和高钾血症等。

1. 循环负荷过重（肺水肿）其原因、临床表现、护理和预防同静脉输液反应。

2. 出血倾向

（1）原因：由于长期反复输入大量库存血或短时间内大量输入库存血所致，库存血的血小板基本被破坏，凝血因子减少。

（2）临床表现：输血过程中或输血后皮肤、黏膜出现瘀点或瘀斑，穿刺部位可见大块淤斑，或手术伤口渗血等。

（3）护理

1）输血过程中应密切观察患者意识、血压、脉搏等变化，注意皮肤、黏膜或手术伤口有无出血现象。

2）应根据凝血因子的缺乏情况补充有关成分。

（4）预防：输入几个单位库存血时，应间隔输入 1 个单位的新鲜血或血小板悬液，以补充血小板和凝血因子。

3. 枸橼酸钠中毒反应

（1）原因：大量输血同时也输入了枸橼酸钠，当枸橼酸钠尚未氧化时即与血中钙离子结合使血钙降低。

（2）临床表现：患者手足抽搐、出血倾向、血压下降、心率缓慢甚至心搏骤停。

（3）护理：严密观察患者病情及生命体征的变化。

（4）预防：输入库存血 1000ml 以上时，按医嘱静脉注射 10% 葡萄糖酸钙或氯化钙 10ml，以补充钙离子，预防低血钙发生。

（五）其他反应

输血反应还有空气栓塞、细菌污染反应、输血传染的疾病如病毒性肝炎、疟疾、艾滋病及梅毒等。因此，严格把握采血、贮血和输血操作的各个环节，是预防输血反应的关键措施。

 链　接

无偿献血的好处

1. 可以享受免费用血　①献血者累计献血 800ml 以下，自献血之日起 5 年内可累计按其献血量的 3 倍免费用血,5年后可累计按其献血量等量免费用血;②献血者累计献血 800ml 以上,可以终生免费临床用血;③除献血者本人按规定享受用血优惠外,献血者的配偶和直系亲属可累计按献血者的献血量等量免费用血。

2. 有利身体健康 ①适量献血会使人更加健康、长寿;②献血可减少冠心病;③献血可减少癌症的发病率;④献血能净化人的心灵。

 目 标 检 测

A₁ 型题

1. 静脉输液的物理原理是
   A. 液体静压原理　　　B. 正压原理
   C. 虹吸原理　　　　　D. 空吸原理
   E. 负压原理

2. 下列哪项不是静脉输液的目的
   A. 补充营养,供给热能
   B. 增加血浆蛋白,纠正贫血
   C. 输入药物,治疗疾病
   D. 利尿、脱水
   E. 纠正水和电解质失调,维持酸碱平衡

3. 纠正酸中毒应选用溶液是
   A. 5% 葡萄糖盐水　　B. 复方氯化钠
   C. 0.9% 氯化钠　　　D. 4% 碳酸氢钠
   E. 10% 碳酸氢钠

4. 为改善患者微循环,应选用的溶液是
   A. 中分子右旋糖酐
   B. 低分子右旋糖酐
   C. 5% 碳酸氢钠
   D. 10% 的葡萄糖溶液
   E. 0.9% 氯化钠

5. 以下哪种情况输液速度可适当加快
   A. 婴幼儿　　　　　　B. 输入升压药物
   C. 静脉补钾　　　　　D. 心脏病
   E. 严重脱水、血容量不足、心肺功能良好者

6. 连续输液需更换输液器的时间是
   A. 12 小时　　　　　B. 24 小时
   C. 36 小时　　　　　D. 48 小时
   E. 72 小时

7. 输液过程中导致静脉痉挛的原因是
   A. 输液速度过快
   B. 针头阻塞
   C. 输入的药液温度过低
   D. 液体注入皮下组织
   E. 患者肢体抬举过高

8. 输液过程中发现液体滴入不畅,轻轻挤压墨菲滴管有阻力,检查无回血,处理正确的是

A. 提高输液瓶　　　　B. 调整肢体位置
C. 加压输液　　　　　D. 再进针少许
E. 拔针更换针头重新穿刺

9. 静脉输液引起急性肺水肿的最典型的症状是
   A. 发绀,烦躁不安
   B. 呼吸困难,两肺可闻及干啰音
   C. 咳嗽,咳粉红色泡沫痰
   D. 心前区可闻及响亮的、持续的水泡声
   E. 哮喘发作

10. 输液过程中发生急性肺水肿时,协助患者采取端坐位,双腿下垂,其目的是
    A. 减少肺泡内毛细血管漏出液的产生
    B. 减少静脉回心血量
    C. 改善缺氧症状
    D. 使患者舒适
    E. 改善末梢血液循环

11. 静脉输液时导致静脉炎的原因是
    A. 输液时排气不彻底
    B. 静脉内留置导管时间太短
    C. 严格执行无菌操作
    D. 长期输入刺激性强的药物
    E. 输液速度过快或过慢

12. 输血目的不包括
    A. 增加血红蛋白,促进携氧功能
    B. 增加清蛋白
    C. 供给各种凝血因子
    D. 补充水和电解质,维持酸碱平衡
    E. 补充血容量,增加心排出量

13. 对血液病患者最适宜输入的是
    A. 库存血　　　　　B. 新鲜血
    C. 血浆　　　　　　D. 成分血
    E. 清蛋白

14. 输血前准备工作中错误的一项是
    A. 输血前需做血型鉴定和交叉配血试验
    B. 需由两名护士进行"三查八对"
    C. 血液从血库取出后勿剧烈震荡
    D. 血液取出后应加温后输入,以防止患者寒

战不适

　　E. 输血前先静脉输入少量 0.9% 氯化钠

15. 输血前后或输入两袋血之间应输入

　　A. 10% 葡萄糖溶液　　B. 5% 葡萄糖溶液

　　C. 林格液　　　　　　D. 0.9% 氯化钠溶液

　　E. 注射用水

16. 输血引起过敏反应的症状是

　　A. 寒战、发热　　　　B. 手足抽搐

　　C. 咳粉红色泡沫痰　　D. 四肢麻木、腰背痛

　　E. 皮肤瘙痒、荨麻疹、眼睑、口唇水肿

17. 输血反应中最严重的一种反应是

　　A. 过敏反应　　　　　B. 急性肺水肿

　　C. 细菌污染　　　　　D. 溶血反应

　　E. 发热反应

18. 为防止枸橼酸钠中毒反应，每输入 1000ml 库存血，可遵医嘱静脉缓慢注射的溶液是

　　A. 10% 葡萄糖酸钙或氯化钙 10ml

　　B. 4% 碳酸氢钠 10ml

　　C. 0.9% 氯化钠 10ml

　　D. 盐酸肾上腺素 2ml

　　E. 地塞米松 5mg

A₂ 型题

19. 患儿，女性，出生 8 个月，诊断为"急性肺炎"收住院，医嘱给予抗生素静脉点滴，护士选择适宜的输液部位是

　　A. 手背静脉　　　　　B. 贵要静脉

　　C. 颈外静脉　　　　　D. 头皮静脉

　　E. 足背静脉

20. 患者，男性，80 岁。今日需输液 500ml，输液器点滴系数为 20，40 滴/分钟，液体输完大约需用

　　A. 1 小时　　　　　　B. 2 小时

　　C. 3 小时　　　　　　D. 4 小时

　　E. 5 小时

21. 患者，女性，60 岁，因长期补液，护士考虑使用静脉留置针输液，静脉留置针可保留时间不超过

　　A. 3 天　　　　　　　B. 5 天

　　C. 7 天　　　　　　　D. 10 天

　　E. 15 天

A₃/A₄ 型题

(22~25 题共用题干)

　　患者，男性，45 岁，因病情需要行加压静脉输液。当护士去其他病床治疗结束回来时，发现患者呼吸困难，有严重发绀，患者自述胸闷、胸骨后疼痛、眩晕，护士立即给患者测量血压，血压为 80/50mmHg。

22. 该患者可能出现了

　　A. 心脏负荷过重　　　B. 心肌梗死

　　C. 空气栓塞　　　　　D. 过敏反应

　　E. 心绞痛

23. 护士应立即协助患者

　　A. 取右侧卧位

　　B. 取左侧卧位，头低足高位

　　C. 取仰卧位，头偏向一侧

　　D. 取半卧位

　　E. 取端坐卧位

24. 取上述卧位主要目的是

　　A. 减轻心脏负担

　　B. 增加回心血量

　　C. 减少静脉回流

　　D. 避免气泡阻塞肺动脉入口

　　E. 使膈肌下降，增加肺活量

25. 预防发生上述反应，最有效的措施是

　　A. 正确调节滴速

　　B. 预防性服用舒张血管的药物

　　C. 预防性服用抗过敏药物

　　D. 加压输液时护士应在患者床旁守候

　　E. 严格控制输液量

(26~28 题共用题干)

　　患者，男性，60 岁。在输血 15 分钟后主诉头胀痛、胸闷、腰背剧烈疼痛，随后出现酱油色尿。

26. 根据上述临床表现，该患者可能出现了

　　A. 过敏反应　　　　　B. 急性肺水肿

　　C. 发热反应　　　　　D. 溶血反应

　　E. 空气栓塞

27. 患者出现酱油色尿，是因为尿中含有

　　A. 红细胞　　　　　　B. 白细胞

　　C. 血红蛋白　　　　　D. 胆红素

　　E. 血小板

28. 分析出现上述反应的原因，下列哪项除外

　　A. 输入异型血

　　B. 血液保存温度不当

　　C. 血液储存过久

　　D. Rh 阴性者首次输入 Rh 阳性血液

　　E. 血液振荡过剧

第十七章 标本采集

案例 17-1

患者,女性,45 岁,主诉腰背酸痛、排尿时局部烧灼感、尿频、尿急。1 天前突然出现发冷、寒战,体温 39.2℃,急诊收住院。查体:患者颜面潮红、精神较差,体温持续在 39.0~39.5℃,脉搏 96~108 次/分。医嘱:对症降温处理,查血常规、血糖、血液培养、肾功能、尿常规。
问题:1. 采集血培养标本时的注意事项有哪些?
　　　2. 依次留取血标本的正确顺序是?
　　　3. 如何指导患者留取尿标本?

随着医学技术的快速发展,疾病诊断方法日益增多,但临床检验仍是最重要的疾病辅助诊断方法之一。在临床诊断和治疗过程中,通常需要借助对患者的血液、分泌物、体液及排泄物等的检验,来获得一些反映机体功能状态、病理变化或病因的客观资料,为疾病诊断、病情观察及治疗提供科学依据。

第一节　标本采集概述

考点:标本
采集的原则

标本采集是指采集患者的少量血液、排泄物(尿、粪便)、分泌物(痰、鼻咽部分泌物)、呕吐物等样本,通过物理、化学或生物学的实验室技术和方法检验,得出相关的检验数据,这些数据在一定程度上可以反映机体的生理、病理变化,判断机体的功能状态及协助临床诊断和治疗。

一、标本采集的意义

1. 协助疾病诊断　通过对患者血液、分泌物、呕吐物及排泄物等标本的检验结果进行分析,可帮助医生明确疾病诊断。如从痰液中查找到癌细胞,可以明确肺癌诊断。

2. 制订治疗方案　医生借助实验室检验结果,可制订针对性的治疗措施。如对高热患者进行血液细菌培养检查,可以确定采用何种抗生素控制感染更加有效。

3. 推测疾病进展　在疾病治疗过程中,通过对检验指标的监测,可以推断疾病的发展与转归。如对肾功能不全患者进行尿素氮、肌酐的监测,可以反映肾功能状态。

二、标本采集的原则

1. 严格遵照医嘱　采集各种标本均应遵照医嘱执行,医生填写检验申请单时,应字迹清楚,无漏项,申请人签全名。护士在采集标本前应认真核对,对检验申请单有疑问时应及时提出,经核实清楚后方可执行。不能擅自更改,也不要盲目执行。

2. 认真核对、准备　护士采集标本前要认真核对医嘱和检验申请单,如患者姓名、床号、住院号、申请项目、采集日期及时间等。并向患者解释采集标本的目的及留取要求,消除其思想顾虑,取得患者的信任与合作。采集完毕及送检前还应再次查对,防止发生差错。

3. 采集方法正确 采集标本前应明确检验的项目和目的,以确定采集时间、标本容器、标本量及采集方法。采集过程中应遵循相应标本采集的具体操作规程,如采集血培养标本时,要严格遵守无菌操作技术,避免污染,并准确将标本注入无菌容器内。同时应在使用抗生素前采集,若已使用,需在血药浓度最低时采集,并在检验单上注明。采集全血标本时,需选择抗凝试管,并使血液与抗凝剂充分混匀,防止过分震荡发生溶血。

4. 标本及时送检 标本采集后应及时送检,不可放置过久,以免影响检验结果。特殊标本需注明采集时间,立即送检。运送途中应妥善放置标本容器,防止标本污染、破坏。

检验结果的准确与否与标本采集的方法和标本的质量密切相关。因此,护士应严格遵守标本采集操作流程,掌握正确的采集方法及相关注意事项,保证标本准确无误。

第二节 常用标本的采集

一、血液标本的采集

血液由血浆和血细胞两部分组成,通过循环系统与机体的器官和组织进行物质交换,维持机体正常新陈代谢和各项生理功能。在病理情况下,通过对血液的检验,不但能反映血液系统本身的病变,还可协助进行疾病诊断、判断疾病发展以及为疾病治疗提供依据。因此,血液检查是临床最常用和最重要的检验项目之一。血液标本包括静脉血标本、动脉血标本、毛细血管血标本。

考点: 动、静脉采血的注意事项

(一) 静脉血标本采集法

静脉血标本一般包括以下三类:

1. 全血标本 检测血液中某些物质的含量,如血糖、肌酸、肌酐等,需使用抗凝剂。

2. 血清标本 检测血清酶、脂类、电解质、肝功能、肾功能等。

3. 血培养标本 培养并检测血液中的病原菌,需使用无菌容器。

【目的】 协助疾病诊断、监测病情变化、为临床治疗提供依据。

【评估】

1. 患者病情、意识状态、治疗情况。

2. 患者心理状态、沟通理解与合作能力。

3. 患者肢体活动、采集部位的皮肤及血管充盈情况。

【计划】

1. 护士准备 着装整洁、洗手、戴口罩。

2. 用物准备 注射盘、止血带、真空采血针头、根据检验项目预先贴好标签的真空负压采血管(干燥试管、抗凝试管或血培养瓶)(图17-1)。如用注射器采血,需备5ml 或10ml 注射器,按需备无菌手套、棉签、检验单、手消毒液,按需准备酒精灯、火柴。

3. 环境准备 环境清洁、明亮,温湿度适宜,床旁无障碍物便于操作。

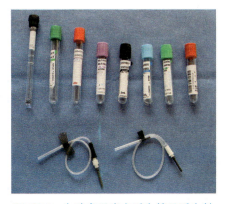

图17-1 自动定量真空采血管及采血针

【实施】 见表17-1。

表 17-1　静脉血标本采集法

操作步骤	要点说明
1. 准备　核对医嘱及检验单上的姓名、床号、检验项目,根据检验项目选择适当容器,贴上化验单附联标签或电子条码	避免发生差错及标本损坏 采集标本的方法、时间必须正确,生化检验应在空腹时采集标本,事先应告知患者有关事项 电子条码应竖贴,不要遮挡刻度
2. 核对、解释　携用物至患者床旁,核对床号、姓名,解释操作目的和方法	确认患者,操作前查对 解除患者思想顾虑,取得合作
3. 戴手套	执行标准预防原则
4. 选择静脉　协助患者取舒适体位,选择合适的静脉;在穿刺部位肢体下垫小枕及铺治疗巾于小枕上;在穿刺点上方6cm处扎止血带;常规消毒皮肤、待干,嘱患者握拳	严禁在输液、输血的针头处抽取血液标本,以免影响检验结果 常选用肘正中静脉、头静脉或贵要静脉 严格执行无菌操作原则 使静脉充盈
5. 二次核对	操作中查
6. 采血	
▲ 注射器采血	
(1) 按静脉注射方法将针头刺入静脉,见回血后抽取所需血量	如果穿刺失败出现局部血肿,立即拔出针头,按压局部,另选其他部位静脉
(2) 抽血完毕,松止血带,嘱患者松拳,无菌棉签按压穿刺点迅速拔针,局部按压1~2分钟	两松(松止血带、松拳)、一拔(拔针)、一按压(按压局部)
(3) 将血液注入标本容器	同时采集不同种类的血标本时,将血液注入容器的顺序是:首先血培养瓶,其次抗凝管,最后干燥管
1) 血培养标本:先除去密封瓶铝盖中心部分,常规消毒瓶塞、瓶颈,更换针头后将血液注入瓶内,轻轻摇匀	标本应在使用抗生素前采集,如果已经给予抗生素治疗,应在检验单上注明 防止无菌血培养瓶污染,注入血液时不可混入消毒剂、药物等,以免影响检验结果 一般血培养取血5ml,亚急性细菌性心内膜炎患者为提高检验阳性率,需采血10~15ml
2) 全血标本:取下针头,将血液沿管壁缓慢注入盛有抗凝剂的试管中,轻轻摇匀,使血液与抗凝剂充分混匀	勿将泡沫注入试管内 防止血液凝固
3) 血清标本:取下针头,将血液沿管壁缓慢注入干燥试管内	不可摇动,以免红细胞破坏溶血 勿将泡沫注入试管内
▲ 真空采血器采血	
(1) 取下真空采血针护套,手持采血针,按静脉注射法穿刺血管	
(2) 见回血,将采血针尾端针头直接刺入真空采血管,管内负压状态可控制所需采血量,也可根据管壁刻度人工控制采血量	穿刺成功见回血后,固定针头,防止针头滑动 如需多管采血,可再接入所需真空管

续表

操作步骤	要点说明
（3）抽血毕,松止血带,嘱患者松拳,迅速拔出针头,棉签按压局部 1~2 分钟	采血结束,先拔掉真空管针头,后拔穿刺静脉针头
7. 操作后处理 再次核对检验单、标本和患者;按医疗废物处理条例处置用物;协助患者取舒适卧位;将标本及时送检;洗手、记录	操作后查 特殊标本注明采集时间

【注意事项】

1. 操作中严格无菌操作及执行查对制度。

2. 采集生化标本时,需清晨空腹条件下采集,以确保检验结果的准确性。

3. 严禁在输液、输血的针头处抽取血标本,最好在对侧肢体采集。

4. 采集血培养标本时采血量需 5ml,亚急性细菌性心内膜患者采血量需 10~15ml,不可混入消毒剂、防腐剂及药物,以免影响检验结果。

5. 同时采集几个血标本时,应先将血液注入血培养瓶,其次注入抗凝管,最后注入干燥管。

6. 拔针后指导患者正确按压,防止皮下淤血或形成血肿。

（二）动脉血标本采集法

【目的】 进行血液气体分析、判断患者氧和情况、为治疗提供依据。

【评估】

1. 是否进行氧疗。

2. 动脉搏动情况。

3. 其他同静脉血标本采集。

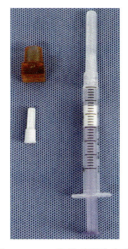

图 17-2 一次性动脉血气针

【计划】

1. 护士准备 着装整洁、洗手、戴口罩。

2. 用物准备 注射盘、肝素、2ml 或 5ml 注射器或动脉血气针（图 17-2）、橡胶塞、无菌手套、无菌纱布、小沙袋、检验单、手消毒液。

3. 环境准备 环境清洁、明亮,温湿度适宜,必要时用屏风或围帘遮挡患者。

【实施】 见表 17-2。

表 17-2 动脉血标本采集法

操作步骤	要点说明
1. 准备 核对检验单,按要求贴标签;如用注射器采集,则用注射器抽吸肝素液 0.5ml,充分湿润注射器后弃去余液,置于无菌治疗盘备用	避免发生差错 肝素湿润注射器防止血液凝固
2. 核对、解释 携用物至患者床旁,核对床号、姓名,解释操作目的和方法	确认患者,操作前查对 解除患者思想顾虑,取得合作

续表

操作步骤	要点说明
3. 选择动脉　协助患者采取适当体位,暴露穿刺部位,在穿刺部位肢体下铺治疗巾	常选择桡动脉、肱动脉、股动脉 桡动脉穿刺点在前臂掌侧腕关节上2cm,动脉搏动明显处
4. 消毒　常规消毒皮肤,范围大于5cm,同时消毒操作者左手示指、中指或戴无菌手套	严格执行无菌操作原则
5. 二次核对	操作中查
6. 采血	
▲ 普通注射器采血	
操作者左手示指和中指触及动脉搏动最明显处,并固定动脉于两指间,右手持注射器在两指间垂直刺入或与动脉走向呈40°角刺入动脉,见鲜红色血液涌入注射器后,固定针头,抽取血液至所需量	采血过程中保持针尖固定 血气分析采血量一般为0.1～1ml
▲ 动脉血气针采血	
取出并检查动脉血气针,将血气针活塞调置在所需血量刻度,血气针自动形成吸引等量血液的负压,穿刺方法同注射器采血	防止血气针污染
7. 拔针按压　采血完毕,迅速拔出针头,局部用无菌纱布加压止血5～10分钟,将注射器针头立即刺入橡胶塞,并轻轻搓动注射器,使血液与肝素混匀	凝血功能障碍患者,拔针后按压时间延长 注射器内不可有空气,以免影响检验结果 防止血液凝固
8. 操作后处理　再次核对检验单、标本和患者;按医疗废物处理条例处置用物;协助患者取舒适卧位;将标本及时送检;洗手、记录	操作后查 氧疗患者注明采血时间、氧疗方法及浓度,在30分钟内送检,以免影响检验结果

【注意事项】

1. 严格执行无菌技术操作及查对制度。

2. 血气分析标本必须与空气隔绝,立即送检。

3. 有出血倾向者慎用动脉穿刺法采集动脉血标本。

(三) 毛细血管采血法

毛细血管采血法用于血常规检查,常用的采血部位为耳垂和手指末梢。此种采血方法主要由检验人员执行。

二、尿液标本的采集

尿液是血液经过肾小球滤过、肾小管和集合管的重吸收、排泄产生的终末代谢产物。尿液的成分和性状不仅直接反映泌尿系统的疾病,而且还可以反映机体其他各系统的功能状态。因此,通过尿标本的检验,可以为临床诊断、治疗提供依据。

考点:尿标本采集的方法及注意事项

尿标本分为三种,包括常规标本、培养标本及12小时或24小时标本。

【目的】

1. 尿常规标本　检查尿液的颜色、透明度、比重、糖、蛋白、细胞和管型等。

2. 尿培养标本　用于细菌学检查或细菌敏感试验,了解病情、协助临床诊断和治疗。

3. 12小时或24小时尿标本　用于各种尿生化检查或尿浓缩查结核杆菌等检查。

【评估】

1. 患者病情、意识状态、自理能力、治疗情况。

2. 患者对尿标本采集的认识与合作程度。

3. 患者的排尿状况及会阴部情况。

【计划】

1. 护士准备　着装整洁、洗手、戴口罩。

2. 用物准备

（1）常规标本：尿常规标本容器。

（2）培养标本：无菌培养试管、无菌手套、长柄试管木夹、酒精灯、火柴、便盆，必要时备外阴消毒包、导尿包。

（3）12 小时或 24 小时尿标本：带盖大口的清洁集尿瓶（容量在 3000～5000ml）、防腐剂。

3. 环境准备　病室整洁、明亮，温湿度适宜，必要时用屏风或围帘遮挡患者。

【实施】　见表 17-3。

表 17-3　尿标本采集法

操作步骤	要点说明
1. 准备　核对检验单，根据检验目的选择适当容器，在容器外贴上标签，注明科室、姓名、床号、检验项目及日期	避免发生差错 标本容器无破损
2. 核对、解释　携用物至患者床旁，核对床号、姓名，解释操作目的和方法	确认患者，操作前查对 取得患者合作
3. 留取尿标本	
▲ 尿常规标本 留取晨起第一次尿 30～50ml 于标本容器内送检，测定尿比重时需留取尿液 100ml	晨尿浓度较高，检验结果较准确
▲ 尿培养标本 （1）中段尿留取法 按导尿术清洁、消毒外阴和尿道口，嘱患者排尿，弃去前段尿，用试管夹夹住试管在酒精灯火焰上消毒试管口后，接取中段尿 5～10ml，再次消毒试管口和管塞后，迅速盖紧试管 （2）导尿术留取法 通过插导尿管的方法将尿液引出，留取尿液	防止外阴部细菌污染标本 应在膀胱充盈时留取 防止细菌污染尿标本 用于昏迷或尿潴留患者
▲ 12 小时或 24 小时标本 将检验单附联贴于集尿瓶上，注明留取尿液的起止时间留取 12 小时尿液标本时，嘱患者于 7pm 排空膀胱后开始留取尿液直至次晨 7am 最后一次的尿液；若留取 24 小时尿标本，嘱患者于 7am 排空膀胱后开始留取，直至次晨 7am 最后一次的尿液	必须在规定的时间内留取，以得到正确的检验结果 集尿瓶应放于阴凉处，根据检验目的不同加入相应的防腐剂
4. 操作后处理　按医疗废物处理条例处置用物；协助患者取舒适卧位；将标本及时送检；洗手、记录	保证检验结果的准确性 记录尿液总量、颜色、气味等

【注意事项】

1. 女患者月经期不宜留取尿标本，以免影响检验结果。

2. 会阴部分泌物过多时，应先清洗或冲洗再收集标本。

3. 做早孕诊断试验应留取晨尿。

4. 留取尿培养标本时,应注意执行无菌操作,防止标本污染,影响检验结果。

5. 留取 12 小时或 24 小时尿标本时,集尿瓶应放于阴凉处,根据检验项目要求在集尿瓶中加入防腐剂。常用防腐剂的作用及用途见表 17-4。

表 17-4　常用防腐剂的作用及用途

名称	作用	用法	临床应用
甲醛	固定尿中有机成分、防腐	24 小时尿液中加40% 甲醛 1～2ml	尿细胞计数
浓盐酸	保持尿液在酸性环境中,防止尿中激素被氧化	24 小时尿液中加浓盐酸 5～10ml	17-羟类固醇、17-酮类固醇
甲苯	保持尿液中化学成分不变	每100ml 尿液中加 0.5%～1% 的甲苯 2ml,在留取第一次尿液后加入,使之形成薄膜覆盖于尿液表面,防止细菌污染	尿蛋白定量、尿糖定量;尿钠、钾、氯、肌酐、肌酸定量检查

三、粪便标本的采集

粪便是由食物残渣、消化道分泌物、大量细菌和水分组成。通过留取粪便标本进行检验,可以判断消化道有无炎症、出血和寄生虫感染。同时,通过对粪便外观和性状的观察,还可以了解患者的消化功能,协助临床诊断、治疗。

粪便标本分为四种,包括常规标本、细菌培养标本、隐血标本及寄生虫或虫卵标本。

【目的】

1. 常规标本　用于检查粪便的性状、颜色、细胞等。

2. 培养标本　用于检查粪便中的致病菌。

3. 隐血标本　用于检查粪便中肉眼不可见的微量血液。

4. 寄生虫及虫卵标本　用于检查粪便中寄生虫、幼虫以及虫卵计数。

【评估】

1. 患者的病情、意识状态、临床诊断、排便情况及自理能力。

2. 患者对留取标本的认识与合作程度。

【计划】

1. 护士准备　着装整洁、洗手、戴口罩。

2. 用物准备

(1) 常规标本:粪便标本容器(内附棉签或检便匙)、便盆。

(2) 培养标本:无菌培养瓶或无菌蜡纸盒、无菌棉签、无菌 0.9% 氯化钠、消毒便盆。

(3) 隐血标本:检验盒(内附棉签或检便匙)、清洁便盆。

(4) 寄生虫或虫卵标本:(内附棉签或检便匙)、清洁便盆、透明胶带或载玻片(查找蛲虫)。

3. 环境准备　病室安静、安全,必要时用屏风或围帘遮挡患者。

【实施】　见表 17-5。

表 17-5　粪便标本采集法

操作步骤	要点说明
1. 准备　核对检验单,根据检验目的选择适当容器,在容器外贴上标签,注明科室、姓名、床号、检验项目及日期	避免发生差错 标本容器无破损
2. 核对、解释　携用物至患者床旁,核对床号、姓名,解释操作目的和方法	确认患者,操作前查对 取得患者合作

操作步骤	要点说明
3. 留取便标本	
▲ 常规标本:嘱患者排便于清洁便盆中,用棉签或取便匙取蚕豆大,约5g的粪便放于标本容器中	避免尿液混入影响检验结果 取脓血、黏液等异常部分,以提高检验阳性率
▲ 培养标本:嘱患者排便于消毒便盆中,用无菌棉签取带脓血、黏液的异常部分2~5g置于培养瓶内,盖紧瓶塞送检	尽量多处取标本,以提高检验阳性率
▲ 隐血标本:方法同常规标本采集	
▲ 寄生虫及虫卵标本	
(1) 检查寄生虫:嘱患者排便于清洁便盆中,用取便匙取带脓血、黏液的异常部分5~10g置于标本容器内送检	
(2) 检查蛲虫:嘱患者睡觉前或清晨未起床前,将透明胶带贴在肛门周围处,收集虫卵于胶带纸上,然后将粘有虫卵的一面贴在载玻片上或将透明胶带对合,立即送检	蛲虫常在午夜或清晨时爬到肛门处产卵
(3) 检查阿米巴原虫:将便器加温至接近人体的温度,排便后连同便器立即送检	阿米巴原虫在低温环境下失去活力,不易检出
4. 操作后处理 按医疗废物处理条例处置用物;协助患者取舒适卧位;将标本及时送检;洗手、记录	避免交叉感染 保证检验结果的准确性

【注意事项】

1. 采集隐血标本时,嘱患者检查前3天禁食肉类、动物肝脏、血、绿色蔬菜、含铁丰富的食物或含铁药物,3天后采集标本,以免造成假阳性。

2. 采集培养标本时,如患者无便意,用长无菌棉签蘸取无菌0.9%氯化钠,由肛门插入6~7cm,顺一个方向轻轻旋转后退出,将棉签置于培养瓶内,盖紧瓶盖。

3. 采集寄生虫标本时,如果患者服用过驱虫药或做血吸虫孵化检查,应留取全部粪便。

4. 检查阿米巴原虫时,应将便器加温至接近人体的温度,排便后连同便器立即送检。在采集标本前几天,不应给患者服用钡剂、油质或含金属的泻药,以免金属制剂影响阿米巴虫卵或胞囊的显露。

四、痰标本的采集

痰液是由气管、支气管和肺泡产生的分泌物。痰液的主要成分是黏液和炎性渗出物,正常情况下分泌很少。当肺部炎症、肿瘤时,痰量增多,可有痰液咳出。痰液的性状、气味、量对疾病的诊断具有一定意义。

痰标本分为三种,包括常规标本、培养标本及24小时标本。

【目的】

1. 痰常规标本 检查痰液中的细菌、寄生虫卵或癌细胞。

2. 痰培养标本 检查痰液中的致病菌。

3. 24小时痰标本 检查一日痰量,观察痰的性状、颜色、量、气味及内容物(虫卵计数)或浓缩查结核菌。

【评估】

1. 患者病情、生命体征及治疗情况。

2. 患者心理状态及合作程度。

【计划】

1. 护士准备　着装整洁,洗手、戴口罩。

2. 用物准备

(1) 痰常规标本:备痰盒。

(2) 痰培养标本:无菌痰盒、漱口液。

(3) 24 小时痰标本:备容量约 500ml 的清洁广口集痰器。

(4) 无力咳痰或不合作者:集痰器、吸痰用物(吸引器、吸痰管)、一次性手套,如收集痰培养标本需备无菌用物。

3. 环境准备　病室整洁,温湿度适宜,光线明亮。

【实施】　见表 17-6。

表 17-6　痰标本采集法

操作步骤	要点说明
1. 准备　核对检验单,根据检验目的选择适当容器,在容器外贴上标签,注明科室、姓名、床号、检验项目及日期	避免发生差错 标本容器无破损
2. 核对、解释　携用物至患者床旁,核对床号、姓名,解释操作目的和方法	确认患者,操作前查对 取得患者合作
3. 收集痰标本	
▲ 常规标本:能自行留痰者,嘱患者清晨进食前漱口,数次深呼吸后用力咳出气管深处的痰液,吐入容器中送检;无力咳痰或不能合作者,协助患者取适当卧位,由下向上叩背,促进痰液排出,将集痰器连接于吸痰管与吸引器之间,通过负压吸痰将痰液收集于集痰器内	清水漱口,去除口腔中杂质 防止唾液、口水混入标本 叩背促使痰液松动 集痰器开口高的一端连接吸引器,低的一端连接吸痰管
▲ 痰培养标本:能自行留痰者,嘱患者清晨进食前先用漱口溶液漱口,再用 0.9% 氯化钠漱口,数次深呼吸后用力咳出气管深处的痰液,吐入无菌集痰器内送检;无力咳痰或不能合作者,留取方法同常规标本,但需使用无菌集痰器	注意无菌,防止标本污染 避免漱口水混入痰液标本中 物品需无菌
▲ 24 小时痰标本:晨起漱口后进食前,7am 开始留取第一口痰液,直至次晨 7am 第一口痰液结束,将 24 小时痰液全部收集在痰标本盒中	正常成人 24 小时痰量约 25ml 或无痰液
4. 操作后处理　按医疗废物处理条例处置用物;协助患者取舒适卧位;将标本及时送检;洗手、记录	防止交叉感染 记录痰液总量、外观及性状

考点:痰标本采集的注意事项

【注意事项】

1. 留取痰标本查找癌细胞时,应立即送检,或用 95% 乙醇或 10% 甲醛固定后送检。

2. 收集痰液时间宜在清晨,因此时痰液量较多,可提高阳性率。

3. 如痰液不易咳出,可雾化稀释痰液后留取标本。

五、咽拭子标本的采集

咽部是人体呼吸道与消化道的共同通道。咽部的细菌均来自于外界,正常情况下不致病。但在机体抵抗力下降或某些外在因素的作用下,可出现咽部细菌感染。因此,咽拭子细菌培养能找到致病菌,有助于白喉、化脓性扁桃体炎及急性咽喉炎等的诊断。

【目的】　从咽部和扁桃体上采集分泌物,做细菌培养或病毒分离,以协助诊断、治疗。

【评估】

1. 患者病情、生命体征及治疗情况。

2. 患者进食时间、心理状态及合作程度。

【计划】

1. 护士准备　着装整洁,洗手、戴口罩。

2. 用物准备　无菌咽拭子培养管、无菌 0.9% 氯化钠、压舌板、酒精灯、火柴、必要时备手电筒。

3. 环境准备　病室整洁,温湿度适宜,光线明亮。

【实施】　见表 17-7。

表 17-7　咽拭子标本采集法

操作步骤	要点说明
1. 准备　核对检验单,选择并检查培养管,在管外贴上标签	避免发生差错
2. 核对、解释　携用物至患者床旁,核对床号、姓名,解释操作目的和方法	确认患者,操作前查对 取得患者合作
3. 采集标本　点燃酒精灯,嘱患者发"啊"音,暴露咽喉部,取出培养管内的无菌长棉签,用其快速擦拭两侧腭弓、咽部及扁桃体上的分泌物,将试管口在酒精灯火焰上消毒后,迅速将棉签插入试管内塞紧	必要时用压舌板轻压舌部 动作敏捷轻柔 注意无菌操作,防止标本污染
4. 操作后处理　协助患者取舒适卧位,清理用物,将标本及时送检,洗手、记录	

【注意事项】

1. 采集标本时,棉签不可触及其他部位,以免污染影响检验效果。

2. 避免在进食 2 小时内采集标本,以防恶心、呕吐。

3. 做真菌培养时,应在口腔溃疡面上采集分泌物。

考点:咽拭子标本采集的注意事项

目 标 检 测

A₁ 型题

1. 护士为患者静脉采血时,正确的做法是
   A. 从患侧肢体采血
   B. 从输液针头处采血
   C. 核对申请单及姓名
   D. 见回血即松止血带
   E. 患者无需按压局部

2. 尿标本细菌培养时,正确的采集量是
   A. 2～3ml　　　　B. 5～10ml
   C. 3～4ml　　　　D. 1～2ml
   E. 15～20ml

3. 将血液注入标本容器的正确顺序是
   A. 抗凝管,干燥管,血培养瓶
   B. 抗凝管,血培养瓶,干燥管
   C. 血培养瓶,抗凝管,干燥管

   D. 干燥管,血培养瓶,抗凝管
   E. 干燥管,抗凝管,血培养瓶

4. 采集粪便标本做隐血试验时应禁食
   A. 土豆　　　　　B. 肉类
   C. 豆腐　　　　　D. 馒头
   E. 牛奶

5. 做妊娠试验时,尿标本留取的最佳时间为
   A. 睡前　　　　　B. 清晨
   C. 中午　　　　　D. 上午 9 时
   E. 下午 4 时

A₂ 型题

6. 患者,男性,56 岁,因肺部感染需进行血培养,采血量应为
   A. 2ml　　　　　B. 3ml
   C. 5ml　　　　　D. 10ml

E. 15ml

7. 患者,男性,45 岁,糖尿病酮症酸中毒,医嘱留取 24 小时尿标本检测 17-羟类固醇,集尿瓶内添加的防腐剂是
   A. 甲醛　　　　　B. 浓盐酸
   C. 甲苯　　　　　D. 乙醇
   E. 硫酸

8. 患者,女性,50 岁,因呼吸道感染持续抗生素治疗 2 周。2 周后患者口腔黏膜出现白色膜状物,采集口腔黏膜标本的正确方法是
   A. 取标本前漱口
   B. 注意无菌操作
   C. 饭后即刻采集
   D. 空腹采集标本
   E. 无需无菌操作

A₃ 型题

(9、10 题共用题干)

患者,女性,45 岁,以肺炎入院,医生需根据痰培养结果选择合适的抗生素。

9. 采集痰培养标本方法不正确的是
   A. 采集后加盖立即送检
   B. 采集时严格无菌操作
   C. 采用清洁容器留取标本
   D. 采集标本前漱口
   E. 最好应用抗生素前采集

10. 采集标本时应选用的漱口溶液是
    A. 0.1% 的乙酸溶液
    B. 复方硼砂溶液
    C. 1%~3% 硼酸溶液
    D. 4% 碳酸氢钠溶液
    E. 1% 呋喃西林溶液

第十八章 病情观察及危重患者的抢救和护理

病情观察是指对患者的病史和现状进行全面、系统评估，对病情做出综合判断的过程，是医务人员临床工作的重要内容。及时、准确的病情观察可以为疾病的诊断、治疗、护理以及并发症的预防提供必要的临床依据。

危重患者是指病情严重，随时可能发生生命危险的患者。危重患者病情重而复杂，病情变化快，要求护士应熟练掌握基本抢救技术配合抢救，采取有效措施挽救患者生命。因此，护理人员必须具有扎实的医学知识、高度的责任心、敏锐的观察能力、娴熟的操作技能，保证抢救工作有效地进行。

第一节 病情观察

 案例 18-1

患者，男性，86 岁，已婚，退休。因车祸导致胸腹部损伤 1 小时，于 2013 年 11 月 20 日 19：00 急诊入院，医疗诊断：肝脾破裂伤。急诊行"肝脾破裂修补术"，术后入 ICU 监测治疗。

问题：1. 该患者是危重患者吗？为什么？

2. 对该患者病情应如何观察？

一、病情观察的概念及意义

病情观察，即医务人员在诊疗和护理工作中运用视觉、听觉、嗅觉等感觉器官及辅助工具来获得患者信息的过程。

临床工作中病情观察的意义包括以下几个方面：①为疾病的诊断、治疗和护理提供科学依据；②有助于判断疾病的发展趋势和转归；③及时了解治疗效果和用药反应；④有助于及时发现危重患者病情变化的征兆，以便采取有效措施及时处理，防止病情恶化，挽救患者生命。

二、病情观察的方法

在对患者的病情进行观察时，护理人员可以运用各种感觉器官达到全面、准确收集患者资料的目的，主要的方法有：①视诊，用视觉来观察患者全身和局部状态；②听诊，利用耳朵直接或借助听诊器或其他仪器听取患者身体各个部分发出的声音，判断声音所代表的不同含义；③触诊，通过手的感觉来感知患者身体某部位有无异常；④叩诊，通过手指叩击或者手掌拍击来了解检查部位脏器的大小、外形、移动度等；⑤嗅诊，利用嗅觉来辨别患者的各种气味，以此来判断与其健康状况的关系。

除以上常用方法外，护理人员还可以通过与医生、患者家属的交流、床边和书面交接班、阅读病历、检验报告、会诊报告等其他相关资料，获取有关患者病情的信息。

三、病情观察的内容

（一）一般情况的观察

1. 意识状态 意识是大脑高级功能中枢活动的综合表现，是人对环境的知觉状态，正常人意识清楚、反应精确、言语清楚、思维合理，情感正常，对时间、地点、人物的判断力及定向力正常。意识障碍是指个体对外界环境刺激缺乏正常反应的一种精神状态。

任何原因引起大脑高级神经中枢功能损害时都可以出现意识障碍，按意识障碍的轻重程度可分为：嗜睡、意识模糊、昏睡、昏迷。

（1）嗜睡：是最轻的意识障碍，处于持续睡眠状态，但能被言语或轻度刺激唤醒，醒后能正确简单而缓慢地回答问题，但反应迟钝，刺激去除后很快入睡。

（2）意识模糊：表现为思维和语言不连贯，对时间、地点、人物的定向力完全或部分发生障碍，可有错觉、幻觉、躁动不安、谵语或精神错乱。

（3）昏睡：处于熟睡状态，不易唤醒，压迫眶上神经、摇动身体等强刺激可被唤醒，醒后答话含糊或答非所问，停止刺激后又进入熟睡状态。

（4）昏迷：最严重的意识障碍，分浅昏迷和深昏迷。①浅昏迷：意识大部分丧失，无自主运动，对声光刺激无反应，对疼痛刺激可有痛苦表情及躲避反应。瞳孔对光反射、角膜反射、眼球运动、吞咽反射等可存在，呼吸、心跳、血压无明显改变，可有大小便失禁或潴留；②深昏迷：意识完全丧失，对各种刺激均无反应，全身肌肉松弛，肢体呈弛缓状态，深浅反射均消失，偶有深反射亢进及病理反射出现，机体仅能维持循环与呼吸的最基本功能，呼吸不规则、血压可下降，大小便失禁或潴留。

2. 面容与表情 疾病和情绪变化可引起面容与表情的变化，观察患者的面部表情有助于了解疾病的性质、病情的轻重缓急和患者的精神状态。有些疾病发展到一定程度可表现为特征性典型面容与表情。如急性病容，表现为患者表情痛苦、面颊潮红、呼吸急促、鼻翼扇动、口唇疱疹等，常见于急性感染性疾病；慢性病容，表现为患者面色苍白或灰暗、面容憔悴、目光暗淡、消瘦无力等，常见于慢性消耗性疾病。

3. 皮肤与黏膜 皮肤与黏膜可反映某些全身疾病的情况。主要观察皮肤的弹性、颜色、温度、湿度、有无出血、水肿、黄疸和发绀、皮疹、皮下结节、囊肿等情况。

4. 姿势与体位 患者的姿势与体位和疾病密切相关，如急性腹痛时，患者弯腰捧腹，双腿跷曲，以减轻病痛，呈被迫体位；极度衰竭或昏迷的患者呈被动体位。（详见第八章）

5. 瞳孔 瞳孔变化是颅脑疾病、药物中毒、昏迷等疾病病情变化的一个重要指征。在自然光线下，瞳孔呈圆形，直径为 2.5~4mm，位置居中，边缘整齐、两侧等大等圆，对光反应灵敏。对瞳孔的观察应注意其形状、大小、对称性及对光反应等方面。

6. 排泄物、呕吐物及引流液 排泄物包括粪、尿、汗液、痰液等，护士应仔细观察排泄物和呕吐物的性状、颜色、量与气味等，并做好记录，必要时收集标本送检，以协助诊断。引流时应观察各种引流液的量、性质的变化以及引流管是否通畅。

7. 自理能力 自理能力是指患者进行自我照顾的能力。通过观察患者的活动能力、活动耐力、有无医疗限制以及对日常生活料理的能力，如进食、如厕、穿衣、上下床等，可以了解患者的自理程度，确定需要帮助的等级。

（二）生命体征的观察

详见第十一章。

（三）心理状态的观察

心理状态的观察应从患者对健康的理解、对疾病的认识、处理和解决问题的能力、对住院的反应等进行,观察患者的语言和非语言行为、思维能力、认知能力、情绪状态、感知情况等。危重患者常见的心理反应包括:紧张、焦虑、悲伤、恐惧、猜疑、绝望、抑郁等。

(四)其他方面的观察

1. 药物治疗的反应 药物治疗是临床最常用的治疗方法之一,护理人员应观察药物的疗效、副作用及毒性反应。如患者服用降压药后应注意血压的变化情况;高热患者在给予药物降温后,应及时观察患者体温下降情况,有否虚脱等。

2. 特殊检查治疗后的反应 危重患者常需进行一些特殊的检查和治疗,如造影、穿刺、输血甚至手术等,无论给予何种特殊的检查和治疗都必须仔细观察。如冠状动脉造影后应观察局部止血情况;腰穿后应去枕平卧位,观察有无头痛;手术后要观察生命体征、伤口及出血情况,有引流管要观察引流液的色、质和量及管道通畅等情况。

第二节 危重患者的护理

危重患者的特点是病情严重、病情变化快,随时可能发生生命危险,因此需要严密的、连续的病情观察和全面的监护与治疗。对危重患者的抢救是医疗、护理工作中的一项紧急任务,必须争分夺秒。因此,医护人员必须做好全面的、充分的准备工作,无论从思想上、技术上都应该常备不懈,只有这样,才能在遇到急危重症患者时当机立断、全力以赴,及时抢救,挽救患者生命。

一、抢救工作的组织管理

1. 指定抢救负责人,组成抢救小组。抢救小组要明确分工,互相配合,一切抢救用品应合理放置,保证应急使用。

2. 制订抢救方案。医生护士共同参与制订抢救方案,使危重患者得以及时抢救。

3. 制订抢救护理计划及护理措施,解决患者现存和潜在的健康问题。

4. 做好查对工作及抢救记录。需两人核对,记录应及时准确、详细全面。

5. 参加医生会诊和病例讨论。护士应熟悉危重患者的病情、重点监测项目及抢救过程。

6. 做好交接班工作,保证抢救、护理措施的落实。

二、抢救设备的管理

(一)抢救室

1. 急诊科和病区应设单独抢救室。病区抢救室应设在靠近护士办公室的单独房间内,抢 **考点:** 抢救救室要宽敞、安静、整洁、光线充足,并有严格的科学管理制度。 室的管理

2. 抢救室是抢救危重患者的场所,应做到设备齐全,性能完好,随时备用。

3. 抢救室内应备有完善的抢救器械和药品,严格执行"五定"制度,即定品种数量、定点安置、定专人管理、定期消毒灭菌、定期检查维修。物品完好率达100%。

4. 抢救室物品使用后要及时清理、消毒、归位、补充,保持清洁。

5. 抢救室除工作人员外,一切非工作人员未经许可禁止入内。

(二)抢救床

最好是能升降、活动的多功能床,必要时另备一块木板,以便胸外心脏按压时使用(图18-1)。

（三）抢救车

抢救车内需按照要求配备各种常用急救药品、急救用无菌物品以及其他急救物品（图18-2）。

1. 常用急救药品　见表18-1。

2. 各种无菌物品　各种无菌急救包，如静脉切开包、气管插管包、气管切开包、缝合包、导尿包、各种穿刺包等。各种型号的注射器及针头、输液器及针头、输血器及针头，开口器、舌钳、牙垫，各种型号的医用橡胶手套，治疗巾、敷料，吸痰管、吸氧管、皮肤消毒用物等。

3. 一般用物　治疗盘、血压计、听诊器、多头电插板、手电筒、夹板、胶布、砂轮、火柴、酒精灯、应急灯等。

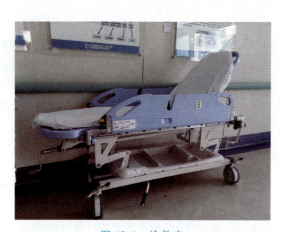

图 18-1　抢救床

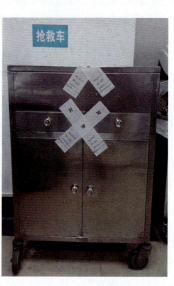

图 18-2　抢救车

表 18-1　常用急救药品

类别	药物
中枢兴奋药	尼可刹米（可拉明）、山梗菜碱（洛贝林）等
升压药	盐酸肾上腺素、去甲肾上腺素、异丙肾上腺素、间羟胺、多巴胺等
抗高血压药	硝普钠、肼屈嗪、硫酸镁注射液等
抗心力衰竭药	毛花苷丙（西地兰）、毒毛花苷 K 等
抗心律失常药	利多卡因、维拉帕米、胺碘酮等
血管扩张药	甲磺酸酚妥拉明、硝酸甘油、硝普钠、氨茶碱等
解毒药	阿托品、碘解磷定、亚甲蓝、二巯丙醇、硫代硫酸钠等
止血药	卡巴克洛、酚磺乙胺（止血敏）、维生素 K_1、氨甲苯酸、垂体后叶素等
止痛镇静药	哌替啶、苯巴比妥钠、氯丙嗪、吗啡等
抗过敏药	异丙嗪、苯海拉明、氯苯那敏、阿司咪唑等
抗惊厥药	地西泮（安定）、苯巴比妥钠、异戊巴比妥钠、硫喷妥钠、硫酸镁注射液等
脱水利尿药	20% 甘露醇、25% 山梨醇、呋塞米、依他尼酸钠等
碱性药	5% 碳酸氢钠、11.2% 乳酸钠

类别	药物
激素类药	氢化可的松、地塞米松、可的松等
其他	0.9%氯化钠注射液、各种浓度的葡萄糖溶液、低分子右旋糖酐、10%葡萄糖酸钙、氯化钾、氯化钙等

（四）急救器械

如供氧设备(氧气筒或中心给氧系统)、电动吸引器(或中央吸引装置)、心电图机、心电监护仪、电动洗胃机、心脏起搏器、人工呼吸机等,应保证各种急救器械的完好。

三、危重患者的护理

对危重患者,护士应做好支持性护理,以避免并发症,减轻患者痛苦,争取早日康复。

（一）密切观察病情

观察内容如前所述,具体观察的要求有:

1. 认真细致　护士要有高度的责任心和职业的敏感性,做到从细微处及时准确的发现患者的病情变化。

2. 有意识地主动进行　护士应经常巡视病房或与患者交流,并养成在实施护理措施的同时观察患者病情的习惯,主动利用一切机会观察病情。

3. 应有针对性　护士应熟悉患者的病情和当前治疗护理的要求,从而使观察更有目的性。

4. 及时准确地记录　为诊断治疗和护理提供可靠的依据。

考点: 危重患者的支持性护理

（二）保持呼吸道通畅

清醒患者应鼓励其定时做深呼吸、变换体位或轻拍背部,以促进分泌物咳出。昏迷患者常因呼吸道分泌物及唾液等聚集喉头而引起呼吸困难,甚至窒息,故患者的头应偏向一侧,并及时用吸引器吸出呼吸道分泌物,保持呼吸道通畅。

（三）确保安全

对意识丧失、谵妄躁动的患者要确保其安全,应合理使用保护具以防坠床或自行拔管。牙关紧闭抽搐的患者,可用压舌板裹上数层纱布放于上、下臼齿之间,以防咀嚼肌痉挛而咬伤舌头。室内环境宜安静,温度、湿度及光线适宜,避免因外界刺激而引起患者抽搐。

（四）加强临床基础护理

1. 眼睛护理　对眼睑不能自行闭合的患者,由于眨眼少,角膜干燥,易发生结膜炎、角膜炎或溃疡,可涂金霉素眼膏或覆盖凡士林纱布以保护角膜。

2. 口腔护理　保持患者口腔清洁,每日做2~3次口腔护理,可预防口腔疾病,增进患者的食欲。

3. 皮肤护理　对长期卧床的患者,定时协助患者翻身、擦洗、按摩,保持皮肤的清洁干燥,保持床单清洁平整,大小便失禁者应勤洗勤换,防止压疮的发生。

4. 保持肢体功能　长期卧床的患者,病情许可时,可每天协助患者做肢体被动运动或主动运动2~3次,如伸屈、内展、外旋等,同时进行按摩以促进血液循环,增加肌肉张力,帮助功能恢复,防止肌肉萎缩、关节僵直、静脉血栓形成。

5. 加强引流管护理　危重患者身上有时可有许多引流管。如留置导尿管、胃肠减压管、伤口引流管等,应给予妥善固定,定期更换与消毒,防止扭曲、受压、脱落,以确保引流通畅。

6. 排泄护理　协助患者进行大小便。如患者出现尿潴留,可先采取诱导的方法,必要时进行导尿;如患者便秘,可进行简易通便或灌肠。

(五) 补充营养和水分

保证患者有足够的营养和水分的摄入,以增强抵抗力。对自理缺陷的患者,应协助进食;对不能经口进食的患者,可采用鼻饲法或给予静脉营养;对各种原因造成体液不足的患者(如大量引流液或额外体液丧失),应注意补充足够的水分。

(六) 心理护理

根据危重患者复杂的心理特点,护士应视其具体情况给予及时、安全、有效的护理,满足其身心需要。

1. 表现出对患者的关心、同情、尊重和接受,护士态度应和蔼、宽容诚恳、有同情心。

2. 操作前做好解释,护理语言应精练贴切、易于理解,举止沉着稳重,操作一丝不苟。

3. 对于使用辅助仪器的患者护士应向其说明使用的目的意义,熟练掌握仪器操作的方法。

4. 鼓励患者参与自我护理活动和治疗方法的选择。

5. 鼓励家属和亲友探视患者,传递关心和支持。

6. 可采取"治疗性触摸",这种触摸可以引起患者的注意,传递关心、支持,可以帮助患者指明疼痛部位,确认他们身体一部分的完整性和感觉的存在。

第三节　危重患者的常用抢救技术

一、心肺复苏技术

案例 18-2

患者,女性,16 岁,学生。在体育课上进行 800m 测试,跑步过程中突然停下来,缓慢倒地,面色苍白,不能动弹。

问题:1. 该患者可能出现了什么情况,你的判断依据是什么?

2. 现场应进行哪些紧急处理?

(一) 概述

心肺复苏是用于抢救心搏骤停患者的一组技术措施的组合,包括心脏按压、人工呼吸、电击除颤及药物治疗等手段。其中徒手心脏按压和人工呼吸简称"CPR"。

基础生命支持技术(BLS)又称现场急救,是指在事发的现场,对患者实施及时、有效的初步救护。主要包括胸外心脏按压(C)、开放气道(A)、人工呼吸(B),即以胸外心脏按压形成暂时人工循环并诱发心脏的自主搏动和血液循环,以人工呼吸代替患者的自主呼吸,达到恢复苏醒和挽救生命的目的。

此外,2010 年指南还继续强调了高级生命支持(ALS)和复苏后仍需积极救治的重要意义。

考点:心搏骤停的临床表现,心肺复苏技术

(二) 心搏骤停的原因及临床表现

1. 原因

(1) 意外事件:如遭到雷击、溺水、自缢、窒息等。

(2) 器质性心脏病:如急性广泛性心肌梗死、急性心肌炎等均可导致室速、室颤、Ⅲ度房室传导阻滞而致心搏骤停。

(3) 神经系统病变:如脑炎、脑血管意外、脑部外伤等疾病致脑水肿、颅内压增高,严重者可因脑疝发生损害生命中枢致心搏呼吸停止。

（4）手术和麻醉意外：如麻醉药剂量过大、给药途径有误、术中气管插管不当、心脏手术或术中出血过多致休克等。

（5）水电解质及酸碱平衡紊乱：严重的高血钾和低血钾均可引起心搏骤停；严重的酸碱中毒，可引起血钾的改变最终导致心搏停止。

（6）药物中毒或过敏：如洋地黄类药物中毒、安眠药中毒、农药中毒、青霉素过敏等。

2. 临床表现

（1）意识丧失：患者突然面色死灰，轻摇或轻拍，大声呼叫，观察是否有反应，如确无反应，说明患者意识丧失。

（2）大动脉搏动消失：因颈动脉表浅，且易暴露，一般作为判断的首选部位，其次选股动脉。确认摸不到颈动脉或股动脉搏动，即可确定搏动停止。应注意，对尚有心跳的患者进行胸外按压会导致严重的并发症。

（3）呼吸停止：应在保持气道开放的情况下进行判断。可通过听有无呼气声或用面颊部靠近患者的口鼻部感觉有无气体逸出，脸转向患者观察胸腹部有无起伏。

（4）瞳孔散大：需注意，循环完全停止后 1 分钟才会出现瞳孔散大，且有些患者可始终无瞳孔散大现象，还应注意药物对瞳孔的影响。

（5）面色苍白或发绀：一般以口唇和指甲等末梢处最为明显。

（6）心尖冲动及心音消失：听诊无心音，心电图表现为心室颤动或心室停顿，偶尔呈缓慢而无效的心室自主节律（心电-机械分离）。

（7）伤口不出血。

心脏骤停时可表现为上述多种临床表现，但其中意识丧失和大动脉搏动消失这两项最为重要，因此，仅凭这两项可做出心脏骤停的判断，并立即开始实施心肺复苏技术。

（三）心肺复苏

【目的】

1. 通过实施心肺复苏（CPR），促进建立患者的循环、呼吸功能。

2. 保证重要脏器的血液供应。

【评估】

1. 患者的病情、意识状态、脉搏、呼吸、有无活动性义齿等。

2. 环境安静，光线充足。

【计划】　必要时备心脏按压板或木板。

【实施】　见表 18-2。

表 18-2　心肺复苏

操作步骤	要点说明
1. 判断意识　双手轻拍患者面部或肩部，并大声喊叫名字或其他称呼	无反应，可判断其无意识 确认现场是否存在危险因素
2. 判断颈动脉搏动	10 秒内未扪及搏动（仅限医务人员），立即启动复苏程序
3. 呼救　立即呼救并请求他人拨打电话，与急救医疗救护系统联系	
4. 安置体位　患者去枕后仰卧于地面或硬板床上，解开衣领及腰带等束缚物	必要时背下垫心脏按压板

续表

操作步骤	要点说明
5. 胸外心脏按压 （1）抢救者站或跪于患者一侧 （2）一手的掌根紧贴在按压部位上，即胸骨中下 1/3 交界处，胸骨中线与两乳连线相交处。双手手指交叉紧紧相扣，手指尽量向上翘，避免触及胸壁和肋骨 （3）按压者身体稍前倾，双臂绷直，双肩在患者胸骨上方正中，应用上半身的力量垂直向下按压（图 18-3）。按压力量应足以使胸骨下陷至少 5cm（成人） （4）压下后放松，但掌根不要离开胸壁，按压与放松时间比为1：2；频率至少 100 次/分	如多人操作，每 2 分钟交换一次按压职责；避免按压中断，尽量将中断控制在 10 秒内 儿童、婴儿至少下压胸骨前后径的 1/3，儿童至少5cm，婴儿4cm
6. 开放气道 （1）畅通呼吸通道，清理口腔、鼻腔异物或分泌物，如有活动义齿一并取下 （2）开放气道（图 18-4） ①仰面抬颏法：用一只手按压患者的前额，使头部后仰，同时用另一只手的示指及中指将下颏托起 ②仰面抬颈法：一手抬起患者颈部，另一手置于患者前额，使头后仰，颈部上托 ③托下颌法：双肘置于患者头部两侧，双手示指、中指、无名指放在患者下颌角后方，向上或向后抬起下颌	 解除舌后坠效果最佳 头、颈部损伤者禁用 适用于颈部损伤患者，患者头部处于中立位
7. 人工呼吸 （1）口对口人工呼吸 ①患者口部盖纱布或隔离膜 ②抢救者用一手将患者的鼻孔捏紧，深吸一口气，屏气，用口唇严密地包住患者的口唇，吹气后使患者胸廓扩张 ③吹气后，松开捏鼻的手指，使气体呼出；观察患者的胸部有无复原，每 6～8 秒吹气 1 次（每分钟通气 8～10 次） （2）口对鼻人工呼吸：抢救者将患者口唇紧闭，深吸一口气，双唇包住患者鼻部吹气，吹气方法同上 （3）口对口鼻人工呼吸：抢救者双唇抱住患者口鼻部吹气，20次/分	胸外按压与人工呼吸比例为30：2 注意不要漏气 一般用于口腔外伤或牙关紧闭者 适用于婴幼儿

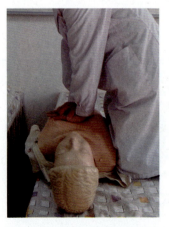

图 18-3　胸外心脏按压的方法

【注意事项】

1. 争分夺秒抢救　患者仰卧，尽可能在 15～30 秒进行，因人脑耐受循环停止的临界时限为 4～6 分钟，由于大脑缺氧而造成的损害是不可逆的，超过时限可造成终生残废或复苏失败。

2. 保证按压效果　按压部位要准确，力度适中。严禁按压胸骨角、剑突下及左右胸部；姿势要正确，注意两臂伸直，两肘关节固定不动，双肩位于双手的正上方；患者头部应适当放低并略偏向一侧，以防按压时呕吐物逆流至气管。

3. 保证气道通畅　清除口咽分泌物、异物。复苏失败最常见的原因是呼吸道阻塞和口对口接触不严密。由于呼吸道阻塞，舌起了活瓣的作用，只让空气进入胃内，不让空气从胃排出，造成严重的胃扩张，可使膈肌显著升高，阻碍充分的通气。甚至会导致胃内容物反流,造成将呕吐物吸入的危险。

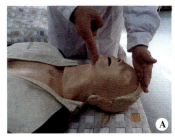 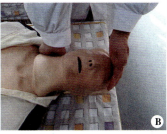 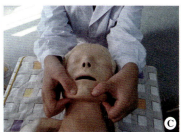

图 18-4　开放气道的方法

A. 仰面抬颈法；B. 仰面抬颈法；C. 托下颌法

4. 心肺复苏效果的判断　①能扪及大动脉搏动,血压维持在 60mmHg 以上。②口唇、面色、甲床由发绀转为红润。③瞳孔由大变小,出现对光反射。④恢复自主呼吸。⑤昏迷变浅,出现反射或挣扎。⑥心电图检查有波形变化。

二、氧气吸入法

 案例 18-3

患者,女性,67 岁,已婚,退休。因咳嗽、咳痰 40 余年,加重 3 天入院,于 2014 年 5 月 12 日 9：00 入院,医疗诊断:慢性阻塞性肺部疾病。入院后需要对患者进行氧气吸入。

问题:1. 该患者出现了什么情况,如何判断其严重程度?

2. 应如何调节氧流量?

氧气吸入法是指通过给患者吸入氧气,以提高动脉血氧分压(PaO_2)及动脉血氧饱和度(SaO_2),增加动脉血氧含量(CaO_2),纠正各种原因造成的缺氧状态,维持机体正常生命活动的一种方法,是常用的急救措施之一。

考点：氧气吸入的方法及注意事项

(一) 缺氧程度的判断

根据缺氧的临床表现及血气分析结果,判断缺氧的程度,见表 18-3。

表 18-3　缺氧的程度

程度	发绀	呼吸困难	神志	血气分析		
				PaO_2(kPa)	$PaCO_2$(kPa)	SaO_2
轻度	无或轻	不明显	清楚	6.6~9.3	>6.6	>80%
中度	明显	明显	正常或烦躁	6.6~4.6	>9.3	80%~60%
重度	显著	严重、三凹征	昏迷或半昏迷	4.6 以下	>12.0	60% 以下

(二) 吸氧的目的与适应证

血气分析检查是用氧的客观指标,动脉血氧分压正常值 10.6~13.3kPa(80~100mmHg),6.6kPa(50mmHg)为最低限值,如果患者低于 6.6kPa(50mmHg)时,则应给予吸氧。

1. 呼吸系统疾患　如哮喘、支气管肺炎、气胸等。

2. 心肺功能不全　使肺部充血而致呼吸困难者,如心力衰竭时出现的呼吸困难。

3. 各种中毒引起的呼吸困难　使氧不能由毛细血管渗入组织而产生缺氧,如巴比妥类药物中毒、一氧化碳中毒等。

4. 昏迷患者　如脑血管意外或颅脑损伤患者,使中枢受抑制而引起缺氧。

5. 其他 如某些外科手术前后,大出血休克的患者,分娩产程过长或胎心音不良的孕妇。

(三)供氧装置

1. 氧气筒装置

(1) 氧气筒:为圆柱形无缝钢筒,筒内耐高压达 15MPa(150kg/cm²),容纳氧约 6000L。

总开关:在筒的顶部,可控制氧气的放出。使用时将总开关向逆时针方向旋转 1/4 周,即可放出足够的氧气,不用时将其按顺时针方向旋紧即可。

气门:在氧气筒顶部的侧面,有一气门可与氧气表相连,是氧气自筒内输出的途径。

(2) 氧气表:由压力表、减压器、流量表、湿化瓶、安全阀等部分组成。压力表能测知筒内氧气的压力,以 MPa 或 kg/cm² 表示,压力越大,则说明氧气贮存量越多。减压器是一种自动

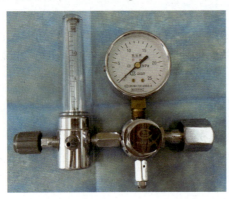

图 18-5 氧气表

减压装置,可将氧气筒内的压力减低至 0.20 ~ 0.30MPa,使流量保持平稳,保证安全,便于使用。流量表内有浮标,当氧气通过流量表时,浮标被吹起,可以测知每分钟氧气的流出量,用升/分钟表示。浮标有两种(球珠型和转子型),读取流量时球珠型的应看浮标的中央,转子型应看浮标上端平面所指刻度。湿化瓶内装入 1/3 ~ 1/2 冷开水或蒸馏水,通气管浸入水中,出气管与鼻导管相连,用于湿化氧气,以免呼吸道黏膜被干燥的气体所刺激,湿化瓶应每天换水一次。安全阀用于防止意外发生,当氧气流量过大、压力过

高时,安全阀的内部活塞即自行上推,使过多的氧气由四周小孔流出,以保证安全(图 18-5)。

(3) 装表法:将氧气筒置于氧气架上,打开总开关,使少量气体从气门处冲出,随机迅速关上,达到清洁、避免灰尘进入氧气表的目的。然后将氧气表稍向后倾斜,置于氧气筒气门上,用手初步旋紧,再用扳手拧紧,使氧气表直立,检查有无漏气。接湿化瓶,再次检查有无漏气,氧气流出是否通畅,如无异常,关紧流量开关,推至病房备用。

(4) 卸表法:关氧气筒总开关,放出余氧,关流量表开关,一手扶住氧气表,另一手用扳手初步旋松,再用手将氧气表完全卸下后妥善放置。

2. 氧气管道装置(中心供氧装置) 医院氧气可集中由供应站供给,病区、门诊、急诊室等墙壁上有氧气管道接口,用氧时将氧气流量表接在氧气管道接口上,接上湿化瓶,打开流量表开关即可使用(图 18-6),或使用一次性湿化瓶。

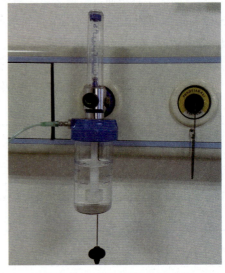

图 18-6 氧气管道装置

(四)氧浓度与氧流量

1. 氧气成分 根据条件和患者的需要,一般常用99%氧气或5%的二氧化碳和纯氧混合气体。

2. 吸氧的浓度 氧气在空气中约占 20.93%,因此,低于 25% 的氧浓度,无治疗价值;一般认为在常压下吸入 40%~60% 的氧是安全的;高于 60% 的氧浓度,吸入持续时间超过 24 小时,就有发生氧中毒的可能。氧中毒表现症状为患者恶心、烦躁不安、面色苍白、进行性呼吸

困难、血压下降等。

3. 氧浓度和氧流量的换算法　可用下列公式计算氧浓度：

$$吸氧浓度(\%) = 21 + 4 \times 氧流量(升/分)$$

（五）氧气吸入法

【目的】　供给患者氧气，改善由缺氧引起的各种症状。

【评估】

1. 患者缺氧的状况、血气分析的结果。

2. 患者对疾病的认识、吸氧的心理反应与合作程度。

3. 患者鼻腔黏膜情况，有无鼻中隔偏曲或鼻腔手术史。

【计划】

1. 护士准备　衣帽整洁，剪指甲，洗手，戴口罩。

2. 用物准备　供氧装置一套（氧气筒及氧气表装置或氧气管道装置）；治疗盘内备鼻塞（酌情备鼻导管、漏斗、面罩、头罩或氧气枕）、小药杯（内盛冷开水）、纱布、棉签、弯盘、氧气记录单、笔，必要时备胶布、扳手等。

3. 环境准备　整洁、安全（无明火、高温）、光线适宜。

【实施】

1. 鼻塞法　将氧气管连接至特制的鼻塞，直接塞入鼻前庭为患者供氧的方法（表18-4）。此法对黏膜刺激小，患者感觉舒适，使用方便，两侧鼻腔还可交替使用。适用于长时间用氧的患者，但张口呼吸或鼻腔堵塞者效果差。

表18-4　鼻塞法给氧

操作步骤	要点说明
▲ 给氧	
1. 核对　核对医嘱，确定患者氧气吸入的量及时间	将医嘱转抄至氧气记录单上
2. 解释　携用物至患者床旁，确认患者，向患者解释吸氧的目的及配合要点，取得患者合作	确认患者
3. 体位　患者取半坐卧位或平卧位，头稍偏向一侧	
4. 观察　观察鼻腔情况，用湿棉签清洁鼻孔	再次检查鼻腔有无分泌物阻塞及异常
5. 调节　连接鼻塞，打开流量开关，确定氧气是否流出通畅，调节至所需氧流量	调节流量时需再次核对氧气记录单，保证流量的准确
6. 固定　将鼻塞蘸水，轻轻塞入鼻孔约1厘米，将尾部挂于耳郭放妥，根据情况调整松紧度	动作轻柔，以免引起鼻腔黏膜损伤
7. 指导　交代注意事项	告知患者在用氧期间勿随意调节流量，注意用氧安全，做好"四防"
8. 整理　清理用物，整理病床单位，向患者致谢	
9. 记录　观察患者用氧反应，询问患者的感觉，洗手后记录用氧情况（时间、流量）	
▲ 停氧	
1. 核对及解释　携用物至患者床旁，确认患者，向患者解释停氧的原因及配合要点，取得患者合作	
2. 拔除　拔出鼻塞，擦净鼻腔分泌物，将鼻塞与氧气导管放于污物桶内。关闭总开关，无余氧时再关流量开关	先拔出鼻塞再关氧气

续表

操作步骤	要点说明
3. 观察　协助患者清洁面部,并观察有无不适	
4. 整理　清理用物,整理病床单元,向患者致谢	
5. 记录　洗手后记录停氧的时间,以及患者病情改善的情况	

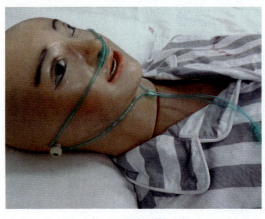

图 18-7　双侧鼻导管吸氧法

2. 鼻导管法

(1) 单侧鼻导管法:将鼻导管插入患者一侧鼻孔达鼻咽部,以吸入氧气的方法,插入长度约为鼻尖至耳垂的 2/3。此法节约氧气,但可刺激鼻腔黏膜,如长时间应用,患者会感觉不适,故临床较少用此方法。

(2) 双侧鼻导管法:将特制的双侧鼻导管连接橡胶管代替鼻导管或鼻塞。此法使用简单,患者无不适感,适于小儿或长期吸氧的患者(图 18-7)。

3. 漏斗法　以漏斗代替鼻塞,连接橡胶管,将漏斗置于距患者口鼻 1～3 厘米处,用绷带适当固定,以防移动。此法较简单,且无刺激性,但较浪费氧气,多用于婴幼儿或气管切开术后的患者。

4. 面罩法　将面罩置于患者口鼻部,用松紧带固定,再将氧气管接于进氧孔上,调节流量,成人一般为 6～8 升/分,小儿为 1～3 升/分。此法适用于张口呼吸、病情较重或鼻导管给氧效果不佳的患者。

5. 头罩法　将患者头部置于头罩内,透明的头罩易于观察病情变化,能根据病情需要调节罩内氧浓度。此法安全、简单、有效、无刺激,适用于新生儿、婴幼儿的供氧。

6. 氧气枕法　氧气枕是一长方形橡胶枕,枕的一角有一橡胶管,上有调节器可调节氧气的流量,氧气枕充入氧气,接上湿化瓶即可使用。使用时让患者头部枕于氧气枕上,借重力使氧气流出。适用于家庭氧疗、抢救危重患者或转移患者途中,以枕代替氧气装置。新购的氧气枕内有粉尘,充气前应反复用自来水灌洗并揉捏,直至放水洁净为止,以防引起吸入性肺炎甚至窒息。

【注意事项】

1. 严格遵守操作规程　注意安全用氧,切实做好“四防”,即防震、防火、防热、防油。在搬运氧气时,避免倾倒、撞击,防止爆炸;氧气易燃,氧气筒应放于阴凉处,周围严禁烟火和易燃品,离火炉至少 5m、暖气 1m;氧气表及螺旋口上勿涂油,也不可用带油的手进行装卸,以防引起燃烧;氧气筒上应挂有“严禁烟火”的标志。

2. 正确调节流量　使用氧气时,应先调节流量后应用;停用时先拔出导管,再关闭氧气开关。中途改变流量时,先将氧气和鼻导管分离,调节好流量后再接上,以免一旦关错开头,大量氧气突然冲入呼吸道而损伤肺组织。

3. 动态观察和调节　在用氧过程中,可根据患者脉搏、血压、精神状态、皮肤颜色及湿度、呼吸方式、血气分析等有无改善来衡量氧疗效果,从而选择适当的用氧浓度。

4. 定时更换吸氧用物　持续鼻导管用氧者,每日更换鼻导管 2 次以上,双侧鼻孔交替插管,并及时清除鼻腔分泌物,防止鼻导管堵塞。使用鼻塞、头罩者每天更换一次,使用面罩者每4~8小时更换一次。

5. 保证氧气筒内压力　氧气筒内氧气不可用尽,压力表上指针降至 0.5MPa(5kg/cm²)时,即不可再用,以防灰尘进入筒内,再次充氧时可引起爆炸。

6. 及时更换标志　对未用或已用空的氧气筒,应分别悬挂"满"或"空"的标志,以便及时调换氧气筒,避免急用时搬错而影响抢救。

7. 氧疗的副作用及预防　吸氧浓度超过 60%,持续时间超过 24 小时,可出现氧疗的副作用。常见的有:

(1) 氧中毒:氧中毒患者常表现为胸骨后灼热感、干咳、恶心呕吐、烦躁不安、进行性呼吸困难,继续增加吸氧浓度仍不能使其动脉血氧分压上升。预防措施是避免长时间、高浓度氧疗,经常做血气分析,观察氧疗的效果。

(2) 肺不张:患者可表现为烦躁、呼吸及心率加快、血压增高,甚至出现呼吸困难、发绀、昏迷。预防的关键是控制吸氧浓度,鼓励患者多翻身,经常更换体位,加强排痰。

(3) 呼吸道分泌物干燥:如持续吸入未经湿化且浓度较高的氧气,支气管黏膜则因干燥气体的直接刺激而产生损害,使分泌物黏稠、结痂、不易咳出。预防的关键是加强吸入气体中的湿化,定期做雾化吸入。

(4) 眼晶状体后纤维组织增生:仅见于新生儿,尤其是早产儿,与吸入氧的浓度、持续时间有关。预防的关键是维持吸氧浓度在 40% 以下,控制 PaO_2 在 100~120mmHg。

(5) 呼吸抑制:多见于低氧血症伴二氧化碳潴留的患者吸入高浓度的氧之后。预防的关键是低流量持续给氧,维持 PaO_2 在 60mmHg 左右。

三、吸　痰　法

 案例 18-4

患者,男性,74 岁,因意识突然丧失 1 小时,于 2014 年 6 月 22 日 20:00 入院,既往高血压病史十年余,医疗诊断:脑卒中。现患者昏迷,左侧瞳孔散大,对光反射消失,已行气管切开,可闻及痰鸣音。

问题:1. 该患者出现了什么情况,应如何处理?
　　2. 操作中应注意什么?

吸痰法是利用负压的原理,经口、鼻或人工气道将呼吸道分泌物吸出,以保持呼吸道通畅的一种方法。适用于危重、昏迷、年老、新生儿、气管切开及麻醉后未清醒者,防止患者因咳嗽无力、咳嗽反射迟钝或会厌功能不全,导致痰液不能咳出或呕吐物误入气管,而发生吸入性肺炎、肺不张或窒息等。

临床最常用的有电动吸引器吸痰法和中心负压吸引装置吸痰法。此外还有注射器吸痰法和口对口吸痰法。　　　　　　　　　　　　　　　　　　　　　　　　　**考点:**吸痰的方法及注意事项

(一) 吸痰装置

1. 电动吸引器

(1) 构造:电动吸引器主要由马达、偏心轮、气体过滤器、压力表、安全瓶和储液瓶组成。安全瓶和储液瓶容量均为 1000ml,瓶塞上有两个玻璃管,并有橡胶管相互连接。

(2) 原理:接通电源后,马达带动偏心轮,从吸气孔吸出瓶内的空气,并由排气孔排出,这样不断地循环转动,便瓶内产生负压,将痰吸出。

2. 中心负压吸引装置　各大医院都设中心负压装置,吸引器管道接到各病房床单位,使用时只需接上吸痰导管,开启开关即可吸取,应用上十分方便(图 18-8)。

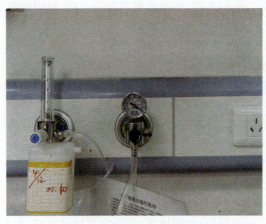

图 18-8　中心负压吸引装置

3. 注射器吸痰　在紧急情况下,用 50ml 或 100ml 注射器连接导管进行抽吸。

(二) 吸痰法

【目的】

1. 清除呼吸道分泌物,防止呼吸道堵塞,预防窒息。

2. 防止气道内分泌物蓄积于肺内,避免发生肺不张和肺部感染等并发症。

3. 留取痰标本作培养和药敏试验,可指导选用抗生素。

【评估】

1. 患者的年龄、病情、意识、呼吸状况以及呼吸困难程度。

2. 患者口鼻黏膜情况,有无活动义齿,痰液的黏稠度及滞留的位置。

3. 患者的情绪状态,对吸痰的认识及合作程度。

【计划】

1. 护士准备　衣帽整洁,剪指甲,洗手,戴口罩,熟悉吸痰的操作方法。

2. 用物准备　吸痰装置(电动吸引器、中心负压吸引装置、50ml 或 100ml 注射器),治疗盘内放有盖罐 2 只(试吸罐和冲洗罐,内盛无菌 0.9% 氯化钠)、无菌吸痰管数根、无菌纱布、无菌手套、血管钳或镊子、弯盘、治疗巾。必要时备压舌板、开口器、舌钳、多头电插板等。

3. 环境准备　安静、整洁,光线充足,温湿度适宜。

【实施】

1. 电动吸引器吸痰法　见表 18-5。

表 18-5　电动吸引器吸痰法

操作步骤	要点说明
1. 核对及解释　携用物至患者床旁,确认患者,向患者及家属解释吸痰的目的及配合要点,取得患者合作	
2. 体位　患者平卧位,头稍偏向一侧,面向操作者	
3. 观察　观察口腔、鼻腔情况,如有活动义齿应取下,颌下铺治疗巾	若口腔吸痰有困难,可由鼻腔吸引;昏迷患者可用压舌板或开口器协助开口
4. 检查　接通电源,打开开关,检查吸引器性能,调节负压	一般成人 40.0~53.3kPa(300~400mmHg);儿童 <40.0kPa(300mmHg)
5. 试吸　连接吸痰管,试吸少量 0.9% 氯化钠,以检查负压大小、吸痰管是否通畅	
6. 吸痰　一手反折吸痰管末端,另一手用无菌血管钳(镊)持吸痰管前端,插入患者口咽部(10~15cm),然后放松导管末端,先吸口咽部分泌物,再吸气管内分泌物	插管时不可有负压,动作应轻柔,以免引起呼吸道黏膜损伤;采取左右旋转并向上提升的手法,以利于呼吸道分泌物的充分吸引 每次吸痰时间应 <15 秒,严格无菌
7. 冲洗　吸痰管退出后,用 0.9% 氯化钠抽吸冲洗	避免分泌物阻塞吸痰管
8. 观察　观察气道是否通畅,患者的反应,吸出痰液的色、量、质	动态评估患者

续表

操作步骤	要点说明
9. 清洁　协助患者清洁面部,并观察有无不适	
10. 整理　整理床单位,向患者致谢,清理用物,将储液瓶清洁消毒备用	吸痰用物根据操作性质,每班更换或每日更换1~2次;无菌吸痰管应每次更换
11. 记录　洗手后记录吸痰的时间,以及患者病情改善的情况	

2. 中心负压吸引装置吸痰法　使用时装上负压调节表、吸痰瓶,连接吸痰管,打开开关,调节负压,即可抽吸,步骤同电动吸引器吸痰法。

3. 注射器吸痰法　在紧急、无吸引器的情况下,可用50ml或100ml注射器连接吸痰管抽吸,以保持呼吸道通畅,仅用于家庭或无吸引装置的紧急情况。

4. 口对口吸痰法　操作者托起患者下颌,使其头后仰并捏住患者鼻孔,口对口吸出呼吸道分泌物,保持呼吸道通畅,适用于紧急状态而无吸引设备时。

【注意事项】

1. 密切观察病情　观察患者呼吸道是否通畅,以及面色、生命体征等变化,如发现患者排痰不畅,或喉头有痰鸣音,应及时吸痰。

2. 为不能开口者吸痰　如为昏迷患者,可用压舌板或开口器先将口开启,再进行吸痰;如为气管插管或者气管切开患者,需经气管插管或气管套管内吸痰,应严格无菌操作;如经口吸痰有困难者,可由鼻腔插入吸痰。

3. 选择粗细适宜的吸痰管　吸痰管不宜过粗,特别是小儿。

4. 调节适宜负压　插管时不可有负压,动作要轻稳,以免损伤呼吸道黏膜,吸痰时负压调节应适宜。

5. 控制吸痰时间　每次吸痰时间不超过15秒,吸痰未尽需休息2分钟再吸,以免缺氧;使用呼吸机或缺氧严重的患者,吸痰前后应加大氧流量,再行吸痰;吸痰过程中应观察患者气道是否通畅,患者的面色、呼吸、心率、血压,吸出痰液的色、质、量等并记录。

6. 促进痰液吸出　如痰液黏稠,可配合叩击或交替使用超声雾化吸入等方法,还可缓慢滴入少量等渗盐水或化痰药物,使痰液稀释,便于吸出。

7. 严格执行无菌操作　无菌吸痰管应每次更换,吸痰用物应每天更换1~2次,并做好口腔护理。储液瓶内的液体应及时倾倒,一般不应超过瓶的2/3,做好清洁消毒处理。

四、洗　胃　法

 案例18-5

患者,女性,24岁,已婚,农民。因嗜睡、流涎、呼吸急促,小便失禁1小时,于2014年3月2日20：00入院,家属代诉患者在争吵后将家中一瓶杀虫药喝尽(药物名称及成分不详)。现患者意识模糊,双瞳孔对光反射存在,双肺干湿啰音,心音有力,节律不整,腹部无压痛及肌紧张,四肢肌张力增高。

问题:1. 护士在毒物性质不明时首先应如何处理?如何快速清除毒物?

2. 应选择哪种洗胃法洗胃?在洗胃的过程中应注意哪些问题?

洗胃法是指将一定成分的液体灌入胃内,混合胃内容物后再吐出或抽出,如此反复多次进行,以冲洗并排出胃内容物的方法。

【目的】

1. 解毒　清除胃内毒物或刺激物,减少毒物吸收,还可利用不同灌洗液进行中和解毒。清除胃内毒物需尽早进行,服毒后 6 小时内洗胃最有效。

2. 减轻胃黏膜水肿　幽门梗阻患者,饭后常有滞留现象,通过洗胃洗出胃内滞留物,可减轻胃黏膜水肿与炎症。

3. 为某些手术或检查做准备　如胃部、食管下段、十二指肠手术前准备。

【评估】

1. 此次洗胃的目的。如为中毒,还应评估摄入毒物的种类、剂型、浓度、量、中毒时间及途径等,是否曾经呕吐过以及是否采取其他处理措施。如遇病情危重者,应首先进行维持呼吸循环的抢救,然后再洗胃。

2. 患者生命体征、意识状态及瞳孔的变化、口鼻黏膜状况、口中异味,有无活动义齿。

3. 患者对洗胃的认识,情绪反应,合作程度。

【计划】

1. 护士准备　着装整洁,洗手,戴口罩,熟悉患者情况,熟悉洗胃的操作方法。

2. 用物准备

(1) 洗胃液:根据洗胃的目的和毒物性质选用洗胃溶液,温度 25～38℃,量 10 000～20 000ml,见表 18-6。

表 18-6　常用洗胃溶液

中毒药物	灌洗溶液	禁忌药物
酸性物	镁乳、蛋清水、牛奶	强碱药物
碱性物	5% 醋酸、白醋、蛋清水、牛奶	强酸药物
氰化物	口服 3% 过氧化氢溶液后引吐,1:15 000～1:20 000 高锰酸钾	
敌敌畏	2%～4% 碳酸氢钠、1% 氯化钠 1:15 000～1:20 000 高锰酸钾	
1605、1059、4049(乐果)	2%～4% 碳酸氢钠	高锰酸钾
敌百虫	1% 氯化钠或清水,1:15 000～1:20 000 高锰酸钾	碱性药物
DDT(灭害灵)、666	温开水或 0.9% 氯化钠,50% 硫酸镁导泻	油性药物
巴比妥类(安眠药)	1:15 000～1:20 000 高锰酸钾,硫酸钠导泻	硫酸镁
异烟肼(雷米封)	1:15 000～1:20 000 高锰酸钾,硫酸钠导泻	
灭鼠药(磷化锌)	1:15 000～1:20 000 高锰酸钾、0.1% 硫酸铜,0.5%～1% 硫酸铜溶液每次 10ml,每 5～10 分钟口服一次,配合用压舌板等刺激舌根诱吐	鸡蛋、牛奶其他油类食物

注:A. 蛋清水、牛奶可黏附于黏膜或创面上,起保护作用,并可减轻疼痛。

B. 1605、1059、4049(乐果)等禁用高锰酸钾洗胃,因能氧化成毒性更强的物质。

C. 敌百虫中毒禁用碱性药物洗胃,因其遇碱性药物可分解出毒性更强的敌敌畏,其分解随碱性的增加和温度的升高而加速。

D. 巴比妥类药物中毒禁用硫酸镁,因硫酸镁对心血管和神经系统有抑制作用,可加重中毒症状。

E. 硫酸铜可使磷化锌转化成为无毒的磷化铜沉淀,阻止其吸收,并促进其排出体外。但磷化锌易溶于油类,应禁用脂肪类食物,以免促使磷的溶解吸收。

（2）口服催吐法：治疗盘内放置水温计、量杯、弯盘、压舌板、塑料围裙或橡胶单（防水布）、检验标本容器或试管、毛巾；水桶2只（1只盛洗胃液、1只盛污水）。

（3）胃管洗胃法：治疗盘内放置洗胃管、镊子、纱布、棉签、液状石蜡、听诊器、手电筒、胶布、治疗巾，必要时备开口器，其余同口服催吐法；注洗器胃管洗胃法另备注洗器；漏斗胃管洗胃法另备漏斗洗胃管；电动吸引器洗胃法另备输液架、输液瓶、输液导管、Y型三通管、调节器、电动吸引器（5000ml以上容量的储液瓶）；自动洗胃机洗胃法另备全自动洗胃机。

3. 环境准备　安静、整洁、光线充足，床单位周围宽敞，必要时围帘或屏风遮挡。

【实施】

1. 口服催吐法　见表18-7。

表18-7　口服催吐法

操作步骤	要点说明
1. 核对及解释　携用物至患者床旁，确认患者，向患者及家属解释口服催吐的目的及配合要点，取得患者合作	
2. 体位　患者取坐位	
3. 准备　系好围裙，如有活动义齿应取下，污物桶置于患者座位前或者床前	
4. 催吐　用压舌板压其舌根可反射性引起呕吐，以排出胃内容物	当中毒物质不明时，应先将胃内容物送检
5. 自饮灌洗液　一次饮入液量300~500ml	灌洗液需在短时间内饮入
6. 反复催吐　大量灌洗液可引起呕吐。必要时用压舌板压其舌根引起呕吐	
7. 结果　吐出灌洗液后，反复饮用，直至吐出澄清无味的液体	表示毒物已基本洗净
8. 观察　洗胃过程中随时观察洗出液性质、颜色、气味、量及患者面色、脉搏、呼吸、血压的变化	
9. 整理　协助患者漱口、洗脸，整理病床单位，向患者致谢，嘱患者卧床休息，清理用物	
10. 记录　洗手后记录灌洗液的名称、量，洗出液的颜色、气味、性质、量以及患者的全身情况	

考点：洗胃的方法及注意事项

2. 胃管洗胃法　见表18-8。

表18-8　胃管洗胃法

操作步骤	要点说明
1. 核对及解释　携用物至患者床旁，确认患者，向患者及家属解释洗胃的目的及配合要点，取得患者合作	
2. 体位　中毒较轻患者取坐位或半坐卧位；中毒较重患者取左侧卧位；昏迷患者取平卧位，头偏向一侧	
3. 准备　系好围裙或治疗巾，如有活动义齿应取下，污物桶置于患者座位前或者床前	

续表

操作步骤	要点说明
4. 洗胃	
▲ 注洗器胃管洗胃法	适用于小儿洗胃以及幽门梗阻和胃手术前准备的患者
（1）检查洗胃装置：检查注洗器和胃管是否通畅	
（2）插管并检查：测量插管长度，润滑胃管前端，按鼻饲法将胃管插入胃内，证实胃管在胃内后，用胶布固定	插管长度为患者发际至剑突45~55cm 插管时动作轻、稳、准，尽量减少对患者的刺激
（3）灌洗：用注洗器抽尽胃内容物，注入洗胃液约200ml，再抽吸弃去，如此反复灌洗，直至洗出的液体澄清无味为止	
▲ 漏斗胃管洗胃法	
（1）检查洗胃装置：检查漏斗胃管是否通畅	
（2）插管并检查：同注洗器胃管洗胃法	
（3）灌洗：先将漏斗放置低于胃部水平位置，挤压橡胶球抽尽胃内容物；再举漏斗高过头部30~50ml，缓慢倒入洗胃液300~500ml，当漏斗内尚余少量液体时，迅速将漏斗降低至低于胃部的位置，并倒置于污物桶内。胃液流完后，再举起漏斗注入溶液，如此反复灌洗，直至洗出的液体澄清无味为止	如引流不畅，可紧压胃管中部的橡胶球，加压吸引利用虹吸原理
▲ 电动吸引器洗胃法	
（1）检查洗胃装置：接通电源，检查吸引器性能，调节负压；将输液管与"Y"形管主管相连，洗胃管末端及储液瓶的引流管分别与"Y"形管两分支相连，夹紧输液管，检查各连接处有无漏气；将灌洗液倒入输液瓶内，挂于输液架上	负压保持在13.3kPa左右，不宜过大，以免损伤胃黏膜 吸引器上连接的储液瓶容量应在5000ml以上
（2）插管并检查：同注洗器胃管洗胃法	
（3）灌洗：开动吸引器，洗出胃内容物；待胃内容物吸尽后，关闭吸引器，夹紧储液瓶上的引流管，开放输液管，使溶液流入胃内300~500ml；再夹紧输液管，开放储液瓶上的引流管，开动吸引器，洗出灌入的液体；如此反复灌洗，直至洗出的液体澄清无味为止	一次灌洗量不超过500ml
▲ 自动洗胃机洗胃法（图18-9）	
（1）检查洗胃装置：接通电源，检查自动洗胃机性能，调节药量流速；将已配制的洗胃液倒入清水桶，将3根橡胶管分别与机器的进液口、接胃口、排污口相连；按下工作开关，观察自动循环状况，检查管路连接是否正确、牢固，各项指标是否满足各项要求	进液管的另一端接滤网沉头后，应置于清水桶液面以下；接胃管的另一端将与患者胃管相连；排水管的另一端放入污水桶内。洗胃前应将连接进液口和接胃口的两根管子同时浸入净水容器内工作两次循环以上以排出管内空气
（2）插管并检查：同注洗器胃管洗胃法	
（3）灌洗：停机将接胃管接头与患者胃管连接，先按"手吸"键，洗出胃内容物；再按"自动"键，开始对胃进行自动冲洗；待洗出的液体澄清无味后，按"停止"键，机器停止工作	洗胃过程中，如发现管道阻塞，水流减慢、不流或发生故障，可交替按"手冲"和"手吸"键，重复冲洗数次，直到管路通畅；然后按"手吸"键，先洗出胃内存留液体，再按"自动"键，使自动洗胃继续进行

续表

操作步骤	要点说明
5. 观察　洗胃过程中随时观察洗出液性质、颜色、气味、量及患者面色、脉搏、呼吸、血压的变化	如患者有腹痛、休克、洗出液呈血性,应立即停止洗胃,采取相应的急救措施
6. 拔管　洗毕,反折胃管拔出	
7. 整理　协助患者漱口、洗脸,整理病床单位,向患者致谢,嘱患者卧床休息,清理用物	
8. 记录　洗手后记录灌洗液的名称、量,洗出液的颜色、气味、性质、量,以及患者的全身情况	

【注意事项】

1. 急性中毒的处理　急性中毒的患者应先迅速采取口服催吐法,必要时进行洗胃;当中毒物质不明时,应抽出胃内容物送检,洗胃液可选用温开水或 0.9% 氯化钠。

2. 准确掌握洗胃的适应证和禁忌证①适应证:非腐蚀性毒物中毒,如有机磷、安眠药、重金属类、生物碱及食物中毒等。②禁忌证:强腐蚀性毒物(如强酸、强碱)中毒、肝硬化伴食道胃底静脉曲张、胸主动脉瘤、近期有上消化道大出血及胃穿

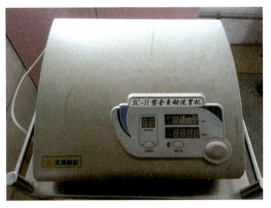

图 18-9　自动洗胃机

孔、胃癌等。若患者误服强酸或强碱等腐蚀性药物,禁忌洗胃,以免导致胃穿孔,可遵医嘱给予药物解毒或物理性对抗剂,如豆浆、牛奶、米汤、蛋清水等。

3. 避免损伤食管　插胃管时动作要轻、快,并将胃管充分润滑,避免损伤食管或误入气管。

4. 控制灌入量　冲洗前要先吸出胃内残留液,以减少毒物的吸收;每次灌入量以 300 ~ 500ml 为宜;洗出量和灌入量应基本相等,以防发生胃潴留。如灌入量过多,液体可从鼻腔涌出,易引起窒息;还可导致急性胃扩张,使胃内压增高,促进中毒物质进入肠道,反而增加毒物的吸收;突然的胃扩张还可兴奋迷走神经,反射性地引起心脏骤停。

5. 密切观察病情　洗胃过程中应严密观患者察病情变化,如有腹痛、血性液体流出或出现虚脱现象,应立即停止洗胃,及时采取急救措施。

6. 幽门梗阻者　为幽门梗阻者洗胃宜在饭后 4 ~ 6 小时或睡前进行,应记录胃内潴留量,以了解梗阻情况,供临床输液参考。

7. 小儿洗胃　小儿洗胃灌入量不宜过多,婴幼儿每次灌入量以 100 ~ 200ml 为宜;小儿胃呈水平位,插管不宜过深,动作要轻柔,对患儿应稍加约束或酌情给予镇静剂。

五、人工呼吸器的使用

人工呼吸器是采用人工或机械装置产生通气的一种方法,用以代替、控制或改变患者的自主呼吸,达到维持和增加机体通气量,纠正低氧血症,减轻呼吸肌做功的目的。常用于各种原因所致的呼吸停止或呼吸衰竭的抢救以及麻醉期间的呼吸管理。常用的人工呼吸器有简易人工呼吸器和人工呼吸机。

考点:人工呼吸器使用的方法及注意事项

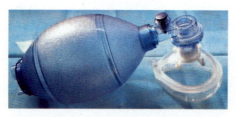

图 18-10　简易呼吸器

简易人工呼吸器由呼吸囊、呼吸活瓣、面罩及衔接管等部分组成(图 18-10)。是最简单的借助器械加压的人工呼吸装置,在未进行气管插管建立紧急人工气道的情况下或辅助呼吸机突然发生故障时使用,是急救必备的设备之一。因其结构简单,携带方便,故也特别适宜现场急救。

人工呼吸机是借机械动力建立肺泡与气道通口(即肺泡与大气压)的压力差,使肺泡充气和排气(图 18-11)。它对无呼吸的患者进行强迫通气,对通气障碍的患者进行辅助呼吸。一般可分为定容型、定压型和多功能型。

【目的】

1. 维持和增加机体通气量。

2. 纠正威胁生命的低氧血症。

【评估】

1. 患者有无自主呼吸、呼吸形态、呼吸道是否通畅等。

2. 患者年龄、意识、脉搏、血压、血气分析等情况。

3. 患者的情绪反应及对使用人工呼吸器的接受程度。

【计划】

1. 护士准备　衣帽整洁,剪指甲,洗手,戴口罩,熟悉患者病情,熟悉呼吸机的性能和操作。

2. 用物准备　简易人工呼吸器或人工呼吸机、氧气装置等。

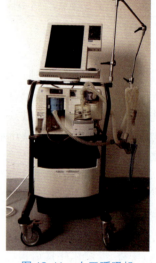

图 18-11　人工呼吸机

3. 环境准备　整洁、安全、光线适宜、空气清新。

【实施】　见表 18-9。

表 18-9　人工呼吸器的使用

操作步骤	要点说明
1. 核对解释　携用物至患者床旁,确认患者,向患者及家属解释人工呼吸器使用的目的及配合要点,取得患者合作	
2. 体位　患者去枕仰卧位,解开束缚患者的衣领、领带、腰带等,清除上呼吸道的分泌物及呕吐物	
3. 使用人工呼吸器	
▲ 简易呼吸器	在紧急情况下使用
(1) 检查:检查呼吸器活瓣是否漏气	
(2) 上呼吸器:操作者在患者头侧,使患者头尽量后仰,托起下颌,使气道尽量开放;将面罩紧扣患者的口鼻部,使其不漏气	
(3) 挤压:挤压气囊,使空气(或氧气)进入肺内;放松时,肺部气体经活瓣排出;如此有规律地挤压、放松,一般频率保持在 16～20 次/分,每次挤压 500～1 000ml 气体	操作中注意观察患者,如患者有自主呼吸,人工呼吸应与之同步,即在患者吸气时顺势挤压气囊,达到一定潮气量,完全放松气囊,使患者自行完成呼气动作

续表

操作步骤	要点说明
▲ 人工呼吸机	用于危重患者,长期循环、呼吸支持者
（1）检查:连接人工呼吸机,根据病情选择通气方式,调节呼吸机各个预设参数,检查其性能	呼吸机主要参数的调节,见表18-10
（2）上呼吸器:连接呼吸机与患者通道,包括面罩连接法、气管插管连接法和气管套管连接法三种,要求连接紧密,不漏气	
（3）动态调节:呼吸机工作后,应密切观察呼吸机的运转情况和患者病情变化,如患者两侧胸廓运动是否对称、呼吸音是否一致,机器与患者的呼吸是否同步等,根据病情调整各参数	
4. 观察及记录　呼吸器使用过程中记录患者的反应,呼吸器使用的参数、时间、效果等	
5. 呼吸机撤离　根据医嘱执行,确认患者并解释,分离面罩或拔出气管内套管	开始撤离呼吸机时,严密观察,避免使用镇静剂;呼吸机和急救物品应暂留置床边,防止病情突变以备急用
6. 整理　做好呼吸器保养、用物的消毒	

【注意事项】

1. 密切观察病情变化　注意患者生命体征、尿量、意识状态、原发病情况、心肺功能、是否有自主呼吸及呼吸机是否与之同步,定期监测患者血气分析和电解质变化。

2. 了解通气量　若通气量合适,吸气时能看到胸廓起伏,肺部呼吸音清楚,生命体征恢复并稳定;若通气量不足,出现二氧化碳滞留时,患者皮肤潮红、出汗、浅表静脉充盈消失;若通气量过度,患者可出现昏迷、抽搐等碱中毒症状。

3. 观察呼吸机工作情况　检查呼吸机有无漏气、管道连接处有无脱落,各参数是否符合患者病情。

4. 保持呼吸道通畅　充分湿化吸入的气体,防止呼吸道干燥、分泌物黏稠;鼓励患者咳嗽、深呼吸,协助危重患者定期翻身、拍背、以促进痰液排出;必要时吸痰。

5. 预防和控制感染　呼吸器的湿化器应每日清洁、消毒,并更换液体、螺纹管、接口等,并用消毒液浸泡消毒;病室空气每天消毒1～2次;地面及家具物品每天用消毒液擦拭2次。

6. 做好生活护理　患者生活不能自理,应做好口腔、皮肤护理,并保证水分和营养的摄入,必要时可采用鼻饲或静脉高营养疗法。

表18-10　呼吸机主要参数的调节

项目	数值
呼吸频率（R）	10～16 次/分
每分通气量（VE）	8～10L/min
潮气量（Vr）	10～15ml/kg(范围在600～800ml)
吸/呼比值（1/E）	1∶(1.5～2.0)
呼气压力（EPAP）	0.147～1.96kPa(<2.94kPa)
呼气末正压（PEEP）	0.49～0.98kPa(渐增)
吸入氧浓度	30%～40%(<60%)

目 标 检 测

1. 不属于意识障碍表现的是
   A. 嗜睡　　　　　B. 意识模糊
   C. 健忘　　　　　D. 昏迷
   E. 昏睡

2. 心肺复苏作为最主要的急救措施之一,主要包括
   A. 给氧、胸外心脏按压、开放气道
   B. 胸外心脏按压、开放气道、人工呼吸
   C. 胸外心脏按压、开放气道、吸痰
   D. 开放气道、吸痰、给氧
   E. 吸痰、给氧、胸外心脏按压

3. 为成年人进行人工呼吸的吹气的频率为
   A. 8~10次/分　　B. 10~12次/分
   C. 12~14次/分　　D. 14~16次/分
   E. 16~20次/分

4. 在吸氧护理操作中,以下方法不正确的是
   A. 向患者解释
   B. 用湿棉签清洁鼻孔
   C. 患者无呛咳后固定
   D. 记录用氧时间
   E. 插入鼻导管后,调节氧流量

5. 给长时间用氧的患者吸氧时以下哪种做法不妥
   A. 宜用鼻塞法吸氧
   B. 氧浓度为25%~29%
   C. 鼻塞用清水湿润
   D. 先调节流量再插鼻塞
   E. 停用时先关闭氧气开关

6. 氧气压力表上指针降到多少即不可再用
   A. 0.5kg/cm²　　　B. 2kg/cm²
   C. 3kg/cm²　　　　D. 5kg/cm²
   E. 6.5kg/cm²

7. 用吸痰管进行气管内吸痰的方法应
   A. 自上而下抽吸
   B. 自下而上抽吸
   C. 左右旋转向上抽吸
   D. 固定于一处抽吸
   E. 上下移动导管进行抽吸

8. 幽门梗阻的洗胃操作下列做法哪项不对
   A. 饭后4~6小时进行
   B. 首先吸尽胃内容物
   C. 洗毕记录胃内潴留量

D. 每次灌入800ml左右
E. 洗胃液温度为25~38℃

9. 患者,女性,25岁,夜间急诊入院,患者表情痛苦、面颊潮红、呼吸急促、鼻翼扇动、口唇有疱疹,体温39℃,该患者属于
   A. 病危病容　　　B. 休克病容
   C. 恶性病容　　　D. 急性病容
   E. 慢性病容

10. 患者,女性,45岁,头颅CT示脑出血,呼之不应,心率70次/分,无自主运动,对声、光刺激无反应,该患者的意识为
   A. 嗜睡　　　　　B. 意识模糊
   C. 浅昏迷　　　　D. 深昏迷
   E. 昏睡

11. 某患者正在进行氧气疗法,其流量表指示流量为4升/分钟,该患者的吸氧浓度是
   A. 37%　　　　　B. 41%
   C. 45%　　　　　D. 49%
   E. 53%

12. 患儿女,2岁,呼吸困难,给予吸氧,合适的方法是
   A. 鼻导管法　　　B. 鼻塞法
   C. 面罩法　　　　D. 头罩法
   E. 氧气枕法

13. 患者,男性,因敌百虫中毒急送医院,护士为其洗胃,禁用的洗胃溶液是
   A. 高锰酸钾　　　B. 0.9%氯化钠
   C. 牛奶　　　　　D. 碳酸氢钠
   E. 温开水

14. 患者,女性,27岁,因交友情感受挫,口服有机磷农药,被同伴急送医院,护士为中毒患者洗胃前先抽取胃内容物再进行灌洗的主要目的是
   A. 检测送检毒物性质
   B. 防止胃管阻塞
   C. 减少毒物吸收
   D. 预防急性胃扩张
   E. 防止灌入气管

15. 患者,男性,21岁,5分钟前误服硫酸,目前神智清楚,应立即给予患者
   A. 饮牛奶

B. 硫酸镁导泻

C. 1 : 15 000 高锰酸钾洗胃

D. 口服碳酸氢钠

E. 2% 碳酸氢钠洗胃

A_3/A_4 型题

(16、17 题共用题干)

患者,男性,61 岁,自行咳痰困难,需使用吸引器为患者进行吸痰。

16. 吸痰时正确的做法是

A. 气管切开患者应先吸口腔、鼻腔,再吸气管套管处分泌物

B. 尽早为昏迷患者做气管切开,方便呼吸道的管理

C. 一手捏导管末端,一手持吸痰导管头端插入患者口腔

D. 操作者在患者的头侧,协助患者抬颈,使头后仰

E. 吸痰过程中随时观察呼吸的变化

17. 每次吸痰时如何调节负压

A. 200 ~ 300mmHg

B. 300 ~ 400mmHg

C. 500 ~ 600mmHg

D. 600 ~ 700mmHg

E. 700 ~ 800mmHg

(18 ~ 20 题共用题干)

患者,男性,22 岁,跑步训练课上突然昏倒。

18. 在现场判断患者是否出现心脏骤停的主要方法是

A. 用力拍打患者,触摸桡动脉

B. 用力拍打患者,触摸面动脉

C. 轻拍并呼喊患者,触摸桡动脉

D. 轻拍并呼喊患者,触摸面动脉

E. 轻拍并呼喊患者,触摸颈动脉

19. 为其做胸外心脏按压时,按压部位及抢救者双手应放置

A. 胸骨中下 1/3 交界处,双手重叠握紧

B. 心前区,双手重叠握紧

C. 胸骨左缘两横指,双手重叠握紧

D. 心前区,双手平行放

E. 胸骨中下 1/3 交界处,双手平行放

20. 心肺复苏成功后,为使患者保持呼吸道通畅,应采取的体位是

A. 侧卧位   B. 仰卧位

C. 半坐卧位   D. 俯卧位

E. 头低足高位

第十九章　临终关怀

 案例19-1

患者,男性,69岁,肺癌晚期。患者神志清醒,精神较差,由于胸水严重使其不能平卧而采取半坐卧位,骶尾部出现压疮。患者食欲差、消瘦,常处于嗜睡状态,清醒时情绪稳定、合作,但对周围事物漠不关心,不愿与人交谈。

问题:1. 患者的心理反应属于临终患者心理变化的哪个阶段?

2. 对该患者应采取怎样的护理措施?

每个人都要经历从生到死的过程。临终是生命旅途的终点,是人生必然的发展阶段。在那个时刻,一个人最需要的是他人的关爱和身体上的舒适。护理人员在临终关怀中发挥着重要的作用,因此,应掌握相关的理论知识与技能,了解患者临终时的身心变化,帮助其最大限度地减轻肉体上的痛苦和获得心理上的舒适。同时,护理人员还需引导患者树立正确的死亡观,让其能够安详、平静、有尊严地接受死亡。

第一节　临终关怀概述

临终关怀运动,始于英国的"圣克里斯多福临终关怀院"。20世纪50年代,英国护士桑德斯在她长期从事的晚期肿瘤医院中,目睹垂危患者的痛苦,决心改变这一状况。1967年她创办了世界著名的临终关怀机构,使垂危患者在人生旅途的最后阶段,得到需要的满足和舒适的照顾,点燃了临终关怀运动的灯塔。后来,世界上许多国家和地区开展了临终关怀服务实践和理论研究,20世纪70年代后期,临终关怀传入美国,80年代后期被引入中国。

一、临终关怀的概念

临终关怀又称善终服务、安宁照顾、终末护理等。是一种为临终患者在生命的最后阶段所提供的特殊护理服务,包括医疗、护理及其他健康服务,以满足患者和家属的身体、心理、社会、文化、精神等各方面的需求,使临终患者的生存质量得以提高,能够舒适、无痛苦、有尊严地走完人生的最后阶段,并能同时维护患者家属的身心健康。

临终关怀是近代医学领域中新兴的一门边缘性交叉学科,是社会的需求和人类文明发展的标志,是一种特殊姑息性的治疗和护理服务项目。根据研究的范围和内容,临终关怀学可分为临终医学、临终护理学、临终心理学、临终关怀伦理学、临终关怀社会学及临终关怀管理学等分支学科。

二、临终关怀的内容

临终关怀是以医学人道主义为出发点,其目的是使临终患者尽可能舒适、有尊严地离世,充分体现生物—心理—社会医学模式,是对现行医疗服务体系的补充。临终关怀的主要工作内容包括:

1. 临终患者的全面照护　临终关怀最基本的是要了解患者的需求,并提供必要的身、心

考点:临终关怀的内容及原则

298

帮助。包括生理、心理及社会的整体照顾。生理方面以舒适为主,如协助吞咽困难、小便失禁、呼吸困难、生理疼痛的患者排除或舒缓症状;心理方面要以同情心关怀患者、与其沟通,使其心情开朗;协调社会力量的帮助与支持,如安排想见的亲友来访,帮助实现未完成的心愿等。

2. 临终患者家属的照护 主要是为其提供情感支持。

3. 死亡教育 帮助临终患者及家属树立正确的生死观,正确面对和接受死亡,消除对死亡的恐惧心理。从正确理解生命的完整和本质入手,教育临终患者把生命的有效价值和生命的高质量两者统一起来,平静、安心地走完人生最后旅程。帮助家属适应患者的病情变化及死亡,缩短他们的哀伤过程,正视自身继续生存的社会意义与价值。

4. 协调社会力量 一个人的死亡,对患者的家属、朋友、社会团体都会有一定的影响。医护人员应充分调动社会力量,运用社会知识和技能,将患者的现状和发展趋势与各类人员沟通,获得多方支持,给予临终患者精神上、生活上的关怀,同时,做好善后准备及处理。

三、临终关怀的原则

1. 以照料为中心 临终关怀是对疾病晚期、治疗不再生效、生命即将终结的患者进行的照护,一般是在生命的最后 3~6 个月。对于临终患者的治疗与护理,需要从以治愈为主的治疗转变为以对症为主的照料。通过对其全面的身心照料,提供适度的姑息性治疗,达到控制症状、解除痛苦、消除恐惧、平静而安宁地离世。

2. 维护人的尊严 医护人员应维护临终患者的尊严和权力,尊重患者及家属的宗教信仰和风俗习惯。在护理照料中允许患者保留原有的生活方式,尽可能满足其要求。维护患者个人隐私和权力,鼓励患者参与医护方案的制订。

3. 提高临终生命质量 临终关怀不以延长临终患者的生存时间为目标,而是以提高临终阶段的生命质量为宗旨。减轻痛苦、增进舒适,为临终患者提供一个人性化的安静、舒适、有亲人陪伴的环境非常重要。同时,在可控制的病痛下,尽可能多的与家人共度温暖时光,使患者在生命的最后阶段体验人间的温情。

4. 共同面对死亡 临终关怀将死亡看作生命的一部分,承认生命是有限的,死亡是一个必然的过程。临终关怀应将健康教育和死亡教育结合起来,从正确理解生命的完整与本质入手,完善人生观,以健全的身心完成人生的旅途。

5. 做好善后工作 首先,做好死者的尸体护理,不但能体现出对死者的尊重,同时也是对死者亲属心理上的极大抚慰。其次,对丧亲者提供心理支持,安慰他们面对现实,鼓励其宣泄感情,逐渐劝导和协助家属对死者做出感情撤离,重建新的生活。

四、安 乐 死

安乐死是指对无法救治的患者停止治疗或使用药物,让患者无痛苦地死去。"安乐死"一词源于希腊文,意思是"幸福"的死亡。它包括两层含义,一是安乐的无痛苦死亡;二是无痛致死术;我国的定义是:"指患不治之症的患者在垂危状态下,由于遭受精神和躯体的极端痛苦,在患者和其亲属的要求下,经医生诊断,用人道主义方法使患者在无痛苦状态下结束生命过程。"

各国对安乐死是否合法存在争论,持肯定态度的学者认为,安乐死必须符合下列条件:①就现代医学知识和技术上,患者患不治之症并已临近死期。②患者极端痛苦,不堪忍受。③必须是为解除患者的死前痛苦,而不是为家属、国家及社会利益而实施。④必须有患者神志清醒时的真诚嘱托或同意。⑤原则上必须由医师执行。⑥必须采用社会伦理规范所承认的妥当方法。

实施安乐死的行为,在依据法定的具体条件的前提下,还必须严格遵照程序规则来操作。在程序设计上,基本有四个关键的内容需要规范:①患者的申请。②医师的诊断。③患者与医师协议的达成。④医师实施安乐死的行为。在实施安乐死过程中,贯穿始终的是法院的主持、监督以及公证机关的公证。法院和公证机关的"第三者"的中立姿态,在此程序中必须得到充分的展现。

现代意义上的安乐死涉及了不同的人或群体,包括安乐死者本人、医务人员、安乐死者亲属及其他需要医疗救助者。由于各方的社会身份、社会角色、责任和义务的不同,以及各方的世界观、人生观、价值观的不同,导致不同的人或群体具有不同的安乐死观点,引发了多方面的伦理争议。如生命神圣论与生命质量论之争;救死扶伤原则与减轻痛苦原则之争;资源浪费与合理分配之争;尊重人权与情境选择之争;中国传统"孝道"与现代亲情理念之争等。但是,从历史的趋势来看,安乐死的合法化势在必行,只是时间和某些实施细则问题。

链　接

中国第一家临终关怀医院——北京松堂关怀医院

中国老龄事业发展基金会北京松堂关怀医院创立于1987年,是国内第一家临终关怀医院。这家医院以精湛的医术医德和丰富的护理经验,至今已为20 000多位老人带去了诚挚的关怀和友爱。随着人类医学科学的进步,人们对自身生命的定义理解的更加深刻。优生、健康、优死在生命的各阶段同样都会得到重视。临终关怀的意义是回归人格的尊严,帮助他们完成人生最后完美的成长。

第二节　濒死与死亡

临终关怀与护理应以死亡学的知识为基础。医护人员只有熟悉和掌握与死亡相关的知识和概念,了解死亡过程中的不同特征,才能更好地照护临终患者及指导患者亲属,做好临终关怀工作。

一、濒死与死亡的定义

(一)濒死

濒死即临终状态,是指患者在已接受治疗性或姑息性治疗后,虽然意识清醒,但病情加速恶化,各种迹象显示生命即将终结。这个阶段又称为"死程",可以是几个月、几天或几小时,甚至是几分钟。这个阶段原则上属于死亡的一部分,在死亡学中占有重要地位,但是由于其有可逆性,所以不属于死亡。

(二)死亡

死亡是指个体生命活动和新陈代谢的永久性终止,是不可逆的。临床上当患者呼吸、心跳停止,瞳孔散大而固定,各种反射消失,即可宣布死亡。将呼吸、心跳停止作为判断死亡的标准已经沿用了数千年,但随着医学科学技术的发展,特别是人工维持心肺功能技术与抢救药物的应用,使传统的死亡衡量标准受到了挑战。呼吸、心跳停止的患者并非必死无疑,在临床上可以通过及时有效的心脏起搏、心肺复苏和人工呼吸等抢救技术,使部分患者恢复心跳、生命得以挽救。因此,医学界一直在研究探讨死亡的新定义和新的衡量标准。随着现代医学科学技术和临床科学实践的进一步发展,医学专家提出了新的比较客观的死亡定义及标准,这就是脑死亡标准。

考点:死亡的定义

脑死亡即全脑死亡,包括大脑、中脑、小脑和脑干的不可逆死亡。不可逆的脑死亡是真正生命活动结束的象征。1968 年美国哈佛大学学者提出的脑死亡标准为:①不可逆的深度昏迷;②自主呼吸停止;③反射消失;④脑电波消失。上述标准在 24 小时内反复复查无改变,并排除体温过低(<32℃)及没有中枢神经抑制剂的影响,即可作出脑死亡的诊断。

二、死亡过程的分期

死亡不是生命的骤然结束,而要经过逐渐进展的过程。医学上一般将死亡过程分为三期,即濒死期、临床死亡期及生物学死亡期。

考点:死亡过程分期

(一)濒死期

濒死期又称临终状态,是死亡过程的开始阶段,各种迹象显示生命即将终结。此期机体各系统的功能发生严重障碍,中枢神经系统及脑干以上部位的功能处于深度抑制状态,表现为意识模糊或丧失,各种神经反射减弱或消失,肌张力减退或消失,心跳减弱、血压下降,呼吸微弱或出现潮式呼吸、间断呼吸。患者在濒死期的持续时间可随机体状况及死亡原因而不同,身体强壮者或慢性病患者较年老体弱者及急性病患者濒死期时间长。猝死、严重的颅脑损伤患者可直接进入临床死亡期。在濒死期生命仍处于可逆性阶段,若得到及时有效地抢救和治疗,生命可以复苏,反之,则将进入临床死亡期。

(二)临床死亡期

临床死亡又称躯体死亡或个体死亡。此期中枢神经系统的抑制已由大脑皮质扩散到皮质下部位,延髓处于极度抑制状态。表现为心跳、呼吸完全停止,双侧瞳孔散大,各种神经反射消失,但组织细胞仍有微弱而短暂的代谢活动。临床一般将此期作为判断死亡的标准。此期一般持续 5~6 分钟,超过这个时间,大脑将发生不可逆的变化。但在低温条件下,尤其是头部降温脑耗氧量降低时,临床死亡期可延长达 1 小时或更久。如果是重要器官的代谢尚未停止的患者,如一氧化碳中毒、触电、溺水、大出血等致死的,在此期及时采取积极有效的急救措施仍有复苏的可能。

(三)生物学死亡期

生物学死亡又称全脑死亡、细胞死亡,是死亡过程的最后阶段。此期机体整个中枢神经系统及各器官的新陈代谢完全停止,出现不可逆的变化,整个机体已不可能复活。随着此期的进展,相继出现早期尸体现象(尸冷、尸斑、尸僵)及晚期尸体现象(尸体腐败)。

1. 尸冷 尸冷是最先发生的尸体现象,死亡后因体内产热停止,散热继续,尸体温度逐渐降低。死亡后尸体温度的下降有一定的规律。一般死后 10 小时内尸温下降速度约为每小时 1℃,10 小时后为每小时 0.5 ℃,大约 24 小时,尸温与环境温度相同。测量尸温常以直肠温度为标准。

2. 尸斑 死亡后由于血液循环停止及地心引力的缘故,血液向身体的最低部位坠积,皮肤呈现暗红色斑块或条纹,称尸斑。尸斑的出现时间是死亡后 2~4 小时。若患者死亡时为侧卧,则应将其转为仰卧位,以防面部颜色改变。

3. 尸僵 即尸体肌肉僵硬、关节固定。形成机制主要是三磷腺苷(ATP)学说,即死后肌肉中 ATP 不断分解而不能再合成,致使肌肉收缩、尸体变硬。尸僵多从小块肌肉开始,以下行性发展最为多见,表现为先由咬肌、颈肌开始,向下至躯干、上肢和下肢。尸僵一般在死后 1~3 小时开始出现,4~6 小时扩展到全身,12~16 小时发展至高峰,24 小时后尸僵开始减弱,肌肉逐渐变软,称尸僵缓解。

4. 尸体腐败 死亡后机体组织的蛋白质、脂肪和糖类因腐败细菌的作用而分解的过程称为尸体腐败。一般在死亡24小时后出现。患者生前存在于口腔、呼吸道、消化道的各种细菌,可在死亡后侵入血管和淋巴管,并在尸体内大量生长繁殖,体外细菌也可侵入人体而繁殖,尸体成为腐败细菌生长繁殖的场所。尸体腐败常见的表现有尸臭、尸绿等。尸臭是肠道内有机物分解从口、鼻、肛门逸出的腐败气体。尸绿是尸体腐败时出现的色斑,一般在死后24小时先在右下腹出现,逐渐扩展至全腹,最后波及全身。

第三节　临终患者及家属的护理

临终患者由于疾病的原因,身体和心理上可能出现各种痛苦和不适,如疼痛、恶心、缺氧、口腔黏膜改变、饮食与营养失调、大小便排泄困难、清洁卫生不能自理等。为此,护理人员应了解临终患者的生理、心理变化,掌握基本的生活护理及疾病护理知识,充分运用各种护理手段帮助临终患者减轻痛苦、促进舒适。

一、临终患者的生理变化和护理

(一) 临终患者的生理变化

考点: 临终患者的生理、心理变化及护理

1. **肌肉张力丧失**　表现为大小便失禁,吞咽困难,无法维持良好舒适的功能体位,肢体软弱无力,不能进行自主躯体活动。脸部外观改变可出现:面部呈铅灰色、眼眶凹陷、双眼半睁半闭、下颌下垂、嘴微张。

2. **消化系统症状**　因胃肠道蠕动逐渐减弱,患者出现恶心、呕吐、呃逆、食欲不振、腹胀等。因为进食、进水量的减少,患者可出现口干、口腔黏膜改变,严重者出现脱水、便秘、尿潴留。

3. **循环功能障碍**　由于心肌收缩无力,心搏出血量减少,表现为心音低弱、脉搏快而弱、不规则或测不出,血压低或测不出、皮肤苍白、湿冷、大量出汗、口唇及指甲呈灰白色或青紫色、皮肤出现淤血斑点。

4. **呼吸功能减退**　由于呼吸中枢麻痹及呼吸肌收缩无力,表现为呼吸表浅、急促,或呼吸变慢而费力、张口呼吸等呼吸困难症状或有潮式呼吸。由于分泌物在支气管内潴留,出现痰鸣音及鼾声呼吸。

5. **感、知觉及意识改变**　首先表现为视觉逐渐减退,由视觉模糊发展到只有光感,最后视力消失,眼睑干燥,分泌物增多。听觉常是人体最后消失的一个感觉。意识改变可表现为嗜睡、意识模糊、昏睡或昏迷。

6. **疼痛**　大多数临终患者主诉全身不适或疼痛,表现为烦躁不安、大声呻吟、疼痛面容如五官扭曲、眉头紧锁、眼睛睁大或紧闭、神情呆滞、咬牙等。

(二) 护理措施

1. 加强生活护理,促进患者舒适

(1) 躯体舒适:维持良好、舒适的体位,定时翻身、更换卧位。大量出汗时,及时擦洗干净,勤换衣裤,保持床单位清洁、干燥,以防压疮发生。加强口腔及眼睛的护理,在晨起、餐后和睡前协助患者漱口、刷牙,必要时每日口腔护理2~3次,保持口腔清洁。若患者双眼半睁、眼睑不能闭合时,可用凡士林纱布覆盖或涂红霉素、金霉素眼膏,防止角膜干燥、溃疡。患者四肢冰冷不适时,应加强保暖,必要时使用热水袋,水温不超过50℃,防止烫伤。

(2) 环境舒适:保持病室安静、空气清新、通风良好、温度和湿度适宜。患者可生活在临终关怀医院、综合医院的临终关怀病房或自己的家里,允许家人陪伴,以增强患者的安全感。

(3) 心理舒适:了解患者心理感受,关心、安慰患者。避免在床旁讨论患者病情、窃窃私

语或失声哭泣,以免增加患者的焦虑。

2. 减轻疼痛 调查结果表明,87% 晚期癌症患者和 66% 其他疾病患者主诉疼痛,从而影响患者舒适。因此,减轻和控制疼痛是保证临终患者舒适的重要措施。应注意观察疼痛的性质、部位、程度及持续时间,帮助患者选择减轻疼痛的最有效方法。若选用药物止痛,可采用世界卫生组织推荐的三步阶梯疗法控制疼痛,具体实施步骤为:第一步选用非麻醉性镇痛剂,如阿司匹林、对乙酰氨基酚等;第二步选用弱麻醉性镇痛剂,如可待因、布桂嗪等;第三步选用强麻醉性镇痛剂,如吗啡、哌替啶等。注意把握好用药的阶段,选择恰当的剂量和给药方式,观察用药后的反应,达到控制疼痛的目的。某些非药物疗法也能取得一定的镇痛效果,如松弛术、音乐疗法、外周神经阻断术、针灸疗法、生物反馈法等。

3. 加强营养、增进食欲

(1)营养支持:给予高蛋白、高热量以及富含水分和纤维素的饮食。对进食困难者给予流质或半流质饮食,便于患者吞咽。必要时给予鼻饲法或完全胃肠外营养,保证患者营养供给。

(2)增进食欲:注意食物的色、香、味,依据患者的饮食习惯调整饮食,提供患者喜爱的食谱,尽量创造条件增加患者的食欲,少量多餐。另外,注意营养的合理搭配和饮食卫生。

4. 改善呼吸功能 呼吸困难是临终患者的常见症状,对神志清醒者,可采用半坐卧位或抬高头与肩,扩大胸腔容量,减少回心血量,改善呼吸困难。根据呼吸困难程度给予氧气吸入,长时间吸氧时,注意观察氧疗的不良反应,如氧中毒、肺不张等。昏迷患者应采用仰卧位、将头偏向一侧或侧卧位,以防止呼吸道分泌物误入气管引起窒息或肺部并发症,必要时吸痰,保证呼吸道通畅。

5. 控制排泄 便秘或腹泻、尿潴留或尿失禁都会给临终患者带来很大痛苦,护士应与家属密切合作,提供排泄护理,以提高患者的生活质量。

6. 观察病情变化 应密切观察患者的生命体征、瞳孔及意识状态。监测重要脏器的功能改变,如心、脑、肺、肾等。观察各种治疗效果及用药后的反应。

二、临终患者的心理变化和护理

(一)临终患者的心理变化

当患者即将面临死亡时,每个人的心理和行为反应是非常复杂的。美国心理学家罗斯博士观察了 400 位临终患者的经历,从获知病情到临终的整个心理反应过程,发现临终患者的心理反应具有一定的普遍性,提出了临终患者通常经历的 5 个心理反应阶段,即否认期、愤怒期、协议期、忧郁期和接受期。

1. 否认期 患者得知自己患不治之症时,首先表现出震惊与否认。其反应最典型的语言是:"不,不是我或不可能,一定搞错了。"极力否认、拒绝接受事实,试图采取各种方式证明诊断是错误的,如要求复查、转换医院就医等。这些反应是一种心理防御机制,否认是为了暂时逃避残酷的现实对自己产生的压力,每位患者经历此阶段的时间长短不同,大部分患者都能很快停止否认,也有少部分患者直到迫近死亡仍处于否认期。

2. 愤怒期 当患者了解到自身疾病的不好消息被证实,或当病情加重、否认难以维持后,随之而来的心理反应就是气愤、暴怒和嫉妒。其反应典型的语言是:"为什么是我?这不公平,我为什么这么倒霉?"此时,患者往往将愤怒的情绪发泄到医护人员、朋友、家属等接近他的人身上,对医护人员的治疗护理工作百般挑剔,抱怨家人对他照顾不够,对什么事都不合意、不满足,通过斥责身边的人来发泄不满和无奈。

3. 协议期 又称讨价还价心理阶段。患者愤怒的心理消失,开始接受自己患绝症的事实。其反应典型的想法是:"假如给我一年的时间,我会……",祈求奇迹的发生。处于此阶段的患者,对生存抱有希望,能够积极配合治疗。为了延长生命,甚至许愿或做善事希望扭转死亡的命运。也有些患者对过去所做的错事表示后悔,出现"请让我好起来,我一定……"的想法。患者在此阶段的心理反应,是一种延缓死亡的乞求,是人的生命本能和生存欲望的体现。

4. 忧郁期　当患者发现身体状况日益恶化,协商无法阻止死亡来临,会产生很强烈的失落感,其反应表现是:"好吧,那就是我吧!",出现悲伤、退缩、情绪低落、沉默、哭泣甚至自杀的想法。此阶段他们希望亲人陪护,要求与亲朋好友见面,希望由他喜爱的人陪伴照顾。患者忧郁期的心理反应,对于实现他们在安详、宁静中死去是有益的,因为只有经历了内心剧痛和抑郁,才会达到接纳死亡的境界。

5. 接受期　此期是临终的最后阶段。在一切的努力、挣扎之后,患者认为自己已经尽力了,没有什么悲哀和痛苦了,于是开始接受死亡。患者变得平静,产生"好吧,既然是我,那就去面对吧,我已经准备好了"的心理,接受即将面临死亡的事实。患者喜欢独处,睡眠时间增加,情感减退,表现出惊人的坦然。

临终患者心理反应的五个阶段并非完全按照顺序发生和发展,没有时间和顺序的规律,因人而异。有的可以重合、有的可以提前或推后,也有的可以始终停留在否认期。医护人员应根据个体的实际情况具体分析与处理。

(二) 护理措施

1. 否认期

(1) 护理人员应持以真诚、忠实的态度与患者沟通,既不要揭穿患者的防卫机制,也不要对患者撒谎,应耐心地解答患者对病情的询问,并且注意与其他医护人员及家属言语的一致性。

(2) 加强非语言交流,如延长陪伴时间、耐心地倾听患者的倾诉、恰当的抚摸患者等。让患者感到他不是孤独的,随时都有医务人员的关怀和照顾,大家在陪他一起度过,以维持临终患者适度的希望,缓解其心灵的创伤。

2. 愤怒期

(1) 护士应理解患者的愤怒是发自内心的恐惧与绝望,不宜回避。要尽量让患者发泄其愤怒,不要因此影响自己的情绪和行为。要充分理解患者的痛苦,认真倾听患者的倾诉,加以安抚和疏导。

(2) 做好患者家属的工作,使他们理解为什么患者会出现愤怒的情绪。动员家属、朋友和一切社会人力资源给予患者关爱、理解和宽容,让患者感受到人间的亲情和友情。

(3) 密切注意患者的情绪,必要时遵医嘱给予小剂量的药物。

3. 协议期

(1) 此期患者对治疗态度表现积极,因为抱有希望,试图通过自己的合作、友善的态度改变命运,医护人员应理解并鼓励患者,注意维持患者适当的希望。

(2) 观察患者心理反应,主动关心患者,应鼓励患者说出内心的感受,创造条件尽可能地满足患者提出的合理要求,使患者更好地配合治疗,控制症状。

4. 忧郁期

(1) 护理人员应多给予患者同情和照顾,允许家属陪伴患者,理解患者用不同方式宣泄情感,如忧伤、哭泣等。

(2) 密切观察患者,给予心理疏导,注意安全防护,预防患者的自杀倾向。

(3) 创造舒适的环境,协助和鼓励患者保持身体的清洁与舒适。

5. 接受期

(1) 为临终患者提供安静、明亮、单独的舒适环境,减少外界干扰,不要强行与患者交谈,但要保持适度的陪伴和支持。

（2）尊重临终患者的信仰,积极主动帮助患者了却未完成的心愿。

（3）加强基础护理,保证临终前的生活质量,使患者平静、安详、有尊严的离开人世。

三、临终患者家属的护理

在临终关怀中,患者家属不仅承担着照顾患者的角色与任务,而且同样承受着与亲人即将分离的身心痛苦。因此,临终患者家属也是医护人员的服务对象。医护人员在做好对临终患者护理的同时,也要做好对临终患者家属的关怀、照顾与指导。

（一）临终患者家属的心理反应

患者的临终过程也是其家属心理应激的过程,同样会经历否认期、愤怒期、协议期、忧郁期、接受期的心理反应过程。患者的病情发展及心理变化也无时无刻地牵动着家属的情绪及心理变化。同时家属还要承担照顾患者、就医费用等经济上的付出,这些都会对家属的生活、工作及心理情绪产生影响。他们在感情上难以接受即将失去亲人的现实,在行动上四处求医渴望奇迹出现,延长亲人的生命。当看到亲人死亡不可避免时,他们的心情十分沉重、苦恼、烦躁不安。

1. 个人需求的推迟或放弃　亲人生病不仅要占用家人的时间来照顾患者,影响他们的工作与学习,而且较大的治疗与护理费用更会造成家庭经济条件的改变,使个人需求推迟或放弃,如升学、就业、结婚等。

2. 家庭中角色的调整与再适应　由于某一家庭成员患病,使一个完整家庭的正常家庭功能出现缺失,平静的家庭生活失衡,甚至失去精神支柱。因此,家庭成员会对自我角色与职责的扮演进行调整,如慈母兼严父、长姐如母、长兄如父,以此来保持家庭的稳定。

3. 压力增加、社会性互动减少　照料临终患者期间,亲属因精神的哀伤,体力、财力的消耗,而感到心力交瘁。同时,长期照料患者减少了与亲友、同学间的社会互动,缺少压力宣泄的机会,再加上中西文化的差异,我们更倾向于对患者隐瞒病情,更加重亲属的身心压力。

（二）临终患者家属的护理

1. 满足家属照顾患者的需要　护理人员要关心、理解家属的心情,尽量安排家属对临终患者的陪伴与照顾。

2. 鼓励家属表达感情　护理人员要加强与患者家属的沟通,取得家属的信任。鼓励家属说出内心的感受、遇到的困难,并耐心解释临终患者生理、心理变化的原因,减少家属疑虑。与家属交谈的场所应选择安静、隐私的环境。

3. 指导家属对患者的照顾　教会并指导家属对患者进行生活照料,如基本生活护理技术、心理安慰与疏导、一般治疗方案及护理措施,使其在照料亲人的过程中得心应手,获得心理慰藉。

4. 协助维持家庭的完整性　协助家属在医院环境中,安排一些日常的家庭活动,如患者与家人共进晚餐、看电视、下棋等。以增进患者的心理调适,保持家庭完整性。

5. 提供对家属的生活关怀　尽量满足家属本身的生理、心理及社会方面的需求,对家属多关心体贴,帮助其安排陪伴期间的生活,为其解决实际困难。

第四节　死亡后的护理

死亡后护理是对死者生前良好护理工作的一种延续,不仅是对死者本身人格的尊重,而且也是对死者家属心灵上的安慰。细心的尸体护理及对丧亲者的照顾,可以体现人道主义精神和崇高的护理职业道德。死亡后护理工作,包括对死亡者的尸体护理和对丧亲者的护理。

一、尸 体 护 理

尸体护理是对临终患者实施护理的最后步骤,也是临终关怀的重要内容之一。尸体护理应在确认患者已经死亡,医生开具死亡诊断书后尽快进行,既可防止尸体僵硬,也可避免对其他患者造成不良影响。护理人员应以唯物主义死亡观和严肃认真的态度,尽心尽职地做好尸体护理工作,尊重患者的遗愿,满足患者家属的合理要求。

【目的】

1. 维持良好的尸体外观,易于辨认。

2. 安慰家属,减轻哀痛。

3. 尊重死者。

【评估】

1. 患者诊断、治疗、抢救过程、死亡原因及时间。

2. 患者的遗愿、民族及宗教信仰。

3. 尸体清洁程度,有无伤口、引流管等。

4. 死者家属对死亡的态度及合作程度。

【计划】

1. 护士准备　着装整洁、洗手、戴口罩。

2. 用物准备

(1) 治疗盘内置衣裤、尸单、血管钳、不脱脂棉球、剪刀、尸体识别卡 3 张、梳子、松节油、绷带。

(2) 擦洗用具、屏风。有伤口者备换药的敷料、胶布,必要时备隔离衣、手套。

3. 环境准备　安静、肃穆,屏风或围帘遮挡。

【实施】　见表 19-1。

表 19-1　尸体护理

操作步骤	要点说明
1. 携用物至床旁,屏风或围帘遮挡	维护死者隐私,减少对其他患者的情绪影响
2. 劝慰家属　请家属暂时离开病房或共同进行尸体护理	若家属不在,应尽快通知家属来院
3. 撤去一切治疗措施　如输液管、氧气管、导尿管、气管套管或插管等	撤管时注意保持清洁
4. 安置体位　将床放平,使尸体仰卧,头下垫枕头,脱去衣裤,双臂放于身体两侧,用大单遮盖尸体	防止面部淤血 维护死者隐私
5. 处理伤口　有伤口者更换敷料	引流管拔出后缝合伤口或用蝶形胶布封闭,再用纱布覆盖包扎
6. 清洁尸体　洗脸,有义齿者代为装上,闭合口眼,擦净全身,更衣梳发,用松节油擦净胶布痕迹	可避免脸型改变,使面部稍显丰满,口、眼闭合维持尸体外观,符合习俗
7. 填塞孔道　用血管钳将沾有消毒液的棉花塞于口、鼻、肛门、阴道等孔道	防止体液外溢 棉花勿外露
8. 包裹尸体　穿上衣裤,将一张尸体识别卡系在尸体右手腕部,尸单包裹尸体,用绷带在胸部、腰部、踝部固定,将第二张尸体识别卡缚在尸体腰前的尸单上	便于尸体运送与识别

考点:尸体护理技术

续表

操作步骤	要点说明
9. 运送尸体 移尸体于平车上,盖上大单,送往太平间,置于停尸屉内,将第三张尸体识别卡放于尸屉的外面	便于尸体认领
10. 处理床单位 清洁、消毒死者用过的一切物品	非传染病患者按一般出院患者方法处理,传染病患者按传染病终末消毒方法处理
11. 整理遗物 整理患者遗物,交给家属	若家属不在,应由两人清点后交护士长保管,贵重物品列清单
12. 处理医疗文件 整理病历,完成各项记录,按出院手续办理结账	体温单上记录死亡时间,注销各种执行单

【注意事项】

1. 患者经抢救无效,由医生开出死亡证明后,方可进行尸体护理。
2. 患者死亡后应立即进行尸体护理,以防尸体僵硬。
3. 用屏风遮挡尸体,保护死者隐私及避免影响其他患者的情绪。
4. 认真填写尸体识别卡,避免认错尸体。
5. 做尸体护理时,态度应严肃认真,尊重死者,并尽量满足家属要求。
6. 料理传染病的尸体,护士应按隔离技术进行。

二、丧亲者的护理

死者家属即为丧亲者,主要指死者的直系亲属,如父母、配偶、子女等。丧亲者的痛苦是巨大的,他们承受身心痛苦的时间比死者还要长。这种悲伤的过程对其身心健康、生活、工作均会带来很大的影响,因此,做好丧亲者居丧期的护理也是临终关怀非常重要的一项工作内容。

根据1964年安格乐提出的悲伤过程的六个阶段,丧亲者一般会经历以下的心理反应期,即冲击与怀疑期、逐渐承认期、恢复常态期、克服失落感期、理想化期、恢复期。根据相关人士观察,丧亲者经历上述6个阶段大约需要一年的时间,如果是丧偶者,这种悲伤的过程可能要持续两年或更久的时间。因此,对丧亲者的关心与护理非常重要。对丧亲者的护理主要包括:

1. 做好尸体护理,能够体现对死者的尊重,对生者的抚慰。
2. 提供心理支持 死亡对于患者是痛苦的结束,而对丧亲者的悲哀却达到高峰,这就必将影响其身心健康和生存质量,护理人员应关心、陪伴与倾听丧亲者诉说,针对不同心理反应制订护理措施。
3. 尽量满足需要 失去亲人是人生中最痛苦的经历,护士应尽量满足家属的需要,提供生活指导和建议,如经济问题、家庭组合、社会支持系统等,使丧亲者感受人世间的情谊。
4. 鼓励丧亲者多参加社会活动,建立新的社会关系和培养新的兴趣爱好。
5. 丧亲者随访 对死者家属进行追踪式服务是很重要的环节。在国外,临终关怀机构会通过信件、电话、上门访视等对死者家属进行追踪随访,以保证死者家属能够获得来自医护人员的持续的服务,使其尽快恢复和适应生活。

目 标 检 测

A₁ 型题

1. 濒死患者最后消失的感觉是
   A. 嗅觉　　　　B. 视觉
   C. 听觉　　　　D. 味觉
   E. 触觉

2. 生物学死亡期的特征是
   A. 呼吸停止　　B. 尸斑出现
   C. 心跳停止　　D. 神志不清
   E. 反射消失

3. 临终患者的心理反应期,最早出现的是
   A. 愤怒期　　　B. 忧郁期
   C. 否认期　　　D. 接受期
   E. 协议期

4. 死亡过程的第二期是
   A. 濒死期　　　B. 临床死亡期
   C. 生物学死亡期　D. 否认期
   E. 接受期

5. 尸体护理时,将尸体放平、头下垫一软枕的目的是
   A. 便于实施尸体护理
   B. 避免头面部淤血变色
   C. 防止口腔分泌物流出
   D. 保持良好姿势
   E. 易于嘴部闭合

6. 临终关怀的宗旨中,错误的是
   A. 对患者亲属提供心理支持
   B. 满足患者的身心需要
   C. 以治疗为主,尽量延长患者生命
   D. 尽可能减轻患者肉体痛苦
   E. 缓解患者心理恐惧

A₂ 型题

7. 患者,男性,71 岁,肺癌晚期,患者处于昏迷状态,肌张力丧失,心率缓慢,血压降低,呼吸微弱。患者处于
   A. 临床死亡期　　B. 生物学死亡期
   C. 濒死期　　　　D. 衰弱期
   E. 脑死亡期

8. 患者,女性,45 岁,结肠癌,入院时贫血、身体虚弱,患者情绪不稳定,经常不满意医护人员的治疗护理工作,并与家属抱怨、争吵,此时患者的心理反应为
   A. 接受期　　　B. 愤怒期
   C. 忧郁期　　　D. 否认期
   E. 协议期

A₃/A₄ 型题

(9～11 题共用题干)

　　患者,女性,50 岁,肝癌晚期,治疗效果不佳,肝区剧烈疼痛,腹水,呼吸困难,患者极度痛苦,有自杀念头。

9. 该患者此时心理反应属于
   A. 否认期　　　B. 忧郁期
   C. 协议期　　　D. 愤怒期
   E. 接受期

10. 对该患者的护理,哪项是错误的
   A. 多给患者同情与照顾
   B. 尽量不让患者流露出失落、悲哀的情绪
   C. 允许家属陪伴
   D. 加强安全防护
   E. 尽可能满足患者需要

11. 病情逐渐加重,患者出现意识模糊,继而昏迷,护理措施中哪项是错误的
   A. 眼睑不能闭合者,用凡士林纱布覆盖
   B. 躁动时应用保护具
   C. 头偏向一侧,保持呼吸道通畅
   D. 保持口腔清洁,进行口腔护理
   E. 张口呼吸者,无菌纱布盖于口部

第二十章　病案管理与护理文件的书写

案例 20-1

　　方先生的妻子在某医院生产，婴儿一出生便有窒息、抽搐现象，医院诊断为"蛛网膜下隙出血"，并伴有脑和阴囊水肿。日后方先生以儿子脑瘫系医院所为将接产医院告上市中级人民法院。法院先后委托司法部技术鉴定中心、法庭科学技术鉴定研究所就"医院在诊疗护理过程中有无过错"提出鉴定，但两家鉴定机构都认为共有 70 页的两份原始病历中竟有 68 处被涂改，其真实性已受到质疑，进行鉴定无实际意义，因此均不予受理。由于被告方举证不能，市中级人民法院最终做出"被告赔偿原告医疗费、精神抚慰金等 20 余万元"的判决。

问题：1. 该案例中的医院错误在哪里？
　　　2. 病案记录的原则是什么？

　　病案是医院的重要档案资料，是医疗纠纷的重要法律证据，也是最具有法律效力的文本。其中一部分由护士负责书写，护士应及时、准确、完整地书写好护理病案，不得随意涂改、伪造、隐匿、丢失或销毁，认真保管好各种护理相关文件。

第一节　病案的记录和管理

　　病案分住院病案和非住院病案。住院病案包括首次住院病案和再次住院病案；非住院病案包括门诊病案、急诊病案、家庭病床随访病案。无论患者住院期间还是出院后均应妥善保管。

一、病案记录的意义

　　1. 沟通信息　病案是关于患者病情变化、诊断治疗和护理全过程的记录，是医护人员进行正确诊断、抉择治疗和实施护理的科学依据。

　　2. 提供科研与教学资料　完整的病案资料是医学教学的最好教材，特殊病例还为个案教学提供依据，也是科研工作的重要资料来源，对流行病学调查、回顾性研究更有其参考价值。

　　3. 提供评价依据　病案在一定程度上反映了医院的医疗质量、管理水平和医护人员的业务素质，是衡量医院工作和科学管理水平的重要标志之一。

　　4. 提供法律依据　病案属合法文件，为法律认可的证据。在法庭上可作为判定医疗纠纷、保险索赔、犯罪刑案的证明。

二、病案记录的原则

　　1. 及时　病案记录必须及时，不能拖延或提前，更不能漏记、错记，以保证记录的时效性，维持最新资料。因抢救急危患者未能及时书写病历时，有关医务人员应当在抢救结束后 6 小时内据实补记，并加以注明抢救完成时间和补记时间。

考点：病案记录的原则

　　2. 准确　病案记录必须在时间、内容及可靠程度上真实、无误，尤其对患者的主诉和行为进行详细、真实、客观的描述。应当使用通用的中文、医学术语和外文缩写，采用国家法定的计量单位，避免使用不恰当的简称。书写时应文字工整，字迹清晰，表述准确，语句通顺，标点正确。书写过程中出现错别字时,应当用双线划在错字上,不得采用刮、粘、涂等方法掩盖或去除原来的字迹。实习、进修人员及试用期医护人员书写的各种医疗与护理文件记录,应通过上级医护人员的审阅、修改并签名。

3. 完整　病案的眉栏、页码必须逐项填写完整,不得漏项,每页记录后不留空白,以防添加,不得随意拆散、外借或损坏。记录应连续,不留空白。记录者签署全名,以明确职责。

4. 客观　记录内容应为客观事实,不可主观臆断,内容简明扼要,不能用含糊其辞的语句。

5. 简要　记录内容重点突出、简洁、流畅。应使用医学术语和公认的缩写,以便医护人员快速获取所需信息,护理文件建议采用表格形式,以节约时间,使护理人员有更多的时间和精力为患者提供直接的护理服务。

6. 清晰　除特殊规定外,应按要求分别使用红、蓝笔书写各种记录。一般白班用蓝笔书写,夜班用红笔书写。

三、病案的管理要求

1. 各种病案按规定放置,记录和使用后必须放回原处。严禁任何人涂改、伪造、隐匿、销毁、抢夺、窃取医疗与护理文件。

2. 必须保持各种病案的清洁、整齐、完整,防止污染、破损、拆散、丢失。

3. 患者及家属未经医护人员同意不得随意翻阅各种病案,也不能擅自携带各种病案出病区。因医疗活动或科研、教学需要查阅、复印病历、带离病区时,应当由病区指定专门人员负责携带和保管。

4. 患者本人或其代理人、死亡患者近亲属或其代理人、保险机构有权复印或复制患者的门(急)病历、住院志、体温单、医嘱单、化验单、医学影像检查资料、特殊检查(治疗)同意书、手术同意书、手术及麻醉记录单、病理报告、护理记录、出院记录以及国务院卫生行政部门规定的其他病历资料。

5. 患者出院或死亡后的病案整理后交病案室按卫生行政部门规定的保存期限保管。体温单、医嘱单、特别护理记录单随病历放病案室保存至少 30 年,特殊情况则永久保存;门(急)诊病历档案的保存时间自患者最后一次就诊之日起不少于 15 年;病室报告由本病区保存 1 年,医嘱本保存 2 年,以备查阅。

四、病案的排列顺序

1. 住院病案的排列顺序　①体温单(按时间倒排);②医嘱单(按时间倒排);③入院记录;④病史及体格检查;⑤病程记录(手术、分娩记录单及特殊治疗记录单等);⑥会诊记录;⑦各项检验和检查报告单;⑧护理记录单;⑨住院病历首页;⑩住院证;⑪门诊和(或)急诊病历。

2. 出院(转院、死亡)后病历的排列顺序　①住院病历首页;②住院证(死亡者加死亡报告单);③出院记录或死亡记录;④入院记录;⑤病史及体格检查;⑥病程记录(手术、分娩记录单及特殊治疗记录单等);⑦会诊记录;⑧各项检验及检查报告单;⑨护理记录单;⑩医嘱单(按时间先后顺序排);⑪体温单(按时间先后顺序排)。门诊病历一般由患者自行保管。

第二节　护理文件的书写

护理文件是护理人员对患者的病情观察和实施护理措施的原始文字记录,它是临床护理工作的重要组成部分,也是教学、科研、管理及法律上的重要资料。因此护士应做到规范书写。它包括体温单、医嘱单、护理记录单、病室报告、护理病历等。

一、体　温　单

体温单排列在住院病历的首页,除记录患者的体温外还记录脉搏、呼吸、血压及其他情况,如出入院、分娩、转科、死亡时间,大小便、出入液量、身高、体重等,可以了解病情的变化与转归,为预防、治疗和护理提供重要依据(附表1)。

(一) 眉栏填写

1. 用蓝(黑)笔填写姓名、科别、病室、床号、住院号、日期、住院日数等各项内容。

2. "日期"栏　为患者实际住院日期,用蓝笔填写阿拉伯数字。在每一页的第一日应填写年、月、日,其余六天只写日,如在六天当中遇到新的月份或年度开始时应填写月、日或年、月、日。

3. "住院日数"栏　用阿拉伯数字和蓝笔填写,从入院日起连续写至出院日,转科患者的住院日数不间断。

4. "手术(分娩)后日数"栏　为手术(分娩)后的日数,用红笔填写。手术(分娩)当日为术日,填写"术日";以手术(或分娩)的次日为术后(或分娩后)第一日,用阿拉伯数字依次填写至第14日止;如在14天内再次手术,则将第一次手术日数作为分母,第二次手术日数作为分子进行填写。

(二) 40~42℃填写

用红笔在相应时间栏内,纵向顶格记录入院、转入、分娩、出院、死亡时间。时间记录精确到"分",要与医师记录一致,用中文书写。转入时间由转入科室填写。

(三) 体温、脉搏曲线的绘制和呼吸的记录

1. 体温曲线的绘制

(1) 体温从35~42℃每一大格为1℃,每一小格为0.2℃,用蓝笔绘制,口温以蓝点"●"表示;腋温用蓝叉"×"表示;肛温用蓝圈"○"表示。相邻两次温度用蓝线相连。

(2) 物理降温30分钟后测得的体温绘制在降温前体温的同一纵格内,以红圈"○"表示,并用红虚线与降温前体温相连。下一次体温应与降温前体温相连。

(3) 体温不升时,在35℃线处画蓝叉"×"(或蓝点"●"、蓝圈"○")并与相邻温度相连,在其蓝叉下方画箭头"↓",长度不超过两个小格。

(4) 体温若突然上升或下降与病情不符时应予复测,核实无误后在原体温上方用蓝笔写一小英文字母"v"(Verified,核实)。

(5) 测体温时若患者不在,回来后要及时补测,如果长时间离院时,在体温单40~42℃用红笔纵向注明"外出"字样,以后的体温、脉搏曲线不再与外出前的相连。

2. 脉搏曲线的绘制

(1) 脉率从20~180次/分,每一大格为20次/分,每一小格为4次/分,用红笔绘制,脉率符号为红实点"●",心率符号用红圈"○"。相邻的脉率或心率用红线相连。

(3) 绌脉时相邻心率之间、相邻脉搏之间以及同一时间的脉搏和心率均用红线相连。

(4) 体温与脉搏重叠时,应先绘制蓝色体温符号,外画红圈以表示脉搏。如相邻的两次体温与脉搏均重叠时,中间用红线相连。

3. 呼吸曲线的绘制　呼吸从10次/分至40次/分,每一大格为10次/分,每一小格为2次/分,用蓝笔绘制,符号为"○",相邻的呼吸符号用蓝线相连。

4. 呼吸的记录

（1）在呼吸栏相应时间格内填写测得的患者呼吸次数，用数字表示，相邻两次呼吸次数应上下错开，先上后下。

（2）应用机械通气的患者，记录时用"R"表示，记录在相应时间格内。

（四）底栏填写

1. 底栏包括大便次数、出入量、血压、身高、体重、药物过敏及其他，各栏已注明计量单位名称，只需填写阿拉伯数字。

2. 大便次数　记录患者前一日 24 小时的大便次数，每天记录 1 次。大便符号：无大便记"0"；人工肛门、大便失禁以"※"表示；灌肠以"E"表示。例如：灌肠后排便一次以"1/E"表示，"1²/E"表示自行排便 1 次，灌肠后又排便 2 次，"4/2E"表示灌肠 2 次后大便 4 次。

3. 出入量　以毫升（ml）为单位，记录患者前一日 24 小时总出入量，每天记录 1 次。总入量包括进食量、饮水量、输液量和输血量等；总出量包括大便量、尿量、痰量、呕吐量、引流量及其他排出物的总量。

4. 血压　以 mmHg 为单位，以分数式（收缩压/舒张压）记录于体温单的血压栏内。新入院患者常规测量、记录一次，以后每周至少测量、记录一次或按医嘱要求执行。一日内连续测量血压时，则上午血压写在前半格，下午血压写在后半格。术前血压写在前面，术后血压写在后面。如为下肢血压应当标注。

5. 身高、体重　分别以"cm"、"kg"单位填入记录患者实测身高、体重，新入院时测量一次，以后每周测量一次并记录。危重或卧床不能测量的患者，应在该项目栏内填写"卧床"。

6. 过敏药物　记录患者过敏药物名称，用红笔逐页填写。

7. "其他"栏作为机动，根据病情需要填写，如特殊用药、腹围、管路情况等。

8. 页码　用蓝（黑）钢笔逐页填写。

随着现代科学技术的飞速发展，医院信息化的普及，部分医院陆续开始使用电子体温单。电子体温单采用信息录入、储存、查询、打印等一系列信息自动化程序，只要键入的信息准确无误，则版面清晰、美观，绘制准确规范，避免了手绘体温单出现的画图不准确、字迹潦草、涂改、错填、信息不符、续页时间序号错误等问题。同时电子体温单也面临着打印成本、数据的安全性和保密性、程序设计缺陷等方面的问题，还需要不断改进和完善，使临床护理工作更加及时、准确、有效，以便更能满足现代医疗护理发展的需求。

二、医　嘱　单

医嘱是医生拟定治疗、检查等计划的书面嘱咐，也是护士执行治疗等工作的重要依据，还是护士完成医嘱前后的查核依据。医嘱单分为长期医嘱单（附表 2）和临时医嘱单（附表 3）。

（一）医嘱的内容

医嘱的内容包括：日期、时间、床号、姓名、护理常规、隔离种类、护理级别、饮食、体位、药物（名称、剂量、浓度、途径、方法）、各种检查及治疗、术前准备和医生、护士签名等。

（二）医嘱的种类

考点：医嘱的分类

1. 长期医嘱　有效时间在 24 小时以上，至医生注明停止后方才失效。如果患者转科、手术、出院或死亡，其医嘱自动停止。如地高辛 0.25mg po. bid。

2. 临时医嘱　有效时间在 24 小时以内，为立即执行（st）或在短时间内执行的医嘱，一般只执行一次，如盐酸哌替啶注射液 50mg im st。有的需要在限定时间内执行，如手术、会诊、X线摄片及各项特殊检查等。此外，出院、转科、死亡等也列入临时医嘱。

3. 备用医嘱分长期备用医嘱和临时备用医嘱两种。

（1）长期备用医嘱：有效时间在 24 小时以上，必要时用，由医生注明停止时间方为失效。如硝酸甘油片 0.5mg po q4h prn。

（2）临时备用医嘱：在 12 小时内有效，必要时用，过期尚未执行则失效。如地西泮 5mg im sos。需一日内连续用药数次者，可按临时医嘱处理。如奎尼丁 0.2g q2h×5。

（三）医嘱的处理

1. 处理原则

（1）先急后缓：处理医嘱时，应首先判断需执行医嘱的轻重缓急，合理、及时地安排执行顺序。

（2）先临时后长期：临时需即刻执行的医嘱，应立即安排执行。

（3）执行后签全名：医嘱执行者，须在医嘱本、医嘱单上签全名。

考点： 医嘱处理的原则、方法及注意事项

2. 处理方法

（1）长期医嘱：由医生开具在长期医嘱单上，注明日期和时间并签全名。护士将长期医嘱栏内的医嘱分别转抄至各种执行单上，如服药单、注射单、治疗单、输液单、饮食单等，注明执行时间并签全名。定期执行的长期医嘱应在执行单上注明具体的执行时间，如地高辛 0.125g po bid，服药单上应注明地高辛 0.125g 8am 4pm。

（2）临时医嘱：由医生开写在临时医嘱单上，注明日期和时间并签全名。需要立即执行的医嘱，护士执行后，写上执行时间并签全名。有规定执行时间的临时医嘱，护士应转抄到临时治疗本或交班记录本上。会诊、检验、手术等申请单应及时转送到有关科室。

（3）备用医嘱

1）临时备用医嘱：待患者需要时执行，执行按临时医嘱处理。过期未执行，护士应用红笔在该项医嘱栏内写"未用"两字。

2）长期备用医嘱：按长期医嘱处理，护士每次执行后，应记录在临时医嘱单上，注明执行时间并签全名，供下一班次参考。每次执行前需先了解上一班次的执行时间。

（4）停止医嘱

1）住院患者停止医嘱：先在相应的执行单上将所停止的医嘱注销，并在医嘱本上停止栏内签全名及时间，示已执行。

2）出院、转院、死亡医嘱：所有医嘱均自动停止不再执行。长期医嘱单上最后一行医嘱处用红笔画一横线，临时医嘱单在医生开具的出院、转院或死亡后签时间和全名。

（5）重整医嘱：一般有两种情况。

1）医嘱调整项目较多，或长期医嘱超过三页应重整。重整医嘱时，在原医嘱最后一行下面用红笔画一横线（红线上下均不得有空行），在红线下正中用蓝笔写"重整医嘱"，再将红线以上有效的长期医嘱，按原日期、时间顺序排列抄于红线下。抄录完毕需两名护士核对无误，并签上全名。

2）当患者手术、分娩或转科后，也需重整医嘱。即原医嘱最后一行下面用红笔画一横线，并在其下用红笔写"术后医嘱"、"分娩医嘱"、"转入医嘱"等，以示前面的医嘱作废，重新执行新医嘱。

3. 注意事项

（1）医嘱必须经医生签名后才有效。除非抢救、手术过程中，一般不执行口头医嘱，执行口头医嘱时护士应先复诵一遍，双方确认无误后方可执行，事后应及时据实补记医嘱。

（2）对有疑问的医嘱应查询清楚后执行。

（3）凡已写在医嘱本上而又不需执行的医嘱，不得贴盖、涂改，应由医生在该项医嘱的第

二字上重叠用红笔写"取消",并在医嘱后用蓝(黑)钢笔签全名。

　　(4) 医嘱应每班、每日查对,每周总查对一次,并及时签署查对时间和查对者姓名。

　　(5) 凡需要下一班执行的临时医嘱要交班,并在护士交班记录上注明。

　　目前各医院遗嘱的书写和处理方法不尽相同,有的医院使用医嘱本;有的医院则由医生将医嘱直接写在医嘱记录单上,护士执行;有的医院使用计算机医嘱处理系统。

三、出入液量记录单

　　正常人体每天的液体摄入量与排出量保持动态平衡。当患者发生休克、心脏病、肾脏疾病、大面积烧伤、消化道出血、大手术后、肝硬化腹水等疾病时,机体对体液的调节功能发生紊乱,则会发生脱水或水肿。护理人员必须正确测量和记录患者每日的出入液量,作为了解病情、协助诊断、决定治疗方案的重要依据。

(一) 记录内容

　　1. 每日摄入量　包括每日的饮水量、食物含水量、输液量、输血量等。患者饮水或进食时,使用已测量容量的容器,便于准确记录。固体食物除记录固体单位数量或重量,如米饭1中碗(约100g)、苹果1个(约100g)等,再根据医院常用食物含水量及各种水果含水量核算其含水量。

　　2. 每日排出量　主要为尿量,其次包括排便量、呕吐量、咯血量、痰量、伤口渗出液量及各种引流液量等。对于半固体排出物如大便,应换算出排出物的含水量,以"ml"为单位记录;昏迷患者或需密切观察尿量和尿比重的患者,最好留置导尿;婴幼儿测量尿量可先测量干尿布的重量,再测量湿尿布的重量,两者之差即为尿量;对难以收集的排出量,可根据规定量液体浸润棉织物的状况进行估计。

(二) 记录方法

　　1. 用蓝(黑)钢笔填写记录单的眉栏及页码。

　　2. 日间7时至19时用蓝(黑)钢笔记录,夜间19时至次晨7时用红钢笔记录,记录均以"ml"为单位。

　　3. 记录同一时间的摄入量和排出量,在同一横格上开始记录;对于不同时间的摄入量和排出量,应各自另起一行记录。

　　4. 出入液量12小时或24小时做一次小结或总结,一般于晚19时用蓝钢笔做12小时的小结,次晨7时用红钢笔做24小时的总结,将24小时总结的出入液量填写在体温单的相应栏内,需要时应分类总结,如大面积烧伤患者的入量需分清静脉入包括晶体液、胶体液等,口入分清水、饮食等,并将结果填写在体温单相应的栏目上。

　　5. 出入液量记录停止后,记录单无需保存。

四、特别护理记录单

　　特别护理记录适用于病情危重、大手术后和需要严密观察病情的患者,是护士根据医嘱和病情对危重患者住院期间护理过程的客观记录(附表4)。

(一) 记录内容

　　1. 应根据专科护理特点书写。

　　2. 记录主要内容为患者的主诉、生命体征、意识、出入液量、用药、病情动态、给予的各种检查、治疗和护理措施及抢救后效果等。

（二）记录方法

1. 眉栏项目用蓝（黑）钢笔填写。

2. 白班用蓝（黑）钢笔记录，夜班用红钢笔记录。

3. 首次书写特别护理记录者,应写明疾病诊断、目前病情,手术者应记录麻醉方式及手术名称、术中情况、术后病情、伤口等情况。

4. 护理人员应根据医嘱要求,及时准确地记录患者的病情动态、治疗、护理措施及效果。一般日间至少2小时记录一次,夜间至少3小时记录一次,发生病情变化或抢救时随时记录。每次记录后签全名。

5. 每班针对患者的病情及出入液量应有小结;记录时间超过24小时者,应由夜班护士进行24小时总结,不足24小时者按实际记录时数进行总结。24小时出入液量应于次晨总结,并用蓝笔填写在体温单相应栏内。

6. 停止特别护理记录时应有病情描述;患者出院或死亡后,特别护理记录单随病历留档保存。

五、病室交班报告

病室交班报告是由值班护士把值班期间病室情况及患者病情动态、治疗和护理等书写成书面的交班报告(附表5)。也是下一班护士交代的工作重点,通过阅读,可了解病室工作动态和患者的身心状况,使下一班护士能做到心中有数,护理工作重点有序的进行下去。

病室报告分日间和夜间报告,按三班交接(白班、小夜、大夜),一般日间由主班护士书写,夜间由值班护士书写。早晨由夜班护士作24小时口头综合交班。

考点:病室交班报告的书写顺序和交班内容

（一）交班内容

1. 出院、转出、死亡患者　出院患者应写明离开时间;转出患者注明转往何处;死亡患者简要记录抢救过程及死亡时间。

2. 新入院及转入患者　应写明入科(转入)的时间、原因、患者主诉、主要症状、体征、既往史、过敏史、存在的护理问题、给予的治疗和护理措施以及效果等。

3. 危重患者　应写明患者的主诉、生命体征、瞳孔、神志、病情动态、特殊的抢救治疗、护理措施和效果以及注意事项等,对危重患者的病情变化及下一班需要重点观察的内容要详细记录。

4. 已手术患者　应写明给予何种麻醉、何种手术、手术经过、清醒时间、回病室后情况(如生命体征,切口敷料有无渗血,各种引流管是否通畅,输液、输血和镇痛药的应用,是否排气、排尿等)。

5. 预手术、检查和需行特殊治疗的患者　应报告将要进行的治疗或检查项目,术前用药和准备情况及注意事项等。

6. 产妇　产前应写明胎次、胎心、宫缩及破水情况;产后写明产式、产程、分娩时间、出血量、会阴切口或腹部切口、有无排尿和恶露情况等;自行排尿时间;新生儿性别及评分。

7. 老年、小儿及生活不能自理的患者　应写明生活护理情况,如口腔护理,压疮护理及饮食护理等。

8. 病情有突然变化的患者　应详细写明病情变化情况,采取的治疗和护理措施,需要连续观察和处理的事项。

此外,上述患者还应报告心理状态、治疗效果、特殊反应及完成的事项,夜间应记录患者睡眠情况。

(二) 书写顺序

1. 用蓝笔填写眉栏各项,如病室、日期、时间、患者总数、入院、出院、转出、转入患者数,手术、分娩、病危及死亡患者数等。如无出院者写"0",其他项目类同。

2. 顺序　根据下列顺序,并按床号先后书写报告。

(1) 首先写当日离开病区的患者(出院、转出、死亡者)。

(2) 其次填写进入病区的患者(新入院或转入者)。

(3) 最后填写病区内重点护理患者(手术、分娩、危重及有异常情况者)。同一栏内的内容,按床号先后顺序书写报告。

(三) 书写要求

1. 应在经常巡视和全面了解患者病情的基础上认真书写。

2. 书写内容应全面、准确真实、简明扼要、重点突出,有连续性,以利于系统观察病情。

3. 字迹清楚,不得涂改、粘贴。白班用蓝笔,夜班用红笔,并签全名。

4. 对新入院、转入、手术、分娩及危重患者,在诊断栏目下分别用红笔注明"新"、"转入"、"手术"、"分娩",危重患者应作出特殊红色标记"※",或用红笔注明"危",以示醒目。

5. 写完后,注明页数并签全名。护士长应对每班的病区交班报告进行检查,符合质量要求后签全名。

 目 标 检 测

A₁ 型题

1. 下列属于长期备用医嘱的是
   A. 一级护理
   B. 可待因 30mg po q8h prn
   C. 普食
   D. 氧气吸入
   E. 青霉素 80 万 ^{U} im q6h

2. 以下关于体温单的绘制中错误的是
   A. 肛温用蓝"○"表示
   B. 物理降温半小时后测量的体温用蓝"○"表示
   C. 腋温用蓝"×"表示
   D. 手术后日数用红笔填写
   E. 患者出入量用红笔填写

3. 关于医嘱种类的解释,下列哪项不对
   A. 长期医嘱有效时间在 24 小时以上
   B. 临时医嘱一般只执行一次
   C. 临时备用医嘱有效时间在 24h 以内
   D. 长期医嘱医生注明停止时间后失效
   E. 长期备用医嘱须由医生注明停止时间后方为失效

4. 特别护理记录单不适用于何类患者
   A. 危重患者　　　B. 特殊治疗
   C. 一般瘫痪者　　D. 需要严密观察病情
   E. 大手术

5. 病室报告的填写顺序为
   A. 重点患者—新进入患者—当日离去患者
   B. 当日离去患者—重点患者—新进入患者
   C. 新进入患者—当日离去患者—重点患者
   D. 当日离去患者—新进入患者—重点患者
   E. 重点患者—当日离去患者—新进入患者

6. 根据医疗文件书写要求,下列哪项不妥
   A. 记录必须及时、准确、真实、完善
   B. 文笔通顺
   C. 眉栏项目必须填写完整
   D. 日夜班均用蓝钢笔书写
   E. 内容简明扼要,医学术语应用确切

7. 病案的保管,下列哪项不妥
   A. 要求整洁
   B. 不能撕毁
   C. 不能擅自携出病区
   D. 不能随意拆散
   E. 病员希望查看,护士应满足他的要求

8. 不属于医嘱内容的是
   A. 给药途径　　　B. 护理级别
   C. 隔离种类　　　D. 药物剂量
   E. 测脉搏的方法

9. 病案的重要意义与下列哪项无关
   A. 患者流动情况的依据
   B. 具有重要的法律作用

C. 医务人员临床实践的原始记录资料

D. 科研工作的重要资料

E. 医学教学的最好教材

10. 按住院病案的排列顺序,最上面的为

A. 体温单　　　　B. 医嘱单

C. 入院记录　　　D. 住院病历首页

E. 住院证

11. 执行口头医嘱时做法不妥的是

A. 一般情况下不执行

B. 抢救、手术时可执行

C. 执行时,护士应向医生复诵一遍

D. 双方确认无误后执行

E. 执行后无异常,不必补写医嘱

12. 特别护理记录单内容不包括

A. 手术过程中的情况

B. 生命体征

C. 病情动态

D. 治疗效果

E. 出入量

A₂ 型题

13. 患者,男性,因乙型肝炎住院,须进行血液隔离,此项内容属于

A. 长期医嘱　　　B. 临时医嘱

C. 不作为医嘱　　D. 长期备用医嘱

E. 临时备用医嘱

14. 患者,女性,35 岁,腹部手术后切口疼痛,11:00 医嘱:盐酸布桂嗪 100mg im sos,该医嘱失效时间为

A. 0:00　　　　　B. 15:00

C. 19:00　　　　 D. 23:00

E. 第 2 日 11:00

A₃ / A₄ 型题

(15、16 题共用题干)

患者,男性,31 岁,急性阑尾炎穿孔入院,入院后在硬膜外麻醉下行阑尾切除术。

15. 患者回病房后,首先处理哪项医嘱

A. 外科阑尾炎术后护理常规

B. 二级护理

C. 禁食水

D. 庆大霉素 8 万 U im st

E. 5% 葡萄糖溶液 500ml + 维生素 C 2.0g ivgtt qd

16. 护士为手术患者书写交班报告时,不应书写哪些内容

A. 入院时间和状态

B. 手术的麻醉和手术名称

C. 手术的过程

D. 回病室及清醒时间、生命体征等情况

E. 重点观察项目及注意事项

参考文献

陈焕芬,刘桂萍.2013. 基础护理学.北京:北京大学医学出版社

程红缨,杨燕妮.2010. 基础护理技术操作教程.北京:人民军医出版社

崔焱,顾平.2009. 全国卫生资格考试大纲.北京:人民卫生出版社

丁淑贞.2007. 基础护理学.北京:人民军医出版社

法律出版社法规中心.2009. 医疗事故处理条例:案例解读本.北京:法律出版社

付能荣.2013. 护理技术.第3版.北京:科学出版社

古海荣,吴世芬.2013. 基础护理技术.北京:人民卫生出版社

季诚,张徐宁.2013. 护理学导论.北京:人民卫生出版社

姜安丽.2013. 新编护理学基础.北京:人民卫生出版社

姜小鹰.2012. 护理学综合实验.北京:人民卫生出版社

蒋晓剑.2008. 现代护理导论.北京:中国医药科技出版社

兰华,陈炼红,刘玲贞.2013. 护理学基础.北京:科学出版社

李小寒,尚少梅.2013. 基础护理学.第5版.北京:人民卫生出版社

李小妹.2006. 护理学导论.北京:人民卫生出版社

李小萍.2001. 基础护理学.第2版.北京:人民卫生出版社

李小萍.2008. 基础护理技术.北京:人民卫生出版社

李晓松.2008. 护理学基础.第2版.北京:人民卫生出版社

李晓松.2011. 基础护理技术.第2版.北京:人民卫生出版社

全国护士执业资格考试用书编写专家委员会.2011. 全国护士执业资格考试指导同步练习题集.北京:人民卫生出版社

邵阿末.2008. 护理学基础.北京:人民卫生出版社

史先辉.2006. 护理学导论(涉外护理专业).北京:中国医药科技出版社

陶丽云.2010. 护理基本技术.北京:高等教育出版社

藤野彰子,长谷部佳(日)子.2007. 护理技术——临床读本.北京:科学出版社

宛淑辉.汪爱琴.2013. 基础护理技术.武汉:华中科技大学出版社

王玉升.2014. 全国护士执业资格考试考点与试题精编.北京:人民卫生出版社

谢秀茹,王兰芝.2013. 基础护理技术.西安:第四军医大学出版社

邢凤梅.2011. 基础护理学.北京:人民卫生出版社

徐国辉.2008. 社区护理:人民卫生出版社

薛丽平.2013. 急救护理学.北京:人民卫生出版社

杨瑞贞,秦秀丽.2011. 护理学基础.北京:人民军医出版社

杨新月.2005. 护理学导论.北京:高等教育出版社

余剑珍,季诚.2012. 基础护理技术.第3版.北京:科学出版社

翟晓萍.2011. 基础护理学实训指导.南京:江苏科学技术出版社

张波,桂莉.2012. 急危重症护理学.第3版.北京:人民卫生出版社

张美琴.2008. 护理专业技术实训.北京:人民卫生出版社

张新平,吴世芬.2008. 护理技术.第2版.北京:科学出版社

章晓幸,张美琴.2013. 基本护理技术.北京:高等教育出版社

周春美,邢爱红.2013. 基础护理技术.北京:科学出版社

周春美.2010. 护理学基础.第2版.上海:上海科学技术出版社

周更苏,高玲.2011. 基础护理学.南京:江苏科学技术出版社

朱京慈,王春梅.2004. 现代护理实践技能.北京:人民军医出版社

庄红.2005. 基础护理技术.北京:高等教育出版社

附　录

附录一　护理诊断一览表(按 NANDA 分类法 II 排列)

一、健康促进(Health Promotion)

1. 执行治疗方案有效
2. 执行治疗方案无效
3. 家庭执行治疗方案无效
4. 社区执行治疗方案无效
5. 寻求健康行为(具体说明)
6. 保持健康无效
7. 持家能力障碍

二、营养(Nutrition)

8. 无效性婴儿喂养型态
9. 吞咽障碍
10. 营养失调:低于机体需要量
11. 营养失调:高于机体需要量
12. 有营养失调的危险:高于机体需要量
13. 体液不足
14. 有体液不足的危险
15. 体液过多
16. 有体液失衡的危险

三、排泄(Elimination)

17. 排尿障碍
18. 尿潴留
19. 完全性尿失禁
20. 功能性尿失禁
21. 压力性尿失禁
22. 急迫性尿失禁
23. 反射性尿失禁
24. 有急迫性尿失禁的危险
25. 排便失禁
26. 腹泻
27. 便秘
28. 有便秘的危险
29. 感知性便秘
30. 气体交换受损

四、活动/休息(Activity/Rest)

31. 睡眠型态紊乱

32. 睡眠剥夺
33. 有失用综合征的危险
34. 躯体活动障碍
35. 床上活动障碍
36. 借助轮椅活动障碍
37. 转移能力障碍
38. 行走障碍
39. 缺乏娱乐活动
40. 漫游状态
41. 穿着/修饰自理缺陷
42. 沐浴/卫生自理缺陷
43. 进食自理缺陷
44. 如厕自理缺陷
45. 术后康复延缓
46. 能量场紊乱
47. 疲乏
48. 心输出量减少
49. 自主呼吸受损
50. 低效性呼吸型态
51. 活动无耐力
52. 有活动无耐力的危险
53. 功能障碍性撤离呼吸机反应
54. 组织灌注无效(具体说明类型:肾、大脑、心、肺、胃肠道、外周)

五、感知/认识(Perception/Cognition)

55. 单侧性忽视
56. 认识环境障碍综合征
57. 感知紊乱(具体说明类型:视觉、听觉、运动觉、味觉、触觉、嗅觉)
58. 知识缺乏
59. 急性意识障碍
60. 慢性意识障碍

61. 记忆受损
62. 思维过程紊乱
63. 语言沟通障碍

六、自我感知(Self-perception)

64. 自我认可紊乱
65. 无能为力感
66. 有无能为力感的危险
67. 无望感
68. 有孤独的危险
69. 长期自尊低下
70. 情境性自尊低下
71. 有情境性自尊低下的危险
72. 体像紊乱

七、角色关系(Role relationship)

73. 照顾者角色紧张
74. 有照顾者角色紧张的危险
75. 父母不称职
76. 有父母不称职的危险
77. 家庭运作中断
78. 家庭运作功能不全(酗酒)
79. 有亲子依恋受损的危险
80. 母乳喂养有效
81. 母乳喂养无效
82. 母乳喂养中断
83. 无效性角色行为
84. 父母角色冲突
85. 社交障碍

八、性(Sexuality)

86. 性功能障碍
87. 无效性性生活型态

九、应对/应激耐受性(Coping/Stress tolerance)

88. 迁居应激综合征
89. 有迁居应激综合征的危险
90. 强暴创伤综合征
91. 强暴创伤综合征:隐匿性

319

反应

92. 强暴创伤综合征:复合性
　　反应
93. 创伤后反应
94. 有创伤后反应的危险
95. 恐惧
96. 焦虑
97. 对死亡的焦虑
98. 长期悲伤
99. 无效性否认
100. 预感性悲哀
101. 功能障碍性悲哀
102. 调节障碍
103. 应对无效
104. 无能性家庭应对
105. 妥协性家庭应对
106. 防卫性应对
107. 社区应对无效
108. 有增强家庭应对趋势
109. 有增强社区应对趋势
110. 自主性反射失调
111. 有自主性反射失调的危险
112. 婴儿行为紊乱
113. 有婴儿行为紊乱的危险
114. 有增强调节婴儿行为的
　　趋势
115. 颅内适应能力下降

十、生活准则(Life principle)

116. 有增强精神健康的趋势
117. 精神困扰
118. 有精神困扰的危险
119. 抉择冲突
120. 不依从行为

十一、安全/防御(Safety/Protection)

121. 有感染的危险
122. 口腔黏膜受损
123. 有受伤的危险
124. 有围术期体位性损伤
　　的危险
125. 有摔倒的危险
126. 有外伤的危险
127. 皮肤完整性受损
128. 有皮肤完整性受损的
　　危险
129. 组织完整性受损
130. 牙齿受损
131. 有窒息的危险
132. 有误吸的危险
133. 清理呼吸道无效
134. 有外周神经血管功能
　　障碍的危险
135. 防护无效
136. 自伤

137. 有自伤的危险
138. 有对他人施行暴力的
　　危险
139. 有对自己施行暴力的
　　危险
140. 有自杀的危险
141. 有中毒的危险
142. 乳胶过敏反应
143. 有乳胶过敏反应的
　　危险
144. 有体温失调的危险
145. 体温调节无效
146. 体温过低
147. 体温过高

十二、舒适(Comfort)

148. 急性疼痛
149. 慢性疼痛
150. 恶心
151. 社交孤立

十三、成长/发展(Growth/Development)

152. 成长发展延缓
153. 成人身心衰竭
154. 有发展迟滞的危险
155. 有成长比例失调的危险

附录二　护士条例

第一章　总　　则

第一条　为了维护护士的合法权益,规范护理行为,促进护理事业发展,保障医疗安全和人体健康,制定本条例。

第二条　本条例所称护士,是指经执业注册取得护士执业证书,依照本条例规定从事护理活动,履行保护生命、减轻痛苦、增进健康职责的卫生技术人员。

第三条　护士人格尊严、人身安全不受侵犯。护士依法履行职责,受法律保护。全社会应当尊重护士。

第四条　国务院有关部门、县级以上地方人民政府及其有关部门以及乡(镇)人民政府应当采取措施,改善护士的工作条件,保障护士待遇,加强护士队伍建设,促进护理事业健康发展。

国务院有关部门和县级以上地方人民政府应当采取措施,鼓励护士到农村、基层医疗卫生机构工作。

第五条　国务院卫生主管部门负责全国的护士监督管理工作。县级以上地方人民政府卫生主管部门负责本行政区域的护士监督管理工作。

第六条　国务院有关部门对在护理工作中做出杰出贡献的护士,应当授予全国卫生系统先进工作者荣誉称号或者颁发白求恩奖章,受到表彰、奖励的护士享受省部级劳动模范、先进工作者待遇;对长期从事护理工作的护士应当颁发荣誉证书。具体办法由国务院有关部门制定。

县级以上地方人民政府及其有关部门对本行政区域内做出突出贡献的护士,按照省、自治区、直辖市人民政府的有关规定给予表彰、奖励。

第二章　执业注册

第七条　护士执业,应当经执业注册取得护士执业证书。

申请护士执业注册,应当具备下列条件:

(一)具有完全民事行为能力。

(二)在中等职业学校、高等学校完成国务院教育主管部门和国务院卫生主管部门规定的普通全日制3年以上的护理、助产专业课程学习,包括在教学、综合医院完成8个月以上护理临床实习,并取得相应学历证书。

(三)通过国务院卫生主管部门组织的护士执业资格考试。

(四)符合国务院卫生主管部门规定的健康标准。

护士执业注册申请,应当自通过护士执业资格考试之日起3年内提出;逾期提出申请的,除应当具备前款第(一)项、第(二)项和第(四)项规定条件外,还应当在符合国务院卫生主管部门规定条件的医疗卫生机构接受3个月临床护理培训并考核合格。

护士执业资格考试办法由国务院卫生主管部门会同国务院人事部门制定。

第八条　申请护士执业注册的,应当向拟执业地省、自治区、直辖市人民政府卫生主管部门提出申请。收到申请的卫生主管部门应当自收到申请之日起20个工作日内做出决定,对具备本条例规定条件的,准予注册,并发给护士执业证书;对不具备本条例规定条件的,不予注册,并书面说明理由。护士执业注册有效期为5年。

第九条　护士在其执业注册有效期内变更执业地点的,应当向拟执业地省、自治区、直辖市人民政府卫生主管部门报告。收到报告的卫生主管部门应当自收到报告之日起7个工作日内为其办理变更手续。护士跨省、自治区、直辖市变更执业地点的,收到报告的卫生主管部门还应当向其原执业地省、自治区、直辖市人民政府卫生主管部门通报。

第十条　护士执业注册有效期届满需要继续执业的,应当在护士执业注册有效期届满前30日向执业地省、自治区、直辖市人民政府卫生主管部门申请延续注册。收到申请的卫生主管部门对具备本条例规定条件的,准予延续,延续执业注册有效期为5年;对不具备本条例规定条件的,不予延续,并书面说明理由。

护士有行政许可法规定的应当予以注销执业注册情形的,原注册部门应当依照行政许可法的规定注销其执业注册。

第十一条　县级以上地方人民政府卫生主管部门应当建立本行政区域的护士执业良好记录和不良记录,并将该记录记入护士执业信息系统。

护士执业良好记录包括护士受到的表彰、奖励以及完成政府指令性任务的情况等内容。护士执业不良记录包括护士因违反本条例以及其他卫生管理法律、法规、规章或者诊疗技术规范的规定受到行政处罚、处分的情况等内容。

第三章　权利和义务

第十二条　护士执业,有按照国家有关规定获取工资报酬、享受福利待遇、参加社会保险的权利。任何单位或者个人不得克扣护士工资,降低或者取消护士福利等待遇。

第十三条　护士执业,有获得与其所从事的护理工作相适应的卫生防护、医疗保健服务的权利。从事直接接触有毒有害物质、有感染传染病危险工作的护士,有依照有关法律、行政法规的规定接受职业健康监护的权利;患职业病的,有依照有关法律、行政法规的规定获得赔偿的权利。

第十四条　护士有按照国家有关规定获得与本人业务能力和学术水平相应的专业技术职务、职称的权利;有参加专业培训、从事学术研究和交流、参加行业协会和专业学术团体的权利。

第十五条　护士有获得疾病诊疗、护理相关信息的权利和其他与履行护理职责相关的权利,可以对医疗卫生机构和卫生主管部门的工作提出意见和建议。

第十六条　护士执业,应当遵守法律、法规、规章和诊疗技术规范的规定。

第十七条　护士在执业活动中,发现患者病情危急,应当立即通知医师;在紧急情况下为抢救垂危患者生命,应当先行实施必要的紧急救护。

护士发现医嘱违反法律、法规、规章或者诊疗技术规范规定的,应当及时向开具医嘱的医师提出;必要时,应当向该医师所在科室的负责人或者医疗卫生机构负责医疗服务管理的人员报告。

第十八条　护士应当尊重、关心、爱护患者,保护患者的隐私。

第十九条　护士有义务参与公共卫生和疾病预防控制工作。发生自然灾害、公共卫生事件等严重威胁公众生命健康的突发事件,护士应当服从县级以上人民政府卫生主管部门或者所在医疗卫生机构的安排,参加医疗救护。

第四章　医疗卫生机构的职责

第二十条　医疗卫生机构配备护士的数量不得低于国务院卫生主管部门规定的护士配备标准。

第二十一条　医疗卫生机构不得允许下列人员在本机构从事诊疗技术规范规定的护理活动:

(一) 未取得护士执业证书的人员;

(二) 未依照本条例第九条的规定办理执业地点变更手续的护士;

(三) 护士执业注册有效期届满未延续执业注册的护士。

在教学、综合医院进行护理临床实习的人员应当在护士指导下开展有关工作。

第二十二条　医疗卫生机构应当为护士提供卫生防护用品,并采取有效的卫生防护措施和医疗保健措施。

第二十三条　医疗卫生机构应当执行国家有关工资、福利待遇等规定,按照国家有关规定为在本机构从事护理工作的护士足额缴纳社会保险费用,保障护士的合法权益。

对在艰苦边远地区工作,或者从事直接接触有毒有害物质、有感染传染病危险工作的护士,所在医疗卫生机构应当按照国家有关规定给予津贴。

第二十四条　医疗卫生机构应当制定、实施本机构护士在职培训计划,并保证护士接受培训。

护士培训应当注重新知识、新技术的应用;根据临床专科护理发展和专科护理岗位的需要,开展对护士的专科护理培训。

第二十五条　医疗卫生机构应当按照国务院卫生主管部门的规定,设置专门机构或者配备专(兼)职人员负责护理管理工作。

第二十六条　医疗卫生机构应当建立护士岗位责任制并进行监督检查。

护士因不履行职责或者违反职业道德受到投诉的,其所在医疗卫生机构应当进行调查。经查证属实的,医疗卫生机构应当对护士做出处理,并将调查处理情况告知投诉人。

第五章　法　律　责　任

第二十七条　卫生主管部门的工作人员未依照本条例规定履行职责,在护士监督管理工作中滥用职权、徇私舞弊,或者有其他失职、渎职行为的,依法给予处分;构成犯罪的,依法追究刑事责任。

第二十八条　医疗卫生机构有下列情形之一的,由县级以上地方人民政府卫生主管部门依据职责分工责令限期改正,给予警告;逾期不改正的,根据国务院卫生主管部门规定的护士配备标准和在医疗卫生机构合法执业的护士数量核减其诊疗科目,或者暂停其6个月以上1年以下执业活动;国家举办的医疗卫生机构有下列情形之一、情节严重的,还应当对负有责任的主管人员和其他直接责任人员依法给予处分:

(一) 违反本条例规定,护士的配备数量低于国务院卫生主管部门规定的护士配备标准的;

　（二）允许未取得护士执业证书的人员或者允许未依照本条例规定办理执业地点变更手续、延续执业注册有效期的护士在本机构从事诊疗技术规范规定的护理活动的。

　第二十九条　医疗卫生机构有下列情形之一的，依照有关法律、行政法规的规定给予处罚；国家举办的医疗卫生机构有下列情形之一、情节严重的，还应当对负有责任的主管人员和其他直接责任人员依法给予处分：

　（一）未执行国家有关工资、福利待遇等规定的；

　（二）对在本机构从事护理工作的护士，未按照国家有关规定足额缴纳社会保险费用的；

　（三）未为护士提供卫生防护用品，或者未采取有效的卫生防护措施、医疗保健措施的；

　（四）对在艰苦边远地区工作，或者从事直接接触有毒有害物质、有感染传染病危险工作的护士，未按照国家有关规定给予津贴的。

　第三十条　医疗卫生机构有下列情形之一的，由县级以上地方人民政府卫生主管部门依据职责分工责令限期改正，给予警告：

　（一）未制定、实施本机构护士在职培训计划或者未保证护士接受培训的；

　（二）未依照本条例规定履行护士管理职责的。

　第三十一条　护士在执业活动中有下列情形之一的，由县级以上地方人民政府卫生主管部门依据职责分工责令改正，给予警告；情节严重的，暂停其6个月以上1年以下执业活动，直至由原发证部门吊销其护士执业证书：

　（一）发现患者病情危急未立即通知医师的；

　（二）发现医嘱违反法律、法规、规章或者诊疗技术规范的规定，未依照本条例第十七条的规定提出或者报告的；

　（三）泄露患者隐私的；

　（四）发生自然灾害、公共卫生事件等严重威胁公众生命健康的突发事件，不服从安排参加医疗救护的。

　护士在执业活动中造成医疗事故的，依照医疗事故处理的有关规定承担法律责任。

　第三十二条　护士被吊销执业证书的，自执业证书被吊销之日起2年内不得申请执业注册。

　第三十三条　扰乱医疗秩序，阻碍护士依法开展执业活动，侮辱、威胁、殴打护士，或者有其他侵犯护士合法权益行为的，由公安机关依照治安管理处罚法的规定给予处罚；构成犯罪的，依法追究刑事责任。

第六章　附　则

　第三十四条　本条例施行前按照国家有关规定已经取得护士执业证书或者护理专业技术职称、从事护理活动的人员，经执业地省、自治区、直辖市人民政府卫生主管部门审核合格，换领护士执业证书。

　本条例施行前，尚未达到护士配备标准的医疗卫生机构，应当按照国务院卫生主管部门规定的实施步骤，自本条例施行之日起3年内达到护士配备标准。

　第三十五条　本条例自2008年5月12日起施行。

附 表

附表1 体 温 单

日 期	2012-2-28	29	3-1	2	3	4	5	
住院天数	1	2	3	4	5	6	7	
手术后天数		1	2	1/3	2/4	3/5	4/6	
时 间	4 8 12 16 20 0	4 8 12 16 20 0	4 8 12 16 20 0	4 8 12 16 20 0	4 8 12 16 20 0	4 8 12 16 20 0	4 8 12 16 20 0	脉搏

呼吸	18 20 24	18 22 20	20 26	26 20	24 26 24	20 24	18 20	
大便次数	1	1 2/E	0	1	1	1	※	
总入量ml	2000	2500	2800	2300	2000	2000		
总出量ml	1900	2250	2100	1500	1700	1300		
引流量ml								
血压mmHg	130/80	140/90	136/96	124/86	136/80 140/90	120/76 110/70	90/60 60/40	
身高cm	170				卧床			
体重kg	51				卧床			
过敏药物	青霉素（＋）							

323

附表2　长期医嘱单

姓名　黄×× 　性别　男 　年龄　61 岁 　科别　外科 　床号 3 　病案号　47×××

开始					停止			
日期	时间	长期医嘱	医师签名	护士签名	日期	时间	医师签名	护士签名
2013.9.8	8：30	泌尿外科护理常规						
		Ⅱ级护理						
		普食	李丽	刘英				
9.10	11：05	泌尿外科术后护理常规						
		Ⅰ级护理			9.11	8：00	李丽	刘英
		禁食水			9.11	8：00	李丽	刘英
		平卧位			9.11	8：00	李丽	刘英
		保留尿管						
		会阴护理 qd						
		持续低流量膀胱冲洗			9.14	9：05	李丽	刘英
		0.9% 氯化钠 250ml						
		头孢呋辛钠 3.0						
		ivgtt bid			9.16	8：35	李丽	刘英
		甲硝唑 250ml						
		ivgtt bid	李丽	刘英	9.16	8：35	李丽	刘英
9.11	8：00	Ⅱ级护理						
		流食	李丽	刘英				
9.16	8：36	重整医嘱						
9.10	11：05	泌尿外科术后护理常规						
		保留尿管						
		会阴护理 qd	李丽	刘英				
9.11	8：00	Ⅱ级护理						
		流食	李丽	刘英				

附表 3　临时医嘱单

姓名　黄××　　性别　男　　年龄　61 岁　　科别　外科　　床号 3　病案号　47×××

日期	时间	临时医嘱	医师签名	执行时间	执行者签名
2013.9.8	9:20	血常规		9.9 6:07	刘英
		肝功能、肾功能、电解质系列		9.9 6:07	刘英
		血糖		9.9 6:07	刘英
		凝血常规		9.9 6:07	刘英
		胸片			
		心电图	李丽	9.9 10:25	刘英
9.9	8:23	定于明日上午在连续硬膜外麻醉			
		下行经尿道前列腺电切术			
		备皮		9:13	刘英
		合血 1000ml		9:21	刘英
		术前 6 小时禁食水		9:29	刘英
		头孢呋辛钠皮试（-）	李丽	9:32/9:52	刘英/王丽
	20:56	地西泮片 5mg 口服	李丽	21:00	杨华

附表 4　特别护理记录单

姓名　张××　　性别　男　　年龄　53 岁　　科别　内科　　床号 16　病案号　40×××

日期和时间	体温℃	心率/脉搏（次/分）	呼吸（次/分）	血压（mmHg）	氧饱和度（%）	入量（ml）		出量（ml）		病情及治疗	签名
						液量	其他	尿量	其他		
2013.9.14 7:00	37	109	26	90/60	95				800	患者诉心慌、恶心，呕血一次，立即通知医生，置患者平卧位，头偏向一侧，患者精神紧张，给予安慰，嘱其禁食水	王晶
7:06		110	27	85/55	95					血凝酶 1kU 肌注。迅速建立输液路径	王晶
7:10		107	25	85/55	97	60 60				奥美拉唑 80mg 静推，0.9% 氯化钠 60ml，奥美拉唑 80mg 泵点生长抑素 250μg 静推，0.9% 氯化钠 60ml，生长抑素 3mg 泵点	王晶
7:15		108	23	85/55	96					持续氧气吸入 2L/min，给予心电、血压、指脉氧监测，抽血急查血常规。清除面部血渍	王晶

日期和时间	体温 ℃	心率/脉搏（次/分）	呼吸（次/分）	血压（mmHg）	氧饱和度（%）	入量（ml）液量	入量（ml）其他	出量（ml）尿量	出量（ml）其他	病情及治疗	签名
7:35		106	24	80/55	97	500				706代血浆500ml静点,急合浓缩红细胞2U	李娟
8:30		104	24	90/60	96	400				另建输液路径,静脉留置针保留,苯海拉明20mg肌注,地塞米松5mg入壶。输入浓缩红细胞2U	李娟
9:00		100	20	95/65	98	500		100		5%葡萄糖氯化钠500ml、氯化钾1.0胰岛素10U、止血敏4.0	李娟
9:30		98	21	95/60	98					静点,患者输血过程中无不适,血压回升,四肢末梢温暖	李娟
10:30	37	97	20	95/60	99			120		患者排柏油样便一次	李娟
11:10		98	22	90/60	98					输血完毕无输血反应发生。为患者按摩受压部位,皮肤完整	李娟 李娟
12:00	37	84	21	90/60	97			150		自行排尿一次	李娟
2013.9.14 13:00		86	22	98/60	98	500				10%葡萄糖500ml、氯化钾1.0止血敏4.0、胰岛素8U静点。口腔护理一次	刘琳
16:00	37	80	21	95/60	97					协助患者漱口。口腔黏膜完整	刘琳
17:10		84	22	95/60	98	60				0.9%氯化钠60ml、泮托拉唑80mg,8mg/h泵点。0.9%氯化钠60ml,生长抑素3mg,250μg/h泵点	
19:00	37	80	20	95/60	98			200		小结:患者现情绪稳定,反应迟钝,日间未呕血、排柏油样便约120ml,未诉头晕心慌,仍乏力。持续心电监测,氧气吸入2L/min。液体滴入顺畅	张杰
12小时小结						2080		1370		总入量2080ml,总出量1370ml	张杰
21:00		76	19	95/60	97			250		患者神志清楚,未诉不适。	张杰
23:00		78	20	97/58	97					患者安静入睡。	张杰
1:00		89	19	97/62	97					患者仍入睡,液路通畅。	张杰
3:00		88	19	98/62	97					监护仪、微量泵正常运行	张杰
5:00								350		患者睡醒,给予被动肢体活动	张杰
7:00										总结:患者神清,精神可,仍为贫血貌,生命体征平稳,扑翼样震颤阴性。24小时无呕血,持续吸氧2L/min,已告知患者不能进食及注意事项。	张杰
24小时总结						2080		1970		总入量2080ml,总出量1970ml	张杰
8:30										患者病情平稳,停重症记录。	李娟

附表 5　病室交班报告

病区　内 3　　　　2013 年　9 月　20 日　　　　第 1 页

	8:00~17:00 病人总数 41 人			17:00~0:00 病人总数 41 人			0:00~8:00 病人总数 41 人		
病人总报告	总数:41	入院:1	转出:1	总数:41	入院:0	转出:0	总数:41	入院:0	转出:0
	出院:1	转入:0	死亡:0	出院:0	转入:0	死亡:0	出院:0	转入:0	死亡:0
	手术:0	分娩:0	病危:1	手术:0	分娩:0	病危:1	手术:0	分娩:0	病危:1

床号 姓名 诊断	8:00~17:00	17:00~0:00	0:00~8:00
20 床　刘×　心肌炎	于 10:00 出院		
31 床　李×　风心病	于 10:00 转心外科		
2 床　王×　病毒性心肌炎 "新"	患者,女性,29 岁,因心悸 1 月余活动后加重于 9:00 急诊抬送入院。T 36.5℃,P 84 次/分,R 20 次/分,BP 110/70mmHg。急性面容,神志清楚。心电图示窦性心动过速,ST-T 改变。医嘱:I 级护理,半流食,丹参液静点。已完善相关检查,嘱其绝对卧床休息,加强营养,给予心理护理,明晨空腹抽血。	20:00 T 37.1℃,P 88 次/分,R 22 次/分,BP 120/80mmHg。患者诉心慌,入睡困难。改善病室环境,以利于患者入睡。告知明晨抽空腹血。22:00 T 37℃,P 86 次/分,R 20 次/分,BP 110/75mmHg。患者仍难以入睡,遵医嘱给予安定片 5mg 口服,30 分钟后安静入睡。	6:00 T 37℃,P 84 次/分,R 20 次/分,BP 115/75mmHg。患者一夜睡眠好,诉心慌好转。已采集血标本。
3 床　刘××　急性广泛前壁心肌梗死	16:00 T 37℃,P 86 次/分,R 20 次/分,BP 120/80mmHg。患者今日为心肌梗死后第 4 天,于床上排便后出现胸闷伴疼痛,给予硝酸甘油片舌下含化后症状缓解。现给予硝酸甘油持续静点,液路通畅,请加强观察病情观察。	22:00 T 37.1℃,P 84 次/分,R 21 次/分,BP 100/80mmHg。患者病情稳定,未诉不适,现已安静入睡,请继续观察病情变化。	6:00 T 37℃,P 84 次/分,R 20 次/分,BP 110/80mmHg。患者夜间睡眠眠好,病情稳定,未诉不适。

护理学基础教学大纲

一、课程性质和任务

护理学基础是护理专业必修的一门专业核心课程,是国家护士执业资格考试的必考内容,也是学生从事临床护理工作的基础。其作用在于让学生构建护理技能的基本框架,在技能学习中体会护理的价值,体会"以病人为中心"的护理理念,从而获得护理专业的基本知识、技能,对学生的职业能力培养起到主要支撑作用。本课程的开设为内科护理、外科护理、妇产科护理、儿科护理等后续课程学习奠定基础。

二、课程教学目标

(一) 知识教学目标

1. 掌握相关概念、无菌原则、隔离原则、药疗原则、注射原则。
2. 掌握各项基础护理技术的目的、要点及注意事项。
3. 熟悉各项基础护理技术的健康教育内容。

(二) 能力培养目标

1. 能熟练运用基本护理技能操作。
2. 能做到预防和控制医院内感染。
3. 能使用基础护理技术中的常用仪器。
4. 能书写与管理医护文件。

(三) 思想教育目标

1. 具备慎独意识,并养成严谨细微、实事求是的工作作风。
2. 具备高度的责任心、同情心和爱心。
3. 具备敏锐的观察能力和应变能力。

三、教学内容和要求

教学内容	了解	理解	掌握	教学活动参考	教学内容	了解	理解	掌握	教学活动参考
一、绪论					3. 护理学的范畴与护理工作方式			√	
(一) 护理学的形成与发展				理论讲授 案例分析 讨论	2. 护理相关理论及护理学理论模式				
1. 护理学的形成与发展	√				(一) 护理相关理论				理论讲授 多媒体演示 角色扮演
2. 中国护理学的发展			√		1. 系统理论			√	
(二) 护理学概述					2. 需要理论			√	
1. 护理学的性质与任务			√		3. 压力与适应理论			√	
2. 护理学的基本概念			√						

续表

教学内容	了解	理解	掌握	教学活动参考	教学内容	了解	理解	掌握	教学活动参考
(二)护理学理论模式					1. 健康教育的方法			√	
1. 奥瑞姆的自理理论			√		2. 健康教育的实施步骤			√	
2. 罗伊的适应模式			√		五、护理与法律				
3. 纽曼的系统模式			√		(一)护理立法概述				
三、护理程序					1. 法律概述	√			
(一)概述					2. 医疗卫生法规	√			
1. 护理程序的概念与发展历史	√				3. 医疗事故及处理			√	理论讲授任务驱动案例分析分组讨论多媒体演示
2. 护理程序的特点			√		4. 护理立法	√			
3. 护理程序对护理实践的指导意义			√		(二)护理工作中的法律问题				
(二)护理程序的步骤					1. 举证责任与举证倒置			√	
1. 护理评估			√	理论讲授任务驱动案例分析分组讨论角色扮演	2. 护理人员的法律责任			√	
2. 护理诊断			√		3. 护生的法律责任			√	
3. 护理计划			√		4. 护理工作中的违法与犯罪			√	
4. 护理实施			√		5. 护理工作中法律问题的防范			√	
5. 护理评价			√		六、医院环境				
(三)评判性思维					(一)医院				
1. 评判性思维的概念	√				1. 医院的概念、性质与任务	√			
2. 护理评判性思维的层次	√				2. 医院的类型与分级	√			
3. 护理评判性思维的组成	√				3. 医院的组织结构	√			
4. 评判性思维在护理中的应用	√				(二)门诊部				
四、健康教育					1. 门诊			√	理论讲授任务驱动情景模拟示教见习
(一)健康教育概述					2. 急诊			√	
1. 健康教育的概念	√				(三)病区				
2. 健康教育的意义及原则	√				1. 病区的设置与布局			√	
3. 护士在健康教育中的作用		√		理论讲授多媒体演示案例分析讨论	2. 病区的环境管理			√	
(二)健康教育模式					3. 病区的护理工作		√		
1. 知信行模式			√		(四)准备床单位				
2. 健康信念模式			√		1. 人体力学在护理工作中的应用		√		
3. 行为改变阶段模式			√		2. 患者床单位的准备			√	
(三)健康教育的方法与实施步骤					3. 铺床法			√	
					1. 卧有患者床整理及更换床单法			√	
					七、入院和出院护理				理论讲授

续表

教学内容	了解	理解	掌握	教学活动参考	教学内容	了解	理解	掌握	教学活动参考
(一)入院护理					3. 医院感染发生的条件		√		
1. 入院程序		√			4. 预防与控制医院感染			√	
2. 患者进入病区后的初步护理			√		(二)清洁、消毒、灭菌				
3. 分级护理			√		1. 清洁、消毒、灭菌的概念			√	
(二)运送患者				任务驱动案例分析分组讨论护患双向体验见习	2. 物理消毒灭菌法			√	
1. 轮椅运送法			√		3. 化学消毒灭菌法			√	
2. 平车运送法			√		4. 医院清洁、消毒、灭菌工作			√	
3. 担架运送法	√				(三)无菌技术				
(三)出院护理					1. 无菌技术的基本概念			√	
1. 出院前护理		√			2. 无菌技术操作原则			√	
2. 出院当日护理			√		3. 无菌技术操作方法			√	
			√		(四)隔离技术				
八、舒适与安全护理					1. 隔离区域的设置和划分		√		
(一)舒适的概述					2. 隔离原则		√		
1. 舒适与不舒适的概念	√				3. 隔离的种类和措施		√		
2. 不舒适的原因		√			4. 隔离技术基本操作		√		
3. 不舒适的护理原则		√			(五)职业防护				
(二)疼痛患者的护理					1. 概述	√			
1. 疼痛的概念	√				2. 标准预防的具体措施		√		
2. 疼痛的发生机制	√			理论讲授任务驱动案例分析视频播放示教	3. 职业损伤的有害因素		√		
3. 疼痛的影响因素		√					√		
4. 疼痛患者的护理			√		十、患者的清洁卫生				
(三)患者的卧位					(一)口腔护理				
1. 概述	√				1. 口腔卫生指导			√	
2. 常用的卧位			√		2. 特殊口腔护理			√	
3. 更换卧位法			√		(二)头发护理				
(四)保护具的应用					1. 床上梳发		√		理论讲授任务驱动案例分析情景模拟角色扮演示教见习
1. 保护具的种类及使用方法			√		2. 床上洗发		√		
2. 使用保护具的注意事项			√		3. 头虱及虮灭除法			√	
九、预防与控制医院感染				理论讲授任务驱动案例分析视频播放示教见习	(三)皮肤护理				
(一)医院感染					1. 淋浴和盆浴			√	
1. 医院感染的概念与分类			√		2. 床上擦浴			√	
2. 医院感染发生的原因		√			(四)压疮的预防与护理				
					1. 压疮发生的原因			√	

续表

教学内容	了解	理解	掌握	教学活动参考	教学内容	了解	理解	掌握	教学活动参考
2. 压疮的评估及预防			√		2. 一般饮食的护理		√		
3. 压疮的分期及护理			√		(四)特殊饮食护理				
(五)晨晚间护理					1. 管饲饮食			√	
1. 晨间护理		√			2. 要素饮食			√	
		√			十三、排泄护理				
十一、生命体征的评估与护理					(一)排尿护理				
(一)体温的评估与护理					1. 排尿的评估			√	
1. 正常体温与生理变化			√		2. 排尿异常的护理			√	理论讲授
2. 体温计的种类	√				3. 与排尿有关的护理技术			√	任务驱动 案例分析
3. 体温的测量			√		(二)排便护理				情景模拟 护患双向体验
4. 异常体温的评估与护理			√		1. 排便的评估			√	见习
(二)脉搏的评估与护理					2. 排便异常的护理			√	
1. 正常脉搏与生理变化			√	理论讲授	3. 与排便有关的护理技术			√	
2. 脉搏的测量			√	任务驱动	十四、冷、热疗法				
3. 异常脉搏的评估与护理			√	案例分析 情景模拟	(一)冷疗法				理论讲授
(三)呼吸的评估与护理				示教 见习	1. 冷疗概述			√	对比讲解
1. 正常呼吸与生理变化			√		2. 冷疗应用			√	视频播放
2. 呼吸的测量			√		(二)热疗法				示教
3. 异常呼吸的评估与护理			√		1. 热疗概述			√	见习
(四)血压的评估与护理					2. 热疗应用			√	
1. 正常血压与生理变化			√		十五、给药				
2. 血压的测量			√		(一)给药的基本知识				
3. 异常血压的评估与护理			√		1. 药物的种类、领取和保管			√	
十二、饮食护理					2. 给药的原则			√	
(一)概述	√				3. 给药的途径			√	理论讲授
(二)医院饮食				理论讲授	4. 给药时间和次数			√	任务驱动 案例分析
1. 基本饮食			√	任务驱动	5. 影响药物作用的因素	√			情景模拟 分组讨论
2. 治疗饮食			√	案例分析 情景模拟	(二)口服给药法			√	示教
3. 试验饮食			√	分组讨论	(三)注射给药法				护患双向体验
(三)一般饮食护理				护患双向体验	1. 注射原则			√	见习
1. 饮食与营养的评估		√			2. 注射前准备			√	
					3. 常用注射法			√	
					(四)吸入给药法				
					1. 超声波雾化吸入法			√	

续表

教学内容	了解	理解	掌握	教学活动参考	教学内容	了解	理解	掌握	教学活动参考
2. 氧气雾化吸入法		√			十七、标本采集				
3. 手压式雾化器雾化吸入法	√				（一）概述				
4. 压缩雾化吸入法	√				1. 标本采集的意义	√			
（五）药物过敏试验法					2. 标本采集的原则			√	理论讲授
1. 青霉素过敏试验法			√		（二）常用标本的采集				多媒体演示
2. 链霉素过敏试验法			√		1. 血液标本的采集			√	任务驱动
3. 破伤风抗毒素过敏试验法			√		2. 尿液标本的采集			√	案例分析
4. 头孢菌素类过敏试验法			√		3. 粪便标本的采集			√	理论讲授
5. 碘过敏试验法		√			4. 痰标本的采集			√	
6. 普鲁卡因过敏试验法		√			5. 咽拭子标本的采集	√			
7. 细胞色素C过敏试验法		√			十八、病情观察及危重患者的抢救和护理				
十六、静脉输液与输血					（一）病情观察				
（一）静脉输液					1. 病情观察的概念及意义		√		
1. 静脉输液的原理及目的		√			2. 病情观察的方法			√	
2. 静脉输液的常用溶液及作用			√		3. 病情观察的内容			√	理论讲授
3. 常用输液部位			√		（二）危重患者的护理				多媒体演示
4. 常用静脉输液方法			√		1. 抢救工作的组织管理			√	任务驱动
5. 输液速度与时间的计算			√	理论讲授	2. 抢救设备的管理			√	案例分析
6. 常见的输液故障及排除方法			√	任务驱动案例分析	3. 危重患者的护理			√	情景模拟角色扮演
7. 常见的输液反应及护理			√	情景模拟分组讨论	（三）危重患者的常用抢救技术				示教
8. 输液微粒	√			示教护患双向体验	1. 心肺复苏技术			√	
9. 静脉给药辅助装置应用	√			见习	2. 氧气吸入法			√	
（二）静脉输血					3. 吸痰法			√	
1. 静脉输血的目的			√		4. 洗胃法			√	
2. 血液制品的种类			√		5. 人工呼吸器的使用			√	
3. 血型及交叉配血试验	√				十九、临终护理				
4. 静脉输血的方法			√		（一）临终关怀				理论讲授
5. 常见输血反应及护理			√		1. 临终关怀的概念	√			多媒体演示
					2. 临终关怀的内容	√			任务驱动
					3. 临终关怀的原则	√			案例分析
					4. 安乐死	√			情景模拟
					（二）濒死与死亡				护患双向体验
					1. 濒死与死亡的定义			√	

续表

教学内容	教学要求			教学活动参考	教学内容	教学要求			教学活动参考
	了解	理解	掌握			了解	理解	掌握	
2. 死亡过程的分期			√		(一)病案的记录和管理				
(三)临终患者及家属的护理					1. 病案记录的意义		√		
1. 临终患者的生理变化和护理			√		2. 病案记录的原则			√	
2. 临终患者的心理变化和护理			√		3. 病案的管理要求			√	
3. 临终患者家属的护理	√				4. 病案的排列顺序			√	多媒体演示 任务驱动 案例导入 示教
(四)死亡后的护理					(二)护理文件的书写				
1. 尸体护理			√		1. 体温单			√	
2. 丧亲者的护理	√				2. 医嘱单			√	
二十、病案管理与护理文件的书写				理论讲授	3. 出入液量记录单			√	
					4. 特别护理记录单			√	
					5. 病室交班报告			√	

四、教学大纲说明

(一)适用对象与参考学时

本教学大纲可供护理、助产等专业使用,总学时为 188 学时,其中理论教学 84 学时,实践教学 104 学时。

(二)教学要求

1. 本课程对理论教学部分要求有掌握、理解、了解三个层次。掌握是指对护理学基础上所学的基础护理基本知识与技能具有深刻的认识,并能熟练掌握各项基础护理操作技术。理解是指能够解释、领会基础护理技术的健康教育内容。了解是指能够简单理解、记忆所学知识。

2. 本课程在对各级各类医疗卫生服务机构护理岗位充分调研的基础上,与医院护理专家共同编写。以岗位基本技能需求为核心,与护士执业资格考试相结合,兼顾学生可持续发展选取教学内容;授课中应根据不同教学内容采用不同的教学方法和手段,融"教、学、做"为一体。

(三)教学建议

1. 在教学过程中要积极采用现代化教学手段,并综合运用任务驱动、案例分析、情景模拟、分组讨论、护患双向体验等教学方法。选择方法时,以学生为本,注重"教"与"学"的互动,充分体现学生的主体性,教师积极引导学生主动完成学习任务。

2. 实践教学要充分利用教学资源,案例分析讨论等教学形式,充分调动学生学习的积极性和主观能动性,强化学生的动手能力和基础护理技能操作。

3. 教学评价应采用多元评价方法,注重学生综合职业能力考核,突出实践性教学评价,将过程性评价与终结性评价有机结合,采用理论考核(包含笔试与口试)、技能考核、工作任务完成评价相结合的考核形式,提高过程性评价成绩的比例。以期达到教学目标提出的各项任务。

学时分配建议（188 学时）

序号	教学内容	理论	实践	合计	序号	教学内容	理论	实践	合计
1	绪论	4	0	4	12	饮食护理	4	8	12
2	护理相关理论及护理学理论模式	6	0	6	13	排泄护理	4	10	14
3	护理程序	6	2	8	14	冷、热疗法	2	2	4
4	健康教育	4	0	4	15	给药	10	16	26
5	护理与法律	2	0	2	16	静脉输液与输血	6	10	16
6	医院环境	4	12	16	17	标本采集	1	1	2
7	入院和出院护理	2	2	4	18	病情观察及危重病人的抢救和护理	2	8	10
8	舒适与安全护理	4	2	6	19	临终护理	2	2	4
9	预防及控制医院感染	6	10	16	20	病案管理与护理文件的书写	3	3	6
10	患者的清洁卫生	6	14	20		机动	2		2
11	生命体征的评估与护理	4	2	6		合计	84	104	188

参 考 答 案

第一章

1. A　2. A　3. A　4. E　5. A　6. B　7. B
8. C　9. A　10. B　11. C　12. D

第二章

1. C　2. B　3. B　4. D　5. C　6. E　7. B
8. D　9. C　10. D　11. D　12. B　13. C
14. D　15. A　16. A　17. D　18. C　19. A
20. B　21. C　22. C　23. B　24. C

第三章

1. A　2. C　3. E　4. A　5. C　6. C　7. A
8. A　9. E　10. D　11. C　12. B　13. C
14. A　15. B　16. C　17. B

第四章

1. E　2. C　3. C　4. B　5. C　6. D　7. A　8. A
9. C　10. B　11. D　12. C　13. B　14. B　15. B

第五章

1. D　2. D　3. B　4. C　5. B　6. A　7. B
8. C　9. B

第六章

1. B　2. B　3. C　4. B　5. C　6. E　7. C
8. E　9. E　10. A　11. C　12. C　13. C

14. D　15. C　16. D　17. D　18. B　19. C
20. A　21. A　22. D

第七章

1. D　2. E　3. B　4. A　5. E　6. D　7. A　8. A
9. D　10. E　11. B　12. C　13. B　14. D　15. E

第八章

1. C　2. E　3. D　4. E　5. C　6. B　7. B　8. A
9. C　10. D　11. C　12. B　13. C　14. B　15. B

第九章

1. A　2. E　3. D　4. D　5. E　6. C　7. B
8. D　9. A　10. C　11. C　12. D　13. E
14. C　15. B　16. B　17. C　18. E　19. A
20. E　21. C　22. B　23. E　24. E　25. B
26. C　27. A　28. D　29. B　30. C

第十章

1. B　2. E　3. E　4. A　5. B　6. A　7. D
8. C　9. D　10. C　11. A　12. C　13. E
14. E　15. B　16. A　17. E　18. B　19. C
20. E　21. D　22. A　23. E　24. C　25. E
26. D　27. A　28. E　29. B　30. C

第十一章

1. D　2. B　3. A　4. D　5. A　6. B　7. B
8. A　9. C　10. C　11. B　12. C　13. B
14. D　15. D　16. A　17. E　18. C　19. C
20. B　21. B　22. E　23. C　24. C　25. C
26. E　27. A　28. B　29. C　30. D　31. D
32. E　33. E　34. A

第十二章

1. A　2. A　3. A　4. D　5. B　6. A　7. C
8. B　9. E　10. B　11. D　12. D　13. E
14. D　15. D　16. C　17. E　18. B

第十三章

1. B　2. A　3. B　4. B　5. E　6. C　7. E
8. D　9. A　10. C　11. D　12. D　13. D
14. C　15. C　16. B　17. A　18. B　19. B
20. B

第十四章

1. E　2. E　3. A　4. A　5. D　6. D　7. A
8. D　9. D　10. E

第十五章

1. A　2. D　3. D　4. C　5. D　6. D　7. D
8. E　9. C　10. E　11. E　12. B　13. B
14. D　15. C　16. C　17. B　18. D　19. D
20. E　21. A　22. C　23. C　24. B　25. D

26. D　27. E　28. E　29. C　30. D　31. B
32. D　33. D　34. D　35. C　36. A　37. D
38. A

第十六章

1. A　2. B　3. D　4. B　5. E　6. B　7. C
8. E　9. C　10. B　11. D　12. D　13. B
14. D　15. D　16. E　17. D　18. A　19. D
20. D　21. C　22. C　23. B　24. D　25. D
26. D　27. C　28. D

第十七章

1. C　2. B　3. C　4. B　5. B　6. C　7. B
8. B　9. C　10. B

第十八章

1. C　2. B　3. A　4. E　5. E　6. D　7. C
8. D　9. D　10. C　11. A　12. D　13. D
14. C　15. A　16. E　17. B　18. E　19. A
20. B

第十九章

1. C　2. B　3. C　4. B　5. B　6. C　7. C
8. B　9. B　10. B　11. E

第二十章

1. B　2. E　3. C　4. C　5. D　6. D　7. E
8. E　9. A　10. A　11. E　12. A　13. A
14. D　15. D　16. C